糖尿病预防与控制

主　编　叶　真

副主编　周智广　武晓泓　俞　敏　丁钢强

主　审　李光伟

人民卫生出版社
·北　京·

图书在版编目（CIP）数据

糖尿病预防与控制 / 叶真主编. —北京：人民卫
生出版社，2023.7

ISBN 978-7-117-35012-9

Ⅰ. ①糖… Ⅱ. ①叶… Ⅲ. ①糖尿病－防治 Ⅳ.
①R587.1

中国国家版本馆 CIP 数据核字（2023）第 118782 号

人卫智网	**www.ipmph.com**	医学教育、学术、考试、健康， 购书智慧智能综合服务平台
人卫官网	**www.pmph.com**	人卫官方资讯发布平台

糖尿病预防与控制

Tangniaobing Yufang yu Kongzhi

主　　编：叶　真

出版发行：人民卫生出版社（中继线 010-59780011）

地　　址：北京市朝阳区潘家园南里 19 号

邮　　编：100021

E - mail：pmph @ pmph.com

购书热线：010-59787592　010-59787584　010-65264830

印　　刷：人卫印务（北京）有限公司

经　　销：新华书店

开　　本：787×1092　1/16　　印张：21

字　　数：511 千字

版　　次：2023 年 7 月第 1 版

印　　次：2023 年 7 月第 1 次印刷

标准书号：ISBN 978-7-117-35012-9

定　　价：89.00 元

打击盗版举报电话：**010-59787491**　**E-mail**：**WQ @ pmph.com**

质量问题联系电话：**010-59787234**　**E-mail**：**zhiliang @ pmph.com**

数字融合服务电话：**4001118166**　**E-mail**：**zengzhi @ pmph.com**

《糖尿病预防与控制》编写委员会

主　编　叶　真
副主编　周智广　武晓泓　俞　敏　丁钢强
主　审　李光伟

编　委　（按姓氏笔画排序）

丁钢强　中国疾病预防控制中心营养与健康所
叶　真　浙江省预防医学会
曲　伸　同济大学附属第十人民医院
朱　虹　温州医科大学附属第一医院
张　洁　浙江省疾病预防控制中心
陈　伟　中国医学科学院北京协和医院
武晓泓　浙江省人民医院
周智广　中南大学湘雅二医院
周嘉强　浙江大学医学院附属邵逸夫医院
郑　超　浙江大学医学院附属第二医院
郑芬萍　浙江大学医学院附属邵逸夫医院
胡如英　浙江省疾病预防控制中心
俞　敏　浙江省疾病预防控制中心
施剑飞　浙江大学医学院附属精神卫生中心
章　秋　安徽医科大学第一附属医院
董凤芹　浙江大学医学院附属第一医院
温　煦　浙江大学教育学院体育学系

糖尿病是由遗传、环境、行为等多种危险因素共同作用而导致的疾病，病因纷繁复杂。随着我国经济发展、人们生活水平提高、老龄化进程加速，糖尿病患病率呈现迅猛增长趋势，已成为严重危害我国人民健康的三大慢性病（肿瘤、心脑血管疾病、糖尿病）之一。中国心血管代谢与恶性肿瘤队列研究证实，我国 40 岁及以上人群中，每年有 2% 的新发糖尿病患者，这个增速将带来极为沉重的疾病负担。

糖尿病是可以预防的疾病。通过前瞻性研究解析 20 种危险因素与糖尿病风险相关性，证实我国糖尿病患病风险增加主要有生活方式改变、老龄化与肥胖三大主因。高热量饮食、饮食结构不合理、运动不足、久坐生活方式等都会增加糖尿病风险。

糖尿病的早期防控应基于人群的早期防控理念，即通过改善人们的生活方式来降低糖尿病的发生风险，这也是慢性病公共卫生防控最重要的任务和使命。而以血糖控制为主的多种代谢危险因素共同管理的综合管理策略日益被认可和完善，对已经存在血糖、血压或血脂异常等多种心血管代谢危险因素的糖尿病患者，应实施多个危险因素共同管理、共同控制、共同达标的综合管理策略，最终实现血糖等多种危险因素的全面控制，以期预防和控制糖尿病急性、慢性并发症。

关于糖尿病综合防控管理策略，我有以下三点思考：

（1）预防为主的心血管全危险因素管理：有关研究显示，中国糖尿病人群心血管理想健康指标达标率仅 13.5%，糖尿病患者早期心血管风险显著高于非糖尿病人群。针对"Pan Risk Factor"（即全危险因素）的"4C 研究"（中国心脏代谢疾病及肿瘤队列研究，China Cardiometabolic Disease and Cancer Cohort Study）显示，中国 40 岁以上成人，56% 的糖尿病可以通过控制代谢、降低饮酒、合理饮食、增加体力活动、减少肥胖等因素来控制；与此相对，中国 40 岁以上成人，63% 的心血管疾病负担也可以通过代谢因素、行为因素等来减轻。

（2）"复杂疾病分段化"的全程分段管理：分别为上游控制病因（膳食、运动、环境等，一级预防）、中游控制危险因素（代谢综合征，二级预防）、下游治疗疾病（三级预防）。譬如，研究显示长期随诊期间糖化血红蛋白变异是全因死亡的一个强预测因子，可能可以解释强化降糖带来的死亡风险增加。

（3）以患者为中心的一站式规范化管理：2016 年，瑞金医院在全国范围内建设并推广国家标准化代谢性疾病管理中心（MMC）项目。这是一种通过建立基于物联网大数据的标准化管理平台，结合数字化随访系统而形成的代谢性疾病管理新模式。2019 年 11 月，《国家标准化代谢性疾病管理中心建设规范及管理指南》正式发布，进一步推动 MMC 建设规范化。指南首次根据患者年龄、病程、并发症等综合考虑，提出分层糖化血红蛋白（HbA_{1c}）控制目标,在美国心脏协会(AHA)提出的 7 项心血管健康量值的基础上,率先引入 6 项临床和生活方式指标对患者进行综合管理,帮助医生更好地筛查、诊疗和管理糖尿病及其并发症,实现以改善生活方式、糖化分层控制、并发症管理为特色的三高共管新模式!

大家都知道糖尿病预防的重要性、复杂性和艰巨性。浙江省预防医学会会长叶真教授组织国内临床内分泌、疾控、营养、运动、心理、中医等领域的专家共同撰写了《糖尿病预防与控制》一书,充分突出了医防协同、体医融合和中西医结合的特点,还基于中医"治未病"理论,提出了建立"全人群、全疾病周期的糖尿病'治未病'五级防治体系(无病、未病、欲病、已病、变病)",与"复杂疾病分段化"的全程分段管理理念有异曲同工之妙。

叶真教授于 20 世纪 80 年代初就从事内分泌和糖尿病专业工作与研究,1987—1988 年曾在瑞金医院学习,颇得陈家伦教授、许曼音教授赏识。他是中华医学会内分泌学分会第八届、第九届委员会委员,参加了我牵头主持的"4C 研究",以及滕卫平教授牵头主持的"中国大陆 31 个省份大型糖尿病流行病学调查"。他在长期繁忙的行政工作之余,坚持内分泌和糖尿病的临床、科研和教学工作,近年来更是注重糖尿病预防工作,还不辞辛苦主编了此书,精神可嘉!相信此书出版将有助于推动我国基层糖尿病防控工作,我有幸先睹为快,并欣然为之作序。

糖尿病预防与控制,任重道远。希望 10 年后,我国糖尿病发生率能下降 1 个百分点,并发症下降 10 个百分点,目标艰难,行且致远。

中国工程院　院士

上海交通大学医学院附属瑞金医院　院长

2023 年 4 月

前　言

作为国际公认的主要慢性非传染性疾病之一，糖尿病已经成为严重威胁人类健康和亟待遏制的公共卫生问题。糖尿病不仅严重影响患者的身心健康和生活质量，也给患者、家庭和社会带来沉重的经济负担。然而，正如 2003 年国际糖尿病联盟（IDF）主席 Alberti 教授在巴黎第 18 届国际糖尿病联盟大会开幕式上所呼吁的："Prevention is better than cure（预防胜于治疗）。"2014 年 6 月 7 日，*Lancet*（《柳叶刀》）也强调："糖尿病预防每延迟 1 年，就会增加 1 000 万糖尿病患者。"当前，我国糖尿病患病率仍呈上升趋势，糖尿病的知晓率、治疗率、患者规范管理率和控制率有所改善，但仍处于较低水平。

2019 年 7 月，健康中国行动推进委员会发布《健康中国行动（2019—2030 年）》，在 15 个专项行动中，糖尿病防治首次列入其中，足以证明糖尿病防治的紧迫性和重要性。糖尿病的预防与控制任重而道远，需要各级政府、疾控机构、医疗机构，社会、家庭、个人、媒体和企业的共同努力；作为自己健康的第一责任人，个体更要强化预防为主的观念，提高和倡导健康生活方式的意识和行为。

纵观世界医学史，我国中医对糖尿病（消渴）的认识最早，论述最详，两千年来形成了自己独特的、完整的理论体系；尤其是《素问·奇病论篇》的论述最有代表性，含义深刻，甚至已有糖尿病前期（脾瘅）的概念。近年来，国内外糖尿病防治研究进展迅猛，更多关于糖尿病及其慢性并发症预防、诊断、监测及治疗的循证医学新证据不断涌现，有关糖尿病的指南、共识等也不断更新。然而目前，我国鲜有"糖尿病预防与控制"方面的学术专著。

因此，我们组织了国内临床、疾控、营养、运动、心理、中医等领域的专家共同发起并撰写本书，其学术指导思想正是基于中医"未病先防，已病防变，瘥后防复"的"治未病"理论。中医的"治未病"理论贯穿于疾病发生、发展的全过程，涵盖了疾病三级预防的理念，还蕴含着"预防就是治疗""治疗也是预防"的深邃思想。

本书内容安排上突出四大特点：**①政府主导**。本书单列几个章节，从不同角度强调了糖尿病对经济、社会等方面带来的巨大影响，以及政府主导的糖尿病防控行动之重大意义。**②医防融合**。这是本书最突出和最坚守的特色，从章节和内容安排上强调医防融合，体现预防为主。尽管难度颇大，尤其临床部分，"如何突出预防"对每个编委来说都是挑战，但我们还是做了一些探索与尝试。**③中西医结合**。本书基于中医"治未病"理论，首次提出建立"全人群、全疾病周期的糖尿病'治未病'五级防治体系（无病、未病、欲病、已病、变病）"。**④体医融合**。2016 年《"健康中国 2030"规划纲要》首次提及"体医融合"理念，并指出"发挥全民科学健身在健康促进、慢性病预防和康复等方面的积极作用"。近几年，国内外"体医融合"研究方兴未艾，在糖尿病防控上更是如此，而且，大庆糖尿病预防研究早已证明了这一点。

最后，我感觉，此书是从滚烫的石头缝隙里蹦出来的！滚烫，首先是因为 2022 年的酷夏，持续高温 40 多天，而这正是伏案疾书的日子，还有是因为每位编委愿为糖尿病防治事业、为本书奉献的滚烫之心；石头，是指繁重的临床、教学、科研、行政管理、新冠疫情防控和"阳过"困扰等，如一块块大石头压在编委们身上；缝隙，那就是在百忙中挤出来的时间空隙；蹦出来，那是希望，希望此书对读者有所帮助，能在糖尿病预防与控制的天地里有所作为！也欢迎大家多提宝贵意见，图书再版时我们将充分吸收、加以完善。

在这里，我十分感谢本书所有的编委，尤其是几位著名专家的友情加盟，如周智广、丁钢强、章秋、曲伸和陈伟等教授；十分感谢全国名中医、浙江中医药大学原校长范永升教授对第八章的审阅和肯定；还要特别感谢大庆糖尿病预防研究的主要负责人之一李光伟教授给予鼓励和支持；特别感谢中国工程院院士、上海交通大学医学院附属瑞金医院院长宁光教授拨冗为本书作序，并对本书的撰写工作给予肯定！也感谢家人的理解、支持和帮助。

叶　真

浙江省预防医学会

2023 年 4 月

目 录

第一章

绪　论

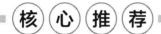

1. 经验医学时代对类似糖尿病的临床描述可追溯到公元前 2000 年,从口干多饮多尿、糖尿、消渴症到坏疽、性功能障碍、酸中毒、神经病变等并发症。早期实验医学研究对糖尿病病因的认识从肾脏和膀胱疾病、胃肠道疾病进展到胰腺和胰岛。胰岛素的发现和纯化工作是糖尿病发展史中最重要的里程碑。随着现代医学和生物技术的不断进步,胰岛素类似物、胰岛素泵和人工智能的研发推动糖尿病治疗取得飞速发展。

2. 糖尿病是一组因胰岛素绝对或相对分泌不足和 / 或胰岛素利用障碍引起的碳水化合物、蛋白质、脂肪代谢紊乱性疾病,以高血糖为主要特征。糖尿病的诊断标准以血糖作为指标,根据远期特征性结局(主要是视网膜病变)来确定诊断阈值。糖尿病分型是个体化诊疗的重要组成部分,源于病因和病理生理机制的差异,糖尿病可以依据胰岛素绝对和相对缺乏程度、遗传和环境暴露程度、免疫反应参与程度等不同维度,细分为以"高血糖"为基本特征的一系列疾病谱。大数据驱动的聚类方法基于患者遗传背景和环境暴露,综合是否合并严重胰岛素缺乏或抵抗、是否明确病因(免疫、遗传、化学 / 药物等)、发病特点、对未来临床结局相对或绝对风险的预测评估等因素进行精准诊断和分型,是精准医学的发展方向。

3. 循证医学的核心理念是遵循最好的研究证据为患者提供临床医疗决策。基于循证医学研究的糖尿病防治策略也在不断完善。糖尿病的预防从生活方式干预、药物预防到关注精准医疗对糖尿病预防的作用;糖尿病并发症的防治也从简单的控制血糖、关注个体化血糖控制、关注多因素综合管理到强调心血管结局。具有心肾获益的胰高血糖素样肽 -1 受体激动剂(glucagon-like peptide 1 receptor agonist, GLP-1RA)、钠 - 葡萄糖共转运蛋白 2 抑制剂(sodium-glucose linked transporter-2 inhibitor, SGLT2i)等新型降糖药物的问世推动糖尿病防治管理理念的更新。

4. 临床研究显示,部分 2 型糖尿病(diabetes mellitus type 2, T2DM)患者通过强化生活方式干预、药物治疗和代谢手术干预,可使 β 细胞功能得到改善,实现疾病的缓解和逆转。诸多学会和组织也制定了 T2DM 缓解的标准。目前国内推荐采用"ABCD"方法 [糖尿病抗体、身体质量指数(body mass index, BMI)、C 肽水平及并发症情况、病程] 多维度评估 T2DM 患者缓解的机会。纠正肥胖、高糖毒性,改善胰岛素抵抗和高胰岛素血症等都可促进 T2DM 的缓解。这一观点的提出,使 T2DM 患者可以免于降糖药的使用,减轻心理负担,提升生活质量,延缓病情进展以及降低并发症发生风险,并且针对缓解机制的研究还有望发现新的疾病干预靶点。

第一节 糖尿病的历史

糖尿病是迄今为止人类发现的最古老的病种之一。由于缺乏解剖学、病理生理学知识和诊断工具，糖尿病在很长时间内都令医者感到相当困惑。在公元前 2000 年的 Kahun 纸莎草书中，存有一章题为"对一个口渴女人的治疗"的食谱，但正文内容已遗失，这有可能是关于糖尿病的最早记录。在公元前 1500 年的 Ebers 纸莎草书中，可以找到描述患者极度口渴、大量排尿以及用植物提取物治疗的文章。大约在公元前 5 世纪，著名的印度外科医生 Sushruta 在其著作 Samhita 中，使用了"madhumeha"（蜂蜜样的尿液）一词来识别糖尿病，并指出，尿液不仅有甜味，而且有黏性，可以吸引蚂蚁，与大米、谷物和糖果等食物的过度摄入有关。

早在 2 000 多年前，中国的医学经典书籍《黄帝内经》中已经将"消渴"作为一种病名提出。《黄帝内经》中涉及消渴内容的达 14 篇，其中有 25 条经文提及消渴名称（包括消、渴）、症状（包括并发症）、病因（包括肥胖）、病理（包括阴阳病机）、治疗（包括针灸）、保健（包括护理思想）、药物（包括兰草）、诊法（包括脉证）等。《黄帝内经》对消渴（糖尿病）由轻至重的发生、发展和变化的疾病过程进行了系统性描述。《黄帝内经》也提到了消渴病有一定的遗传倾向，如《灵枢·五变》"五脏皆柔弱者，善病消瘅"；同时也提到了"消渴"具有一定的病理变化发展特点，如严重时《素问·气厥论》"饮一溲二，死不治"。内经所记载的中药处方，开拓了后世用草药治疗糖尿病的先河。

在公元 152 年左右，希腊医生 Arateus 在《急性与慢性疾病》一书中使用了"糖尿病"（diabetes）这个词，意为虹吸管，认为"糖尿病可将人体的肌肉和四肢融入尿中，患者不停地排尿，就像开闸的水管一样，认为这是肾和膀胱的疾病。疾病呈慢性、长程，患者寿命缩短。"对于这种疾病的治疗，建议食用谷物、牛奶和葡萄酒，局部应用巴布膏，服用 Theriac——一种古代著名的万灵药。

公元 11 世纪，著名的阿拉伯医生 Avicenna 在其教科书《医学经典》中描述了糖尿病，并将坏疽和性功能障碍作为其并发症。后来，中世纪学者 Maimonides 详细描述了糖尿病（包括糖尿病酮症酸中毒）的症状。17 世纪英国著名解剖学家、医生 Willis 在其《理性制药》一书中专门用一章描述"可恶的恶魔"糖尿病，创造了术语——mellitus。Willis 认为糖尿病是受到血液而不是肾脏的影响，并将其归因于不良的饮食习惯和负面的心理状态。他还注意到糖尿病患者的神经病变，并将其描述为"刺痛和频繁的收缩或抽搐，肌腱、肌肉痉挛和其他紊乱"。

100 年后，英国医生 Dobson 通过实验证明了尿液中存在糖：他将尿液煮沸至干燥，并注意到残留的结晶物质有红糖的味道。1797 年，皇家炮兵的医事总长 Rollo 第一个将 Dobson 有关尿糖的发现应用于定量代谢研究，并首创了合理饮食治疗方案，其观点也从原来认为病灶是肾脏转变为认为病灶是胃肠道。

19 世纪，科学家们在对病变的、萎缩的或充满结石的胰腺进行尸检时发现，胰腺或许在糖尿病的生理病理方面发挥了作用。法国实验生理学家 Bernard 通过实验发现，进食后肝脏可以储存一种不溶于水的淀粉物质，他将其命名为糖原，可以转化为糖或葡萄糖，并分泌到血液中。Bernard 认为正是这种分泌过多导致了糖尿病，其关于肝脏糖原作用的工作阐明了糖异生的途径。

同时代，Bouchardat 和 Lancereaux 对于糖尿病有了更进一步的看法。Bouchardat 在采纳 Rollo 饮食治疗糖尿病方案的同时，又加入了另一个非常重要的治疗手段——鼓励患者进行强体力活动。他观察到肌肉运动可以有效减少尿糖，降低血糖。Bouchardat 认为糖尿病至少可分为两种类型：一种是青年糖尿病，病情严重，饮食和运动治疗无效；另一种是年龄较大者糖尿病，肥胖，对饮食和运动治疗的反应较好。在他的观点中，较严重的糖尿病类型其病因在胰腺。Lancereaux 及其学生也得出了类似的病因学结论，提出"消瘦型糖尿病"和"肥胖型糖尿病"两种类型。由于"肥胖型糖尿病"更为常见，且严重胰腺损害的检出率并不高，"消瘦型糖尿病"的病因在于胰腺损害的学说得到了广泛接受。

1889 年 Minkowski 和 Mering 观察到胰腺全切术后的狗出现了多尿症状，并发现其尿液中含糖。Minkowski 在去胰腺狗的上皮下植入了一小部分胰腺，并观察到术后高血糖状态得以缓解，直到移植物被移除或自发变性。Minkowski 和 Mering 的实验表明，胰腺是一个内分泌腺体，对维持血糖稳态具有重要作用。

1923 年诺贝尔生理学或医学奖授予了 Banting 和 MacLeod，以表彰他们发现了胰岛素。当时 Banting 是一位年轻的加拿大外科医生。1920 年，美国内科医生 Barron 发表了一篇题为《朗格汉斯岛与糖尿病的关系》的文章，报道了胰腺结石的病例。文中提到，如果继续 Minkowski 和 Mering 的实验，可能发现一种能控制糖尿病的物质。在此文的影响下，Banting 开始关注糖尿病研究，在多伦多大学进入了著名生物化学家 MacLeod 教授的实验室。在此期间，著名的英国生理学家 Starling 曾提出："我们还不知道胰腺如何影响动物体内糖的产生或利用。一般认为它能分泌一种激素到血液中并到达组织，使它们能够利用糖，或到达肝脏、抑制糖的生成……但我们无法通过注射或使用胰腺提取物来模仿这一过程。"1921 年 5 月，Banting 开始与年轻的医科学生 Best 合作。他们通过结扎狗的胰管，使外分泌区萎缩，压碎萎缩的胰腺，在盐水中冷冻，之后将其碾碎，加入 100ml 生理盐水中。随后，他们给一只糖尿病狗的静脉注射 5ml 这种提取物，2 小时内，血糖明显下降。他们在另外几只患有糖尿病的狗身上重复了几次实验，获得了类似的结果。1921 年底，化学家 Collip 加入这个团队，开发了一种更好的提取和纯化技术。获得的物质被 MacLeod 命名为 insulin——胰岛素。1922 年 1 月 11 日，他们在多伦多医院为一个 14 岁的患儿 Thompson 臀部注射了 15ml 胰岛素，但注射部位出现脓肿，病情进一步恶化。Collip 进一步提纯了胰岛素，1 月 23 日，Thompson 接受了第二次注射，经过 24 小时，其血糖由 520mg/dl 降至 120mg/dl，尿酮消失。Banting 和 Best 的开创性工作挽救了数百万糖尿病患者的生命。礼来制药公司与这两位科学家合作，于 1923 年推出了世界上第一个商业化的胰岛素产品——Isletin。胰岛素的大规模生产离不开一位天才化学工程师 Clowes 的贡献，他在 1922 年秋天发现了维持胰岛素的等电点，可以从牛和猪的胰腺获得最大产量的胰岛素。这一发现为满足全世界患者和医生对胰岛素的需求提供了必不可少的条件。

至此，糖尿病史上的关键一步已经完成。在接下来的几年里，胰岛素纯化方法得到了改进，新的胰岛素配方被开发出来，如 20 世纪 30 年代的长效胰岛素鱼精蛋白——锌胰岛素，40 年代的中性鱼精蛋白 Hagedorn 和 50 年代的 Lente 系列。

医生们一直在探寻糖尿病的病因和治疗方法。在过去的两个世纪里，由于化学、物理和药理学的发展，糖尿病已经取得了重要的进展。在接下来的几十年里，科学家们继续取得重大发现：1955 年，诺贝尔奖得主 Sanger 描述了胰岛素的结构；1963 年，胰岛素泵诞生，体积大,但可持续输注胰岛素;1967年,胰岛素原被 Steiner 发现,他和他的同事建立了 C 肽放射免疫分析法,用于测量内源性胰岛素的水平;同年,明尼苏达大学的 Kelly、Lillehei 及其同事完成了人类第一例胰腺移植治疗糖尿病的手术;1979年,胰岛素泵可随身携带;1982年,重组人胰岛素问世;此后,随着短效胰岛素类似物(1996年)和长效胰岛素类似物(2001年)的发现,胰岛素笔输送装置开始流行;21世纪,随着实时动态胰岛素泵和人工智能的出现,胰岛素泵逐渐迈向全闭环系统。

随着医学和生物技术的飞速发展,我们对糖尿病的认识也将迎来更多的变化,而糖尿病的历史仍在书写之中。

第二节 糖尿病的定义、诊断及分型

一、糖尿病的定义及诊断

糖尿病是一组因胰岛素绝对或相对分泌不足和/或胰岛素利用障碍引起的碳水化合物、蛋白质、脂肪代谢紊乱性疾病,以高血糖为主要特征。糖尿病的临床诊断主要依据静脉血浆葡萄糖水平。目前临床使用口服葡萄糖耐量试验(oral glucose tolerance test,OGTT)作为糖尿病的诊断试验。资料显示,仅检测空腹血糖(fasting plasma glucose,FPG),糖尿病漏诊率较高,应同时检测空腹血糖以及糖负荷后2小时血糖水平。已达到糖调节受损的人群,应行 OGTT,以提高糖尿病诊断率。糖代谢状态分类详见表1-1。

表1-1 糖代谢状态分类(世界卫生组织,1999年)

糖代谢分类	静脉血浆葡萄糖/$(mmol \cdot L^{-1})$	
	空腹血糖	糖负荷后2h血糖
正常血糖	<6.1	<7.8
IFG	≥6.1,<7.0	<7.8
IGT	<7.0	≥7.8,<11.1
糖尿病	≥7.0	≥11.1

注:IFG: impaired fasting glucose,空腹血糖受损。IGT: impaired glucose tolerance,糖耐量异常。

急性感染、创伤或其他应激情况下可出现短暂性血糖升高,若没有明确的糖尿病病史,须在应激消除后复查,再确定糖代谢状态。2011年世界卫生组织(world health organization,WHO)建议在条件具备的国家或地区采用糖化血红蛋白(HbA_{1c})诊断糖尿病,诊断切点为 $HbA_{1c} \geq 6.5\%$。糖尿病诊断标准详见表1-2。

表1-2 糖尿病诊断标准

诊断标准	静脉血浆葡萄糖或 HbA_{1c} 水平
典型糖尿病症状,加上	—
随机血糖	≥11.1mmol/L
或空腹血糖	≥7.0mmol/L
或 OGTT2h 血糖	≥11.1mmol/L

续表

诊断标准	静脉血浆葡萄糖或 HbA$_{1c}$ 水平
或 HbA$_{1c}$	≥6.5%
无糖尿病典型症状者,需改日复查确认	

注:①典型糖尿病症状:多饮,多尿,多食,体重减轻。②随机血糖指一天中任意时间点的血糖,不能用来诊断空腹血糖受损或糖耐量异常。③空腹状态指至少 8 小时没有进食热量。④ OGTT:口服葡萄糖耐量试验。⑤ HbA$_{1c}$:糖化血红蛋白。

二、糖尿病的分型

糖尿病的病因分型诊断是精准治疗的前提。1997 年美国糖尿病协会(American Diabetes Association,ADA)和 1999 年世界卫生组织(WHO)根据病因分型,将糖尿病分为 1 型糖尿病(T1DM)、2 型糖尿病(T2DM)、特殊类型糖尿病和妊娠糖尿病(gestational diabetes mellitus,GDM)4 种类型。2019 年 WHO 为方便临床管理,提出妊娠高血糖根据糖代谢紊乱状态分为 GDM、妊娠显性糖尿病和孕前糖尿病 3 类;并增加了"混合型糖尿病",包含成人隐匿性自身免疫性糖尿病(latent autoimmune diabetes in adults,LADA)和酮症倾向 T2DM,和"未分类糖尿病",从而将糖尿病分为 6 种类型。不同学术组织关于糖尿病分型的建议详见表 1-3。

表 1-3　不同学术组织关于糖尿病分型的建议

学术组织	糖尿病分型
WHO 指南(2019)	T1DM、T2DM、妊娠高血糖、特殊类型糖尿病、混合型糖尿病、未分类糖尿病
中华医学会糖尿病分会指南(2020)	T1DM、T2DM、GDM、特殊类型糖尿病
ADA 指南(2022)	T1DM、T2DM、特殊类型糖尿病、妊娠期糖尿病
糖尿病分型诊断中国专家共识(2022)	T1DM、T2DM、GDM、单基因糖尿病、继发性糖尿病、未定型糖尿病

注:WHO:世界卫生组织;ADA:美国糖尿病协会;T1DM:1 型糖尿病;T2DM:2 型糖尿病;GDM:妊娠糖尿病。

(一)T1DM

1. 分类　T1DM 是由于胰岛 β 细胞破坏,胰岛素分泌缺乏所致,表现为胰岛功能差,终身需依赖胰岛素治疗。依据病因可分为自身免疫性 T1DM 和特发性 T1DM 两种亚型,自身免疫性 T1DM 较多见。若按起病急缓,可划分为暴发性 T1DM、经典性 T1DM、缓发性 T1DM 三种亚型,其中中国成年人缓发型 T1DM(即 LADA)约占 T1DM 的 67%。T1DM 亚型详见表 1-4。

表 1-4　T1DM 的亚型

病因分型	起病方式
自身免疫性 T1DM	可表现为暴发性 T1DM、经典性 T1DM 或缓发性 T1DM(LADA、LADY)
特发性 T1DM	可表现为暴发性 T1DM、经典性 T1DM

注:T1DM:1 型糖尿病;LADA:成人隐匿性自身免疫性糖尿病;LADY:latent autoimmune diabetes in youth,青少年隐匿性自身免疫性糖尿病。

2. 诊断

（1）经典性 T1DM：诊断主要依据典型的临床表现，如发病年龄通常 <20 岁，多饮、多食、多尿、体重减轻症状明显，以酮症或酮症酸中毒起病，非肥胖体型，血清 C 肽水平明显降低，绝对依赖胰岛素治疗，且大多数存在胰岛特异性自身抗体。

（2）暴发性 T1DM：诊断依据：①高血糖症状出现 1 周内发展为酮症或酮症酸中毒；②首诊血糖水平≥16mmol/L，且 HbA_{1c}<8.7%；③空腹 C 肽水平 <100pmol/L 和 / 或负荷后血 C 肽水平 <170pmol/L。

（3）自身免疫性 T1DM：可急性起病，也可缓慢发病，缓发性 T1DM 主要分为成人隐匿性自身免疫性糖尿病（LADA）和青少年隐匿性自身免疫性糖尿病（LADY）。LADA 诊断依据：①起病年龄≥18 岁；②胰岛自身抗体或胰岛自身免疫 T 细胞阳性；③确诊糖尿病后非胰岛素治疗至少半年。三条都满足即可诊断。LADY 即为起病年龄 <18 岁，并满足②和③的青少年患者。缓慢性 T1DM 胰岛功能衰退快于 T2DM 而慢于经典性 T1DM。

（4）特发性 T1DM：病因未明，具有 T1DM 的典型临床症状但胰岛自身抗体阴性，胰岛 β 细胞破坏的确切机制尚不明确。研究显示，约 30% 的特发性 T1DM 患者携带 HLA（人类白细胞抗原)-DQ 易感基因型，部分年轻患者完善基因检测后被诊断为单基因遗传糖尿病。因此目前认为特发性 T1DM 是暂时性诊断，需进一步动态观察明确病因。

（二）T2DM

T2DM 是糖尿病患者最主要的群体，主要是胰岛素抵抗及胰岛素相对不足相互作用。患者在排除 T1DM、GDM、特殊类型糖尿病后可诊断 T2DM。T2DM 通常发病年龄较大、体型偏胖、常伴随代谢紊乱；起病缓慢、症状不明显、不依赖胰岛素治疗；可有明确 T2DM 家族史；常伴胰岛素抵抗症状，如黑棘皮、高血压、多囊卵巢综合征等。需对其进行胰岛功能、胰岛自身抗体及基因筛查并进一步随访明确诊断。

（三）GDM

GDM 是指与妊娠状态相关的糖代谢异常，但并未达到非孕人群糖尿病标准，与妊娠中后期的生理性胰岛素抵抗有关，约占妊娠期高血糖的 83.6%。GDM 的诊断标准：在孕期任何时间行 OGTT，5.1mmol/L≤空腹血糖 <7.0mmol/L，1 小时血糖≥10.0mmol/L，8.5mmol/L≤2 小时血糖 <11.1mmol/L，任一点血糖符合上述标准即诊断 GDM。但因孕早期空腹血糖会随孕周逐渐下降，此时单纯空腹血糖 >5.1mmol/L 暂不诊断 GDM，需进一步随访。

除 GDM 外，妊娠期高血糖还包括其他两种状态，即妊娠期显性糖尿病（ODM），和孕前糖尿病（PGDM）。ODM 即孕期发现的，已达非孕人群糖尿病诊断标准，约占孕期高血糖的 8.5%，糖代谢紊乱状态不会在妊娠结束后恢复正常，建议此类患者按照非妊娠糖尿病筛查流程分型诊断。PGDM 指孕前确诊的 T1DM、T2DM 或特殊类型糖尿病，约占妊娠期高血糖的 7.9%。

（四）特殊类型糖尿病

1. 单基因糖尿病 单基因遗传病是影响胰岛 β 细胞发育、功能或胰岛素作用的单个基因突变所致，属于遗传性疾病，占所有糖尿病的 1%～5%，包括新生儿糖尿病（NDM）、青少年的成人起病型糖尿病（MODY）、线粒体糖尿病、自身免疫单基因糖尿病、遗传综合征单基因糖尿病、严重胰岛素抵抗单基因糖尿病及脂肪萎缩单基因糖尿病。

同一基因的不同位点突变引起的糖尿病类型不同，因其对胰岛 β 细胞产生的影响程度不同,如 *KCNJ11* 或 *INS* 基因不同位点突变,可表现为 NDM、MODY,也可表现为发育迟缓、新生儿糖尿病(DEND)等不同类型。

(1)胰岛 β 细胞功能缺陷性单基因遗传病

1)NDM:指 <6 月龄婴儿发生的糖尿病。临床表现包括宫内发育迟缓、低体重、发育不全、多尿和严重脱水。部分患者还存在出生缺陷、肌力异常和神经系统疾病。根据病程长短进一步分为暂时性新生儿糖尿病(TNDM)和永久性新生儿糖尿病(PNDM),两者各占 NDM 的 50%。TNDM 在新生儿期后可缓解或消失,但儿童或青春期可能再发且持续终身,PDNM 则诊断后永久存在。

2)MODY:典型表现为发病年轻、非肥胖体型、胰岛自身抗体阴性、非胰岛素依赖和常染色体显性遗传家族史,与 T1DM 和 T2DM 表型部分重叠,依靠基因检测确诊,部分患者可有新生儿高胰岛素血症史、肾囊肿、胰腺外分泌功能障碍和神经系统疾病等。迄今发现的 MODY 致病基因有 14 种(表 1-5),占临床 MODY 的 60%～70%。

表 1-5 MODY 致病基因汇总

疾病	基因	机制	比例	临床特点
MODY1	*HNF4A*	转录因子,胰岛素分泌异常	5%	低甘油三酯水平,微血管并发症倾向
MODY2	*GCK*	磷酸化缺陷,葡萄糖敏感性降低	30%～50%	空腹血糖升高,并发症风险低
MODY3	*HNF1A*	转录因子,胰岛素分泌减少,β 细胞进行性受损	30%～50%	遗传外显率高,尿糖阳性,超敏 C 反应蛋白及载脂蛋白 M 水平下降,微血管并发症发病率高
MODY4	*PDX1*	胰腺发育不全	1%	平均 35 岁发病,常合并胰腺外分泌功能障碍
MODY5	*HNF1B*	转录因子,胰岛素分泌受损	5%	合并胰腺外表现,包括肾囊肿或肾发育不全、女性生殖器异常、男性精子缺乏等,表型多变,糖尿病肾病发病率高
MODY6	*NEUROD1*	β 细胞功能障碍	<1%	多为成人起病,部分患者可合并听力、视力障碍等神经系统发育不全表现
MODY7	*KLF11*	抑癌基因,β 细胞葡萄糖敏感性降低	<1%	类似于 2 型糖尿病
MODY8	*CEL*	胰岛内、外分泌功能障碍	<1%	常合并胰腺外分泌功能障碍
MODY9	*PAX4*	转录因子,影响 β 细胞增殖和凋亡	<1%	临床表现多样
MODY10	*INS*	胰岛素合成障碍	<1%	发病早,临床表现多样
MODY11	*BLK*	胰岛素分泌异常	<1%	肥胖人群发病率高
MODY12	*ABCC8*	编码 ATP 敏感的钾通道,胰岛素分泌异常	<1%	类似于 MODY1 或 MODY3
MODY13	*KCNJ11*	编码 ATP 敏感的钾通道,胰岛素分泌异常	<1%	临床表现多样
MODY14	*APPL1*	胰岛素分泌异常	<1%	中年发病,临床表现多样

3）线粒体糖尿病：线粒体基因突变呈母系传递，临床表型具有高度异质性，即个体间同一突变在不同组织间分布存在差异，导致同一突变在不同个体间呈现不同的临床表现。线粒体糖尿病绝大多数由 *MTTL1* 基因 3243A>G 突变所致。常见临床表现为母系遗传糖尿病伴耳聋。线粒体糖尿病确诊后应尽早进行胰岛素治疗，为减少乳酸堆积，应避免服用双胍类药物或剧烈运动。

4）遗传综合征单基因糖尿病：在以遗传综合征形式存在的单基因糖尿病中，Wolfram综合征最常见。其以严重胰岛素缺乏为特征，符合常染色体隐性遗传，伴视神经萎缩、中枢性尿崩症和神经性耳聋，也被称为尿崩症、糖尿病、视神经萎缩和耳聋综合征。糖尿病和视神经萎缩出现较早，还可有其他内分泌异常，由 *WFS1* 基因突变引起胰岛 β 细胞凋亡所致，确诊后应采用胰岛素治疗。其他遗传综合征单基因糖尿病，如 Bloom 综合征等较罕见，均有特异性表现。

5）自身免疫性单基因糖尿病：迄今已知有 9 个致病基因，包括 *AIRE*、*CTLA4*、*FOXP3*、*IL2RA*、*ITCH*、*LRBA*、*SIRT1*、*STAT1* 和 *STAT3*，此类糖尿病常与 T1DM 无法区分，但通常会极早发病。糖尿病一般仅为多种自身免疫综合征的一部分，其余还可累及甲状腺、血液等多个系统。糖尿病的发生可能与自身免疫攻击致自身胰岛 β 细胞损伤有关。此类患者多需对症支持治疗辅助免疫抑制治疗。

（2）胰岛素作用缺陷性单基因遗传病：临床表现为明显高胰岛素血症，伴黑棘皮、多囊卵巢及卵巢性高雄激素血症、糖耐量异常，当胰岛 β 细胞无法代偿胰岛素抵抗时，便发生糖尿病。

1）严重胰岛素抵抗单基因遗传病：包括胰岛素受体基因突变、胰岛素受体下游信号转导基因突变等所致糖尿病，具有多种综合征类型。如 A 型胰岛素抵抗综合征、多诺霍综合征（又称"矮妖精貌综合征"）和 Rabson-Mendenhall 综合征。A 型胰岛素抵抗综合征最常见，女性多见，通常不伴肥胖。矮妖精貌综合征最严重，出生便有特殊面容，宫内发育迟缓及异常，多数患儿早年夭折。Rabson-Mendenhall 综合征极少见，表现为多毛、黑棘皮、特殊面容、皮下脂肪减少、牙齿发育异常、松果体增生、指甲肥厚、生殖器肥大、腹部膨隆，大多数儿童期确诊，20 岁前死亡。

胰岛素受体下游信号转导基因 *PIK3R1* 突变可致 SHORT 综合征，表现为身材矮小、头周径小、虹膜和角膜发育缺陷、眼眶内陷、出牙延迟、感觉性听力障碍、关节过伸及腹股沟疝等异常。

2）脂肪萎缩单基因糖尿病：出生早期便出现异常，全身脂肪组织几乎缺如，婴儿期即有血脂代谢异常和明显高胰岛素血症，早期容易夭折，常在青少年时期发生糖尿病，多伴蛋白尿。特征性生化改变表现为血脂异常升高和脂联素明显降低。

2. 继发性糖尿病 继发性糖尿病是一类由特定疾病或药物等相关因素引起血糖升高的糖尿病，包括胰源性糖尿病、内分泌疾病性糖尿病、药物或化学品相关性糖尿病、感染相关性糖尿病、罕见免疫介导性糖尿病及遗传综合征相关性糖尿病。

（1）胰源性糖尿病：任何引起胰腺广泛损伤的疾病均可能导致糖尿病，通过损伤胰岛 β 细胞和减少胰岛素分泌导致糖尿病，其中包括纤维钙化性胰腺病、胰腺炎（含 IgG4 相关性疾病）、胰腺切除、胰腺肿瘤、囊性纤维化、血色病等。

（2）内分泌疾病性糖尿病：多种内分泌激素具有拮抗胰岛素作用，如生长激素、皮质醇、儿茶酚胺、胰高血糖素、甲状腺激素等。因此能够分泌此类激素的疾病，如肢端肥大症、胰高血糖素瘤、库欣综合征、甲状腺功能亢进症、原发性醛固酮增多症等均可致糖尿病。此类糖尿病多可随着原发疾病的缓解而缓解，是重要诊断依据。

（3）药物或化学品相关性糖尿病：多种药物或化学品可通过拮抗胰岛素作用、直接破坏胰岛 β 细胞或活化免疫状态诱导自身免疫损伤胰岛 β 细胞。如糖皮质激素、抗肿瘤药物、免疫检查点抑制剂、α 干扰素等。

（4）感染相关性糖尿病：感染因素中以病毒报道最多。许多病毒可通过直接破坏或分子模拟方式介导胰岛 β 细胞损伤，导致糖尿病。目前知道的有柯萨奇病毒、风疹病毒、巨细胞病毒、流行性腮腺炎病毒、新型冠状病毒等。

（5）罕见免疫介导性糖尿病：包括两大类，僵人综合征和胰岛素自身抗体或胰岛素受体自身抗体介导的糖尿病。僵人综合征是一种中枢神经系统自身免疫病，血清谷氨酸脱羧酶抗体（GADA）呈阳性，约 1/3 可出现糖尿病。胰岛素自身抗体可通过与胰岛素结合，阻断胰岛素与其受体结合致高血糖；少数情况可见胰岛素自身抗体发挥胰岛素受体激动剂作用，导致低血糖。胰岛素自身抗体的产生，主要与遗传易感性，如系统性红斑狼疮及使用含巯基类药物（如甲巯咪唑）等有关。胰岛素受体自身抗体通过与胰岛素受体结合，阻断胰岛素与其受体结合而发挥作用，可导致极度严重的胰岛素抵抗。临床表现常伴黑棘皮、多毛、高雄激素血症、高甘油三酯血症、消瘦等，称为 B 型胰岛素抵抗。

（6）遗传综合征相关性糖尿病：与前述遗传综合征单基因糖尿病不同，遗传综合征相关性糖尿病主要由多个基因或染色体异常所致，包括唐氏综合征（Down syndrome，又称"21 三体综合征"）、弗里德赖希共济失调（Friedreich ataxia，FRDA）、亨廷顿病（Huntington disease，HD）、克兰费尔特综合征（Klinefelter syndrome）、劳 - 穆 - 比综合征（Laurence-Moon-Biedl syndrome）等。

三、糖尿病亚型的分类进展

糖尿病具有高度异质性，精细的分类可以使治疗方案个性化，并在确定诊断时告知患者发生何种并发症风险更高。2018 年，瑞典 Ahlqvist 等基于谷氨酸脱羧酶抗体（GADA）、诊断年龄、BMI、HbA_{1c}、β 细胞功能和胰岛素抵抗 6 大因素进行聚类分析，将糖尿病患者分为 5 种亚型。不同组别间存在不同的临床特点及遗传表现（表 1-6）。Li 等在中国新诊断的 T2DM 中尝试瑞典的新型分类方法，发现同样可以区分为上述 5 种亚型，其中严重胰岛素缺乏型患者较多。

表 1-6　糖尿病亚型分类临床特点及致病相关基因

亚型	临床特点	相关基因
亚型 1	胰岛素缺乏型糖尿病，发病早、低 BMI、高 HbA_{1c}、代谢情况差、胰岛素缺乏、GADA（+），易并发酮症酸中毒	*HLA*（rs2854275）、*TM6SF2*（rs10401969）
亚型 2	严重胰岛素缺乏型糖尿病，发病早、低 BMI、高 HbA_{1c}、代谢情况差、胰岛素严重缺乏、GADA（-），易并发糖尿病视网膜病变	*TCF7L2*（rs7903146）、*HHEX/IDE*（rs1111875）、*IGF2BP2*（rs4402960）、*CDKN2B*（rs10811661）、*TM6SF2*（rs10401969）、*KCNJ11*（rs5219）

续表

亚型	临床特点	相关基因
亚型 3	严重胰岛素抵抗型糖尿病,胰岛素抵抗指数高、高 BMI,易并发糖尿病肾病	$TM6SF2$($rs10401969$)、$KCNQ1$($rs2237895$)
亚型 4	轻度肥胖型糖尿病,高 BMI	$TCF7L2$($rs7903146$)、$MC4R$($rs12970134$)、$VPS13C$($rs17271305$)
亚型 5	年龄相关型糖尿病	$TCF7L2$($rs7903146$)、$KCNQ1$($rs2237895$) $HHEX/IDE$($rs1111875$)、$TM6SF2$($rs10401969$)、$IGF2BP2$($rs4402960$)、$CDKN2B$($rs10811661$)、$SLC30A8$($rs13266634$)

2022 年,英国邓迪大学研究团队将复杂的 T2DM 表型简化成了可视化、易于理解的树状二维模型。研究中纳入 9 种 T2DM 相关表型特征,包括 HbA~1c~、身体质量指数(BMI)、总胆固醇、高密度脂蛋白胆固醇(HDL-C)、甘油三酯、丙氨酸转氨酶(ALT)、肌酐、收缩压(SBP)以及舒张压(DBP)。分析发现,不同 T2DM 间 HDL-C、SBP 以及 DBP 水平的差异程度最高,其次是总胆固醇和甘油三酯,然后是 HbA~1c~ 和 ALT,差异最小的表型是肌酐和 ALT;并且揭示了不同表型患者开始接受胰岛素治疗时间,慢性肾病、糖尿病视网膜病变或不良心血管事件的发生差异。

第三节 循证医学与糖尿病防治管理

循证医学(evidence-based medicine,EBM)于 20 世纪 90 年代由 David Sackett 提出,其核心思想是"任何临床医疗决策的制定都应当基于科学研究",即遵循最好的证据为患者提供医疗服务,包括寻找病因、诊断、预防、治疗、康复和预后等多个方面。EBM 的临床证据主要来自大样本的队列研究、随机对照试验、系统性评价、荟萃分析等,从而对不同人群整体的发病率、病死率、生存时间、并发症等进行疗效评估。随着相关临床研究的积累,基于 EBM 的糖尿病防治策略也在不断完善。

一、糖尿病的预防策略

糖尿病预防的概念最早起源于 1980 年,Sartor 等在对 IGT 人群的随访中发现饮食干预有可能预防或延缓糖耐量异常向 T2DM 的进展。1991 年,Eriksson 等研究进一步发现饮食干预和运动均对 T2DM 发生有预防作用,并由此提出了生活方式干预预防 T2DM 的可能性。20 世纪末,我国的大庆研究率先发现,随后芬兰糖尿病预防研究(DPS)、美国糖尿病预防计划(DPP)、印度糖尿病预防计划(IDPP)等研究均证实,糖尿病前期人群在进行饮食调整或加强运动后,T2DM 发生率显著降低 25%～58%,提示生活方式干预对于 T2DM 预防有重要作用。这种策略在超重或肥胖人群的糖尿病前期、久坐人群、美国印第安人和非腹型肥胖人群均有效。此外,二甲双胍、GLP-1 类似物、α- 葡萄糖苷酶抑制剂、噻唑烷二酮类药物、抗肥胖药物奥利司他、血管紧张素转化酶抑制剂或血管紧张素Ⅱ受体阻滞剂等能降低糖尿病前期进展为 T2DM 的发病风险 25%～45%。

近年来,随着遗传学的发展,也有不少研究者认为"精准医学"能够对糖尿病预防起到重要作用。基于全基因组关联分析（genome wide association study，GWAS）技术，多个与 T2DM 相关的基因位点被发现：*TCF7L2*、*SLC30A8*、*HHEX*、*CDKAL1*、*IGF2BP2*、*CDKN2A/B*、*PPARG*、*KCNJ11* 等被发现与 T2DM 的遗传易感性相关；*ADCY5*、*PROX1*、*GCK*、*GCKR*、*DGKB-TMEM* 等可能通过影响空腹血糖、空腹胰岛素和 HbA_{1c} 等影响人群的血糖调控；*FTO*、*FGF21*、*TBC1D* 基因的变异能够通过影响肥胖或脂代谢从而影响生活方式干预对糖尿病预防的作用。Langenberg 等选择了 49 个 T2DM 相关基因变体用于 InterAct 遗传评分，在进行了平均 11.7 年随访后发现该遗传评分与 T2DM 发生风险密切相关，尤其对年轻和非肥胖人群的影响更大。然而，T2DM 发病的绝对风险主要由肥胖等生活因素所决定，提示生活方式因素可能与遗传易感性相互作用。

二、糖尿病并发症的防治策略

在多项大型循证医学研究的推动下，从 20 世纪末至今，糖尿病并发症的防治理念经历了从强化降糖、强调个体化血糖达标、多因素综合治疗到强调降糖药物的心血管结局的变革。

（一）从 DCCT 及 UKPDS 开始的强化降糖理念及个体化治疗

1993 年，糖尿病控制与并发症试验（diabetes control and complications trial，DCCT）发现，强化血糖控制（维持血糖浓度接近正常范围，HbA_{1c}<6.5%）可以延缓 T1DM 患者多种并发症的发展或进展。研究者在平均随访 6.5 年后发现，与传统治疗相比，强化治疗组患者视网膜病变的进展减缓了 54%，其中，增殖性或严重非增殖性视网膜病变发展减少了 47%。此外，强化治疗还能降低微量白蛋白尿、临床神经病变等并发症的发生发展。1998 年，英国糖尿病前瞻性研究（UK prospective diabetes study，UKPDS）也得出了相似的结论，磺脲类药物或胰岛素强化血糖控制（FPG<6mmol/L）可显著降低 T2DM 患者微血管并发症的风险。上述两项研究开启了临床强化控制血糖预防并发症的诊疗理念。

然而，2008 年，糖尿病心血管风险控制行动（ACCORD）研究在纳入了糖尿病病程较长、年龄较大且具有多个心血管危险因素或已有心血管病史的 T2DM 患者后，发现强化治疗组心血管病死亡率显著增加 35%，全因死亡率增加 22%。随后，糖尿病与血管疾病行动：达美康缓释片与百普乐对照评估研究（ADVANCE）进一步提示，强化血糖控制虽然能够降低微血管事件的发生率，但对主要大血管事件、心血管事件死亡率以及全因死亡率没有显著的降低作用。美国退伍军人糖尿病研究（VADT）也显示，对于血糖控制不佳的 T2DM 患者，强化降糖对主要心血管事件、死亡或微血管并发症的发生率没有显著的降低作用。上述研究提示，严格的血糖控制对于降低糖尿病患者的心血管风险可能存在争议，低血糖发生率的增加可能是影响患者预后的重要不利因素。

尽管如此，在 UKPDS 的 10 年随访研究中，研究者观察到强化血糖控制组微血管风险持续降低，心肌梗死和全因死亡死亡率的降低，这种现象在使用二甲双胍的超重患者中更加明显。同样，在 DCCT17 年随访研究中发现，强化血糖控制将主要心血管疾病事件的风险降低 42%，非致死性心肌梗死、脑卒中或心血管疾病死亡的风险降低 57%。基于上述多个研究结果，糖尿病的血糖控制转向强调"个体化"治疗。

（二）Steno-2 研究中的多重风险因素的综合管理

2008 年，丹麦 Steno-2 研究促进人们进一步关注血压、血脂、体重等多种因素对于

T2DM 患者心血管事件或全因死亡风险的重要影响。研究者选择 160 名有微量白蛋白尿的 T2DM 患者,随机分为两组:一组接受多因素干预,包括生活方式干预、严格控糖、降压、降脂治疗;另一组则接受常规治疗。经过平均 7.8 年的随访,结果显示,多因素干预不仅能显著降低心血管事件风险、心血管病死亡风险,也能显著降低全因死亡风险。同样,在 2016 年,利拉鲁肽治疗糖尿病的疗效和作用及评估心血管转归(LEADER)试验中,用利拉鲁肽治疗 36 个月后,研究者发现治疗组的心血管病死亡率显著降低,而非致死性心肌梗死、脑卒中等事件的发生率在治疗组与安慰剂组之间无显著差异。但亚组分析的结果表明,性别、年龄、病程、BMI、有无心力衰竭、是否接受一种降糖药物治疗均能影响 T2DM 患者的心血管事件风险。在 2 型糖尿病恩格列净心血管结局事件试验(EMPA-REG OUTCOME)中,研究者发现,体重、腰围、尿酸水平、收缩压和舒张压的小幅降低与恩格列净降低受试者主要心血管事件发生率及全因死亡率有关。随后,多个国际和国内指南推荐 T2DM 患者进行多重危险因素的管理。

(三)多项循证医学研究关注心血管事件结局

心血管疾病一直是糖尿病患者死亡率居高不下的重要原因。2017 年,一项针对我国 10 个地区(5 个城市和 5 个农村)的大规模流行病学调查数据显示,心血管疾病仍然是我国 T2DM 患者最主要的死亡原因。2007 年,Nissen 等通过 meta 分析发现罗格列酮与心肌梗死风险显著增加和心血管原因死亡风险增加相关,引发了人们对降糖药物心血管安全性的关注,从而引起了降糖药物心血管结局研究(CVOT)的开展。卡格列净心血管评估研究(CANVAS)、观察阿格列汀与标准治疗的心血管终点研究(EXAMINE)、EMPA-REG OUTCOME、LEADER、2 型糖尿病患者司美格鲁肽心血管及长期结局评估(SUSTAIN-6)等试验都先后进行了 SGLT2i、GLP-1 类似物等新型糖尿病药物能否为 T2DM 患者带来心血管事件获益的研究。

早在 UKPDS 和 LEADER 研究中,二甲双胍和利拉鲁肽就被发现能使 T2DM 患者在心血管事件中获益,且这种获益与血糖控制无关。EMPA-REG OUTCOME 和 CANVAS 研究分别是针对 SGLT2i 恩格列净和卡格列净在 T2DM 人群中心血管结局和死亡率展开的研究,发现这两种药物都对 T2DM 患者具有超出预期的心血管事件获益。EMPA-REG OUTCOME 研究中,与安慰剂组相比,恩格列净组心血管事件高风险的 T2DM 患者心血管原因的死亡率、心力衰竭住院率和全因死亡率较低。同样,CANVAS 试验中,与安慰剂组相比,卡格列净组心血管原因死亡、非致死性心肌梗死或非致死性卒中发生率较低。DECLARE-TIMI58 试验表明,在患有动脉粥样硬化性心血管疾病或有发生动脉粥样硬化性心血管疾病风险的 T2DM 患者中,达格列净治疗并未导致更高或更低的主要不良心血管事件,但确实降低了心血管病死亡率或心力衰竭住院率。SUSTAIN-6 和度拉糖肽与 2 型糖尿病患者心血管结局(REWIND)研究证明司美格鲁肽和度拉糖肽在心血管风险高的 T2DM 患者中有效降低了脑卒中风险。因此,国内外多项指南将动脉硬化性心血管疾病列为选择降糖药物时首先需要考虑的患者因素,并且指出对于合并动脉硬化性心血管疾病或属于高危 / 极高危心血管风险的患者,均应使用具有循证医学获益的 GLP-1RA 或 SGLT2i。

随着研究的不断深入,糖尿病防治管理也在不断完善,而许多循证医学研究一直伴随或影响糖尿病防治策略的不断更新,糖尿病的预防从生活方式干预、药物预防逐渐发展到关注精准医疗对糖尿病预防的作用；对于糖尿病并发症的管理也从简单的控制血糖、关注个体化血糖控制、关注多因素综合管理逐渐发展到强调心血管结局。同时，具有心脏、肾脏获益的 GLP-1RA、SGLT2i 等新型药物也在不断问世并应用于临床。相信未来会有更多研究能够进一步促进糖尿病的临床预防和管理。

第四节　糖尿病缓解和逆转

　　近 40 年来，由于生活方式的改变，我国糖尿病患病率逐年上升。传统观点常常认为糖尿病是一种终身性疾病，一旦患病，就不可逆转，导致患者承受巨大的心理、身体、社会、经济等多方面压力。但近年来随着医学的发展和研究的推进，我们惊喜地发现糖尿病是可缓解和逆转的。其中，研究者们通过构建带有共抑制性免疫检查点分子的生物工程化 β 细胞并注射入体内，或者利用预靶向和糖化学技术对胰岛 β 细胞进行体内生物工程改造，使程序性死亡受体配体 1（PD-L1）偶联到 β 细胞上，诱导抗原特异性免疫耐受实现了早发型 1 型糖尿病的逆转，但这些成果仍处于研究层面，距临床应用仍有一段距离。而 2 型糖尿病（Type 2 Diabetes Mellitus，T2DM）早期采取积极干预措施，纠正可逆因素、改善 β 细胞的功能，可实现缓解和逆转。

一、2 型糖尿病缓解的定义

　　在临床实践中，一些 T2DM 患者在采取某些干预措施后可停用降糖药物，而血糖仍处于正常或接近正常水平，实现了疾病的缓解和逆转。为描述这一状态，早在 2002 年，美国糖尿病协会（ADA）和世界卫生组织（WHO）就达成共识，提出所谓"糖尿病缓解和逆转"。2009 年，ADA 发布了第一份有关"糖尿病缓解"的专家共识。该共识依据 HbA_{1c}、空腹血糖以及停止治疗时长等条件制定糖尿病缓解标准，将其细分为部分缓解、完全缓解和长期缓解三类。2018 年中华医学会糖尿病学分会肥胖与糖尿病学组制定了《2 型糖尿病代谢手术术后管理中国专家共识》，根据术后仅通过改变生活方式干预即可控制血糖的状态，对部分缓解、完全缓解、长期缓解的定义进行了补充。2019 年，英国临床糖尿病学家联合会（Association of British Clinical Diabetologists，ABCD）和初级保健糖尿病学会（Primary Care Diabetes Society，PCDS）发表了一份声明。2021 年，ADA、美国内分泌学会（The Endocrine Society，ENDO）、欧洲糖尿病研究协会（European Association for the Study of Diabetes，EASD）、英国糖尿病协会发布的一项联合共识，修订并完善了 T2DM 缓解定义。该共识提出对于这一状态的描述，相比于"消除（resolution）""逆转（reversal）""治愈（cure）"这些术语，"缓解（remission）"一词的描述更为准确。确定 T2DM 缓解的首要标准和替代标准。2021 年我国制定了第一份有关糖尿病缓解的共识《2 型糖尿病缓解中国专家共识》，参考 2021 年 ADA 等发布的联合共识标准，并对不同治疗方式下评估缓解的时机进行了详细说明：如药物治疗的患者需满足停用降糖药物≥3 个月；如行代谢手术治疗的，则术后需停用降糖药物≥3 个月；如生活方式干预的患者，干预时长≥6 个月且停用降糖药物≥3 个月（表 1-7）。

表 1-7 T2DM 缓解的标准定义

时间	学术组织或机构	标准
2002 年	ADA、WHO	停用降糖药物≥2 个月,FPG<7mmol/L,HbA$_{1c}$<6.5%
2009 年	ADA	部分缓解:HbA$_{1c}$<6.5%,FPG 为 5.6~6.9mmol/L,且持续至少 1 年; 完全缓解:HbA$_{1c}$<5.7%,FPG<5.6mmol/L,且持续至少 1 年; 长期缓解:完全缓解持续≥5 年
2018 年	中华医学会糖尿病学分会肥胖与糖尿病学组	部分缓解:HbA$_{1c}$<6.5%,FPG 为 5.6~6.9mmol/L,且餐后 2 小时血糖 7.8~11.0mmol/L,且保持 1 年以上; 完全缓解:HbA$_{1c}$<6.0%,FPG<5.6mmol/L,且餐后 2 小时血糖<7.8mmol/L,且保持 1 年以上; 长期缓解:达到完全缓解持续 5 年以上
2019 年	ABCD、PCDS	至少间隔 6 个月的两次 FPG<7.0mmol/L 和 HbA$_{1c}$<6.5%
2021 年	ADA、ENDO、EASD、英国糖尿病协会	首要标准:HbA$_{1c}$<6.5%、停用降糖药物治疗且持续至少 3 个月; 替代标准:FPG<7.0mmol/L,或根据 CGM 估算的 HbA$_{1c}$(eA$_{1c}$)<6.5%

注:ADA:美国糖尿病协会;WHO:世界卫生组织;ABCD:英国临床糖尿病学家联合会;PCDS:初级保健糖尿病学会;ENDO:美国内分泌学会;EASD:欧洲糖尿病研究协会;FPG:空腹血糖;HbA$_{1c}$:糖化血红蛋白 A$_{1c}$;CGM:持续葡萄糖监测。

二、实现 2 型糖尿病缓解的途径

目前有循证医学证据支持,可实现 T2DM 缓解的途径主要包括以下 3 种:强化生活方式干预、代谢手术和药物治疗。

(一)强化生活方式干预

强化生活方式干预作为所有 T2DM 缓解的基本方案,包括饮食、运动、饮食联合运动 3 种干预方式。英国 Taylor 开展的一项由 306 名糖尿病患者参与的糖尿病缓解临床试验(DiRECT),采用低能量的全代餐(825~853kcal/d)控制超重或肥胖的 T2DM 患者体重,1 年糖尿病缓解率达 46%,且体重下降得越多,缓解率越高,体重下降<5kg、5~10kg、11~15kg、>15kg 组的缓解率分别为 7%、34%、57%、86%。后续为期 2 年的临床试验发现,通过饮食干预减轻体重达到缓解状态的患者,2 年疾病缓解率仍有 36%,其中体重下降>10kg 的患者 2 年缓解率高达 64%。一项以中东和北非人群为研究对象的强化膳食和增加代谢的糖尿病干预试验(DIADEM-I)也显示,强化生活方式干预组的 1 年糖尿病缓解率达 61%,该研究具体的强化生活方式干预包括总饮食替代阶段(给予参与者低能量的配方代餐)、过渡阶段(逐渐重新加入食物并结合运动支持)和维持阶段(以结构化生活方式维持减重)。由此可见,减重是 2 型糖尿病管理和缓解的基础。一项荟萃研究分析发现,极低能量饮食(very-low calorie diet,VLCD)和配方代餐(formula meal replacement)是 2 型糖尿病患者体重管理的最有效方式,其中总饮食替代模式最有利于糖尿病缓解。

Taylor 教授在 2022 年英国糖尿病专业会议上又公布了一项名为非肥胖患者能量摄入正常化后逆转 2 型糖尿病(ReTUNE)的临床试验结果,表明通过饮食干预,即使体重较轻的患者也有望逆转 2 型糖尿病。ReTUNE 团队让 20 名在过去 5 年内被诊断为 2 型糖尿病、BMI<27kg/m^2 的患者,停用所有降糖药物,并接受低热量饮食(800kcal/d),最终结果显示

参与者的 BMI 在 1 年内从平均 24.8kg/m² 降到平均 22.4kg/m²，其中约 70% 体重正常的参与者通过体重减轻达到了疾病缓解状态。此外，运动也是控制 BMI 的有效手段之一，通过运动不仅能改善患者的胰岛素敏感性以达到控糖目的，还能改善血压、血脂等其他代谢指标。由于很少有人能够通过强化生活方式干预实现持续的体重减轻，2021 年的《2 型糖尿病缓解专家共识》针对其具体实施给出了建议，推荐建立跨学科综合干预团队，形成配套管理流程，设计并实施饮食方案，开具运动处方，控制食欲，应用数字化血糖工具监测 BMI，进行认知 - 行为及心理干预。

（二）代谢手术

经代谢手术缓解和逆转 T2DM 源于 Pories 等的发现，其在实施 Roux-en-Y 胃旁路术（Roux-en-Y gastric bypass，RYGB）治疗病态肥胖患者时，偶然发现其中合并 T2DM 的患者在术后体重明显减轻，同时血糖也迅速恢复到正常水平，甚至有些患者能长期摆脱原来使用的降糖药物。此后，围绕糖尿病代谢手术治疗的临床和基础研究不断出现。目前疗效确定的代谢手术术式主要包括腹腔镜可调节性胃束带术（laparoscopic adjustable gastric banding，LAGB）、Roux-en-Y 胃旁路术（Roux-en-Y gastric bypass，RYGB）、袖状胃切除术（sleeve gastrectomy，SG）、胆胰转流（biliopancrtic diversion，BPD）合并或不合十二指肠转位术 4 种。Mingrone 等开展了一项 60 名合并重度肥胖（BMI≥35kg/m²）T2DM 患者的临床研究，随机给予常规药物治疗、RYGB 和胆胰分流与十二指肠切换术（biliopancreatic diversion with duodenal switch，BPDDS），其中 RYGB 组和 BPDDS 组的 2 年缓解率分别为 75% 和 95%，而药物治疗组中没有患者达到疾病缓解。另一项随访 5 年的临床研究显示，药物治疗组仅 5% 的 T2DM 患者达到了 HbA_{1c}≤ 6% 的目标，而 RYGB 组的达标率为 29%，SG 组为 23%。挪威一项针对 109 名肥胖 T2DM 患者的研究结果显示，SG 组患者的 1 年缓解率为 47%，而 RYGB 组的缓解率高达 74%，提示 RYGB 术式对于 T2DM 的缓解效果更佳。近期，一项意大利随访 10 年的单中心临床研究显示，对于肥胖的 T2DM 患者（BMI≥35kg/m²、HbA_{1c}>7%），代谢手术组 10 年缓解率比药物治疗组更高，其中 BPD 组的 10 年缓解率高达 50%，而 RYGB 组的 10 年缓解率为 25.5%。由此可见，对于肥胖的 T2DM 患者，代谢手术能够实现更高的缓解率，尤以 BPDDS 和 RYGB 疗效突出。

（三）药物治疗

有较强的临床证据支持新诊断或病程短的 T2DM 患者在短期内进行胰岛素强化治疗可改善胰岛 β 细胞的功能，提高 T2DM 的缓解率。一项国内开展的针对 382 名新诊断 T2DM 患者的临床研究发现，早期胰岛素泵强化治疗组、多次胰岛素注射治疗组、口服降糖药治疗组 1 年糖尿病的缓解率分别达到 51.1%、44.9%、26.7%。强化胰岛素治疗后实现的 T2DM 缓解可持续 2 年以上，并且越早进行强化胰岛素治疗，缓解的可能性就越大。减重药物如奥利司他的短暂应用（12～24 周）可作为 BMI≥27kg/m² 的 T2DM 患者缓解的辅助方法。钠 - 葡萄糖共转运蛋白 2 抑制剂（SGLT2i）干预组 24 周亦可获得 24.7% 的 T2DM 缓解，并降低糖尿病复发的风险。有减重获益的胰高血糖素样肽 -1 受体激动剂（GLP-1RA）短期（8～12 周）辅助应用也可以显著改善体质量，也有助于缓解 T2DM。

三、2 型糖尿病缓解的预测因素

明确 T2DM 缓解的预测因素，对选择合适的目标群体和干预时机具有重要意义。

DiRECT 研究显示，T2DM 缓解最重要的预测因素是体重下降，体重多降低 1kg，1 年缓解率增加 24%（$P<0.000\ 1$），2 年缓解率增加 23%（$P<0.000\ 1$），基线甘油三酯和 γ- 氨基转移酶水平也影响缓解率。此外，糖尿病的持续时间也是 T2DM 缓解的重要预测因素。由于病程过长造成 β 细胞不可逆的损伤，大多数接受多种抗糖尿病药物治疗的 T2DM 患者即使在代谢手术后体重显著减轻也无法达到缓解。RESET-IT Main 研究显示，短期胰岛素强化治疗只能恢复病程较短（<2.5 年）T2DM 患者的胰岛 β 细胞功能，对于病程较长患者效果不佳。基于代谢手术和饮食干预治疗的研究发现，年轻患者更可能达到缓解状态。国内学者的研究也提示，较低的基线 FPG、较高的 BMI、较好的早期胰岛素分泌、较低的外源性胰岛素需要量、较短的病程预示患者有较大的机会获得缓解。关于预测模型，包括年龄、BMI、C 肽水平和病程 4 个指标的 ABCD 积分系统，以及包括降糖药数目、胰岛素使用与否、糖尿病病程和 HbA$_{1c}$ 水平 4 个指标的 IMS 积分系统，常用于预测代谢手术带来的 T2DM 缓解。目前国内推荐采用"ABCD"方法（糖尿病抗体、BMI、C 肽水平及并发症情况、病程）多维度评估 T2DM 患者缓解的机会，以排除自身免疫性糖尿病、特殊类型糖尿病，以及病程长、并发症较重，且胰岛功能较差（血糖达标时，空腹 C 肽 <1.0μg/L）的患者，从而选择合适的策略达到疾病缓解目的。

四、2 型糖尿病缓解的病理生理机制

T2DM 发病机制复杂，胰岛素分泌不足和胰岛素抵抗是其发生的主要原因，纠正肥胖、高糖毒性，改善胰岛素抵抗和高胰岛素血症等都可促进 T2DM 的缓解。有学者认为高血糖可使 T2DM 患者的胰岛 β 细胞发生去分化，失去分泌胰岛素的能力，恢复到祖细胞样阶段，并部分转化为其他内分泌细胞类型。通过强化治疗迅速解除高糖毒性，可使去分化的 β 细胞发生再分化，恢复分泌功能。最近，Taylor 教授提出了双循环假说：T2DM 是由于肝脏和胰腺中脂肪堆积形成代谢恶性循环导致的。当皮下脂肪储存能力耗尽时，肝脏合成的脂肪将增加向所有组织输送的能力，造成胰腺脂肪沉积，导致胰岛 β 细胞功能不全。体重减轻引起的胰腺内脂肪减少与 T2DM 的缓解密切相关，而胰腺内脂肪再沉积与 T2DM 的复发密切相关。由于在糖尿病发病过程中肌肉脂肪沉积的作用也不可忽视，国内学者在 Taylor 双循环学说的基础上，引入肌肉循环，提出了三循环假说，以期补充完善 T2DM 缓解的病理生理机制。此外，代谢手术诱导的 T2DM 缓解还与胃肠道激素的变化及胆酸的变化等因素有关。

五、2 型糖尿病缓解的预后

T2DM 缓解后仍有复发的风险，减重和维持体重是维持缓解的关键。瑞典一项 2007—2015 年的全国性回顾性队列研究显示，大部分接受过代谢手术的 T2DM 患者获得了初步缓解，2 090 名患者在术后 2 年完全缓解。术后随访中位数为 5.9 年，仍有一些患者出现复发，T2DM 累积复发率为 20.1%，其中糖尿病病程较长、术前 HbA$_{1c}$ 水平较高和术前胰岛素治疗与较高的复发率相关，而术后体重减轻较多和男性与较低的复发率相关。因此，T2DM 病程较长、术前 HbA$_{1c}$ 水平较高、术后体重减轻较少、女性以及术前胰岛素治疗是 T2DM 初始缓解后复发的危险因素。此外，由于"代谢记忆"的存在，在血糖恢复正常化后，机体内的高血糖并发症风险仍持续存在，尤其是对于微血管并发症。提示早期缓解在 T2DM 中具有持久的有益作用。

六、展望

诸多临床研究结果已经证实,在 T2DM 患者出现不可逆的 β 细胞变化之前,通过强化生活方式干预、药物治疗和代谢手术干预,可使 β 细胞功能得到改善,实现疾病的缓解和逆转。这一观念的提出,使 T2DM 患者可以免于降糖药物使用,减轻心理负担,提升生活质量,延缓病情进展以及可降低并发症发生风险,并且针对缓解机制的研究还有望发现新的疾病治疗靶点。但目前该研究领域仍有诸多需解决的问题。其一,对于缓解的定义标准尚不统一,随着血糖监测技术的更新发展,葡萄糖目标范围时间(time in range,TIR)成为血糖评估手段,其定义标准是否也需同步更新?其二,在实施缓解策略的同时,需关注老年患者发生低血糖的风险,糖尿病缓解的远期医疗结果需进一步研究,以及缓解后的监测需进一步细化明确。其三,对于非肥胖及病程长的 T2DM 患者仍缺乏有效的缓解措施。其四,关于 T2DM 缓解的研究,参与者大多是欧美人群,鉴于各种族间营养模式的差异,需要更为严谨地对待这些临床试验结果。

综上,实现 T2DM 的缓解需要早期制定个性化的干预策略。但糖尿病的缓解和逆转,并不是根治,目前尚无任何措施可通过阶段性干预,有效终止 T2DM 的自然病程,想要保持 T2DM 缓解状态仍需持续的监测以及生活方式干预。

(武晓泓)

主要参考文献

[1] SHAFRIR E. History and perspective of diabetes illustrated by postage stamps[M]. Boston: Freund Publishing House,1999.

[2] LAIOS K,KARAMANOU M,SARIDAKI Z,et al. Aretaeus of Cappadocia and the first description of diabetes[J]. Hormones,2012,11(1):109-13.

[3] EISENBARTH G,ZIEGLER A,COLMAN P. Joslin's diabetes mellitus[M]. Boston:Lippincott Williams & Wilkins Boston,2005.

[4] MEDVEI V C. The history of clinical endocrinology:A comprehensive account of endocrinology from earliest times to the present day[M]. Boca Raton:CRC Press,1993.

[5] KARAMANOU M,PROTOGEROU A,TSOUCALAS G,et al. Milestones in the history of diabetes mellitus:the main contributors[J]. World J Diabetes,2016,7(1):1-7.

[6] 中国医师协会内分泌代谢科医师分会,国家代谢性疾病临床医学研究中心. 糖尿病分型诊断中国专家共识[J]. 中华糖尿病杂志,2022,14(2):120-139.

[7] AMERICAN DIABETES ASSOCIATION PROFESSIONAL PRACTICE COMMITTEE. Classification and diagnosis of diabetes:Standards of medical care in diabetes-2022[J]. Diabetes Care,2022,45(Suppl 1):S17-S38.

[8] 中国医师协会内分泌代谢科医师分会,国家代谢性疾病临床医学研究中心. 成人隐匿性自身免疫糖尿病诊疗中国专家共识(2021 版)[J]. 中华医学杂志,2021,101(38):3077-3091.

[9] 中华医学会糖尿病学分会. 中国 2 型糖尿病防治指南(2020 年版)[J]. 中华糖尿病杂志,2021,13(4):315-409.

[10] 中国医师协会检验医师分会线粒体疾病检验医学专家委员会. 线粒体糖尿病临床检验诊断专家共识

[J]. 中华糖尿病杂志，2021，13（9）：846-851.

[11] JOHNSON M B，CEROSALETTI K，FLANAGAN S E，et al. Genetic mechanisms highlight shared pathways for the pathogenesis of polygenic type 1 diabetes and monogenic autoimmune diabetes[J]. Curr Diab Rep，2019，19（5）：20.

[12] ANGELIDI A M，FILIPPAIOS A，MANTZOROS C S. Severe insulin resistance syndromes[J]. J Clin Invest，2021，131（4）：e142235.

[13] AKINCI B，MERAL R，ORAL E A. Phenotypic and genetic characteristics of lipodystrophy：Pathophysiology，metabolic abnormalities，and comorbidities[J]. Curr Diab Rep，2018，18（12）：143.

[14] LIMA-MARTÍNEZ M M，CARRERA BOADA C，MADERA-SILVA M D，et al. COVID-19 and diabetes：A bidirectional relationship[J]. Clin Investig Arterioscler，2021，33（3）：151-157.

[15] AHLQVIST E，STORM P，KÄRÄJÄMÄKI A，et al. Novel subgroups of adult-onset diabetes and their association with outcomes：A data-driven cluster analysis of six variables[J]. Lancet Diabetes Endocrinol，2018，6（5）：361-369.

[16] LI X，YANG S，CAO C，et al. Validation of the swedish diabetes re-grouping scheme in adult-onset diabetes in China[J]. J Clin Endocrinol Metab，2020，105（10）：524.

[17] NAIR ATN，WESOLOWSKA-ANDERSEN A，BRORSSON C，et al. Heterogeneity in phenotype，disease progression and drug response in type 2 diabetes[J]. Nat Med，2022，28（5）：982-988.

[18] NEAL B，PERKOVIC V，MAHAFFEY K W，et al. Canagliflozin and cardiovascular and renal events in type 2 diabetes[J]. N Engl J Med，2017，377（7）：644-657.

[19] HUSAIN M，BIRKENFELD A L，DONSMARK M，et al. Oral semaglutide and cardiovascular outcomes in patients with type 2 diabetes[J]. N Engl J Med，2019，381（9）：841-851.

[20] GERSTEIN H C，COLHOUN H M，DAGENAIS G R，et al. Dulaglutide and cardiovascular outcomes in type 2 diabetes（REWIND）：A double-blind，randomised placebo-controlled trial[J]. Lancet，2019，394（10193）：121-130.

[21] MARSO S P，BAIN S C，CONSOLI A，et al. Semaglutide and cardiovascular outcomes in patients with type 2 diabetes[J]. N Engl J Med，2016，375（19）：1834-1844.

[22] WIVIOTT S D，RAZ I，BONACA M P，et al. Dapagliflozin and cardiovascular outcomes in type 2 diabetes[J]. N Engl J Med，2019，380（4）：347-357.

[23] 中华医学会糖尿病学分会肥胖与糖尿病学组. 2型糖尿病代谢手术术后管理中国专家共识[J]. 中华糖尿病杂志，2018，10（3）：161-167.

[24] 《缓解型糖尿病中国专家共识》编写专家委员会. 缓解2型糖尿病中国专家共识[J]. 中国全科医学，2021，24（32）：4037-4048.

[25] LEAN M E J，LESLIE W S，BARNES A C，et al. Durability of a primary care-led weight-management intervention for remission of type 2 diabetes：2-year results of the DiRECT open-label，cluster-randomised trial[J]. Lancet Diabetes Endocrinol，2019，7（5）：344-355.

[26] TAHERI S，ZAGHLOUL H，CHAGOURY O，et al. Effect of intensive lifestyle. intervention on bodyweight and glycaemia in early type 2 diabetes（DIADEM-I）：An open-label，parallel-group，randomised controlled trial[J]. Lancet Diabetes Endocrinol，2020，8（6）：477-489.

[27] CHURUANGSUK C，HALL J，REYNOLDS A，et al. Diets for weight. management in adults with type 2

diabetes: An umbrella review of published meta-analyses and systematic review of trials of diets for diabetes remission[J]. Diabetologia, 2022, 65 (1): 14-36.

[28] MINGRONE G, PANUNZI S, DE GAETANO A, et al. Metabolic surgery. versus conventional medical therapy in patients with type 2 diabetes: 10-year follow-up of an open-label, single-centre, randomised controlled trial[J]. Lancet, 2021, 397 (10271): 293-304.

[29] MCINNES N, HALL S, SULTAN F, et al, Remission of type 2 diabetes. following a short-term intervention with insulin glargine, metformin, and dapagliflozin[J]. J Clin Endocrinol Metab, 2020, 105 (8): 248.

[30] THOM G, MESSOW C M, LESLIE W S, et al. Predictors of type 2 diabetes. remission in the diabetes remission clinical trial (DiRECT)[J]. Diabet Med, 2021, 38 (8): e14395.

[31] RETNAKARAN R, EMERY A, YE C, et al. Short-term intensive insulin as. induction and maintenance therapy for the preservation of beta-cell function in early type 2 diabetes (RESET-IT Main): A 2-year randomized controlled trial[J]. Diabetes Obes Metab, 2021, 23 (8): 1926-1935.

[32] TAYLOR R, AL-MRABEH A, SATTAR N. Understanding the mechanisms of reversal of type 2 diabetes[J]. Lancet Diabetes Endocrinol, 2019, 7 (9): 726-736.

第二章

2型糖尿病流行病学

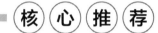

核 心 推 荐

糖尿病是全球突出的公共卫生问题。近年来,国内外2型糖尿病流行病学和临床研究取得诸多成果和重大进展,获得更多关于2型糖尿病预防、诊断、监测及治疗的循证医学新证据、新思路、新技术和新方法。随着社会经济发展,居民生活水平提高,生活模式转变,城镇化、老龄化快速进展,全球范围内2型糖尿病的流行形势和防控形势更为严峻。主要表现为患病率和患者总数居高不下,死亡率有所上升,糖尿病及并发症带来的疾病负担愈加沉重。2型糖尿病作为一种慢性、代谢性疾病,受遗传和多种环境因素相互作用影响,病因因素复杂且至今尚未完全明了。因此,运用流行病学方法深入研究2型糖尿病流行特征及病因因素,制定适宜的预防和控制策略措施,充分动员社区防治力量,早防早诊,群防群治,才能有效降低或延缓糖尿病发病上升趋势,减轻各种并发症带来的疾病负担和经济负担。

第一节 2型糖尿病流行病学概述

作为国际公认的主要慢性非传染性疾病之一,糖尿病已经成为严重威胁人类健康和亟待遏制的公共卫生挑战。糖尿病不仅严重影响患者的身心健康和生活质量,也给患者、家庭和社会带来沉重的经济负担。国际糖尿病联盟(International Diabetes Federation,IDF)指出:糖尿病是21世纪增长最快的全球公共卫生事件之一。采用世界卫生组织(World Health Organization,WHO)1999年糖尿病病因学分型体系,依据病因学证据将糖尿病分为4种类型,即1型糖尿病、2型糖尿病、特殊类型糖尿病和妊娠期糖尿病;其中,2型糖尿病是最常见的糖尿病类型,通常发生在成年人群中,在糖尿病人群中占90%以上。2型糖尿病的发病机制目前尚不明确,其显著的病理生理特征为胰岛素调控葡萄糖代谢能力的下降(胰岛素抵抗)伴胰岛β细胞功能缺陷所导致的胰岛素分泌减少或相对减少。除了快速增长的患病率和庞大的患病人群,2型糖尿病作为一种全身性疾病,可累及心脏、血管、肾脏、神经、眼睛、皮肤等,易伴发心脑血管病、肾病、神经病变等其他多种慢性疾病,极大地增加了糖尿病相关死亡及疾病负担。

根据《中国成人糖尿病前期干预的专家共识》推荐意见,糖尿病前期是糖尿病发病前的过渡阶段,包括空腹血糖受损(impaired fasting glucose,IFG)、糖耐量异常(impaired glucose tolerance，IGT）以及两者的混合状态（IFG+IGT），是正常血糖与糖尿病之间的中间高血糖状态，是发展为糖尿病的过渡阶段。糖尿病前期的定义和诊断标准采用 WHO（1999 年）标准（表 2-1）。当前全球成人中 IGT 数量已超过糖尿病患者总数；在中国，糖尿病前期人群较糖尿病患者数量更为庞大，真正成为不可忽视的糖尿病"后备军"。《中国成人糖尿病前期干预的专家共识》指出，正常血糖与糖尿病之间的高血糖状态所产生的危害是明确的。糖尿病前期是一个重要的分水岭，糖尿病前期的出现，标志着糖尿病、心脑血管疾病、肿瘤、痴呆等疾病的发生风险增高。

表 2-1　糖代谢状态分类（WHO 1999 年）

糖代谢状态	静脉血浆葡萄糖 /mmol•L^{-1}	
	空腹血糖	糖负荷后 2h 血糖
正常血糖	<6.1	<7.8
糖尿病前期		
空腹血糖受损	≥6.1，<7.0	<7.8
糖耐量减低	<7.0	≥7.8，<11.1
糖尿病	≥7.0	≥11.1

注：空腹血糖受损和糖耐量异常统称为糖调节受损，也称糖尿病前期。

全球疾病负担研究表明，2016 年因糖尿病早死造成的寿命损失约为 2 865 万人年，预计 2040 年将达到 5 061 万人年，2017 年因糖尿病伤残约造成 3 858 万人年的健康寿命损失，比 2007 年上升 30.1%。2019 年 WHO 将糖尿病列为全球第九大死因。

糖尿病病因复杂，至今尚未被完全阐明。一般认为，除了遗传易感性部分决定了个体易感性之外，生命早期发育不良、不健康的饮食、静坐生活方式等环境因素也是造成糖尿病发生和流行的重要推手。其中，多种环境因素与糖尿病的死亡和疾病负担密切相关。研究糖尿病流行特征及病因因素，制定适宜的防控策略和措施，尽早开展干预，是降低糖尿病发生、死亡及疾病负担的有效途径。

关于糖尿病流行病学研究，国内外在数据来源和诊断指标上存在差异。发达国家依托相对完善的医疗服务体系和医疗保险制度，实现了多部门、多来源数据的交叉融合和多元结果的多层次展示。如美国疾病预防控制中心牵头的《国家糖尿病统计报告》，数据库整合疾病预防控制中心、卫生保健研究与质量局、人口调查局等多部门以及全国健康和营养调查、全国健康访谈调查、行为危险因素监测系统、美国糖尿病监测系统等多来源数据，其发布的糖尿病及糖尿病前期流行病学数据涵盖 2000—2019 年国家、州、县三级的全年龄段不同性别和种族的患病率、发病率以及糖尿病并发症和危险因素等，糖尿病诊断指标包括自报糖尿病、空腹血糖、HbA$_{1c}$ 等。

IDF 是由来自 170 个国家和地区的 230 多个国家级糖尿病协会组成的联盟组织，是全球唯一的糖尿病病友和糖尿病科研、诊疗专业人士（糖尿病健康服务提供者）的联盟，其发布的《世界糖尿病地图》由 IDF 与世界各地专家合作定期更新，2000 年发布第一版，2021 年已更新到第十版，报告了全球、不同区域和国家层面关于不同类型糖尿病（1 型糖尿病、2 型糖尿病、特殊类型糖尿病和妊娠糖尿病）和糖尿病前期患病率、死亡率和费用支出的调查数据，旨在提高公众对糖尿病的关注度及其在所有国家和地区的影响。《世界糖尿病地图》的相关数据来源非常丰富，主要包括经过全球同行严格评审的著作、各个国家的卫生调查以及各国卫生监管机构公布的各类登记和报告数据；糖尿病诊断方法主要包括口服糖耐量试验、空腹血糖、HbA_{1c}、自报糖尿病和医疗记录。

我国糖尿病患病率代表性数据主要来源于历次全国糖尿病流行病学调查，糖尿病发病率、死亡率数据主要来自全球疾病负担研究项目估算结果，虽然某些省市依托慢性病监测信息网络报告了部分发病率、死亡率数据，但基于慢性病监测体系或医疗、医保等多部门数据交汇的全国性、代表性研究尚缺乏。当前我国糖尿病诊断主要采用WHO（1999年）标准，2011年WHO建议在条件具备的国家和地区采用HbA_{1c}诊断糖尿病。我国从2010年开始进行"中国HbA_{1c}教育计划"，伴随系列标准、指南的出台，我国HbA_{1c}检测标准化程度逐步提高。为了与WHO诊断标准接轨，《中国2型糖尿病防治指南（2020年版）》推荐在采用标准化检测方法且有严格质量控制的医疗机构，将$HbA_{1c} \geqslant 6.5\%$作为糖尿病的补充诊断标准。

第二节 2型糖尿病和糖耐量异常流行特征

一、世界糖尿病和糖耐量异常的流行状况

（一）世界糖尿病和糖耐量异常流行的时间分布

1. 患病情况 全球糖尿病、IGT患病人数和患病率正以惊人的速度增长。IDF公布的《世界糖尿病地图》数据显示，全球20～79岁成人糖尿病（1型和2型）患病人数已由2000年的1.51亿增长到2021年的5.37亿（图2-1），患病率由4.6%上升至10.5%（图2-2）。如果不采取充分、有效的干预措施，全球糖尿病患病人数和患病率到2030年将达到6.43亿和11.3%，2045年将跃升至7.83亿和12.2%。

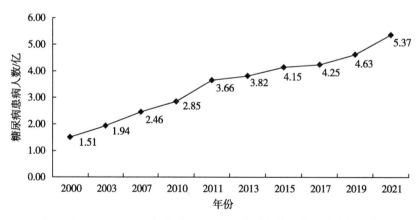

图2-1 2000—2021年全球20～79岁人群中糖尿病患病人数趋势

2011年全球20～79岁人群中IGT患病人数为2.80亿，患病率为6.4%；2021年IGT患病人数已增长到5.41亿，患病率为10.6%。如不采取有效预防措施，预计到2030年全球20～79岁人群中IGT患病人数和患病率将达到6.23亿和10.8%，2045年将达到7.30亿（图2-3）和11.4%（图2-4）。

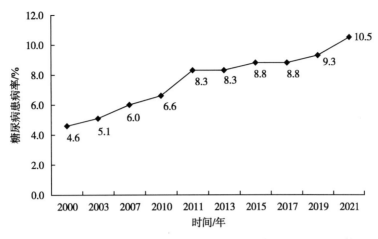

图 2-2　2000—2021 年全球 20～79 岁人群中糖尿病患病率趋势

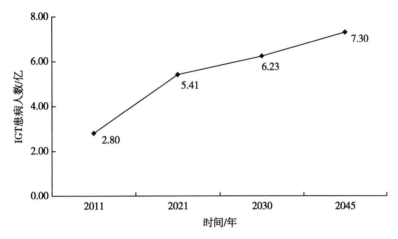

图 2-3　2011—2045 年全球 20～79 岁人群中 IGT 患病人数趋势

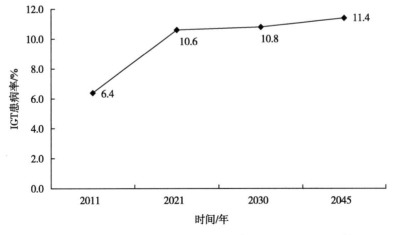

图 2-4　2011—2045 年全球 20～79 岁人群中 IGT 患病率趋势

2. 发病情况　全球糖尿病发病率,尤其是 2 型糖尿病的发病率研究较少,在低收入国家相关发病数据更是缺乏。文献综述显示,1995—2005 年全球范围内大多数中高收入国家的糖尿病发病率呈上升趋势,但2006—2017年约有71%的研究发现糖尿病发病率呈下降趋势或趋于稳定。美国疾病预防控制中心公布的数据显示,2000年美国18岁以上成人糖尿病年龄调整发病率为6.2/1 000,2008年上升至8.4/1 000,2019年美国新增糖尿病确诊人数近140万,发病率约为5.7/1 000,与2008年(8.4/1 000)相比,呈明显下降趋势。但全球疾病负担研究表明,糖尿病发病呈现上升趋势。相关数据显示,全球新发糖尿病数量已由1990年的1 130万上升至2017年的2 294万,其间年龄标化发病率由234/10万增长至285/10万,估算年均增长率为0.87%,其中2型糖尿病新发病例由1990年的1 101万增长至2017年的2 254万,其间年龄标化发病率由228/10万增长至279/10万,估算年均增长率为0.89%。

(二)世界糖尿病和糖耐量异常流行的地区分布

1. 患病情况 糖尿病和IGT在世界不同国家和地区流行水平不同。据IDF公布的《世界糖尿病地图(第10版)》,按世界银行收入标准划分,2021年全球5.37亿糖尿病患者中,中等收入和低收入国家糖尿病患者分别为4.14亿和0.19亿,占比超过80%,糖尿病患病率分别为10.8%和5.5%;按地区划分,糖尿病患病率最高的三个地区分别是:中东和北非地区(16.2%)、北美和加勒比地区(14.0%)以及西太平洋地区(11.9%)。糖尿病患病人数最多的10个国家分别是:中国(1.409亿)、印度(0.742亿)、巴基斯坦(0.330亿)、美国(0.322亿)、印度尼西亚(0.195亿)、巴西(0.157亿)、墨西哥(0.141亿)、孟加拉国(0.131亿)、日本(0.110亿)和埃及(0.109亿)。城市糖尿病患病率和患病人数均高于农村地区。2021年全球城市和农村地区成人糖尿病患病率分别为12.1%和8.3%,患病人数分别为3.60亿和1.77亿(表2-2)。

表2-2 2021年全球20～79岁人群糖尿病患病总数和患病率前十位的国家或地区

位次	国家或地区	患病总数/亿	位次	国家或地区	患病率/%
1	中国	1.409	1	巴基斯坦	30.8
2	印度	0.742	2	法属波利尼西亚	25.2
3	巴基斯坦	0.330	3	科威特	24.9
4	美国	0.322	4	新喀里多尼亚	23.4
5	印度尼西亚	0.195	5	北马里亚纳群岛	23.4
6	巴西	0.157	6	瑙鲁	23.4
7	墨西哥	0.141	7	马绍尔群岛	23.0
8	孟加拉国	0.131	8	毛里求斯	22.6
9	日本	0.110	9	基里巴斯	22.1
10	埃及	0.109	10	埃及	20.9

数据来源:2021年《世界糖尿病地图(第10版)》。

IDF公布的《世界糖尿病地图(第10版)》显示,2021年全球低收入国家IGT患病率(12.7%)明显高于高收入国家(10.4%)和中等收入国家(10.0%),患病人数分别为1.17亿、3.91亿和0.33亿;IGT患病率最高的三个地区分别为西太平洋地区(12.9%)、非洲地区(12.6%)和北美和加勒比地区(11.6%),患病人数分别为2.53亿、0.53亿和0.47亿。

2. 发病情况 全球疾病负担研究显示,2017年糖尿病新发病例数最多的地区是亚洲地区,其中南亚约为472.4万人,东亚约为357.3万,东南亚约为263.6万。2017年糖尿病发病率最高地区是大洋洲(655/10万),其次是撒哈拉以南的非洲南部(453/10万)和中部(452/10万)。

1990—2017 年糖尿病发病年均增长率最高的地区为北美高收入地区（1.98%），其次是撒哈拉以南的非洲南部（1.33%）和西部（1.14%）。

（三）世界糖尿病和糖耐量异常流行的人群分布

1. 患病情况 IDF 公布的《世界糖尿病地图（第 10 版）》显示，全球范围内 20～79 岁男性糖尿病患病人数和患病率均高于女性（图 2-5、图 2-6）。糖尿病和 IGT 患病率随年龄的增长而增加，50 岁以前女性 IGT 患病率高于男性，50 岁以后男性 IGT 患病率高于女性（图 2-7、图 2-8）。

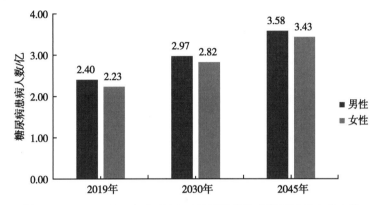

图 2-5 2019—2045 年全球 20～79 岁男性和女性糖尿病患病人数

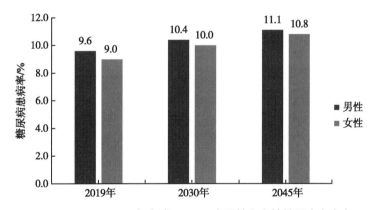

图 2-6 2019—2045 年全球 20～79 岁男性和女性糖尿病患病率

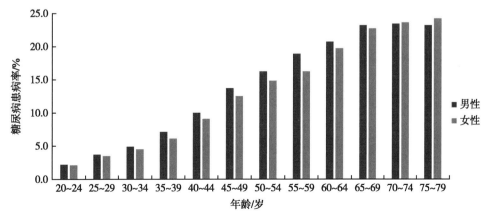

图 2-7 2019 年全球 20～79 岁男性和女性不同年龄段糖尿病患病率

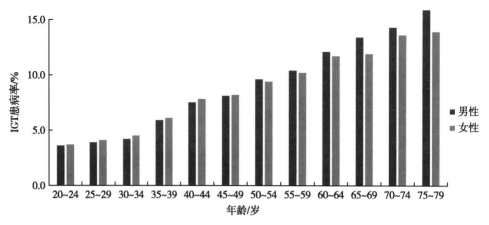

图 2-8　2019 年全球 20 ~ 79 岁男性和女性不同年龄段 IGT 患病率

2. 发病情况　全球疾病负担研究显示,2017 年全球男性新增糖尿病人数为 1 177 万,女性新增 1 117 万,年龄标化发病率男性(295/10 万)高于女性(274/10 万)。糖尿病发病率随年龄增长而升高,在 55 ~ 59 岁组达到顶峰,之后略有下降。

二、中国糖尿病和糖耐量异常的流行状况

(一)中国糖尿病和糖耐量异常流行的时间分布

1. 患病情况　截至 2022 年,我国共进行了 8 次全国糖尿病流行病学调查,启动时间分别在 1980 年、1994 年、1996 年、2002 年、2007 年、2010 年、2013 年和 2015 年。总体而言,近 40 年来我国糖尿病患病率呈显著递增趋势,从 1980 年的不到 1% 上升至 2015 年的 11.2%,除了诊断标准的变化影响外,更大程度地反映出我国糖尿病患病率增长迅速,糖尿病流行形势十分严峻,调查内容和结果详见表 2-3。

1980 年,采用"兰州会议"标准,我国第一次在 14 个省份 30 万人中开展的流行病学调查资料显示,全人群中糖尿病患病率为 0.67%;1994—1995 年潘孝仁对全国 19 个省份 21 万人的糖尿病流行病调查显示,25 ~ 64 岁人群中糖尿病标化患病率为 2.51%,IGT 患病率为 3.20%;1996 年 11 个省份的糖尿病抽样调查结果表明,20 ~ 75 岁人群中糖尿病标化患病率为 3.21%,IGT 患病率为 5.23%;2002 年,全国营养调查以空腹血糖 >5.5mmol/L 者进行口服葡萄糖耐量试验结果为诊断标准,结果显示我国 18 岁以上人群糖尿病患病率为 2.6%(其中城市为 4.5%,农村为 1.8%),IGT 患病率为 1.6%。最近 10 年来,我国糖尿病流行情况趋于严重。2007 年中华医学会糖尿病学分会对全国 14 个省份的调查显示,20 岁以上成人的糖尿病的患病率为 9.7%,IGT 患病率男性为 11.0%、女性为 10.9%。2010 年中国疾病预防控制中心和中华医学会内分泌学分会对全国 31 个省份的调查结果表明,采用 WHO(1999 年)诊断标准,我国 18 岁以上成人糖尿病的患病率为 9.7%;采用美国糖尿病学会 2010 年诊断标准,同时添加 $HbA_{1c} \geqslant 6.5\%$ 指标,糖尿病患病率为 11.6%。2013 年中国疾病预防控制中心通过慢性病危险因素监测系统,对 298 个监测点上 179 347 例人群进行调查,结果显示 18 岁以上成人糖尿病患病率为 10.4%(未纳入 HbA_{1c} 指标)。2015—2017 年全国甲状腺疾病、碘营养状态和糖尿病流行病学调查显示,采用 WHO(1999 年)诊断标准,我国 18 岁以上人群糖尿病患病率约为 11.2%。

表 2-3 全国历次糖尿病流行病学调查内容和结果概况

序号	调查年份	覆盖范围	调查人数/万人	年龄/岁	诊断标准	糖尿病患病率/%	IGT 患病率/%
1	1980	14 省份	30	全人群	兰州标准	0.67	—
2	1994	19 省份	21	25~64	WHO 1985	2.51	3.20
3	1996	11 省份	4	20~75	WHO 1985	3.21	5.23
4	2002	31 省份	10	≥18	WHO 1999	2.6	1.6
5	2007	14 省份	5	≥20	WHO 1999	9.7	男性：11.0 女性：10.9
6	2010	31 省份	10	≥18	WHO 1999	9.7	—
7	2013	31 省份	17	≥18	WHO 1999	10.4	—
8	2015	31 省份	8	≥18	WHO 1999	11.2	—

此外，IDF 公布的《世界糖尿病地图（第 10 版）》显示，2011—2045 年中国 20~79 岁成人中 IGT 患病率呈不断上升趋势，2011 年 IGT 患病率为 2.3%，预计到 2045 年将增加到 14.7%（图 2-9）。

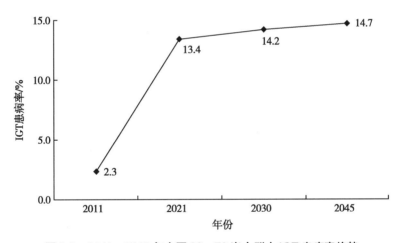

图 2-9　2011—2045 年中国 20~79 岁人群中 IGT 患病率趋势

2. 发病情况　相比糖尿病患病率的全国系列调查，覆盖我国人群的发病率研究较少，代表性数据不足。虽然部分以人群为基础的队列研究报道了我国糖尿病发病率状况，但该类数据在发病率研究中存在明显的局限性，主要表现为：①新发糖尿病病例来自一个固定的研究队列，而非动态人群；②此类研究只能报告随访期间内的发病率，而不能研究发病率的动态变化趋势（特别是小型队列）。尽管关于我国人群的糖尿病发病率，尤其是 2 型糖尿病发病率的全国代表性研究尚缺乏，但某些区域性研究依托医保、糖尿病登记等公共健康数据对糖尿病发病率进行了分析。例如，依据医保数据，台湾一项研究显示 20 岁及以上居民，2007 年 2 型糖尿病的发病率约为 8.9/1 000，且 2000—2007 年发病率变化无明显规律。采用公共健康数据库，香港一项研究发现，2014 年居民糖尿病总体发病率约为 9.46/1 000，且发病率在 2007—2014 年呈现下降趋势。此外,依托慢性病监测信息系统,浙江省疾病预防控制中心发现,2007—2017 年浙江省 20 岁以上居民糖尿病的年龄标化发病率为 282/10 万,低于国外类似研究,如瑞典一项长达 30 年的随访研究发现,1972—2001 年瑞典 35～79 岁居民中 2 型糖尿病的年龄标化发病率为 303/10 万;英国一项研究对 2004—2013 年英国临床实践研究数据链相关数据进行分析,结果显示英国 16 岁以上居民 2 型糖尿病的标化发病率为 403/10 万;德国一项研究通过汇集 1997—2010 年 5 个地方性研究(研究对象年龄为 45～74 岁)的结果,发现德国 2 型糖尿病发病率为 1 180/10 万。

（二）中国糖尿病和糖耐量异常流行的地区分布

1. 患病情况 我国糖尿病患病率呈现明显的地区差异。人群糖尿病患病率经济发达地区高于中等发达和欠发达地区。城市地区普遍高于农村地区,但近年来调查结果显示城乡糖尿病患病率差别有所下降。2010 年全国调查结果显示,经济发达地区 18 岁以上人群糖尿病患病率为 12.4%,中等发达和欠发达地区分别为 8.8% 和 7.9%。城市人群糖尿病患病率为 12.4%,农村地区为 8.4%。2013 年全国调查结果显示,经济发达地区人群糖尿病患病率为 11.2%,中等发达和欠发达地区分别为 9.7% 和 9.0%。城市人群糖尿病患病率为 12.0%,农村地区为 8.9%。2015 年全国调查显示,城市人群糖尿病患病率为 12.2%,农村地区为 10.3%(图 2-10)。

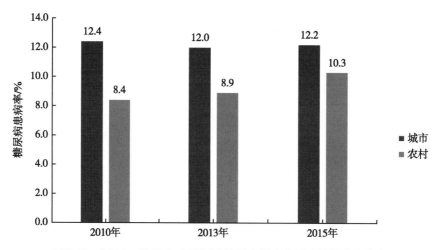

图 2-10 2010—2015 年全国历次糖尿病调查中城乡糖尿病患病率

1996 年 11 个省份糖尿病调查显示,我国 IGT 患病率省会城市最高(5.78%),其次是富裕县(5.74%),贫困县、农村最低(3.14%)。

2. 发病情况 虽然缺少全国性完整发病率资料,但某些地区性研究显示,我国城市地区糖尿病发病率高于农村地区。依托糖尿病登记系统,哈尔滨疾病预防控制中心研究发现,1999—2005 年哈尔滨城市和农村地区 2 型糖尿病的发病率分别为 8.2/ 万和 3.1/ 万。浙江省疾病预防控制中心研究发现,2007—2017 年浙江省城市地区 2 型糖尿病的发病风险高于农村地区(发病率比约为 1.079),但值得注意的是,2 型糖尿病发病率的年均增长率农村地区(5.74%)高于城市地区(1.17%)。

（三）中国糖尿病和糖耐量异常流行的人群分布

1. 患病情况　2007—2017 年全国历次糖尿病流行病学调查显示,我国成年男性糖尿病患病率高于女性(图 2-11)。糖尿病患病率随着年龄的增加而增长。值得注意的是,根据2010 年全国糖尿病调查结果,按年龄和性别分组,60 岁以下男性糖尿病患病率高于同龄女性,与总体患病率一致,但 60 岁及以上年龄组男性糖尿病患病率低于女性(图 2-12)。

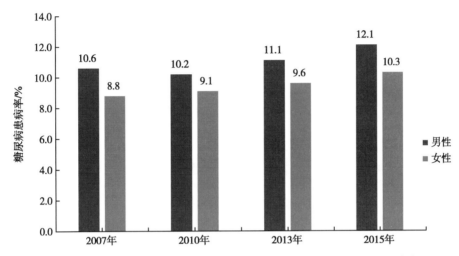

图 2-11　2007—2015 年全国历次糖尿病调查中男性和女性糖尿病患病率

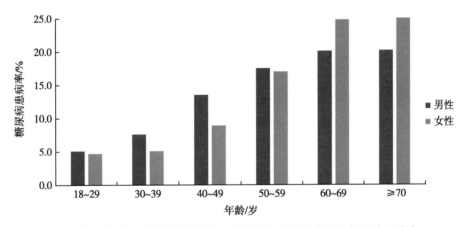

图 2-12　2010 年全国糖尿病调查中男性和女性不同年龄组糖尿病患病率

我国成人中 IGT 患病率随年龄的增加而上升,1996 年 11 省市糖尿病调查显示,按照年龄分组的人群 IGT 患病率分别为 1.98%(20 岁～)、3.25%(30 岁～)、5.74%(40 岁～)、7.84%(50 岁～)和 11.62%(60 岁～)。我国 IGT 患病率性别差异不明显,2007 年全国糖尿病调查显示,男性 IGT 患病率为 11.0%,女性为 10.9%。

2. 发病情况　香港、台湾、浙江等地的相关研究表明,我国人群糖尿病的发病率随年龄的增加而增长(≥80 岁组除外)。在浙江省的研究(图 2-13)中,60 岁以前男性糖尿病发病率普遍高于女性,60 岁以后女性糖尿病发病率高于男性(≥80 岁组除外)。

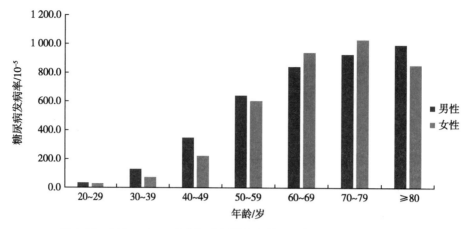

图2-13　2007—2017年浙江省男性和女性不同年龄组糖尿病发病率

第三节　2型糖尿病危险因素

2型糖尿病具有明显的家族聚集性，属于多基因遗传病，并且与环境因素存在相互作用。

一、遗传因素

2型糖尿病存在明显的家族聚集性。2型糖尿病患者一级亲属糖尿病的患病率比无糖尿病家族史者高3～10倍。Framingham心脏子代研究发现，受父母中一位患病影响时，子代糖尿病比值比（*OR*）为3.4～3.5，受双亲患病影响时，子代糖尿病比值比（*OR*）上升至6.1。双生子研究发现，单卵双生子的2型糖尿病共病率（29%～100%）比异卵双生子（10%～43%）高，提示2型糖尿病具有明显的遗传倾向。据报道，糖尿病的遗传度为30%～70%，中国人群2型糖尿病的遗传度约60%（51.2%～73.8%）。2型糖尿病易感基因（位点）共有3 594个，包含全基因组关联分析（genome wide association study，GWAS）研究发现的503个易感基因（位点），分布在全部23对染色体上。2型糖尿病的遗传易感性存在种族差异。与高加索人相比，亚裔人群糖尿病的患病风险增加显著。在发达国家及地区居住的华人糖尿病的患病率显著高于高加索人。目前全球已经定位超过100个2型糖尿病易感位点，包括*KCNJ11*、*PPARG*、*KCNQ1*等，其中仅30%在中国人群中得到验证。在中国人群中还发现了*PAX4*、*NOS1AP*等2型糖尿病易感基因，可使中国人群2型糖尿病发生的风险增加5%～25%。基于与中国人群2型糖尿病显著相关的40个易感位点构建的多基因遗传评分模型，可用于预测中国人2型糖尿病的发生，并揭示遗传易感性主要与胰岛β细胞功能减退有关。

二、环境因素

（一）宫内环境

随着医学研究的深入，越来越多的证据表明，胎儿期发育不良与多种慢性病发病率增加有关，如高血压、2型糖尿病、心血管疾病等。聚焦2型糖尿病，通过针对中国1959—1961年自然灾害引发的饥荒研究发现，胎儿期发育不良会增加成年期2型糖尿病的发病风险。饥荒可能通过影响胎儿早期发育阶段的宫内环境引起表观遗传学的改变以及表观遗传改变的代际间传递，共同影响了糖尿病的流行。随着饥荒和食物缺乏时期结束，孕妇孕期营养过剩成为一个新的问题。研究表明，孕妇孕期肥胖或罹患糖尿病是子代糖尿病的危险因素，母亲孕前较高的 BMI 和不适宜的孕期增重会增加学龄前儿童超重肥胖的风险；母亲患糖尿病的个体发生肥胖和向心性肥胖、胰岛素抵抗及 β 细胞功能障碍的风险也会增加。此外，孕期母亲的一些不良生活方式也会增加子代成人期代谢异常的风险，如母亲孕期吸烟，不仅会导致新生儿低体重，而且会增加其儿童及成年期肥胖风险。

（二）超重和肥胖

肥胖是指机体脂肪总含量过多和 / 或局部含量增多及分布异常，是一种由遗传和环境因素共同引起、并对健康造成一定影响的慢性代谢性疾病。随着经济发展和生活方式的转变，中国人群（儿童、青少年、成人）中超重和肥胖的患病率大幅上升。中国居民营养调查显示，2002 年儿童（≤6 岁），青少年（6～17 岁）、成人（≥18 岁）群体中超重率为 3.4%、4.5%、22.8%，2015—2019 年，分别增加到 6.8%、11.1% 和 34.3%；2002 年儿童（≤6 岁），青少年（6～17 岁）、成人（≥18 岁）群体中肥胖率为 2.0%、2.1%、7.1%，到 2015—2019 年分别增加到 3.6%、7.9% 和 16.4%。超重，特别是肥胖已经成为重大的公共卫生和临床问题。肥胖和糖尿病关系密切，两者有共同的遗传背景，互相影响。大量流行病学研究显示，2 型糖尿病的发生与肥胖存在显著相关性，儿童期高 BMI 水平与成年期 2 型糖尿病发病率增加相关，提示肥胖在 2 型糖尿病的病因学方面起着重要作用。中国一项前瞻性队列研究显示，经过 8 年随访，超重能解释男性和女性中 28.3% 与 31.3% 的新发 2 型糖尿病病例，肥胖在人群中的归因危险度分别为 10.1% 和 16.8%，肥胖是 2 型糖尿病发生的重要危险因素。超重及肥胖人群由于体脂堆积，造成胰岛素抵抗和高胰岛素血症，肌肉和其他组织对葡萄糖的利用降低，发展为糖耐量异常，最终发展为 2 型糖尿病。肥胖还可以改变脂肪组织中 T 细胞的数量，从而促进脂肪组织的炎症和胰岛素抵抗。

（三）身体活动减少

身体活动是指由于骨骼肌收缩产生的机体能量消耗增加的任何活动。近十几年来，全球范围内人类身体活动水平明显不足，中国人群也不例外。2001—2016 年，世界范围内身体活动不足率虽然无显著变化，但维持在较高水平（2001 年：28.5%；2016 年：27.5%）。中国成人中虽然达到最低休闲型身体活动推荐标准的比例有所上升（2000 年：17.2%；2005 年：18.1%；2014 年：22.8%），但 18～60 岁成人中职业型、家务型身体活动明显下降。考虑到科技发展和技术进步，各种交通代步工具以及各种家用电器得到普及，人类身体活动减少的全球趋势将继续发展。多项研究表明，增加身体活动是保证以生活方式为基础的 2 型糖尿病干预有效性的重要组成。此外，研究表明，不考虑身体活动的情况下，静坐时间与 2 型糖尿病的发病风险显著相关。尽管目前有关身体活动降低糖尿病发病风险的确切机制尚不清楚，但生理学研究显示，肌肉收缩可使更多葡萄糖转运蛋白向骨骼肌细胞的内表面移位，并可使葡萄糖转运蛋白的活性增加，从而提高胰岛素敏感性，增加对葡萄糖的摄取。另外，肌肉收缩可通过增强骨骼肌细胞内脂蛋白脂肪酶的活性加速体内甘油三酯和自由脂肪酸等脂质的氧化过程。

（四）吸烟

吸烟在全球人群中广泛流行并导致沉重的疾病负担。2019 年全球吸烟人数达到 11 亿，吸烟导致的死亡人数达到 770 万，全球五分之一的男性死亡由吸烟引起。中国是世界上最大的烟草生产和消费国,吸烟人数占世界吸烟人口的近三分之一。2018—2019 年中国健康素养调查数据显示,20～69 岁居民现在吸烟率为 25.1%,其中烟草依赖者近 50%。研究表明,吸烟几乎可以损伤人体所有的器官和系统,并增加多种慢性病的罹患风险。国际上很早就开始关注主动吸烟和糖尿病发病的关联。大量证据显示,与不吸烟者比较,曾经吸烟者、目前吸烟者、每日吸烟者患糖尿病的风险高,吸烟与糖尿病发病风险之间存在明显的剂量 - 效应关系。中国慢性病前瞻性研究进一步提出,肥胖者吸烟与罹患糖尿病风险的关联性更强。近年来,许多研究报道被动吸烟也能增加糖尿病的患病风险,但相关证据还有待进一步完善。吸烟与糖尿病之间关联的可能机制是:烟草中的尼古丁成分作用于胰岛 β 细胞上的烟碱受体,激活氧化应激或死亡受体途径介导 β 细胞功能受损和凋亡过程,导致胰岛素分泌异常。此外,也可能与吸烟者体脂分布有关。

(五)饮酒

既往研究表明,人群饮酒量与 2 型糖尿病的发病风险有关。欧洲一项调查显示,人群饮酒量与 2 型糖尿病发病风险呈 U 型关系,适当饮酒可降低糖尿病的发病风险,具体而言,与不饮酒者比较,当每日饮酒量 <63g 时 2 型糖尿病的发病风险降低,每日饮酒 10～14g 时,最高可降低 18% 的发病风险,但可能仅限于女性和非亚洲人群。此外,针对亚洲男性的一项系统综述发现,饮酒量与 2 型糖尿病发病风险存在 J 型关系,即亚洲男性每日饮酒≤57g 时,饮酒量与 2 型糖尿病发病风险无关;每日饮酒 >57g 时,饮酒量与 2 型糖尿病发病风险增加有关。虽然饮酒与 2 型糖尿病发生和发展的关系缺乏系统研究,但适度饮酒可能一方面调节糖脂代谢平衡,通过增加脂肪的分解与葡萄糖的氧化作用而降低血糖,另一方面会增加胰岛素敏感性,增强机体对胰岛素的利用,降低血糖。而过量饮酒影响体脂分布,引起向心性肥胖,从而增加糖尿病的发生风险。但无论酒精是否有调节代谢的益处,均不推荐摄入酒精来调节糖脂代谢平衡。

(六)饮食和营养

大量观察性和干预性研究表明,富含高质量脂肪和碳水化合物的饮食(反式脂肪酸含量低,多不饱和脂肪酸含量高,血糖指数和血糖负荷较低)对于 2 型糖尿病的预防作用比这些营养素的相对数量更加重要。具体而言,推荐富含全谷物、水果、蔬菜、坚果、豆类,但精制粮食、红肉或加工肉和含糖饮料少的饮食。地中海饮食作为一种高质量饮食,能显著降低 2 型糖尿病的发生风险。在亚洲国家,如中国和韩国,随着经济快速发展和营养模式的转变,来自糖、动物产品和精制粮食的能量摄入增加,而谷物消费降低,是糖尿病流行的重要原因。

(七)睡眠

睡眠是人类的一项基本生理需求和重要的生理活动,受遗传特征、昼夜节律、神经激素等的调节和控制。人类大约有三分之一的时间都是在睡眠中度过的。现代社会的文化习惯、技术手段和生活方式等使得夜间活动非常丰富,导致了大量和频繁的倒班与夜班工作,影响人们的睡眠时间和睡眠质量。研究表明,近几十年来睡眠不足的人群比例呈上升趋势,同时睡眠时间呈现下降趋势。睡眠时间过少、睡眠障碍或失眠可导致高血压、肥胖和血脂异常等慢性病患病可能和发病风险增高。近年来,越来越多的研究提示睡眠时间(不足与过量)和质量与 2 型糖尿病的发病风险显著相关,且存在正相加交互作用。主观睡眠差、入睡困难、睡眠效率低、睡眠障碍等低睡眠质量均与 2 型糖尿病存在关联。实验研究显示,不健康的睡眠可能与能量的摄入和消耗,能量的稳态变化、胰岛素抵抗和 β 细胞功能有关。

同时，国内外研究证据表明，睡眠不足与过量引起糖尿病的发病机制可能不同。一方面睡眠不足会降低胰岛素的敏感性和糖耐量水平、增加胰岛素抵抗，从而增加糖尿病的发病风险；睡眠时间少会导致瘦素和胃促生长素等食欲调节激素水平的改变，从而增加进食量，并导致胰岛素和葡萄糖水平的失调，从而增加糖尿病的发病风险。另一方面，睡眠过量与糖尿病发病的生物学机制尚不明确，可能的原因是睡眠时间过多会导致体内炎症标志物水平的升高，并且睡眠障碍如阻塞性睡眠呼吸暂停综合征会通过全身低水平的炎症机制作用增加糖尿病的发病风险，而睡眠时间过多则是对阻塞性睡眠呼吸暂停综合征和炎症状态的一种代偿反应。

（八）社会心理因素

社会心理因素是指与个人的心理和社会环境或过程相关的因素。近年来，随着生物 - 心理 - 社会医学模式的提出，社会心理因素对健康的影响逐渐引起重视。糖尿病是重要的心身疾病，社会心理因素作为应激源可引起明显的躯体症状，是糖尿病的独立危险因素。其中，抑郁症状是糖尿病研究中最常见的心理因素。大量证据表明，抑郁症状可以增加糖尿病的发生风险。焦虑症状与抑郁症状常同时存在，但当前研究结果无法评价焦虑症状对糖尿病的影响是否独立于抑郁症状，此外，焦虑症状与糖尿病发病风险之间的关联尚不确定。工作压力是指在某种职业条件下客观要求与个人适应能力之间失衡所带来的生理和心理压力，主要来自高工作要求、低工作控制水平及低社会支持。研究表明工作压力与糖尿病发生风险增高相关，且独立于其他生活方式。个人婚姻问题、家庭冲突、意外伤害和死亡等负性生活事件可能与糖尿病的发病风险增高有关，但仍需大样本前瞻性研究证据进一步支持。有关性格特征与糖尿病关系的研究较少，但现有证据表明，性格特征也可能与糖尿病发病风险增加有关。社会心理因素可能通过行为机制增加糖尿病的发病风险，主要表现为抑郁、焦虑、压力等不良社会心理状态可引发不良生活习惯，如吸烟、饮酒、肥胖等。社会心理因素还可引起应激反应，导致下丘脑 - 垂体 - 肾上腺轴和交感神经系统过度激活，血液中皮质醇、儿茶酚胺等物质含量增高，内分泌功能紊乱，体内胰高血糖素、肾上腺素等激素分泌持续亢进，对胰岛素的作用增加从而使血糖升高。此外，免疫应激及炎症反应也是糖尿病发病的途径。

第四节　2 型糖尿病死因流行病学

糖尿病是人群死亡的重要原因。全球疾病负担研究数据显示，2019 年全球糖尿病死亡占总死亡的 2.74%，死亡率为 20.05/10 万，居死因顺位的第八位，其中 2 型糖尿病死亡率为 19.04/10 万。WHO 发布的《2022 世界卫生统计报告》显示，随着疾病预防、诊断和治疗的进步，主要慢性病死亡率显著下降。全球范围内，2000—2019 年，慢性呼吸系统疾病的年龄标化死亡率下降了 36.7%，其次是心血管疾病（27.4%）和癌症（16.4%），但糖尿病的年龄标化死亡率却增加了 3.3%，值得进一步研究和关注。

一、世界糖尿病死因流行状况

（一）世界糖尿病死因流行的时间分布

全球疾病负担研究表明，2016 年糖尿病死亡人数约为 144 万，预计 2040 年将达到 297 万。

IDF 公布的《世界糖尿病地图（第10版）》显示，2021年全球20~79岁人群中糖尿病相关死亡人数约为670万，占全球总死亡的12.2%。

（二）世界糖尿病死因流行的地区分布

糖尿病对死亡的影响存在地区差异。根据 IDF 公布的《世界糖尿病地图》数据，全球糖尿病相关死亡人数最多的是西太平洋地区，约为230万，其次是欧洲地区，约为110万。糖尿病相关死亡人数最多的5个国家分别是：中国（140万）、美国（70万）、印度（60万）、巴基斯坦（40万）和日本（20万）。糖尿病相关死亡占比最高的是北美和加勒比地区（21.7%），其次是中东和北非地区（20.2%）。糖尿病相关死亡占比最高的5个国家分别是：新加坡（29%）、巴基斯坦（29%）、以色列（29%）、巴巴多斯（28%）和意大利（26%）（表2-4）。

表2-4 2021年全球20~79岁人群糖尿病相关死亡总数和死亡占比前五位的国家

位次	国家或地区	死亡总数/万	位次	国家或地区	死亡占比/%
1	中国	140	1	新加坡	29
2	美国	70	2	巴基斯坦	29
3	印度	60	3	以色列	29
4	巴基斯坦	40	4	巴巴多斯	28
5	日本	20	5	意大利	26

资料来源：2021年《世界糖尿病地图（第10版）》。

（三）世界糖尿病死因流行的人群分布

全球糖尿病相关死亡人数女性高于男性。《世界糖尿病地图（第10版）》显示，2019年全球糖尿病相关死亡人数女性为230万，男性为190万。糖尿病相关死亡人数随年龄增长而增加，2021年其中三分之一的死亡发生在60岁以下，约占全球该年龄组死亡的11.8%（图2-14）。

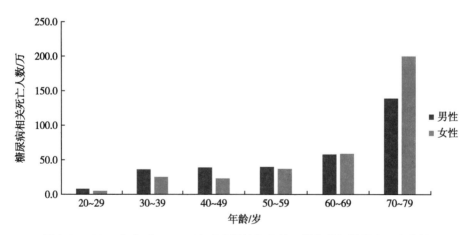

图2-14 2021年全球20~79岁成人男性和女性不同年龄组糖尿病死亡人数

二、中国糖尿病死因流行状况

（一）中国糖尿病死因时间分布

全球疾病负担研究发现，我国糖尿病死亡人数由1990年的71 695例上升至2016年的

140 839 例,增加了将近 1 倍(96.4%)。全年龄段糖尿病粗死亡率由 1990 年的 6.3/10 万上升至 2016 年的 10.3/10 万,经年龄标化后,糖尿病死亡率由 1990 年的 10.8/10 万增至 2000 年的 13.2/10 万,2016 年下降至 10.0/10 万。全国死因监测系统数据显示,糖尿病年龄标化死亡率从 2005 年的 12.18/10 万,增加至 2020 年的 13.62/10 万,同比增长了 11.86%。

(二)中国糖尿病死因地区分布

中国慢性病前瞻性研究 2008—2014 年随访数据显示,35～79 岁糖尿病患者中,各个年龄段的农村地区死亡率明显高于城市地区(图 2-15)。全国死因监测系统数据显示,2020 年我国糖尿病死亡率西部地区(18.55/10 万)高于东部地区(18.44/10 万)和中部地区(17.22/10 万);2 型糖尿病死亡率东部地区最高,为 15.72/10 万,高于中部地区(11.79/10 万)和西部地区(14.51/10 万)。

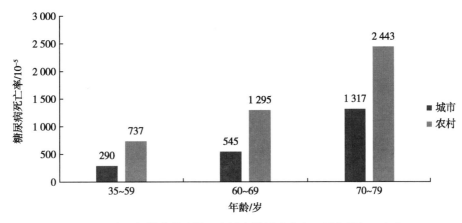

图 2-15　中国慢性病前瞻性研究城乡糖尿病患者不同年龄组死亡率

(三)中国糖尿病死因人群分布

全球疾病负担研究发现,我国糖尿病死亡人数男性略高于女性,15 岁以前男性和女性糖尿病死亡率基本相当,15 岁以后男性糖尿病死亡率高于女性。死亡率随年龄的增长而增加,50 岁以上急剧上升(图 2-16)。全国死因监测系统数据显示,2005—2020 年,我国男性的年龄标准化死亡率增加了 21.43%,远高于女性(2.83%)。

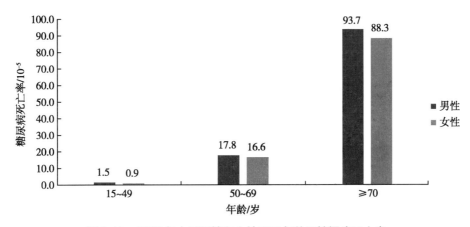

图 2-16　2016 年中国男性和女性不同年龄组糖尿病死亡率

三、糖尿病主要死因状况

糖尿病发病后若未采取及时有效的治疗措施，随着病程延长，可累及患者的心血管系统、神经系统等，导致广泛的微血管及大血管并发症，诱发失明、肾衰竭、周围神经病变、截肢、心脑血管病变，甚至出现死亡。胰岛素及抗生素应用以来，虽然糖尿病性酮症酸中毒及感染已不是糖尿病的主要死因，但各种血管病变基础上产生的慢性并发症所导致的患者死亡人数逐渐增加。在糖尿病死因构成相关研究中，国外多数基于社区或糖尿病人群的研究发现心血管疾病占糖尿病死因的首位。

虽然我国相关研究主要针对住院患者，但近20年来，大多数研究也证实心脑血管疾病是我国糖尿病患者死亡的首要原因。全国15家三甲医院抽样调查发现，1991—2005年住院的2型糖尿病死亡患者中，死因构成比依次为心血管病（19.9%）、脑血管病（19.1%）、肿瘤（18.3%）。北京协和医院对1991—2003年在本院住院并死亡的2型糖尿病患者死因进行分析发现，主要死亡原因为心脑血管疾病（44.5%）、恶性肿瘤（25.4%）、呼吸系统疾病（14.5%）、消化系统疾病（5.6%）、糖尿病肾病（4.5%）。

第五节 2型糖尿病知晓率、治疗率和控制率

随着糖尿病发病和患病情况日益严重，其并发症导致的致残致死及疾病负担不断增加。糖尿病防治的关键，不但在于积极普及糖尿病的防治知识，更重要的是加强糖尿病的筛查力度，使患者知晓自己的患病情况，坚持长期规范治疗并维持正常的血糖水平，从而延缓或预防并发症的损害，提高生活质量。糖尿病的知晓率、治疗率和控制率等指标体现了社区或群体糖尿病防治水平。

一、世界糖尿病知晓率、治疗率和控制率状况

（一）世界糖尿病知晓率、治疗率和控制率的时间分布

据IDF公布的《世界糖尿病地图（第10版）》推算，全球约半数的成人糖尿病患者知晓自己患糖尿病，其中2015年糖尿病患者知晓率为53.5%，2021年为54.3%，略有上升。据美国全国健康和营养调查数据推算，1988—2010年美国糖尿病患者知晓率也呈上升趋势，其中1988—1994年为84%，2005—2010年上升到89%；1999—2018年糖尿病治疗率呈上升趋势并趋于稳定，其中1999—2002年糖尿病治疗率为74.1%，2003—2006年为78.3%，2007—2010年为82.7%，2011—2014年为82.9%，2015—2018为82.7%；1999—2018年糖尿病控制率先上升后下降，其中1999—2002为44.0%，2003—2006年为56.7%，2007—2010年为57.4%，2011—2014年为51.8%，2015—2018年为50.5%。据最新文献综述推算，2005—2020年，拉丁美洲国家糖尿病患者知晓率为50%~89.7%，糖尿病治疗率为52.6%~99%，糖尿病控制率为31.4%~61.4%。2015—2017年，俄罗斯糖尿病患者知晓率为72.8%，糖尿病治疗率为59.1%，糖尿病控制率为58.7%。2015年，葡萄牙糖尿病患者知晓率为87.1%，糖尿病治疗率为79.7%，糖尿病控制率为63.2%。

（二）世界糖尿病知晓率、治疗率和控制率的地区分布

糖尿病知晓率存在明显的地区差异，《世界糖尿病地图（第10版）》数据显示，2021年

全球高收入国家糖尿病患者知晓率（71.2%）明显高于中等收入国家（51.6%）和低收入国家（49.5%）。糖尿病患者知晓率较高的地区是北美和加勒比地区（75.8%）、美洲中部和南部地区（67.2%）和欧洲地区（64.3%）。

二、中国糖尿病知晓率、治疗率和控制率状况

（一）中国糖尿病患者知晓率、治疗率和控制率的时间分布

根据中国慢性病危险因素监测结果，2013 年我国糖尿病患者知晓率、治疗率和控制率为 36.5%、32.2%、49.5%，2018 年分别为 36.7%、32.9% 和 50.1%。与 2013 年相比，2018 年三项指标均有上升，上升幅度分别为 0.2、0.7 和 0.6 个百分点。

（二）中国糖尿病知晓率、治疗率和控制率的地区分布

我国糖尿病知晓率、治疗率和控制率存在明显的地区差异，城市各项指标均高于农村。2018 年中国慢性病危险因素监测结果显示，城市和农村地区糖尿病知晓率分别为 40.0% 和 32.6%；治疗率分别为 36.2% 和 28.8%；控制率分别为 54.1% 和 44.1%。

（三）中国糖尿病知晓率、治疗率和控制率的人群分布

根据 2018 年中国慢性病危险因素监测结果，我国糖尿病患者知晓率、治疗率和控制率存在显著的性别差异，三项指标女性均高于男性，其中知晓率分别为 41.2% 和 32.8%；治疗率分别为 37.0% 和 29.3%；控制率分别为 51.9% 和 48.2%。我国糖尿病患者知晓率和治疗率随年龄增长而升高（≥70 岁组除外），2018 年中国慢性病危险因素监测结果显示，18～29 岁组、30～39 岁组、40～49 岁组、50～59 岁组、60～69 岁组、≥70 岁组糖尿病患者知晓率分别为 14.6%、22.9%、32.5%、42.5%、46.9% 和 44.0%（图 2-17）；治疗率分别为 12.8%、19.6%、27.9%、38.9%、43.0% 和 39.4%（图 2-18）。

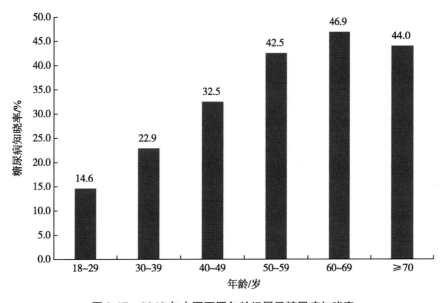

图 2-17　2018 年中国不同年龄组居民糖尿病知晓率

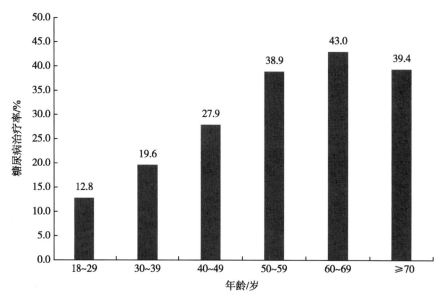

图 2-18 2018 年中国不同年龄组居民糖尿病治疗率

相比之下,我国糖尿病控制率随年龄增长呈下降趋势(≥60 岁组除外),2018 年中国慢性病危险因素监测结果显示,18~29 岁组、30~39 岁组、40~49 岁组、50~59 岁组、60~69 岁组、≥70 岁组糖尿病控制率分别为 64.0%、55.7%、48.6%、47.2%、49.0% 和 52.7%(图 2-19)。

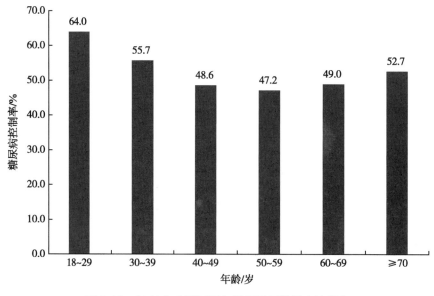

图 2-19 2018 年中国不同年龄组居民糖尿病控制率

（王　蒙　俞　敏）

主要参考文献

[1] FOREMAN K J, MARQUEZ N, DOLGERT A, et al. Forecasting life expectancy, years of life lost, and all-cause and cause-specific mortality for 250 causes of death: reference and alternative scenarios for 2016-40 for 195 countries and territories[J]. Lancet, 2018(392): 2052-2090.

[2] INTERNATIONAL DIABETES FEDERATION. IDF diabetes atlas(1st-10th editions), 2000-2021.[R/OL].[2022-06-01]. https://diabetesatlas.org.

[3] AMERICAN DIABETES ASSOCIATION. Classification and diagnosis of diabetes: standards of medical care in diabetes-2020[J]. Diabetes Care, 2020(43): S14-S31.

[4] ALBERTI K G, ZIMMET P Z. Definition, diagnosis and classification of diabetes mellitus and its complications. part 1: diagnosis and classification of diabetes mellitus provisional report of a WHO consultation[J]. Diabet Med, 1998(15): 539-553.

[5] World Health Organization. Use of glycated haemoglobin(HbA$_{1c}$) in the diagnosis of diabetes mellitus. abbreviated report of a WHO consultation, 2011[R/OL]. (2011-01-13)[2022-06-01]. https://www.who. int/publications/i/item/use-of-glycated-haemoglobin-(-hba1c)-in-diagnosis-of-diabetes-mellitus.

[6] MAGLIANO D J, CHEN L, ISLAM R M, et al. Trends in the incidence of diagnosed diabetes: a multicountry analysis of aggregate data from 22 million diagnoses in high-income and middle-income settings[J]. Lancet Diabetes Endocrinol, 2021(9): 203-211.

[7] US Centers for Disease Control and Prevention. National Diabetes Statistics Report. 2022.[R/OL]. [2022-06-01]. https://www.cdc.gov/diabetes/data/statistics-report/index.html.

[8] XU Y, WANG L, HE J, et al. Prevalence and control of diabetes in Chinese adults[J]. JAMA, 2013(310): 948-959.

[9] WANG L, PENG W, ZHAO Z, et al. Prevalence and treatment of diabetes in china, 2013-2018[J]. JAMA, 2021(326): 2498-2506.

[10] WANG M, GONG W W, PAN J, et al. Incidence and time trends of type 2 diabetes mellitus among adults in Zhejiang Province, China, 2007-2017[J]. J Diabetes Res, 2020(2020): 2597953.

[11] YAN J, PENG D, JIANG F, et al. Impaired pancreatic beta cell compensatory function is the main cause of type 2 diabetes in individuals with high genetic risk: a 9 year prospective cohort study in the Chinese population[J]. Diabetologia, 2016(59): 1458-1462.

[12] PAN X F, WANG L, PAN A. Epidemiology and determinants of obesity in China[J]. Lancet Diabetes Endocrinol, 2021(9): 373-392.

[13] GBD 2019 Tobacco Collaborators. Spatial, temporal, and demographic patterns in prevalence of smoking tobacco use and attributable disease burden in 204 countries and territories, 1990-2019: a systematic analysis from the global burden of disease study 2019[J]. Lancet, 2021(397): 2337-2360.

[14] LIU X, BRAGG F, YANG L, et al. Smoking and smoking cessation in relation to risk of diabetes in Chinese men and women: a 9-year prospective study of 0.5 million people[J]. Lancet Public Health, 2018 (3): e167-e176.

[15] KHAMBATY T, CALLAHAN C M, PERKINS A J, et al. Depression and anxiety screens as simultaneous predictors of 10-year incidence of diabetes mellitus in older adults in primary care[J]. J Am Geriatr Soc,

2017（65）：294-300.

[16] INSTITUTE FOR HEALTH METRICS AND EVALUATION. GBD Compare2022.［EB/OL］.［2022-06-01］. https://vizhub.healthdata.org/gbd-compare/.

[17] WORLD HEALTH ORGANIZATION. World health statistics 2022 report.［R/OL］（2022-05-19）［2022-06-01］. https://www.who.int/data/gho/publications/world-health-statistics.

[18] FANG M，WANG D，CORESH J，et al. Trends in diabetes treatment and control in U.S. adults，1999-2018［J］. N Engl J Med，2021（384）：2219-2228.

[19] BARRETO M，KISLAYA I，GAIO V，et al. Prevalence，awareness，treatment and control of diabetes in Portugal：Results from the first national health examination survey（INSEF 2015）［J］. Diabetes Res Clin Pract，2018（140）：271-278.

[20] 中华医学会糖尿病学分会. 中国2型糖尿病防治指南（2020年版）[J]. 中华糖尿病杂志，2021（04）：315-409.

[21] 中华医学会内分泌学分会. 中国成人糖尿病前期干预的专家共识[J]. 中华内分泌代谢杂志，2020（05）：371-380.

[22] 钟学礼. 全国14省市30万人口中糖尿病调查报告[J]. 中华内科杂志，1981（11）：678-683.

[23] 全国糖尿病防治协作组. 1994年中国糖尿病患病率及其危险因素[J]. 中华内科杂志，1997（06）：25-30.

[24] 王陇德. 中国居民营养与健康状况调查报告之一：2002综合报告[M]. 北京：人民卫生出版社，2005.

[25] 张波，杨文英. 中国糖尿病流行病学及预防展望[J]. 中华糖尿病杂志，2019（01）：7-10.

[26] 武海滨，杨丽，俞敏，等. 睡眠时间与2型糖尿病关系的研究进展[J]. 中华流行病学杂志，2017（03）：411-416.

[27] 张化冰，向红丁，杨玉芝，等. 十五省市1991-2005年住院糖尿病病人死因调查[J]. 中国糖尿病杂志，2009（01）：6-8.

第 三 章

糖尿病防控策略

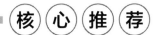

　　全球糖尿病经济负担呈上升趋势,2015—2030年预测全球糖尿病经济负担至少增加61%,给全球各国带来了沉重的经济负担。糖尿病早期筛查和干预具有良好的卫生经济学效益,是减少未来糖尿病医疗费用的关键,其中生活方式干预意义显著。WHO和其他国际组织出台了健康促进、危险因素防控、可持续发展目标等系列全球慢性病相关防控策略。中国自20世纪90年代加强了慢性病防治体系建设,出台了系列糖尿病等慢性病防控政策、措施、技术规范,开展了国家行动,以应对日益严重的全球糖尿病等慢性病的严峻挑战。糖尿病防控需要统筹各方资源,政府必须起主导作用。社区综合干预和管理是糖尿病预防和控制的有效路径,社区卫生服务机构应更好发挥医防融合的居民健康"守门人"作用。

第一节　糖尿病经济学

　　糖尿病是当前威胁全球人类健康最重要的慢性非传染性疾病之一。由于其病程长、患者多,长期的高血糖和慢性并发症导致糖尿病的医疗费用急剧上涨,给全球带来沉重的经济负担。随着糖尿病患病率的不断增加,糖尿病给全球各国带来的经济负担还将不断加重。

一、糖尿病经济负担

(一)全球糖尿病经济负担现状

　　随着全球糖尿病患病率的不断增长,各国糖尿病经济负担越来越重。2017年4月,*Lancet Diabetes & Endocrinology* 杂志在线发表了一项涵盖184个国家的糖尿病流行病学和经济学数据,研究依据IDF的糖尿病患病率和死亡率数据,估算2015年全球糖尿病费用为1.31(95%*CI*:1.28～1.36)万亿美元,占全球GDP的1.8%(95%*CI*:1.8%～1.9%),其中直接医疗费用约占糖尿病总费用的三分之二。数据显示过去10年里,全球糖尿病的直接费用从2007年的2 460亿美元增加到2015年的6 730亿美元。2018年2月Bommer C等研究团队利用流行病学及统计学工具,对180个国家和地区的糖尿病负担和GDP进行了模拟,在三种假设场景下[①糖尿病患病率及死亡率仅随城市化及老龄化而增加(基线情景);②与先前的趋势一致(过去趋势情景);③达到糖尿病死亡减少1/3的可持续发展目标和旨在2025年前停止糖尿病患病率增长的 WHO 预防和控制非传染性疾病全球行动计划（2013—2020）目标]，预测全球糖尿病患病率将从 2015 年的 8.8%，分别增至 2030 年的 10.0%、11.8% 和 9.8%；全球糖尿病经济负担将从 2015 年的 1.3 万亿美元，分别增至 2030 年的 2.2 万亿美元、2.5 万亿美元和 2.1 万亿美元；全球糖尿病负担占 GDP 的比例分别从 2015 年的 1.8% 增至 2030 年的 1.9% 和 2.2%，第三种情景则维持 1.8%。预测结果显示，2015—2030 年，即使达到降低糖尿病患病率和死亡率的国际目标，全球糖尿病经济负担也将至少增加 61%，其原因主要归结于糖尿病患者数的增加以及人均直接医疗支出的增长。

在不同国家和地区，糖尿病的经济负担总体都呈上升趋势，对各国卫生总费用有显著影响。2015 年，全球 184 个国家中，北美是受糖尿病影响最大的地区，糖尿病健康开支 4 994 亿美元 / 年，是全球糖尿病绝对成本的最大贡献者，其次是东亚和太平洋地区（3 188 亿美元 / 年），欧洲和中亚（2 763 亿美元 / 年），上述 3 个地区占全球糖尿病健康开支总额的 84%；而撒哈拉以南，非洲是受糖尿病影响最少的地区，糖尿病健康开支 194 亿美元 / 年。美国是全球糖尿病总健康开支和人均健康开支最多的国家。美国糖尿病协会（ADA）从 1987 年起每 5 年报告一次全国的糖尿病经济负担。2017 年报告显示，美国糖尿病的直接医疗和间接支出估计为 3 270 亿美元，糖尿病医疗费用占了美国医疗总费用的四分之一，其中直接医疗费用 2 370 亿美元，患者的平均医疗支出达到 16 750 美元 / 年。与 2002 年（1 320 亿美元）相比，15 年间美国糖尿病总费用支出增加了 148%。糖尿病也是英国最常见的慢性病之一，有报道显示每 10 个住院的人中就有一个患有糖尿病，每年大约 15% 的死亡是由糖尿病引起的。英国糖尿病的直接和间接费用 2010—2011 年约为 237 亿英镑，其中直接成本 98 亿英镑（1 型糖尿病 10 亿英镑，2 型糖尿病 88 亿英镑）；2035—2036 年预测将增加到 398 亿英镑，其中直接成本 169 亿英镑（1 型糖尿病 18 亿英镑，2 型糖尿病 151 亿英镑）。英国同期总医疗资源支出中，糖尿病患者医疗支出约占 10%，预计 2035—2036 年将增加到 17% 左右。韩国 2019 年糖尿病患病率估计为 10.7%，接近欧美等发达国家，而糖尿病相关的经济负担为 182.93 亿美元，相当于韩国所有医疗开支的 10.6%。2006—2016 年非洲糖尿病成本研究显示，不同国家每年糖尿病的直接费用在 35 亿美元到 45 亿美元不等，远低于欧美等发达国家，国家间糖尿病经济负担差异明显。

大量文献报道显示，慢性并发症是糖尿病经济负担增加的主要原因之一。糖尿病的并发症主要涉及 6 大器官系统，包括心血管、神经、骨、眼、肾脏、外周神经，常见的微血管并发症可导致足溃疡、失明、肾衰竭、外周神经病变等，大血管并发症可造成心绞痛、急性心肌梗死、慢性心力衰竭、脑卒中等。糖尿病患者往往同时伴有多种并发症，有一半以上的患者死于脑卒中、急性心肌梗死等大血管并发症，有 2~3 成的患者发生糖尿病肾病，需要透析。由于糖尿病严重并发症导致的住院和长期用药，治疗成本非常高。德国亥姆霍兹研究中心对 316 220 名 2 型糖尿病患者 2012 年至 2015 年期间的国家健康保险数据进行分析，60~69 岁男性 2 型糖尿病的季度费用，眼病（视网膜病变）大致 700 欧元，盲症 3 000 欧元，肾脏损伤接近 3 400 欧元，肾功能衰竭（依赖透析）23 000 欧元，截肢接近 14 000 欧元，此外与心脑血管疾病相关的费用从心绞痛 2 700 欧元到致命缺血性心脏病 20 000 欧元不等，随着并发症的加重，糖尿病直接经济费用不断上升，且在随后的年份对医疗卫生系统的总费用也产生重大影响。2012 年美国 ADA 报告，美国糖尿病的总费用为 2 450 亿美元，其中住院治疗占糖尿病引起的医疗费用的 43%，治疗糖尿病并发症的处方药占 18%，大约一半的直接医疗费用被认为与糖尿病引起的并发症的处理有关。韩国综合医院的患者与 2 型糖尿病相关的费用研究分析显示，没有并发症的 2 型糖尿病患者每年的医疗费用约为 1 184 美元，而患有微血管、大血管并发症的糖尿病患者，其费用是无并发症糖尿病患者的 4.7 倍和 10.7 倍。并发症导致处方药物增加、住院率增高，是糖尿病直接经济负担增加的最主要原因。随着糖尿病患病率的不断增加，治疗并发症的费用也随之增加。

（二）中国糖尿病经济负担现状

我国全国性的糖尿病经济负担研究相对较少，仅有的少量文献报道主要针对直接医疗成本测算。1993 年沈洪兵等统计我国糖尿病直接医疗成本为 22.16 亿元，2003 年胡建平等估算中国糖尿病直接经济负担为 175.90 亿元，10 年间糖尿病直接医疗费用上涨了 8 倍，其直接经济负担占 GDP 的比值从 0.07% 上升为 0.15%，超过了同期 GDP 以及全国卫生总费用的年均增长速度。2013 年徐楠等选取 8 家医疗机构进行现场调研，结合卫生统计和文献数据，测算我国糖尿病人群年总医疗费用为 850 亿～1 000 亿元；2004—2013 年间，糖尿病治疗人群的年出院总人次的年均增长率为 15.65%，年住院总费用和年医疗总费用的年均实际增长率均为 15.14%，增速已超过同期 GDP 增速。2021 年国际糖尿病联盟最新数据统计，我国糖尿病健康支出将达到 1 653 亿美元，糖尿病健康支出排名全球第二。我国糖尿病的经济负担变化趋势与全球一致，呈现快速增长。

我国糖尿病的直接经济负担受地区、医疗保险类型、并发症的种类和数量、经济收入等诸多因素影响。Chunchun Ding 等收集了 13 个地区和不同年份的数据，发现西部城市、东部城市、北方城市、南部农村的 2 型糖尿病患者年人均总经济成本分别为 263.42 美元、1 033.17 美元、2 162.77 美元和 3 605.81 美元，地区糖尿病经济负担分别占 GDP 的 15.17%、10.07%、19.07% 和 54.24%，南方农村地区糖尿病患者的年人均总经济成本最高，占 GDP 的比例最大，西部城市地区年人均经济总成本最低，糖尿病经济负担地区特征与我国区域经济发展特点相符合。西部城市地区 2 型糖尿病年人均经济总成本低于东部城市地区。相反，西部城市地区总经济成本占 GDP 的百分比显著高于东部城市地区，反映了低社会经济发展地区的糖尿病患者家庭和个人将承受更重的经济负担。糖尿病直接经济负担的增长与伴随的慢性并发症及并发症种数息息相关，患有并发症的糖尿病患者，其治疗成本显著增加。2012—2017 年中国 2 型糖尿病患者慢性并发症患病率与次均医疗费用研究，在纳入的 6.1 万例糖尿病患者中，66.8% 患者伴有 1 种以上的慢性并发症，慢性并发症患者平均伴有并发症的种类数为 2.17 种；有慢性并发症患者的全因次均门诊费用是无慢性并发症患者的 1.8 倍（821 元对 455 元）；伴有心血管疾病的次均住院费用最高（21 176 元），其次是糖尿病足（18 999 元）、脑血管疾病（16 583 元）。冷瑶等报道，无并发症中老年糖尿病患者人均疾病经济负担为 5 480.9 元/年，当伴随 1 种、2 种、3 种、4 种、5 种及以上慢性并发症时，糖尿病患者每年的疾病经济负担分别是无并发症糖尿病患者的 1.2 倍、1.8 倍、2.0 倍、2.2 倍、2.4 倍。可见慢性并发症是糖尿病患者医疗费用高昂的关键原因。此外医疗保险形式、经济收入等社会经济因素对糖尿病医疗费用支出也有影响。医保形式为公费、社会医疗保险的糖尿病患者治疗费用明显高于自费，主要是公费和医保患者的全部或部分医疗费用由国家或单位承担，一些不必要的检查和非必需药物的使用造成治疗成本提高，而自费患者费用全部由个人承担，在病情得到控制的前提下会尽量选择便宜的治疗方法。此外，家庭社会经济地位相对较高的患者更倾向于选择水平较高的医疗机构，而这类医疗机构的服务费用也相对偏高。

二、糖尿病预防的卫生经济学

人口统计学和流行病学证明，如果缺乏有效干预，全球糖尿病患病率还将持续增长，尤其在经济迅速发展地区。而全球无论是发达国家还是发展中国家，能够用于卫生服务方面的资源总是有限的，往往难以满足人们日益增长的医疗和卫生服务的需求。因此，怎样利用有限的资源取得糖尿病预防控制的最大社会经济效益，糖尿病预防的卫生经济学研究尤为重要。

（一）糖尿病早期筛查和干预

从卫生经济学评价的角度，糖尿病早期筛查和干预将是减少未来糖尿病医疗费用负担的关键。Gillies 等报告了筛查和预防 2 型糖尿病的成本效益分析，他们比较了筛查 2 型糖尿病、筛查 2 型糖尿病和糖耐量受损，随后给予生活方式干预或药物治疗，以及不予筛查等 4 种策略，结果显示：与不筛查策略比较，筛查 2 型糖尿病、筛查 2 型糖尿病和糖耐量受损并予以生活方式干预或予以药物干预治疗 3 种策略，每获得一个质量调整生命年（QALY）估计所需成本分别为 14 150 英镑、6 242 英镑和 7 023 英镑。在支付意愿阈值为 20 000 英镑时，各主动筛查策略通过干预产生的成本效益概率分别为 49%、93% 和 85%。结果显示糖尿病早期筛查及生活方式或药物干预具有成本效益，其中生活方式干预的效益是最佳的。Timothy 等采用马尔可夫微观模型评估了生活方式干预对美国糖尿病前期人群的长期健康及经济获益，也得出类似结论；其研究结果发现，为期十年的生活方式干预可使糖尿病、充血性心力衰竭、缺血性心脏病及死亡风险分别降低 41%、33%、22% 和 20%，使每人的累计医疗支出减少 6 300 美元，节省非医疗成本 11 500 美元。若能对整个糖尿病前期人群进行上述生活方式推广，则意味着在 10 年间美国可预防 1 140 万例糖尿病的发生，节省医疗开支 5 390 亿美元，节省非医疗成本 9 920 亿美元，使质量调整生命年增加 3 000 万人年。解鸿翔等基于天津市社区糖尿病高危人群健康管理开展卫生经济学评价，结果显示，通过 3 年的健康教育和生活方式干预，糖尿病前期人群年转归率下降了 5.3%，若在天津全市推广该项目，3 年内可避免 26.8 万高危人群转为糖尿病，成本效益比达到 1:4.66。上述几项研究均从卫生经济学角度证明，糖尿病早期筛查和干预是具有成本效益的措施，值得推广，其中生活方式干预对避免糖尿病的发生具有显著的卫生经济学意义。

（二）糖尿病早期治疗和管理

糖尿病伴有并发症其直接医疗费用远超无并发症患者，在糖尿病经济负担中占有很大的份额。及时、合理的早期治疗可以规范管理糖尿病患者的血糖、血压、血脂、体重等多重心血管疾病的危险因素，进而预防、延缓并发症的发生，改善患者生活质量，并促进卫生资源的有效利用。官海静等利用 CORE 模型（CORE Diabetes Model）对中国 2 型糖尿病的早治疗健康结果与并发症成本进行了预测，结果在 5 年的模拟时间里，糖尿病早治疗降低了糖尿病患者绝大多数并发症的 5 年累计发生率，其中视网膜病变、微量蛋白尿、心肌梗死、充血性心力衰竭、脑卒中的 5 年累计发病率分别降低了 3.08、2.85、1.32、0.79 和 0.31 个百分点，糖尿病早治疗 5 年可使每个患者并发症的治疗成本平均节约 3 720 元。由此推算，如果全国 1 亿糖尿病患者都能获得早治疗，5 年内将节约并发症治疗成本 3 700 亿元左右。欧洲等相关研究也得出了类似结论，糖尿病筛查带来的早诊断、早治疗，不仅可以降低各类并发症的发生风险，还可以提升患者的平均预期寿命和质量调整生命年，是具有成本效果的有效措施。

我国糖尿病医疗费用增速之快有目共睹，经济负担之重更令人担忧。糖尿病不仅给全社会发展带来沉重经济负担，也给家庭和个人带来沉重的经济压力。张毓辉等报道 2014 年我国糖尿病医疗服务支出了 803.30 亿元，消耗了 5% 的慢性病医疗资源，糖尿病人均医疗费用为 2 188.73 元，其中 33.99% 的糖尿病医疗费用需要由家庭承担。糖尿病高危人群是我国糖尿病预防控制的重点对象，当前我国糖尿病诊断率仅有 50%，还有大量的糖尿病患者未得到早期筛查和治疗，糖尿病患者家庭因"糖"致贫、因"糖"返贫的风险较高。大庆研究表明，生活方式干预 6 年能够使糖耐量异常患者 14 年后糖尿病累计发生风险下降43%。因此，针对糖尿病高危人群开展筛查和早期临床干预对降低我国糖尿病疾病负担有着重要的战略意义，是预防、延迟糖尿病发生，降低糖尿病及其并发症带来的严重社会经济负担最为经济有效的手段。

第二节　慢性病防控策略

20 世纪 90 年代以来，慢性非传染性疾病逐步取代传染性疾病成为全球致病、致残和致死的主要病因，给人类健康和社会经济造成了重大的损失。为应对全球慢性病防控面临的严峻挑战，WHO 和其他国际组织出台了系列慢性病相关防控策略。

一、初级卫生保健和健康促进策略

1978 年 9 月，WHO 和联合国儿童基金会召开国际初级卫生保健大会，会上发表了著名的《阿拉木图宣言》，明确提出：初级卫生保健是实现"2000 年人人享有卫生保健"目标的基本途径。1986 年 WHO 在加拿大召开第一届国际健康促进大会并发表了《渥太华宪章》，以期 2000 年和更长时间达到人人享有卫生保健的目标，首次提出了"健康促进"的概念，指出健康促进是促使人们提高维护和改善自身健康的过程，不仅以健康教育为手段，还强调了通过政府、多部门、社会组织、社区和居民等的广泛参与，创建促进和维护健康的支持性环境，实现健康方面的平等。《渥太华宪章》明确了 5 大策略，包括制定健康的公共政策、创造支持性环境、加强社区行动、发展个人技能和调整卫生服务方向。此后，以健康促进为主的全新的公共卫生运动在世界范围内推广，健康促进策略被作为解决全球健康问题包括慢性非传染性疾病的防控新策略。

二、慢性病危险因素相关防控策略

1997 年，针对慢性病死亡比例不断升高的严峻形势，WHO 在年度报告上着重提出了对于慢性病防控，重点是预防，把控制吸烟、有害饮酒、不合理膳食、体力活动不足作为重点干预内容。2002 年 WHO 报告指出全球相当比例的疾病负担是为数不多的常见的危险因素造成的，通过选择性地分析 26 个主要的危险因素，最终确定了全球 10 个最重要的危险因素，包括儿童和母亲低体重、不安全的性行为、高血压、吸烟、饮酒、不安全的饮用水和卫生问题、高胆固醇、固体燃料引起的室内烟气污染、铁缺乏和肥胖。随后的 10 年间，WHO 针对慢性病的各种主要危险因素制定了一系列具有循证依据的策略和措施，构成了预防和控制慢性病的全球战略框架。例如 2003 年世界卫生大会发布《烟草控制框架条约》；2004 年世界卫生大会发布《饮食、身体活动与健康全球策略》；2010 年世界卫生大会推出《减少有害使用酒精全球战略》。

三、预防和控制慢性非传染性疾病全球战略

2000 年第 53 届世界卫生大会通过了《预防和控制慢性非传染性疾病全球战略》，对有

着共同的生活方式相关的心血管病、癌症、糖尿病和慢性阻塞性肺部疾病，在预防危险因素的基础上，确定了疾病监测、健康促进和加强卫生保健为主的慢性病全球防控策略。2007年第60届世界卫生大会通过了《预防和控制慢性病：实施全球战略》决议，其最终目标是减少过早死亡和改善生活质量，具体行动计划目标包括"绘制正在发生的非传染性疾病流行图，并分析这些疾病的决定因素，为决策制定提供指导""减少个人和人群受非传染性疾病可变共同危险因素及其决定因素影响的程度""加强个人和人群的能力，以使他们作出更健康的选择和采取促进健康的生活方式"及"加强对非传染性疾病患者的卫生保健"等。2011年9月在美国纽约举办了第66届联合国大会预防和控制非传染性疾病高级别会议，会上各国首脑签署了关于预防和控制非传染性疾病问题的政治宣言，各国对非传染性疾病带来的负担和威胁达成共识，并提出了一系列策略应对慢性病，此次宣言为推动全球合作，共同制定防控非传染性疾病战略提供了重要契机。为落实《预防和控制慢性病问题高级别会议的政治宣言》中的承诺，WHO随后拟定了《预防控制非传染性疾病全球行动计划（2013—2020）》，并在2013年5月召开的第66届世界卫生大会上通过了《全球非传染性疾病预防控制综合监测框架（含指标）和自愿性目标（2013—2025）》，通过建设慢性病预防和控制综合监测体系，监测非传染性疾病死亡率和发病率，相关危险因素暴露情况以及卫生系统应对情况三方面的指标，以评估非传染性疾病的国家战略和计划的执行情况。会上提出全球慢性病防控在2025年达到的9项自愿性目标：①因慢性病（心血管病、肿瘤、糖尿病、慢性呼吸系统疾病）过早（30～70岁）死亡较目前相对减少25%；②有害饮酒相对减少10%；③体力活动不足的人数相对减少10%；④吸烟率相对减少30%；⑤食盐量相对减少30%；⑥血压水平未达标（血压升高没有得到有效控制）的比例相对减少25%；⑦糖尿病和肥胖患病率停止上升；⑧至少50%的心脏病和卒中高危患者可以获得多种药物（包括降糖药物）治疗和医生指导；⑨80%的基层医疗机构有用得起或会使用的（心血管疾病相关的）基本药物和技术设施。

四、非传染性疾病预防控制可持续发展目标

2015年9月联合国可持续发展峰会在纽约召开，会上一致通过了可持续发展目标，这些目标寻求巩固"千年发展目标"，并统筹兼顾经济、社会和环境三方面的可持续发展。可持续发展目标3提出要"确保健康的生活方式，促进各年龄段人群福祉"，同时还明确提出"到2030年，通过预防、治疗及促进身心健康，将非传染性疾病导致的过早死亡减少三分之一""加强对滥用药物包括麻醉药品和有害使用酒精的预防和治疗""酌情在所有国家加强执行《世界卫生组织烟草控制框架公约》"等针对慢性非传染性疾病的具体目标，促使各国采取共同行动，推进全球慢性病防控进程。

第三节　糖尿病防控措施和经验

一、全球糖尿病防控举措

（一）设立联合国糖尿病日

1991年WHO和国际糖尿病联盟将每年的11月14日设立为世界糖尿病日，其宗旨是引起全球对糖尿病的警觉和醒悟，使世界所有国家加强对糖尿病的宣传教育、监测和防治，

提高对糖尿病的认识，更加关注糖尿病患者的工作与生活，加强对糖尿病预防措施、治疗手段的研究，更好地为人类健康服务。2006年底联合国通过决议，从2007年起，"世界糖尿病日"正式更名为"联合国糖尿病日"，将专家、学术行为上升为各国政府行为，呼吁各国政府和社会各界加强对糖尿病的控制，减少糖尿病的危害。每年的联合国糖尿病日都会设立一个主题，2021年糖尿病日的主题是"人人享有糖尿病健康管理"，强调了糖尿病健康管理的重要性，以及倡导医疗卫生服务的公平可及。

（二）城市改变糖尿病项目

全球三分之二的糖尿病患者居住在城市地区，这使得城市成为抗击糖尿病的前线。2014年，丹麦Steno糖尿病中心、伦敦大学学院和诺和诺德共同发起"城市改变糖尿病"（Cities Changing Diabetes，CCD）全球项目，目标是在全球范围内动员对城市糖尿病的抗击战，并将防控重点聚焦于肥胖症。项目号召所有市长、卫生管理者、城市规划者以及其他城市塑造者加快采取抗击糖尿病的行动，从城市角度对糖尿病的管理进行思考，在健康促进政策、城市规划、社区干预措施、卫生系统强化四个领域采取行动。项目执行以来的经验和各个城市的方法形成了糖尿病工具包，用以指导各个城市了解其糖尿病面临的挑战，设定糖尿病防控目标，分析糖尿病及相关社会和文化因素现状，评估城市糖尿病风险，并通过跨部门和学科的协同工作，针对最薄弱的环节制定干预措施。全世界共有30个城市参与项目，覆盖人口1.5亿以上，其中包括我国的天津、上海、厦门、杭州、北京和重庆6个城市。

（三）"糖税"政策实施

在全球范围内，控糖以应对肥胖、糖尿病等一系列公共健康问题所带来的负面影响，已经成为一项重要议题。在此背景下，开征"糖税"也成为各国应对这一问题的优先举措。目前全球已经有50个以上的国家和地区制定或实施了"糖税"制度。美国有7个城市正式开征"糖税"，其征税对象以含糖饮料为主，对含糖饮料征收0.01美元/盎司或0.15美元/盎司的税收。墨西哥的含糖饮料消费税税率为1比索/升，相当于价格增加10%。英国根据含糖量的不同，将税率分为18便士/100ml和24便士/100ml两个级别。"糖税"一方面能为政府带来税收收入，另一方面会控制糖分摄入、减少肥胖、减少2型糖尿病和心血管疾病等的发生，进而有效地降低医疗开支，具有显著的效果。Michael等通过模型分析了0.01美元/盎司的含糖饮料税在美国10年内所产生健康效益，最终推测出这项税收将在10年减少236亿美元的医疗支出，获得871 000个质量调整生命年和避免101 000个伤残调整生命年，进而提高预期健康寿命。

（四）全球糖尿病协定

为推动实现2030年非传染性疾病导致的过早死亡率降低三分之一的全球目标，WHO于2021年4月在全球糖尿病峰会上发起《全球糖尿病协定》（Global Diabetes Compact），其远景目标是降低糖尿病风险，确保所有被诊断为糖尿病的人都能获得公平、全面和负担得起的优质护理和治疗。该协定支持并指导各国实施具有成本效益的预防和控制糖尿病规划，并提出围绕四个具体目标开展工作：①通过基于人口的政策和财政措施，减少糖尿病主要危险因素（包括高脂、高盐、高糖、低身体活动水平、使用烟草等）；②将糖尿病的诊断和治疗纳入初级卫生保健，并作为全民健康覆盖一揽子计划的一部分；③扩大糖尿病患者获得基本糖尿病药物，包括胰岛素和相关设备的机会；④保护糖尿病患者免受新冠病毒感染，并更好地恢复健康。

二、中国糖尿病防控措施和经验

(一)防治体系建设

自 20 世纪 90 年代末以来,我国包括糖尿病在内的慢性病防治体系经历了从无到有逐步发展的过程。1994 年卫生部卫生防疫司更名为疾病控制司,成立慢性非传染性疾病控制处。1996 年中国预防医学科学院成立了慢性病防治与健康促进办公室。2002 年成立中国疾病预防控制中心并设立慢性非传染性疾病预防控制中心,促进了各地疾病预防控制中心慢性病防治科(所)的建设和发展。2006 年中国疾病预防控制中心设立慢性病防治与社区卫生处(2019 年改名慢性病和老龄健康管理处),统筹疾病控制系统的慢性病防控工作。2009 年 4 月控烟办公室独立建制,加强和推进我国履行《烟草控制框架公约》工作。2009 年中央机构编制委员会办公室批复成立国家心血管病中心和国家癌症中心。在全国形成了由中国疾病预防控制中心、国家心血管病中心、国家癌症中心、全国脑血管病防治研究办公室、各省级及以下疾病预防控制中心、专病防治研究办公室、二级以上医院和基层医疗卫生机构组成的慢性病防治网络,从公共卫生的大视野角度共同构筑了慢性病防治全面防线,促进了防治结合、优势互补的人群慢性病防治工作的开展。

(二)慢性病防治策略

慢性病的发生、发展受年龄、性别、遗传等不可控因素,吸烟、酗酒、不合理膳食和缺乏体力活动等生活行为方式,医疗卫生服务及社会经济文化环境等影响,其发生、发展一般依从正常人→高危人群(亚临床状态)→疾病→严重并发症的过程。这些特点决定了慢性病防治策略必须是一种全方位、多环节的综合策略,可将其归纳为"三三"策略。即面向三个人群,一般人群、高危人群和患病人群;关注三个环节,控制危险因素、早诊早治和规范化治疗;运用三种技术手段,健康促进、健康管理和疾病管理。即全人群健康促进、高危人群危险因素干预和疾病的早期筛查、疾病管理相结合的策略。

1. 全人群健康促进策略 全人群健康促进策略,旨在降低整个人群慢性病主要危险因素的暴露水平,从而减少人群慢性病的流行水平。主要通过在全人群中开展健康教育,创造健康支持性环境,提高人群对慢性病防治的知晓度和参与度,倡导合理膳食、控制体重、适量运动、限盐、控烟、限酒、心理平衡的健康生活方式,提高社区人群的慢性病防治意识和自我保健能力。该策略属于一级预防的范畴。我国在政府主导、多部门协同和全社会参与的机制下实施健康促进策略。主要举措包括以下几项。

(1)制定糖尿病防控公共政策:2016 年 10 月,中共中央、国务院印发了《"健康中国 2030"规划纲要》,提出了今后 15 年我国推进"健康中国"建设的行动纲领,在"强化覆盖全民的公共卫生服务"方面,提出了实施慢性病综合防控战略,强化慢性病筛查和早期发现;基本实现高血压、糖尿病患者管理干预全覆盖等要求。提出到 2030 年实现全人群、全生命周期的慢性病健康管理,包括糖尿病在内的 4 种重大慢性病过早死亡率比 2015 年降低 30%,糖尿病防治行动还被纳入《健康中国行动(2019—2030 年)》十五项重大行动之一。2017 年 2 月国务院办公厅印发《中国防治慢性病中长期规划(2017—2025 年)》,强化慢性病防控的顶层设计,提出加强健康教育、实施早诊早治、强化规范诊疗、促进医防协同等策略。

(2)慢性病综合防控示范区建设:为进一步搭建慢性病防控多部门合作平台,探索持续的慢性病防控长效发展机制,我国于 2010 年启动了国家慢性病综合防控示范区建设工作,旨在通过政府主导、全社会参与、多部门行动综合控制糖尿病等慢性病社会和个体风险,开展健康教育和健康促进、早诊早治、疾病规范化管理,减轻慢性病负担,在全国建立一批以县(区)级行政区划为单位的慢性病综合防控示范区,形成带动效应,推动全国慢性病防控工作的深入开展。截至 2020 年 6 月,全国共建成 488 个国家级慢性病综合防控示范区,覆盖全国 17.1%(488/2 846)的县(市、区)。依托示范区建设平台,各地因地制宜探索具有地方特色的慢性病防控和管理模式。

(3)创造健康的支持性环境:2007 年启动全民健康生活方式行动,围绕人们的生活和社区,改善社会、经济、环境等健康决定因素,营造有益健康的环境。第一阶段行动口号是"日行一万步,吃动两平衡,健康一辈子",以合理膳食和适量运动为切入点,开展各种全民参与活动,通过建设健康单位、健康食堂、健康主题公园、健康步道等健康支持性环境改变居民膳食不均衡和身体活动不足等不健康的生活方式。第二阶段提出开展"三减三健"行动,提倡"减盐、减油、减糖,健康口腔、健康体重、健康骨骼"6 项专项活动,以"三减三健"专项行动为抓手,深入开展全民健康生活方式行动,创造支持性环境,营造慢性病防控"人人参与、人人享有"的良好氛围。此外,为推动全民健身,《全民健身计划(2021—2025 年)》提出加大全民健身场地设施供给、广泛开展全民健身赛事活动、提升科学健身指导服务水平、激发体育社会组织活力、营造全民健身社会氛围等主要任务,并围绕目标任务的完成,从加强组织领导、壮大全民健身人才队伍、加强全民健身安全保障、保障全民健身智慧化服务等方面提出措施。针对烟草这一慢性病重要影响因素,我国全面推行公共场所禁烟政策,并于 2012 年发布《中国烟草控制规划(2012—2015 年)》,提出制定全国性禁烟法规,禁止烟草广告、促销和赞助,香烟包装警语面积要扩大等举措。2019 年,控烟行动被列入《健康中国行动(2019—2030 年)》专项行动深入推进。

(4)发展个人技能:通过不断建立健全健康教育工作网络,结合社区卫生服务广泛开展健康教育工作,针对重点目标人群,开展以医院、工作场所、公共场所、学校等场所为基础的健康教育与健康促进活动,向大众科学普及健康知识,提高公众的健康意识和自我保健能力。围绕糖尿病等慢性病主要危险因素,政府和专家学者编制并出台了系列指南为民众提供科学的健康行动指导。例如 2022 年发布《中国人群身体活动指南(2021)》,为不同年龄段人群以及慢性病患者,提供身体活动科学指导,提升全人群身体活动水平。2022 年,中国营养学会推出《中国居民膳食指南(2022)》,用以指导居民平衡膳食、合理营养,降低疾病风险。

2. 高危人群干预策略 高危人群干预策略通过在高危人群中开展疾病筛查、健康干预等,指导其进行自我管理,阻止或减缓慢性病的发生,是防控关口前移的重要策略。糖尿病高危人群干预策略的一个重点是开展糖尿病筛查,我国曾多次开展糖尿病专题流行病学调查,且 2018 年开始,每隔 5 年在全国 302 个国家监测点开展中国慢性病与营养监测调查,基于监测与专题调查数据,揭示我国成年人糖尿病患病及控制状况和变化趋势,为制定糖尿病防控策略提供科学依据。《中国 2 型糖尿病防治指南(2020 年版)》建议对糖尿病高危人群应尽早进行糖尿病筛查,监测高危对象的相关检查指标如空腹血糖、口服葡萄糖耐量试验(OGTT)等,评估其身体健康状况和糖尿病风险。当前糖尿病高危人群的发现主要通过居民健康档案、基本公共卫生服务及机会性筛查等渠道。2016 年浙江省卫生健康委出台《浙江省高血压、2 型糖尿病高危人群管理工作规范》,通过健康教育和健康促进、行为干预和危险因素评估等手段,提升 2 型糖尿病高危人群健康知识知晓率,增强防病意识和能力,促进良好健康行为形成,使糖尿病高危人群和患者得到早发现、早干预、早治疗,进而提高糖尿病的治疗率和控制率。

3. 疾病管理策略 对慢性病患者进行规范化管理，是提高治疗效果，预防和减少慢性病的并发症和伤残等不良结局的重要措施。依据分层管理的原则，采取降糖、降压、调脂[主要是降低低密度脂蛋白胆固醇（low-density lipoprotein-cholesterol，LDL-C)]、应用阿司匹林治疗等糖尿病综合管理措施，以降低心血管疾病及微血管并发症反复发生和死亡的风险。2009年国家启动基本公共卫生服务项目，2型糖尿病患者健康管理是其中一项重要内容。《国家基本公共卫生服务规范》要求基层医疗卫生机构（即乡镇卫生院和社区卫生服务中心）为辖区内≥35岁常住居民中的2型糖尿病患者免费提供4次面对面访视服务和1次较全面的健康检查等服务，具体包括高危人群筛查、血糖检测、随访评估、分类干预及健康体检等，以促进其健康改善。该项目的实施是我国迄今为止针对糖尿病患者开展的最大范围的人群干预实践。项目实施10余年来，国家基本公共卫生服务影响了我国2型糖尿病患者基于社区的健康管理活动，其规范实施提升了糖尿病患者的自我健康管理效能和总体服务满意度。糖尿病患者基数大、病程长，为推动糖尿病等慢性病患者高效有序就医，合理配置医疗资源、促进基本医疗卫生服务均等化，我国实行糖尿病分级诊疗制度，以提高基层医疗服务能力为重点，明确各级各类医疗机构服务功能定位，指导患者合理就医和规范治疗。基层医疗机构和二级及以上医院实施双向转诊，为患者进行体检、并发症筛查、随访和治疗，指导患者自我管理健康；三级医院负责疑难复杂和急危重患者的救治。目前我国已逐步建立基层首诊、双向转诊、急慢分治和上下联动的分级诊疗模式，在高血压、糖尿病等常见慢性病的防治中发挥了重要作用。

第四节　政府、社区在慢性病防控中的作用

一、政府作用

糖尿病作为一种常见的慢性病，不仅是一个卫生问题，更是关系到国家经济和社会发展的公共问题；糖尿病防控需要统筹各方资源，因此政府必须起主导作用，融健康于万策。2011年，第66届联合国大会通过的关于《预防和控制慢性病问题高级别会议的政治宣言》，明确各国政府在应对慢性病挑战方面承担首要责任，有效预防和控制慢性病，需要政府一级发挥领导作用和采取多部门行动。

（一）政府主导，将健康融入所有政策（HiAP）

2013年，国际健康促进大会以"将健康融入所有政策（HiAP）"为主题，通过了《赫尔辛基宣言》，提出"将健康和平等置于社会发展优先领域是政府对公民的核心责任，为了健康的政策协调是必须且迫切的"，呼吁各国政府重视健康的社会决定因素，在起草国家政策、做规划时应该重点考虑HiAP。因此，政府在慢性病防控中应强化责任，发挥主导作用，积极出台慢性病防控的公共政策，包括政策、法规、财政、税收等，从可干预的糖尿病危险因素入手，建立完善糖尿病防控的政策和支持性环境，同时要支持糖尿病防控相关研究，以获得确定优先领域的信息，并科学评估政策带来的健康影响。

（二）统筹协调，推动多部门合作

2010年《阿德莱德宣言》指出，所有部门应将健康和福祉作为政策制定的关键组成部分，只有将健康融入所有政策才能实现政府的发展目标。慢性病的防控不仅依赖于卫生部门，

更需要其他政府部门和社会团体的关注与协同努力。实践证明,在改善与慢性病的发生和发展密切相关的影响因素时(如吸烟、身体活动水平低、反式脂肪酸摄入高、空气污染等),卫生之外的部门政策甚至能够起到更佳的效果,例如增加烟草税、添加营养标签、环境整治等。2017年《中国防治慢性病中长期规划(2017—2025年)》正式将多部门合作写入慢性病防治规划,通过跨部门合作统筹各方资源,整合体系,在慢性病危险因素控制方面采取有效行动。

(三)营造健康支持性环境

健康并不完全取决于个人的自律,良好的环境是健康的基石和保证。健康支持性环境包括物质环境、社会环境和经济环境,它涉及人们生活的方方面面,如居住、家庭、工作和娱乐,以及人们获得健康的资源和提高健康能力的机会。第三届健康促进大会以创造支持性环境为主题,重新审视健康和环境的问题,发表了《松兹瓦尔宣言》,提出了创建健康支持环境的行动包括物质、社会精神、经济、政治等多个维度,任一维度与其他维度呈动态相关,还呼吁各国政府在创建健康支持性环境中要考虑责任和资源的公平分配,优先考虑那些最贫穷者,减轻边远地区、少数民族地区以及残疾人的极度艰难困苦,尽最大努力实现健康平等。目前国内外着力打造的健康场所类支持性环境包括健康社区、健康学校、健康食堂、健康步道、健康主题公园等,实践证明,健康支持性环境对促进公众养成健康文明的生活习惯,践行健康生活方式起到重要的推动作用。

二、社区作用

社区是聚居在一定地域范围内、具有共同意识和共同利益的人们所组成的社会生活共同体。慢性病的发生发展不仅仅与个体生活行为方式有关,也与其居住社区的自然环境和社会环境密切相关。作为城市空间的基本单元与居民日常生活的主要社会环境,社区可提供覆盖面广、可持续且可及性强的预防和治疗相结合的基本医疗卫生服务,有效应对病因复杂、患病率高、病程长、治愈难的慢性病防控难点。

(一)社区在慢性病防治体系中的重要地位

我国的慢性病防治体系将预防、治疗和长期管理相结合,是以基层医疗机构为网底,各级疾病防控机构和医疗机构为依托,逐步建立并完善的多层次、多维度防治网络。社区卫生服务在体系中极为重要,融预防、医疗、保健、康复、健康教育等于一体,为广大居民提供有效的、经济的、方便的、综合的、连续的基层卫生服务,扮演着居民健康"守门人"的重要角色,被国际社会公认为实施基本卫生保健的基本战略。

我国政府十分重视慢性病社区防控工作,2007年我国发起全民健康生活方式行动,倡导和传播健康生活方式,创建健康支持性环境,充分调动社区居民的自觉能动性来推动慢性病防控;2009年国家全面深化医药体制改革,基层医疗卫生机构成为提供基本公共卫生和基本医疗服务的主体,并把高血压、糖尿病基层防治管理作为基本公共卫生服务项目在全国推广实施。2010年原卫生部在全国范围内启动慢性病综合防控示范区建设项目;2015年《关于推进分级诊疗制度建设的指导意见》中提出要建立"基层首诊、双向转诊、急慢分治、上下联动"的分级诊疗模式,明确了社区在分级诊疗过程的重要职能和基础性作用。社区糖尿病防控能力建设,是促进分级诊疗、提高糖尿病防治管理水平的最核心环节,针对基层慢性病防治能力不足,资源匮乏等问题,我国开展大量的体制改革和能力提升工作,推动政府加大基层医疗投入,引导医疗卫生工作重心下移、资源下沉,不断夯实基层基础,推进基层慢性病防治能力的提升。实践证明,针对糖尿病等主要慢性病,在政府主导下,以基层为重点,以社区居民需求为导向,依靠社区卫生服务团队,针对可防可控的危险因素采取社区管理和干预的综合措施,能更好地满足患者对卫生服务的需求,有利于糖尿病等慢性病的预防与控制。

(二)社区在糖尿病防控中的重要作用

社区是糖尿病防控的主战场,是贯彻执行预防为主、防治结合方针的落脚点。以社区干预为基础,以健康促进和行为危险因素干预为主要手段和内容的社区防控是糖尿病等慢性病防控的重要策略。社区主要从以下两方面在糖尿病防控中发挥作用。

1. 通过社区诊断,明确社区的糖尿病流行和居民健康现况,分析这些问题的可能原因和影响因素,从而确定本社区开展糖尿病防控的重点人群和因素,充分发动社区力量开展健康促进活动,创造有利于健康的支持性环境,推动全民健康生活方式行动,授予群众健康生活方式技能,以控制糖尿病危险因素,进而提高社区居民的健康水平。

2. 通过筹集和协调卫生资源,培养以全科医生为主的专业化团队,以社区为单元与居民积极开展签约服务,主要为居民提供以下卫生服务。

(1)疾病筛查:对收集到的相关健康资料进行分析,对其健康进行评估,及时发现糖尿病患者和高危人群,并建立健康档案和专病档案,做好信息报告工作。

(2)分类管理:针对不同对象实施规范化分类管理,糖尿病患者按照诊疗指南,制定个体化、规范化的治疗方案,定期体检,并筛查糖尿病并发症。对糖尿病高危人群定期提供筛查服务,做到早发现、早诊断、早治疗。

(3)综合干预:针对糖尿病行为危险因素开展综合性干预,包括药物干预、膳食营养干预、运动干预、戒烟干预和心理干预,以控制糖尿病危险因素,延缓糖尿病及其并发症发生发展。

(4)随访评估:定期对糖尿病患者和高危人群进行随访,监测血糖水平,评估治疗和干预效果,必要时调整治疗和管理方案。

(5)健康教育:普及健康知识和技能,提高居民糖尿病知晓率,指导患者自我健康管理。

(6)双向转诊:将符合转诊条件的患者向上一级医疗机构转诊,承接上一级医疗机构向下转诊的患者治疗和康复服务。

社区卫生服务机构作为百姓身边的健康管家,具备成为医防融合交叉点、融合点的潜力,在充分发挥社区首诊、分级诊疗和双向转诊等基本医疗服务基础上,能为社区居民、糖尿病患者及高危人群提供全方位的健康管理服务,推动预防关口前移,更好发挥医防融合的居民健康"守门人"作用。

(三)以社区为基础的糖尿病管理实践

1. 医院-社区糖尿病一体化管理模式 上海交通大学附属第六人民医院率先在国内创建了医院-社区糖尿病一体化防治管理模式。该模式明确了各层级医疗机构的定位与服务内容,建立了跨区域、多中心、多层次的医院-社区卫生服务中心的分级诊疗糖尿病管理模式,即糖尿病首诊在社区,遇到疑难病症向二、三级医院转诊,待患者病情稳定后回归社区进行治疗与康复的分级诊疗模式。社区在糖尿病规范管理中发挥重要作用,包括糖尿病及高危人群的档案管理;患者个体化咨询和指导;并发症筛检;健康教育小屋,以及双向转诊便利通道等。此外,为提高社区医生的专业技能,医院建立"社区教育糖尿病培训基地",对社区医师开展规范化培训,培养糖尿病管理技术骨干。实践证明,医院-社区糖尿病一体化管理模式可以有效提升糖尿病患者的防治效果,以及社区的糖尿病综合防治能力,目前已推广至全国多个省市。

2. 医共体模式下糖尿病全周期健康管理 2018年,浙江省全面推进城市医联体和县域医共体建设,依托县域医共体和城市医联体,规范化推进糖尿病、高血压的全周期健康管理,促进构建分级诊疗闭环关系。除了明确基层医疗机构与上级医院在慢性病防控上的职能和分级诊疗流程,还采取家庭医生团队签约服务模式,组建以全科医生为主体的全专融合型家庭医生团队,包括了全科医生、上级医院的专科医师和县级疾控中心慢性病防治专业人员,全面参与糖尿病等慢性病患者的全周期健康管理。由家庭医生团队对糖尿病患者进行规范的药物治疗、持续的生活方式干预和健康宣教、定期的随访管理、及时的转诊服务、年度的体检和评估,同时发挥中医"治未病"的作用,对糖尿病高危人群进行调理。针对基层医疗卫生资源缺乏的情况,浙江省推动医学人才下沉、城市医院下沉,提升了县域医疗卫生服务能力和群众满意率,让更多糖尿病患者在基层得到全面、持续、综合的防治,改善患者健康水平。

3. 糖尿病"三师共管"健康管理模式 以两大慢性病(高血压、糖尿病)为突破口,厦门市构建了由全科医师、健康管理师和上级医院专科医师为团队的"三师共管"家庭医生签约服务模式。家庭医生作为签约服务的第一责任人,主要由基层医疗卫生机构注册的全科医师担任,负责落实、执行治疗方案,病情日常监测和协调双向转诊,健康管理师侧重于居民健康教育和患者的行为干预,医院专科医师负责明确诊断与治疗方案、指导基层的全科医师。同时以奖励性绩效考核为手段,对家庭医生团队人员进行多方面激励。在该模式下,厦门市签约居民可以享受到以"多快好省"为主要特色的签约品牌服务,极大地方便了签约居民的就医,有效引导居民合理选择医疗机构就医,提高居民信任度与满意度,带动了医疗资源下沉和社区医疗机构门诊量的增长,形成了"建立'三师共管'签约服务—基层服务能力提升—患者满意—工作成就感提升—收入提高—签约率进一步提高"的良性循环,提高了厦门市签约居民健康管理水平。

(胡如英　林静静)

主要参考文献

[1] BOMMER C, HEESEMANN E, SAGALVA V, et al. The global economic burden of diabetes in adults aged 20-79 years: a cost-of-illness study[J]. Lancet Diabetes Endocrinol, 2017, 5(6): 423-430.

[2] BOMMER C, SAGALVA V, HEESEMANN E, et al. Global economic burden of diabetes in adults: projections from 2015 to 2030[J]. Diabetes Care, 2018, 41(5): 963-970.

[3] BENTON G S, KERSTEIN M D. Cost effectiveness of early digit amputation in the patient with diabetes[J]. Surg Gynecol Obstet, 1985, 161(6): 523-524.

[4] AMERICAN DIABETES ASSOCIATION. Economic costs of diabetes in the U S in 2002[J]. Diabetes Care, 2003, 26(3): 917-932.

[5] AMERICAN DIABETES ASSOCIATION. Economic costs of diabetes in the U S in 2017[J]. Diabetes Care, 2018, 41(5): 917-928.

[6] HEX N, BARTLETT C, WRIGHT D, et al. Estimating the current and future costs of type 1 and type 2 diabetes in the UK, including direct health costs and indirect societal and productivity costs[J]. Diabet Med, 2012, 29(7): 855-862.

[7] OH SH, KU H, PARK K S. Prevalence and socioeconomic burden of diabetes mellitus in South Korean adults: a population-based study using administrative data[J]. BMC Public Health, 2021, 21(1): 548.

[8] MUTYAMBIZI C，PAVLOVA M，CHOLA L，et al. Cost of diabetes mellitus in Africa：a systematic review of existing literature[J]. Global Health，2018，14（1）：3.

[9] KÄHM K，LAXY M，SCHNEIDER U，et al. Health care costs associated with incident complications in patients with type 2 diabetes in Germany[J]. Diabetes Care，2018，41（5）：971-978.

[10] American Diabetes Association. Economic costs of diabetes in the U.S. in 2012[J]. Diabetes Care，2013，36（4）：1033-1046.

[11] LEE K W. Costs of diabetes mellitus in Korea[J]. Diabetes & Metabolism Journal，2011，35（6）：567-570.

[12] 胡善联，刘国恩，许樟荣，等. 我国糖尿病流行病学和疾病经济负担研究现状[J]. 中国卫生经济，2008，27（8）：5-8.

[13] 徐楠，刘克军，顾雪非，等. 糖尿病治疗人群医疗总费用研究[J]. 中国卫生经济，2016，35（10）：4.

[14] DING C，BAO Y，BAI B，et al. An update on the economic burden of type 2 diabetes mellitus in China[J]. Expert Rev Pharmacoecon Outcomes Res，2022，22（4）：617-625.

[15] 贺小宁，张雅雯，阮贞，等. 中国 2 型糖尿病患者慢性并发症患病率与次均医疗费用研究[J]. 中华内分泌代谢杂志，2019，35（3）：6.

[16] 冷瑶，李燕喃，邓晶. 我国中老年糖尿病患者的疾病经济负担分析[J]. 卫生经济研究，2018（10）：46-49.

[17] GILLIES C L，LAMBERT P C，ABRAMS K R，et al. Different strategies for screening and prevention of type 2 diabetes in adults：cost effectiveness analysis[J]. BMJ，2008，336（7654）：1180-1185.

[18] DALL T M，STORM M V，SEMILLA A P，et al. Value of lifestyle intervention to prevent diabetes and sequelae[J]. Am J Prev Med，2015，48（3）：271-280.

[19] 解鸿翔，张河，张莉，等. 天津市"社区糖尿病高危人群预警与健康管理体系建设"项目卫生经济学评价[J]. 中华糖尿病杂志，2014，6（2）：97-100.

[20] 官海静，侯薇薇，李雪，等. 中国 2 型糖尿病患者早治疗的卫生经济学评估[J]. 卫生经济研究，2017（7）：29-32.

[21] HERMAN W H，YE W，GRIFFIN S J，et al. Early detection and treatment of type 2 diabetes reduce cardiovascular morbidity and mortality：a simulation of the results of the Anglo-Danish-Dutch study of intensive treatment in people with screen-detected diabetes in primary care（ADDITION-Europe）[J]. Diabetes Care，2015，38（8）：1449-1455.

[22] SCHAUFLER T M，WOLFF M. Cost effectiveness of preventive screening programmes for type 2 diabetes mellitus in Germany[J]. Appl Health Econ Health Policy，2010，8（3）：191-202.

[23] 张毓辉，万泉，柴培培，等. 我国糖尿病医疗费用及筹资负担研究[J]. 中国卫生经济，2017，36（04）：17-19.

[24] 陈育德. 重温《阿拉木图宣言》推进健康中国建设[J]. 中华预防医学杂志，2018，52（05）：457-459.

[25] 联合国. 可持续发展目标[EB/OL]. [2023-01-01]（2023-3-10）. https://www.un.org/sustainabledevelopment/zh/health/.

[26] 张勇. 国内外慢性病防治重要政策概览[M]. 北京：人民卫生出版社，2016.

[27] 张勇，白雅敏，邵月琴，等. 新千年发展目标框架下的全球慢性病防控政策的回顾与建议[J]. 中国慢性病预防与控制，2016，24（08）：629-632.

[28] 王临虹. 慢性非传染性疾病预防与控制[M]. 北京：人民卫生出版社，2018.

[29] United Nations. World diabetes day[EB/OL]. [2023-4-7]. https://www.un.org/en/observances/diabetes-day.

[30] Copenhagen Steno Diabetes Center. Cities changing diabetes［EB/OL］.［2023-01-01］. https://www. citieschangingdiabetes.com/action-framework.html.

[31] 白彦锋，王硕. "糖税"的国际经验与成本效益分析——基于美国糖尿病形势及其医疗支出状况的思考［J］. 财政科学，2021（12）：94-108.

[32] LONG M W，GORTMAKER S L，WARD Z J，et al. Cost effectiveness of a sugar-sweetened beverage excise tax in the US［J］. American Journal of Preventive Medicine，2015，49（1）：112-123.

[33] World Health Organization. The global diabetes compact［EB/OL］.（2021-04-12）［2023-03-06］. https://www. who.int/publications/m/item/the-global-diabetes-compact.

[34] 国务院. 健康中国 2030 规划纲要［A/OL］.（2016-10-25）［2023-01-01］. http://www.gov.cn/ zhengce/2016-10/25/content_5124174.htm.

[35] 国务院. 健康中国行动（2019—2030 年）［A/OL］.（2019-7-15）［2023-01-01］. http://www.gov.cn/ xinwen/2019-07/15/content_5409694.htm.

[36] 国务院办公厅. 关于印发中国防治慢性病中长期规划（2017—2025 年）的通知：国办发〔2017〕12 号［A/ OL］.（2018-11-20）［2023-01-01］. http://www.gov.cn/zhengce/content/2017-02/14/content_5167886.htm.

[37] 吴静. 基本卫生保健理论与慢性病社区防控［M］. 北京：中国人口出版社，2020.

[38] 国务院. 国务院关于印发全民健身计划（2021—2025 年）的通知：国发〔2021〕11 号［A/OL］.（2021-08-03）［2023-01-01］. http://www.gov.cn/zhengce/content/2021-08/03/content_5629218.htm.

[39] 烟草控制框架公约履约工作部际协调领导小组. 关于印发《中国烟草控制规划（2012-2015 年）》的通知：工信部联消费〔2012〕572 号［A/OL］.（2012-12-27）［2023-01-01］. http://www.nhc.gov.cn/zwgk/wtwj/201304/4f012dc811994a80ba121936b2640085.shtml.

[40] 赵文华，李可基，王玉英，等. 中国人群身体活动指南（2021）［J］. 中国公共卫生，2022，38（02）：129-130.

[41] 中国营养学会. 中国居民膳食指南（2022）［M］. 北京：人民卫生出版社，2022.

[42] 中华医学会糖尿病学分会. 中国 2 型糖尿病防治指南（2020 年版）［J］. 国际内分泌代谢杂志，2021，41（05）：482-548.

[43] 秦怀金，陈博文. 国家基本公共卫生服务技术规范［M］. 北京：人民卫生出版社，2012.

[44] 国务院办公厅. 国务院办公厅关于推进分级诊疗制度建设的指导意见：国办发〔2015〕70 号［A/OL］.（2015-9-11）［2023-01-01］. http://www.gov.cn/zhengce/content/2015-09/11/content_10158.htm.

[45] 华钰洁，胡一河，陆艳，等. 国外健康支持性环境实践进展与启示［J］. 中国慢性病预防与控制，2021，29（05）：331-335.

[46] 蔡淳，贾伟平. 中国糖尿病的社区化管理［J］. 中国科学：生命科学，2018，48（08）：820-826.

[47] 贾伟平. 推进新型分级诊疗模式全力服务中国糖尿病患者［J］. 中华糖尿病杂志，2015，7（01）：6-9.

[48] 张平. 县域医共体建设的浙江承载［J］. 卫生经济学研究，2018（12）：3-6.

[49] 浙江省卫生健康委员会，浙江省财政厅，浙江省医疗保障局. 关于加强高血压糖尿病全周期健康管理推进分级诊疗改革的通知：浙卫发〔2020〕28 号［A/OL］.（2020-07-15）［2023-01-01］. https://wsjkw. zj.gov.cn/art/2020/7/21/art_1229123408_948055.html.

[50] 吕韵，景日泽，王德猛，等. 家庭医生签约服务的激励机制内涵分析——基于厦门市"三师共管"模式［J］. 中国全科医学，2021，24（16）：1995-2002.

第四章

1型糖尿病预防

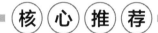

核心推荐

1. 全球急性起病1型糖尿病（T1DM）患病人数逾900万，目前其发病率和患病率均呈上升趋势。缓发性1型糖尿病（LADA与LADY）亟待重视。

2. 1型糖尿病可通过胰岛自身抗体、遗传易感基因、代谢参数等指标预测。

3. 1型糖尿病的预防可分为三级：阻止T1DM易感个体免疫学破坏的启动为一级预防；阻止已有免疫异常的T1DM高危个体进展至糖尿病为二级预防；阻止已发生T1DM的患者胰岛β细胞功能减退及并发症发生为三级预防。

4. 目前1型糖尿病一级预防证据有限；CD3单抗在二级预防中有效，泰普利单抗成为全球首个被FDA批准用于1型糖尿病预防的药物；多种免疫药物试验主要针对三级预防，期待获批于1型糖尿病治疗。

5. 细胞治疗试验结果提示其可能对治疗T1DM有效，仍需努力使之用于临床。

第一节　1型糖尿病流行病学

1型糖尿病（type 1 diabetes mellitus，T1DM）是指由于各种原因所致的胰岛β细胞破坏进而导致胰岛素绝对缺乏的糖尿病，临床表现为需长期依赖胰岛素治疗。胰岛β细胞破坏的原因中免疫原因占绝大多数。免疫原因所致的T1DM又称为自身免疫性T1DM，没有明确病因的又称为特发性T1DM。T1DM多数起病较急，症状较明显，若未及时就诊，容易发生糖尿病酮症酸中毒。

T1DM的发病率及患病率在全球呈逐年上升趋势。来自94个国家的儿童T1DM及10个国家的成人T1DM数据显示，2017年全球T1DM新发病例约23万，患病总人数达900万，占全球糖尿病总数的2%。T1DM发病率在不同国家/地区间差异较大，其中北欧最高，芬兰居于首位，达62.5/10万人年，而非洲地区最低；亚洲地区发病率较低，但因人口基数大，亚洲地区T1DM患者数约占全球患病总数的1/3，居世界前列。根据国际糖尿病联盟（the international diabetes federation，IDF）数据，青少年T1DM患者中，印度患病人数最多，达到22.9万人；其次是美国和巴西，分别为15.8万人和9.2万人。

中国1型糖尿病研究（T1DM China Study）数据显示，2010—2013年我国全年龄组人群T1DM发病率为1.01/10万人年，0～14岁年龄组发病率为1.93/10万人年，15～29岁为

1.28/10 万人年,30 岁及以上为 0.69/10 万人年;发病率高峰在 10～14 岁年龄组;发病率在过去 20 年增长近 4 倍。我国各省市的 T1DM 发病率不尽相同,呈现从高纬度到低纬度发病率逐渐下降的趋势。尽管中国仍然是全球 T1DM 发病率最低的国家之一,但我国人口基数大,儿童青少年 T1DM 患病人数居全球第四,达 5.6 万人。总体而言,成年患者占比大,年龄≥20 岁者占新发 T1DM 患者的 65.3%,但部分成人患者非酮症起病、胰岛功能衰退较慢、缺乏标准化的胰岛自身抗体检测,导致部分成人 T1DM 诊断困难,疾病负担不容小觑。

隐匿性自身免疫糖尿病以胰岛 β 细胞遭受缓慢自身免疫损害为特征,是 T1DM 的特殊类型,依据发病年龄可分为成人隐匿性自身免疫糖尿病(latent autoimmune diabetes in adult,LADA)和青少年隐匿性自身免疫糖尿病(latent autoimmune diabetes in youth,LADY)。预计我国现有 LADA 和 LADY 患者逾 1 000 万,患病人数居世界首位。

中国 1 型糖尿病研究显示 T1DM 发病在 10～14 岁达高峰,而后呈下降趋势;总体而言,成年患者占比大,年龄≥20 岁患者占新发 T1DM 人群的 65.3%。随着胰岛自身抗体检测技术的推广,部分既往临床诊断为 2 型糖尿病的患者被重新诊断为 LADA。中国成人隐匿性自身免疫糖尿病多中心研究(LADA China 研究)发现,在临床新诊断 2 型糖尿病患者中,15～29 岁组 GADA 阳性率高达 11.7%,而 30 岁以上组阳性率为 5.9%。与其他很多自身免疫性疾病不同,在欧洲成人中 T1DM 发病率男性高于女性,而 T1DM 在儿童中发病率无明显性别差异。但在一些发病率低的人群中,女性稍高于男性。中国 1 型糖尿病研究发现,我国 0～14 岁年龄组,女孩 T1DM 发病率高于男孩,分别为 2.21/10 万人年和 1.72/10 万人年,而≥15 岁年龄组中,男性 T1DM 发病率高于女性,分别为 0.92/10 万人年和 0.70/10 万人年。环境因素和生活方式是造成 T1DM 男女发病率差异的可能原因。

T1DM 的发病情况在不同种族间存在一定差异。美国高加索儿童 T1DM 发病率最高,而印度裔儿童最低。与之类似,多国儿童 1 型糖尿病调查项目(DiaMond)发现我国八个民族的 T1DM 发病率差异较大,校正发病率最高的民族是哈萨克族,达 3.06/10 万人年,是最低者满族(0.25/10 万人年)的 12 倍,维吾尔族、哈萨克族和回族等人群较大多数西方国家发病率低,但远高于中国其他种族。不同种族间 T1DM 发病率差异与环境、遗传等因素密切相关。

T1DM 血糖波动大,控制困难,与西方国家相比,我国 T1DM 患者血糖控制达标率更低,并发症出现更早、更多、更严重,胰岛素强化治疗方案及持续皮下胰岛素输注应用率更低,严重影响患者生活质量,危害生命健康,造成巨大社会经济负担。然而,通过规范胰岛素治疗、定期血糖监测、糖尿病教育和支持,T1DM 患者的生活质量可极大改善,并可预防或延缓多种糖尿病并发症的发生。因此,提升全社会,尤其是医疗保健专业人员对 T1DM 的认识,十分必要。多项大型流行病学研究显示,T1DM 的发病率受季节、饮食、地区、年龄、性别及种族遗传等多种因素的影响。研究显示,近年来 T1DM 发病率在低遗传易感风险的人群中增加更为明显,提示环境因素发挥了重要作用。

第二节　1型糖尿病的预测

T1DM 是一种与环境因素相关的多基因遗传疾病,联合胰岛自身抗体、遗传易感性和代谢指标能够较准确地对 T1DM 的高危人群进行预测。

一、胰岛自身抗体

自身免疫性 T1DM 的主要标志是体内存在胰岛自身抗体。目前临床上常用的胰岛自身抗体包括谷氨酸脱羧酶抗体(glutamic acid decarboxylase autoantibody,GADA)、胰岛素自身抗体(insulin autoantibody,IAA)、蛋白酪氨酸磷酸酶自身抗体(insulinoma-associated 2 molecule autoantibody,IA-2A)、锌转运体 8 自身抗体(zinc transporter 8 autoantibody,ZnT8A)。不同胰岛自身抗体在不同人种 1 型糖尿病中的阳性率并不相同。中国人 GADA 阳性率低于或接近于西方白种人,而 IA-2A 和 ZnT8A 阳性率较西方人群明显偏低。这可能与中国人群与西方人群的易感基因不同有关。但总体上,在 1 型糖尿病中联合三种抗体检测的总体阳性率均接近或超过 90%。表明在 1 型糖尿病中自身免疫性 1 型糖尿病占据了绝大多数。

2015 年 10 月青少年糖尿病研究基金会(Juvenile Diabetes Research Foundation,JDRF),美国内分泌协会(American Endocrine Society)和美国糖尿病协会(American Diabetes Association,ADA)发布一份新的关于 1 型糖尿病分期的说明(图 4-1)。依据新的分期方法,1 型糖尿病可以分为 1 期,2 期和 3 期。同时在 1 期前可以分为携带遗传风险阶段,免疫激活阶段和免疫反应三个阶段。这份声明最引人瞩目的便是在具有高遗传风险的个体出现 2 个胰岛自身抗体阳性时即可认为处于 1 型糖尿病 1 期。随后当出现空腹或餐后血糖水平高于正常即可认定为 1 型糖尿病 2 期。最终当血糖达到糖尿病诊断标准时为 1 型糖尿病 3 期,即临床期 1 型糖尿病。这份声明突出地显示了胰岛自身抗体在 1 型糖尿病的诊断和预测其发生发展中起着关键的作用。

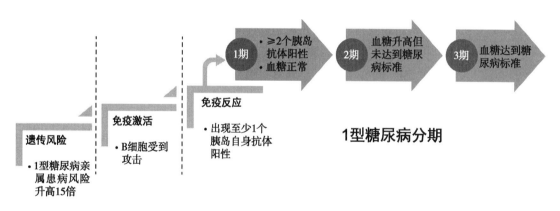

图 4-1 1型糖尿病分期

从青壮年糖尿病自身免疫研究(the diabetes autoimmunity study in the young,DAISY),芬兰 1 型糖尿病预测和预防研究(type 1 diabetes prediction and prevention study,DIPP)和对父母患 T1DM 的儿童从出生开始随访的前瞻性研究(BABYDIAB)三个大型前瞻性队列研究中选取 585 例有 2 个或 2 个以上胰岛自身抗体阳性且携带有 1 型糖尿病高风险 *HLA* 基因型的儿童进行分析发现,在随访至第 5 年、第 10 年和第 15 年时进展到临床期 1 型糖尿病的比例分别高达 43.5%、69.7% 和 84.2%。这表明当携带有高风险致病性基因的儿童出现 2 个胰岛自身抗体时,其一生最终发展成临床期 1 型糖尿病的可能性接近 100%。

胰岛自身抗体对 1 型糖尿病的疾病进展的预测价值还体现在抗体个数的多少对于预测 1 型

糖尿病的疾病进展有帮助。上述随访中,研究者观察了抗体个数对于预测糖尿病发病的价值。结果发现在随访至第 10 年、第 15 年时三个抗体阳性人群的发病率大于 2 个抗体阳性的人群,而 2 个抗体阳性的人群发病率远远大于 1 个抗体阳性的,一个抗体阳性的又大于没有抗体阳性的人群。在青少年糖尿病的环境决定因素(the environmental determinants of diabetes in the young,TEDDY)研究中,研究者们纳入了 8 503 例携带有高风险 HLA 基因型的儿童进行随访。共有577 例出现胰岛自身抗体阳性,在随访至第五年时 1 个抗体阳性、2 个抗体阳性及 3 个抗体阳性发生糖尿病的比例分别是 11%、36% 及 47%。而在以 1 型糖尿病一级亲属为研究对象的美国 1型糖尿病预防队列研究(diabetes prevention trial,type1 diabetes,DPT-1)当中也有类似发现。

除了胰岛自身抗体个数对于预测 1 型糖尿病发病具有重要的意义以外,胰岛自身抗体的滴度,胰岛自身抗体出现时间,胰岛自身抗体的抗体亲和力,胰岛自身抗体类型同样也会影响 1 型糖尿病发病。出现抗体的年龄可能是影响疾病进展的最重要的因素,其出现抗体的年龄越小,发展为 1 型糖尿病的可能性也就越大。例如,单个抗体阳性的儿童发展成为多抗体阳性的可能性远大于成人。来自 TrialNET 预防途径研究(pathway to prevention,PTP)的数据表明,出现抗体阳性的儿童年龄<8 岁时其在 5 年内由单抗体阳性演变为多抗体阳性的风险为 35%~37%,而超过 18 岁出现单抗体阳性演变为多抗体阳性的风险则为13%~16%。进一步的分析表明儿童出现单抗体阳性时多在 2 年内发生由单抗体阳性到多抗体阳性的转换。此外 DAISY 研究在分析 169 例持续抗体阳性的人群时发现出现胰岛自身抗体时年龄越小其发生 1 型糖尿病的时间也就越早。IAA、GADA 在多数 T1DM 高危人群中最早出现,而 IA-2A 随后;在最终进展为多抗体阳性者中,2/3 首先出现 GADA,而 1/3首先出现 IAA。IAA 和 GADA 是儿童最常见的抗体类型,成人则为 GADA。于立平教授等人则首次使用了电化学发光法对 IAA 和 GADA 进行了检测,发现电化学发光法阳性人群的1 型糖尿病发生率较经典的放射配体法检测阳性人群更高,尤其是在单抗体阳性时。这表明高亲和力胰岛自身抗体对于预测 1 型糖尿病发病具有意义。

因此,联合多抗体检测可提高 T1DM 发表的预测价值,对于多抗体阳性者应提高筛查频率,以期早发现 T1DM。对于 T1DM 的一级亲属,应当至少每隔 1 年进行自身抗体的检测随访,首选 GADA,其次为 IAA,阳性者再加上 IA-2A 检测。

二、遗传易感性

目前国内外研究显示约有 60 余种基因与 T1DM 发病相关,其中位于人染色体 6p21.3的 HLA 等位基因可以解释约 50% 的 T1DM 遗传风险。HLA 分子是细胞表面存在的一种糖蛋白,由一条 α 重链和一条 β 轻链非共价结合而成。HLA 基因主要分为三大类,Ⅰ类基因包括 HLA-A、HLA-B、HLA-C 等,Ⅱ类基因包括 HLA-DR、HLA-DQ 和 HLA-DPC 等,以及非典型的Ⅲ类。HLA Ⅰ类分子主要负责对 CD8⁺T 细胞提呈细胞内抗原,HLA Ⅱ类分子则负责把细胞外抗原提呈给 CD4⁺T 细胞,HLA Ⅲ类基因则编码形成补体系统部分蛋白质。

目前的研究表明 HLA Ⅱ类基因是三类 HLA 基因中与 T1DM 关联性最强的,尤其是HLA-DRB1、HLA-DQA1 和 HLA-DQB1,这三个基因可决定 40% 左右的 T1DM 易感性。HLAⅡ类基因的等位基因、基因型和单倍型均可能影响 T1DM 的发病风险。同时,亚洲 T1DM患者的易感和保护性的等位基因与白种人存在种族异质性。目前研究表明对 T1DM 发病风险最高的单倍型是 DRB1*0301-DQA1*0501-DQB1*0201(DR3)和 DRB1*0401-DQA1*0301-

DQB1*0302(DR4)，携带这两种单倍型杂合子者患 T1DM 的风险远高于任何纯合子。中国人 T1DM 的高危基因型为 *DR3/DR3*、*DR3/DR9* 和 *DR9/DR9*，但白种人 T1DM 的高危基因为 *DR3/DR4*。在白种人中，T1DM 高危的单倍型频率较中国人高，而中低危的单倍型频率则较中国人低，从基因的频率分布可部分解释中国人 T1DM 发病率较白种人低的原因。

HLA Ⅰ类基因同样与 T1DM 的遗传风险有关。*HLA-A*24* 等位基因的存在与 T1DM 患者的低残留胰岛功能有关，表明该基因可促进 β 细胞的破坏。*HLA-B*3906* 等位基因被发现具有很强的 T1DM 易感性，而 *HLA-B*5701* 则具有高度保护作用。在中国人中，则发现 *HLA-C 275* 为易感位点。

HLA Ⅲ类区域主要涉及与免疫应答有关的基因，包括主要组织相容性复合体（MHC）Ⅰ类链相关分子（*MIC*）*-A*，肿瘤坏死因子（TNF）和补体蛋白基因，这些基因被认为在 T1DM 自身免疫的发病机制中具有重要的作用。

其他与发生 T1DM 风险较相关的基因包括 *INS*、*PTPN22*、*CTLA4* 和 *IL2RA* 等，虽然总体上对 T1DM 发病的贡献度较小，但也不容忽视。*INS* 基因是首个发现与 T1DM 发病有关的非 *HLA* 基因。*INS* 的可变数目串联重复序列（variable number of tandem repeat，VNTR）与 T1DM 有关。*INS* 基因的 VNTR 重复次数为 20～63 次的为Ⅰ类等位基因，64～139 次的为Ⅱ类等位基因，重复 140～210 次的为Ⅲ类等位基因。其中Ⅰ类等位基因为 T1DM 的易感基因，而Ⅲ等位基因则为保护性等位基因。*INS* 基因不同的 VNTR 可能是通过影响胰腺和胸腺中的 *INS* 基因表达进而参与到 T1DM 疾病进程中。Ⅰ类 VNTR 使得 *INS* 基因低表达，而Ⅲ类等位则可使 *INS* 基因高表达。*INS* 基因低表达可使胸腺中胰岛素原水平表达降低，进而影响了 T 细胞的阴性选择，从而增加 T1DM 发生风险。

人类 *PTPN22* 基因位于染色体 1p13.3-13.1。从目前的全基因组关联分析结果来看，*PTPN22* 基因对 T1DM 发病的贡献度位列第二位（仅次于 *HLA* 基因）。*PTPN22* 基因编码一种胞内酪氨酸磷酸酶，称为 LYP。LYP 专一表达于造血细胞，包括骨髓细胞、T 细胞、B 细胞等。作为一种酪氨酸磷酸酶，PTPN22 可以将活化状态的 Lck、Fyn、Zap70 和 PLC-γ2 去磷酸化，从而抑制 T 细胞和 B 细胞的活化。目前发现 *PTPN22* 中常见的非同义单核苷酸多态性（single nucleotide polymorphism，SNP）*rs2476601（R620W）* 与 T1DM 密切相关。该突变可使得氨基酸序列上的精氨酸变为色氨酸，从而导致与 C-Src 酪氨酸激酶（CSK）的结合能力丧失，并可增加循环中记忆 T 细胞进而引起自身免疫的增加。

CTLA4 基因也被证实与 T1DM 的发病有关。CTLA4 蛋白是 T 细胞表面表达的共刺激受体，其是 T 细胞活化的负调控因子，并且在 CD4⁺ T 细胞的功能中起关键作用。*CTLA4* 基因外显子 1 上的变异 *rs231775（+49A>G）* 被认为与 T1DM 相关，这种变异引起序列中的丙氨酸被苏氨酸取代，导致突变蛋白的错误表达和细胞表面 CTLA4 表达的减少。

此外，还有 *IFIH1*、*IL2RA*、*SUMO4*、*STAT4*、*PTPN2*、*CLEC16A*、*GLIS3*、*ERBB3*、*VDR*、*NLRP1* 等基因被研究证实与 T1DM 的发病有关。

通过 T1DM 遗传易感位点的探索，可进一步了解 T1DM 发生发展的机制，同时还可建立 T1DM 的预测模型。

三、代谢指标

T1DM 患者胰岛功能受损早于血糖异常，早期发现胰岛功能受损可预测 T1DM 发病，可通过葡萄糖耐量——胰岛素 /C 肽释放试验、高葡萄糖钳夹技术等评估胰岛功能。携带 T1DM 遗传易感基因的多胰岛自身抗体阳性患者，第一时相胰岛素分泌受损在 T1DM 发生前 4～6 年即出现，且在发病前胰岛功能受损呈逐渐加重的趋势。第一时相胰岛素分泌受损（<24mU/L）时，80% 携带易感基因且多抗体阳性的儿童在 5 年内发生 T1DM。

此外，血糖的异常也可预测 T1DM 的发生。研究发现使用 CGM 对抗体阳性的儿童进行血糖监测，当有 18% 的监测点血糖超过 7.8mmol/ 时，其发展为显性 T1DM 的风险显著增高。对于携带易感基因合并多抗体阳性的儿童，口服葡萄糖耐量试验（oral glucose tolerance test，OGTT）、HbA$_{1c}$ 以及血糖波动幅度均可帮助预测 T1DM 的发生及时间。因此，建议携带高危基因及多抗体阳性者每年进行 2 次随机静脉血糖或糖化血红蛋白检测和 1 次 OGTT 检查。建议随机静脉血糖作为初筛，异常者行 OGTT 试验确诊；由于 HbA$_{1c}$ 操作方便，也可直接行 HbA$_{1c}$ 检测，以期早发现血糖异常。

四、预测模型

早期的 T1DM 预测模型大多基于胰岛自身抗体、胰岛功能、血糖、年龄等数据。DPT-1 研究纳入年龄、身体质量指数、血糖、C 肽等指标，构建了 T1DM 的 DPT-1 危险评分（DPTRS），该评分可用于预测抗体阳性的 T1DM 一级亲属的发病危险。

而通过整合遗传因素，可以更加精准地预测 T1DM 的发病风险。T1DM 遗传风险预测面临的挑战是将过去几十年的积累的知识，包括 *HLA* 和非 *HLA* 基因的信息整合，共同用于 T1DM 的诊断和预测，以期能提高 T1DM 预测及诊断的准确性。早期对于 T1DM 的发病风险预测遗传因素多依赖于高风险的 *HLA* 基因型 / 单倍型。目前通过纳入新发现的非 *HLA* 变异采用更强大的预测建模方法可以明显提高风险预测的能力。在白种人中，研究人员开发出了加权风险模型，根据不同 SNP 相应的 *OR* 值对其进行加权，同时纳入比之前更多的遗传变异，模型显示出良好的敏感性和特异性。

因中国人和白种人在 T1DM 的易感基因上存在明显不同，因此白种人的预测模型并不能直接应用于中国人。中国学者为此也进行了相应的探索。通过对大样本中国 T1DM 进行 GWAS 研究，发现了三个在中国 T1DM 人群中鉴定出的易感位点，利用性别、MHC 突变位点、非 MHC 突变位点构建的遗传风险评分预测 T1DM，预测准确度曲线下面积（area under the curve，AUC）可达 0.86。同时发现更高的遗传风险评分人群在发生 T1DM 时年龄更早，同时诊断时胰岛功能会更差。

第三节　1 型糖尿病的三级预防

T1DM 的预防可分为三级预防，希望能阻止已有 T1DM 高危因素人群的免疫学破坏的启动或进一步进展，若已进展为显性 T1DM，则重在减缓 β 细胞功能的减退和并发症的发生。

一、一级预防

一级预防针对的是一般人群或 T1DM 的一级亲属，是指控制各种危险因素，预防 T1DM 的发生。目前的研究主要集中在饮食、感染、肠道菌群方面，迄今尚无有效的预防措施。

1. 饮食　主要包括牛乳蛋白、谷物蛋白、ω-3 脂肪酸和维生素 D 的相关研究。早期牛乳蛋白被认为可启动具有 T1DM 高危因素人群体内的自身免疫反应。这些证据包括在新发的 T1DM 患者的血清中可检测到牛血清白蛋白抗体浓度的升高，DAISY 研究提示具有中低风险 HLA 人群饮用牛乳可增加胰岛 β 细胞自身免疫发生的高风险。但后续的多中心随机对照 TRIGR 研究（Trial To Reduce Insulin-Dependent Diabetes in the Genetically at Risk，TRIGR）证实，T1DM 遗传易感婴幼儿半岁后暴露于牛乳蛋白并不会增加 T1DM 发生的危险。当然，值得注意的是，我们仍建议尽可能母乳喂养，因为完全脱离母乳喂养发生 T1DM 的风险是母乳喂养的 2 倍。

维生素 D 是否具有一级预防的作用同样具有一定争议。人体免疫细胞均具有维生素 D 受体，维生素 D 可影响树突状细胞和巨噬细胞等固有免疫细胞和 T、B 淋巴细胞等获得性免疫细胞。同时部分研究显示服用维生素 D 对一些自身免疫性疾病具有获益。在 T1DM 中，补充维生素 D 的活化产物骨化三醇在起病早期可降低胰岛自身抗体滴度和延缓胰岛 β 功能的减退。另一项研究则表明维生素 D 与 ω-3 脂肪酸、花生四烯酸联合使用可使 T1DM 患者胰岛素用量减少。但是，芬兰 1 型糖尿病预测与预防（type 1 diabetes prediction and prevention，DIPP）研究则发现新生儿脐血中的 25（OH）D 水平与胰岛自身免疫的发生无关联。因此，维生素 D 是否具有一级预防作用，仍有待进一步探索明确。

其他通过饮食调整预防 T1DM 发病的相关措施有：减少婴儿早期（3 个月前）摄入谷物蛋白，母乳喂养超过 12 个月。

2. 避免病毒及细菌感染 儿童时期的感染被认为是 T1DM 发生的危险因素之一。一些特异性感染或联合感染可通过破坏胰腺 β 细胞引发 T1DM。在病毒感染中，与肠道病毒相关的研究是最多的。DIPP 研究证实了肠道病毒感染与胰岛自身抗体出现存在关联。肠道病毒中的柯萨奇 B 组病毒（coxsackie B virus，CBV），尤其是 CBV4 血清型，可能与 T1DM 有关。TEDDY 研究中提示呼吸道感染与具有 T1DM 遗传风险人群的胰岛自身免疫发生之间存在相关性。这些呼吸道感染包括普通感冒、流感、鼻窦炎、喉炎等。虽然这些结果增加了相关信息，但需要进一步研究，以适当地确定病毒和感染在儿童和青少年 T1DM 风险中的作用。通过接种疫苗等手段以避免这些感染的发生可减少 T1DM 发生的风险。

3. 胰岛素 给予抗原可引起免疫耐受，基于该原理，研究人员发起了 POInT 研究。POInT 研究是一项由研究人员发起的随机、安慰剂对照、双盲、一级预防试验，已在比利时、德国、波兰、英国和瑞典等欧洲国家启动。该研究将入组 4～7 个月的具有 T1DM 遗传风险的儿童，观察每日口服胰岛素是否能降低胰岛自身抗体和糖尿病的发生率。目前该研究仍在进行当中，尚无进一步数据披露，我们期待着该项研究能够取得良好的结果。

4. 肠道菌群 肠道菌群及其代谢产物通过调节自身免疫系统和影响肠道屏障完整性，在 T1DM 发病中可能具有致病作用。在 TEDDY 研究中，发现在有胰岛自身抗体或 T1DM 的患者中，微生物组成发生了轻微的改变，但没有揭示明确的分类差异。研究显示，阴道分娩、母乳喂养、补充益生菌或补充益生元可调节肠道菌群，可降低胰岛自身免疫风险，但在人群中仍缺乏大型研究证据。

二、二级预防

二级预防针对的是已有免疫学指标异常（至少两个胰岛自身抗体阳性）但尚未发病的人群，主要目的是阻滞正在进行的自身免疫反应进程，防止临床发病。因此，主要目标人群是 T1DM 患者的亲属。

（一）胰岛素

目前研究表明使用鼻喷型胰岛素治疗携带易感 *HLA* 基因型且胰岛自身抗体阳性的儿童，或是口服/皮下注射胰岛素治疗 T1DM 患者的自身抗体阳性亲属，并不能延缓或预防 T1DM 的进展。当然 DPT-1 研究确实也发现部分研究对象在疾病发展到一定程度后（高抗体水平、多个抗体存在，C 肽水平低）通过胰岛素治疗获得了部分改善。

（二）抗 CD3 单抗

目前，应用抗 CD3 单抗（teplizumab，泰普利单抗）预防 T1DM 亲属发生糖尿病的研究给 T1DM 的二级预防带来新希望。最近一项研究显示，T1DM 的高危亲属中，应用泰普利单抗组糖尿病的年诊断率为 14.9%，安慰剂组为 35.9%，表明泰普利单抗延缓了高危人群向临床 T1DM 的进展。2022 年 11 月 17 日，美国食品药品管理局（FDA）批准了泰普利单抗用于 1 型糖尿病 2 期患者预防其发展为临床糖尿病的适应证，泰普利单抗成为全球首个被批准用于 1 型糖尿病预防的药物。

三、三级预防

三级预防就是强调糖尿病早期的规范治疗和管理，加强血糖控制，保护残存的 β 细胞功能，减少 T1DM 并发症的发生，降低致残率和死亡率。T1DM 患者在确诊后 1～2 年内胰岛功能下降明显，因此早期干预非常重要。三级预防的主要对象是 T1DM 患者，尤其是新发病的患者。

虽然在诊断后采取措施保护残存的 β 细胞功能并不能治愈疾病，但是 DCCT 研究表明，严格的血糖控制可以延缓微血管并发症的发生（如使糖尿病眼病、糖尿病肾脏病变以及糖尿病神经病变的发生风险分别降低 76%、50% 和 60%）。随后的糖尿病控制与并发症的流行病学（the epidemiology of diabetes interventions and complications，EDIC）研究也证实，强化降糖可减少大血管并发症的发生（使任何心血管事件风险降低 42%，心血管原因所致的非致死性心力衰竭、卒中和死亡风险降低 57%），并且证实了强化血糖控制的"代谢记忆效应"，因此强化降糖治疗可以作为 T1DM 患者预防并发症发生的三级预防手段。然而严格控制血糖的同时需要避免低血糖的发生，尤其是严重低血糖事件的发生。建议 T1DM 患者应该在严密监护下使用强化治疗方案，确保在尽可能安全的情况下使血糖控制目标接近正常。

此外，多种免疫细胞参与 T1DM 的发生发展，在三级预防中，应重视针对新发病 T1DM 患者进行干预，通过干预免疫介导的胰岛 β 细胞损害过程，保护 β 细胞，减少胰岛素用量，预防疾病的进展和并发症的发生。

（一）环孢素

第一个用于已确诊的 T1DM 患者的免疫疗法是免疫抑制剂环孢素，环孢素能抑制淋巴因子，包括白细胞介素 -2 的产生和释放。环孢素可选择性阻滞免疫活性淋巴细胞的周期，使其停留在 G0 期或 G1 期。在 20 世纪 80 年代首次在确诊 2 月内且接受胰岛素治疗的患者中进行了临床研究。结果表明，使用环孢素可提高糖尿病缓解率（$HbA_{1c} \leq 7.5\%$ 并停止胰岛素治疗），但在停止使用环孢素后，疾病仍会进展，最终导致残余 β 细胞功能的丧失。由于长期使用环孢素治疗风险较大，包括肾毒性和癌症风险的增加，因此环孢素应用于 T1DM 的治疗并不被认可。但是该研究验证了 T1DM 确实是一种自身免疫性疾病的概念，也推动了其他免疫疗法的进展。

（二）抗胸腺细胞球蛋白

抗胸腺细胞球蛋白（antithymocyte globulin，ATG），ATG是由人的胸腺细胞作免疫抗原，使免疫兔等动物发生免疫反应，然后从免疫动物中采取血液，经分离纯化而得。TrialNet研究表明，在新发且C肽水平>0.2nmol/L的T1DM中应用低剂量的ATG可延缓胰岛β细胞功能减退，同时可降低HbA_{1c}水平，但并不能使T1DM患者血糖恢复至正常水平。

（三）泰普利单抗

泰普利单抗不仅被证实可延缓T1DM的发病，同时对新发T1DM也具有胰岛β细胞功能保护作用。研究表明，对新发T1DM使用2周疗程的泰普利单抗，可使T1DM患者胰岛β细胞功能维持2年时间，部分患者可维持5年。遗憾的是，使用泰普利单抗并不能逆转已经发病的T1DM，同时也不能减少胰岛素用量。上述作用可能是由泰普利单抗引起的长时间免疫耐受所介导的。

（四）利妥昔单抗

利妥昔单抗（rituximab）是一种人鼠嵌合性单克隆抗体，能特异性地与跨膜抗原CD20结合。CD20抗原位于前B和成熟B淋巴细胞表面，利妥昔单抗与B细胞上的CD20抗原结合后，启动免疫反应介导B细胞溶解。B细胞溶解的机制可能包括：补体依赖的细胞毒性（complement dependent cytotoxicity，CDC），抗体依赖细胞介导的细胞毒作用（antibody-dependent cell-mediated cytotoxicity，ADCC）。

虽然认为T1DM是由T细胞介导的自身免疫性疾病，但目前认为B细胞同样参与了T1DM的发病。新发T1DM使用利妥昔单抗治疗后，在1年内治疗组C肽水平显著高于对照组，同时胰岛素用量也较对照组更少。在2年后仍观察到治疗组C肽水平较对照组更高，但两组间胰岛素用量和糖化血红蛋白水平无明显差异。

（五）阿巴西普

阿巴西普（Abatacept）是一种可溶性融合蛋白，由人源细胞毒性T淋巴细胞相关抗原4（cytotoxic T lymphocyte-associated antigen-4，CTLA-4）细胞外功能区与经过修饰的人源IgG1片段组成。阿巴西普是一种选择性共刺激调节剂，通过与CD80和CD86结合抑制T淋巴细胞活化，阻断与CD28的相互作用。这种相互作用可提供T淋巴细胞完全活化所需的共刺激信号。体外试验中，阿巴西普可减少T细胞增殖，抑制TNF、γ干扰素、白介素-2细胞因子产生。

研究人员对阿巴西普能否延缓T1DM患者的β细胞功能减退进行了研究。两项随机对照研究显示，对新诊断T1DM者使用阿巴西普可减缓C肽水平下降，较对照组平均延缓9个月左右，同时可降低糖化血红蛋白水平，但不能减少T1DM的胰岛素用量。遗憾的是，在使用阿巴西普超过2年后，两组的C肽水平无明显差异。

（六）其他免疫调节药物

在固有免疫通路中，科学家也在努力寻找能干预T1DM发生发展的靶点。阿那白滞素（anakinra）和卡那单抗（canakinumab）两款IL-1阻滞剂未能在随机对照临床试验中显示出对T1DM的获益。而TNF-α抑制剂依那西普（etanercept）则显示出对T1DM的一定疗效。在18例新发病的T1DM患儿中使用依那西普，治疗24周后，糖化血红蛋白降低，C肽曲线下面积升高。戈利木单抗（golimumab）是另一种TNF-α抑制剂，在对新诊断的T1DM进行治疗后，发现可改善 C 肽曲线下面积，同时减少胰岛素用量，但对糖化血红蛋白未见到改善作用。托珠单抗（tocilizumab）是一种重组人源化抗人白介素 6（IL-6）受体单克隆抗体，在最新的临床研究中未观察到可改善 T1DM 的胰岛 β 细胞功能。

总的来说，针对 T、B 淋巴细胞或炎症因子的药物，部分药物在改善 T1DM 胰岛 β 细胞功能上有一定效果，但改善多出现在 1 年之内，持续治疗后未再发现改善作用。目前的研究仍较为局限，尚需更多的临床研究以获得更多的这类药物在 T1DM 使用的临床证据。同时，目前也看到研究人员在逐步尝试联合不同机制的药物用于 T1DM，评估其是否可持续改善 T1DM 的胰岛 β 细胞功能，这些研究结果会为进一步的 T1DM 免疫治疗提供更多的临床证据。

其他一些和三级预防相关的临床试验，包括持续血糖监测、闭环胰岛素输注系统均较常规胰岛素输注能更好地控制血糖、减少低血糖和提高生活质量，改善预后。

第四节　1 型糖尿病预防的展望

一、细胞治疗

虽然部分干细胞治疗尚处于临床应用前的研究和观察阶段，但多项临床研究已经证实干细胞治疗可以改善 T1DM 的胰岛 β 细胞功能，减少外源性胰岛素的剂量。干细胞疗法主要包括：①造血干细胞（haematopoietic stem cell，HSC）疗法；②间充质干细胞（mesenchymal stem cell，MSC）疗法；③诱导性多能干细胞（induced pluripotent stem cell，iPS cell）疗法。目前部分 HSs 和 MSC 治疗 T1DM 已经完成了临床 I 期或 II 期研究。

干细胞治疗代表了 T1DM 的潜在治疗方法，但其疗效受多种因素影响，包括：①干细胞的类型；②干细胞的注射量；③治疗途径和频率；④ T1DM 的临床背景（年龄、病程、并发症）；⑤患者的代谢特征（残余的 β 细胞功能水平，HbA_{1c} 水平）；⑥自身免疫状态等。干细胞治疗的可能不良反应包括：①胃肠道反应；②感染；③原发性甲状腺功能减退；④发热；⑤血小板减少；⑥潜在的严重不良反应（例如肿瘤风险还亟待观察）等。

随着细胞工程技术的发展，干细胞治疗由于在 T1DM 的治疗中具有巨大潜力，未来将逐渐发展成为一种可选择的临床替代治疗策略。42 名 1 型糖尿病患者随机接受脐带血 - 间充质干细胞（umbilical cord blood mesenchymal stem cells，UCB-MSCs）和自体骨髓 - 单核细胞（autologous bone marrow-derived mononuclear cells，ABM-MNCs），在 1 年内，治疗组 C 肽曲线下面积升高一倍，HbA_{1c} 下降了 12.6%，每日胰岛素需求减少 29.2%。邓宏魁研究组在非人灵长类动物糖尿病模型猴上长期系统的追踪观察，证明了人多能干细胞分化的胰岛细胞在糖尿病治疗中可有效降低血糖水平且具有安全性。结合美国某公司的个案报道，一名严重的 1 型糖尿病患者在接受 VX-880 干细胞来源的完全分化的胰岛细胞替代疗法后，内源性胰岛素分泌明显恢复，在接受单剂治疗后第 90 天，患者每日胰岛素用量降低了 91%，在接受干细胞 VX-880 移植 270 天后，已经完全停止使用胰岛素，充分展示了人多能干细胞来源的胰岛细胞在 1 型糖尿病治疗中的巨大潜力。

目前干细胞领域飞速发展，各项技术正处在突破性发展阶段，同时也面临诸多挑战：干细胞来源广泛，细胞制备标准尚不统一，评价体系尚未建立。无论是干细胞治疗的有效性和安全性，还是治疗时机、长期疗效、适应人群等方面问题，均尚未得到很好的解决，行业内监管机制尚不健全。但相信不久的将来，在领域内专家学者和监管机构的共同努力下，一定可以攻坚克难，使干细胞治疗在糖尿病领域大有作为。

二、免疫治疗

T1DM 最理想的治疗方法是针对病因的免疫治疗，通过阻断自身免疫攻击，达到延缓或阻止 T1DM 的发生发展和保护胰岛功能的目的，目前部分免疫治疗尚处于临床试验阶段。近年来开展了多项非抗原特异性的免疫干预治疗的临床试验，证实了其保护胰岛功能、延缓疾病进展的疗效。

治疗 T1DM 的有效免疫疗法的发展正处于转折点。正如上文所述，迄今为止，包括泰普利单抗、ATG、TNF 阻断剂、利妥昔单抗等多种不同的非抗原特异性的免疫调节剂均在至少 1 项的Ⅱ期临床试验中证实了其具有减缓自身免疫进程，保护胰岛 β 细胞功能的作用。目前暂无抗原特异性的免疫调节方法被证实在 T1DM 中有效，但针对 β 细胞抗原表位的特异性免疫调节方法正在探索中。β 细胞替代治疗和免疫治疗为 T1DM 治疗带来希望。连续血糖监测及胰岛素泵的普及，甚至是葡萄糖敏感性闭环泵的应用，有望阻止几乎所有 T1DM 患者诊断时糖尿病酮症酸中毒的发生。联网设备的使用提供了与医疗提供者共享数据的机会，T1DM 的创新将与自动化机器学习决策支持工具结合，血糖管理的复杂性有望得到明显改善。

（时夏捷　周智广）

主要参考文献

[1] International Diabetes Federation. IDF Diabetes Atlas［M/OL］. 10th edition. IDF，2021. https://diabetesatlas.org/.

[2] WENG J，ZHOU Z，GUO L，et al. Incidence of type 1 diabetes in China，2010-2013：Population based study［J］. BMJ，2018（360）：j5295.

[3] ZHOU Z，XIANG Y，JI L，et al. Frequency，immunogenetics，and clinical characteristics of latent autoimmune diabetes in China（LADA China study）：a A nationwide，multicenter，clinic-based cross-sectional study［J］. Diabetes，2013，62（2）：543-550.

[4] YANG Z，WANG K，LI T，et al. Childhood diabetes in china. enormous variation by place and ethnic group［J］. Diabetes Care，1998，21（4）：525-529.

[5] BAEKKESKOV S，AANSTOOT H J，CHRISTGAU S，et al. Identification of the 64K autoantigen in insulin-dependent diabetes as the GABA-synthesizing enzyme glutamic acid decarboxylase［J］. Nature，1990，347（6289）：151-156.

[6] PALMER J P，ASPLIN C M，CLEMONS P，et al. Insulin antibodies in insulin-dependent diabetics before insulin treatment［J］. Science，1983，222（4630）：1337-1339.

[7] PAYTON M A，HAWKES C J，CHRISTIE M R. Relationship of the 37，000-and 40，000-M（r）tryptic fragments of islet antigens in insulin-dependent diabetes to the protein tyrosine phosphatase-like molecule IA-2（ICA512）［J］. J Clin Invest，1995，96（3）：1506-1511.

[8] WENZLAU J M，JUHL K，YU L，et al. The cation efflux transporter ZnT8（Slc30a8）is a major autoantigen

in human type 1 diabetes[J]. Proc Natl Acad Sci USA, 2007, 104(43): 17040-17045.

[9] SHI X, HUANG G, WANG Y, et al. Tetraspanin 7 autoantibodies predict progressive decline of beta cell function in individuals with LADA[J]. Diabetologia, 2019, 62(3): 399-407.

[10] INSEL R A, DUNNE J L, ATKINSON M A, et al. Staging presymptomatic type 1 diabetes: a scientific statement of JDRF, the Endocrine Society, and the American Diabetes Association[J]. Diabetes Care, 2015, 38(10): 1964-1974.

[11] ZIEGLER A G, REWERS M, SIMELL O, et al. Seroconversion to multiple islet autoantibodies and risk of progression to diabetes in children[J]. JAMA, 2013, 309(23): 2473-2479.

[12] ORBAN T, SOSENKO J M, CUTHBERTSON D, et al. Pancreatic islet autoantibodies as predictors of type 1 diabetes in the diabetes prevention trial-type 1[J]. Diabetes Care, 2009, 32(12): 2269-2274.

[13] STECK A K, VEHIK K, BONIFACIO E, et al. Predictors of progression from the appearance of islet autoantibodies to early childhood diabetes: The environmental determinants of diabetes in the young (TEDDY)[J]. Diabetes Care, 2015, 38(5): 808-813.

[14] BOSI E, BOULWARE D C, BECKER D J, et al. Impact of age and antibody type on progression from single to multiple autoantibodies in type 1 diabetes relatives[J]. J Clin Endocrinol Metab, 2017, 102(8): 2881-2886.

[15] STECK A K, JOHNSON K, BARRIGA K J, et al. Age of islet autoantibody appearance and mean levels of insulin, but not GAD or IA-2 autoantibodies, predict age of diagnosis of type 1 diabetes: diabetes autoimmunity study in the young[J]. Diabetes Care, 2011, 34(6): 1397-1399.

[16] MIAO D, GUYER K M, DONG F, et al. GAD65 autoantibodies detected by electrochemiluminescence assay identify high risk for type 1 diabetes[J]. Diabetes, 2013, 62(12): 4174-4178.

[17] XIE Z, CHANG C, ZHOU Z. Molecular mechanisms in autoimmune type 1 diabetes: A critical review[J]. Clin Rev Allergy Immunol, 2014, 47(2): 174-192.

[18] ERLICH H, VALDES A M, NOBLE J, et al. HLA DR-DQ haplotypes and genotypes and type 1 diabetes risk: analysis of the type 1 diabetes genetics consortium families[J]. Diabetes, 2008, 57(4): 1084-1092.

[19] LUO S, LIN J, XIE Z, et al. HLA Genetic discrepancy between latent autoimmune diabetes in adults and type 1 diabetes: LADA China study No. 6[J]. J Clin Endocrinol Metab, 2016, 101(4): 1693-1700.

[20] TODD J A. Etiology of type 1 diabetes[J]. Immunity, 2010, 32(4): 457-467.

[21] 孙肖霄, 黄干, 谢志国, 等. 1型糖尿病遗传学研究进展[J]. 中华医学杂志, 2020, 100(10): 793-796.

[22] STECK A K, DONG F, TAKI I, et al. Continuous glucose monitoring predicts progression to diabetes in autoantibody positive children[J]. J Clin Endocrinol Metab, 2019, 104(8): 3337-3344.

[23] ZHU M, XU K, CHEN Y, et al. Identification of novel T1D risk loci and their association with age and islet function at diagnosis in autoantibody-positive T1D individuals: Based on a two-stage genome-wide association study[J]. Diabetes Care, 2019, 42(8): 1414-1421.

[24] KNIP M, AKERBLOM H K, AL T E, et al. Effect of hydrolyzed infant formula vs conventional formula on risk of type 1 diabetes: The TRIGR randomized clinical trial[J]. JAMA, 2018, 319(1): 38-48.

[25] CADARIO F, POZZI E, RIZZOLLO S, et al. Vitamin D and omega-3 supplementations in mediterranean diet during the 1st year of overt type 1 diabetes: A cohort study[J]. Nutrients, 2019, 11(9): 2158.

[26] MAKINEN M, LOYTTYNIEMI E, KOSKINEN M, et al. Serum 25-Hydroxyvitamin D concentrations at

birth in children screened for HLA-DQB1 conferred risk for type 1 diabetes[J]. J Clin Endocrinol Metab, 2019, 104(6): 2277-2285.

[27] OIKARINEN S, MARTISKAINEN M, TAURIAINEN S, et al. Enterovirus RNA in blood is linked to the development of type 1 diabetes[J]. Diabetes, 2011, 60(1): 276-279.

[28] LONNROT M, LYNCH K F, ELDING L H, et al. Respiratory infections are temporally associated with initiation of type 1 diabetes autoimmunity: The TEDDY study[J]. Diabetologia, 2017, 60(10): 1931-1940.

[29] VATANEN T, FRANZOSA E A, SCHWAGER R, et al. The human gut microbiome in early-onset type 1 diabetes from the TEDDY study[J]. Nature, 2018, 562(7728): 589-594.

[30] KRISCHER J P, SCHATZ D A, BUNDY B, et al. Effect of oral insulin on prevention of diabetes in relatives of patients with type 1 diabetes: A randomized clinical trial[J]. JAMA, 2017, 318(19): 1891-1902.

[31] HEROLD K C, BUNDY B N, LONG S A, et al. An anti-CD3 antibody, Teplizumab, in relatives at risk for type 1 diabetes[J]. N Engl J Med, 2019, 381(7): 603-613.

[32] FEUTREN G, PAPOZ L, ASSAN R, et al. Cyclosporin increases the rate and length of remissions in insulin-dependent diabetes of recent onset. Results of a multicentre double-blind trial[J]. Lancet, 1986, 2 (8499): 119-124.

[33] HALLER M J, LONG S A, BLANCHFIELD J L, et al. Low-dose anti-thymocyte globulin preserves C-peptide, reduces HbA$_{1c}$, and increases regulatory to conventional T-cell ratios in new-onset type 1 diabetes: Two-year clinical trial data[J]. Diabetes, 2019, 68(6): 1267-1276.

[34] SHERRY N, HAGOPIAN W, LUDVIGSSON J, et al. Teplizumab for treatment of type 1 diabetes (Protege study): 1-year results from a randomised, placebo-controlled trial[J]. Lancet, 2011, 378(9790): 487-497.

[35] PESCOVITZ M D, GREENBAUM C J, KRAUSE-STEINRAUF H, et al. Rituximab, B-lymphocyte depletion, and preservation of beta-cell function[J]. N Engl J Med, 2009, 361(22): 2143-2152.

[36] PESCOVITZ M D, GREENBAUM C J, BUNDY B, et al. B-lymphocyte depletion with rituximab and beta-cell function: two-year results[J]. Diabetes Care, 2014, 37(2): 453-459.

[37] ORBAN T, BUNDY B, BECKER D J, et al. Co-stimulation modulation with abatacept in patients with recent-onset type 1 diabetes: a randomised, double-blind, placebo-controlled trial[J]. Lancet, 2011, 378 (9789): 412-419.

[38] ORBAN T, BUNDY B, BECKER D J, et al. Costimulation modulation with abatacept in patients with recent-onset type 1 diabetes: follow-up 1 year after cessation of treatment[J]. Diabetes Care, 2014, 37(4): 1069-1075.

[39] MASTRANDREA L, YU J, BEHRENS T, et al. Etanercept treatment in children with new-onset type 1 diabetes: pilot randomized, placebo-controlled, double-blind study[J]. Diabetes Care, 2009, 32(7): 1244-1249.

[40] QUATTRIN T, HALLER M J, STECK A K, et al. Golimumab and beta-cell function in youth with new-onset type 1 diabetes[J]. N Engl J Med, 2020, 383(21): 2007-2017.

[41] CAI J, WU Z, XU X, et al. Umbilical cord mesenchymal stromal cell with autologous bone marrow cell transplantation in established type 1 diabetes: A pilot randomized controlled open-label clinical study to assess safety and impact on insulin secretion[J]. Diabetes Care, 2016, 39(1): 149-157.

第 五 章

2 型糖尿病一级预防试验

核 心 推 荐

1. 中国大庆糖尿病预防 6 年试验研究及 30 年长期随访研究结果表明，通过健康教育和生活方式的有效干预，可以有效预防和 / 或延缓糖尿病及其心血管事件的发生。与对照组相比，生活方式干预组糖尿病发病中位延迟时间为 3.96 年，发病风险降低 39%，男性和女性的获益相似。研究人群 30 年间心血管事件发生率下降 26%，复合微血管事件发生率下降 35%，心血管死亡发生率下降 33%，全因死亡率下降 26%；生活方式干预组较对照组中位生存期增加 4.82 年，平均预期寿命增加 1.44 岁。生活方式干预组卒中和视网膜病变的发生率比对照组分别降低 25% 和 40%。此外还发现，糖尿病和糖尿病前期患者癌症发生风险增加。

2. 芬兰糖尿病预防研究（the diabetes prevention study, DPS）和美国糖尿病预防计划（the diabetes prevention program, DPP）同样支持生活方式干预预防糖尿病有长达 7～10 年的长期后效应。美国 DPP、DPP 结局研究（DPP outcome study, DPPOS）证明生活方式干预预防糖尿病效果优于二甲双胍治疗；因糖尿病前期良好干预而转归为正常糖调节的参与者，10 年后总体微血管疾病的患病率（相比于从未转归者）降低了 22%～30%。DPPOS 10 年随访结果显示微血管病显著下降，但 21 年随访结果未能显示二甲双胍和生活方式干预减少主要心血管事件的发生。

3. 将上述三大里程碑式经典研究的成果转化为有效的公共卫生措施，切实建立政府主导、政策支持、医防协同、社区积极、个人自觉、多方参与的适宜的有效的糖尿病（慢性病）防控平台，营造科学、良好的糖尿病健康教育和健康促进环境，实施针对高风险人群制定生活方式干预计划，结合促进环境和大众行为改变的政策，可能是降低糖尿病患病率和减少并发症最经济、最有效的措施。

第一节　中国大庆糖尿病预防研究

20 世纪 80 年代，糖尿病、心血管疾病等已经开始在西方国家流行，发病率迅速上升。1980 年我国的糖尿病患病率还仅为 0.67%，之后则呈显著的上升趋势。慢性病的发生、发展与饮食、肥胖、静坐生活方式等密切相关。

2 型糖尿病一级预防的目标就是通过强化生活方式干预，预防 2 型糖尿病发生。大庆糖尿病预防研究（the China Da Qing diabetes prevention study，CDQDPS，以下简称"大庆研究"）是全球第一个预防糖尿病的大型随机对照研究，与DPP和DPS并称为2型糖尿病一级预防的里程碑式研究。2003年国际糖尿病联盟（IDF）主席Kgmm Albert教授将大庆研究列为三大里程碑式研究的首位，之后美国的DPP和芬兰的DPS在其他地区进一步确认了中国关于生活方式干预能在高危人群有效预防糖尿病的大庆研究结论。历史证明，我国老一辈糖尿病专家在30年前中国糖尿病患病率0.67%的情况下开展人群糖尿病预防研究的决定是何等正确而意义深远。

一、研究背景

在大庆研究之前，对于"糖尿病能不能预防？该如何预防？"，全世界都没有答案。瑞典马尔摩（Malmo）研究（一项对2组具有IGT的中年男子进行的研究）做了最初尝试，但因其研究并非随机分组设计，样本量小，失访率高而说服力不足。1985年，潘孝仁从美国留学回国后，做出了一个大胆的决定——不去继续做他在国外从事的脂类代谢研究，而去做糖尿病预防研究。他联合世界著名糖尿病流行病专家，美国国立卫生研究院的Peter Bennett和大庆油田总医院院长胡英华，决定共同开启计划8年的研究，开创中国糖尿病的预防之路，也为世界糖尿病预防史树立一个样板。

二、研究选址

此项研究为什么选择在大庆进行？这是一个经常被提起的问题。简单的回答是做一个长达数年的糖尿病随访干预研究需要4个必备条件：①能在短时间找到足够的供干预的高危人群；②这个人群不会因过度人口迁徙而流失；③有热衷于糖尿病预防的医务工作者；④当地政府的支持。这四个必备条件也被事后证明是非常正确的，值得今后大型疾病预防和干预研究时借鉴。大庆市位于我国黑龙江省西部，面积2.2万平方公里，人口290万，是我国最大的陆上石油和石油化工基地，人均收入长期位居我国前列。1986年全国还处于比较贫困的状态之中，而因大庆油田带来的福利，当地人民的生活水平有了很大改善，不少人体重与日俱增，肥胖者越来越多；更重要的是大庆人口相对稳定，很多家庭都是几代人长期生活和工作在这里，这对长期跟踪随访极为有利；同时作为发达的工业区，大庆的医疗资源丰富，加之大庆政府的支持，这些都能够满足大庆糖尿病预防研究的需要。研究者一致认为，当时的大庆是今后中国经济发展的缩影，是中国先富裕起来的样板。随着经济发展，在大庆出现的健康问题也会在中国其他地区出现。

三、研究方法

大庆研究是世界糖尿病一级预防的第一个临床试验，采用小组随机分组，中等强度的生活方式干预，预计干预期为8年，后因干预6年已经出现阳性结果而提前结束干预实验。这是第一个在亚洲人群完成的，也是世界上唯一将饮食和运动分开干预的糖尿病预防研究。之后，大庆研究又分别设计了20~30年的长期随访研究，主要目的是了解这种干预对糖尿病相关的心脑血管并发症、癌症等危险因素以及死亡结局的影响。

（一）干预方法

1. 采用小组随机方法 1985年，110 660例成人（约占中国大庆25岁及以上居民的一半）在标准化早餐后根据其 2 小时血糖水平（PG2h）接受糖尿病筛查。首先，106 704 例 PG2h<6.7mmol/L 者被排除，其余 3 956 例 PG2h≥6.7mmol/L 者接受 75g OGTT 以确定糖耐量状态。随后，根据 1985 年 WHO 诊断标准，共 577 人被确诊为 IGT。国际上广泛认可按个体随机分组，而根据大庆地广人稀的特点，研究者们讨论后决定采用小组随机方法，将来自大庆 33 个诊所的 577 名研究对象分为对照组（138 人）和干预组（438 人），1 例 1992 年调查时失访。其中干预组又分为饮食干预组（148 人）、运动干预组（155 人）、饮食 + 运动干预组（135 人）。大庆研究采取的小组随机方法后来被普遍认可，并衍生了专门用于小组随机的统计方法，甚至美国的 DPP 研究最后也改为小组教育。

（1）饮食干预组：分配到只进行饮食干预的诊所中，被鼓励遵循中国传统饮食。对 BMI<25kg/m² 者（208 人）规定每日摄入热量 25～30kcal/kg，碳水化合物、蛋白质、脂肪各占 55%～65%、10%～15% 及 25%～30%，减少酒精和糖类，鼓励多吃蔬菜。对 BMI≥25kg/m² 者（322 人）要限制总热量在每日 25kcal/kg，并每月降低体重 0.5～1.0kg，直到达到正常体重。个人目标是为总热量消耗和每日谷物、蔬菜、肉类、牛奶和油的数量设定的。通过向每个人提供一份每日推荐的常用食物摄入量的清单和一份允许在食物组内进行交换的替代清单来实现的。

（2）运动干预组：分配到运动干预的诊所中，被鼓励增加休闲体育锻炼。对于年龄<50 岁，没有心血管疾病或关节炎的受试者，建议起始运动量为 1～2 单位 / 天。增加运动量的速度和类型取决于受试者的年龄、过去的运动模式以及除 IGT 之外是否存在其他健康问题。建议在冬季进行适当的室内活动。以分钟为单位计算每天主要休闲体育活动的时间，如散步、跑步、骑自行车、打球、有氧运动、舞蹈、园艺和游泳。通过总结前一周的活动内容及分钟数，来计算每天的运动单位量（表 5-1）。

表 5-1　运动单位交换表

运动强度	时间 /min	活动内容
轻	30	散步，乘车（站立），购物，清扫房间
中	20	快走，下楼梯，骑自行车（平地），洗衣，跳舞（慢速）
强	10	慢跑，上楼梯，老年迪斯科，排球，乒乓球
极强	5	跳绳，打篮球，游泳

注：表中所示运动量为一个运动单位，相当于消耗 80kcal 热量。

（3）饮食 + 运动干预组：分配到相应干预的诊所，接受了关于饮食和运动干预的指导和咨询，这与仅饮食干预组和仅运动干预组相似。

（4）对照组：分配到相应的诊所接触有关糖尿病和 IGT 的一般信息。诊所医生还向对照组受试者分发了带有饮食和 / 或增加休闲体育活动的一般说明的信息手册，但没有进行个人指导或正式的小组咨询会议。

2. 选用中等强度干预　经对于运动强度等的利弊权衡，该研究选用中等强度干预，积极的生活方式干预持续了 6 年。全部受试人群都接受系统的随访干预，第 1 个月每周 1 次，接下来的 3 个月是每月 1 次，以后是每 3 个月 1 次直至 6 年结束。在积极干预期间（1986—1992 年）每隔两年和随访结束时都要对受试者做口服糖耐量试验。自我报告的糖尿病需由医疗记录血糖升高或接受降糖药物治疗证实。

（二）长期随访

2006—2016年，对受试者进行长期随访以期评估心血管死亡率、全因死亡率及糖尿病发病率等主要终点。心血管疾病（CVD）事件只被定义为首次非致死或者致死心血管事件，包括心肌梗死、猝死、脑卒中和截肢术。除了临床诊断的心梗，还定义了心电图判定的心梗事件[明尼苏达码1.1或1.2+（5.1或5.2）或1.3+（5.1或5.2）]，但是在研究报告中没有任何心梗仅由心电图诊断，因为此前他们都已经发生了临床心梗。死亡结果包括CVD死亡和全因死亡。由病史、主要症状找到线索，最后经死亡证明和医院死亡记录来确定死亡原因（卒中、心脏病或其他CVD事件、癌症、损伤、糖尿病、肾病及其他）。因为生活方式干预预防糖尿病的作用在3个干预组相近，分析中将3个干预组合并为总干预组。

自1986年起，为期6年的生活方式干预结束之后，研究者分别在2006年（20年随访）、2009年（23年随访）、2016年（30年随访）收集试验数据进一步分析，评估了生活方式干预对糖尿病发病率、心脑血管疾病事件的发生，复合微血管并发症、脑血管疾病死亡、全因死亡率、癌症发生率和预期寿命的影响。

四、研究结果

（一）6年生活方式干预结果（1986—1992年）

1992年调查结果显示，受试者中6年间IGT患者的糖尿病发病率为：对照组糖尿病累积发生率为67.7%（95%CI：59.8%～75.2%），饮食组糖尿病累积发生率为43.8%（95%CI：35.5%～52.3%），相比对照组减少了31%（P<0.03）；运动组糖尿病累积发生率为41.1%（95%CI：33.4%～49.4%），相比对照组减少了46%（P<0.000 5）；饮食+运动组糖尿病累积发生率为46%（95%CI：37.3%～54.7%），相比对照组减少了42%（P<0.005）。

6年研究还发现，经多因素分析，调整了年龄、性别、基线BMI及随访期体重变化等因素的影响后，IGT人群中血糖水平仍保持为IGT者血压有所升高；相反，IGT转化为正常糖耐量或糖尿病组血压明显下降。

由于在强化干预期间，3个干预组糖尿病发病率差异无统计学意义，故在后续随访研究中将3组合并为一组，称为生活方式干预组，以增强统计效能。

那么，生活方式干预能否带来更深远的影响？糖尿病的相关并发症和死亡率能不能减少？由于糖尿病严重并发症主要影响有20～30年病史的患者，这也是大庆研究在后期需要回答的关键问题。

（二）20年/23年随访研究结果（1986—2006/2009年）

2006年调查结果显示，受试者中干预组累计糖尿病发病率为80%，对照组为93%，减少1例糖尿病需要干预的人数为6例；在干预组发生糖尿病要比对照组平均晚3.6年。多因素分析控制了年龄和小组随机因素影响后，干预组比对照组的糖尿病发病率降低43%（HRR=0.57，95%CI：0.41～0.81）。在20年随访中，有211例次首次CVD事件（145例次卒中、66例次心肌梗死）；共有142例死亡，68例死于CVD，累计CVD死亡率干预组比对照组低28%（12%比17%），但差异没有达到统计学意义（图5-1）。两组间全因死亡差异也没有统计学意义（25%和29%）（图5-2）。在干预结束后14年间，干预组相比对照组首次CVD事件风险低 8%（39% 和 42%），CVD 死亡率低 33%（12% 和 17%），全因死亡率低 18%（22% 和 27%），但是差异未达统计学意义。调整基线年龄和小组随机因素影响后，干预组 CVD 死亡率比对照组降低 27%（*HRR*=0.73，95%*CI*：0.42～1.26，P=0.09）。

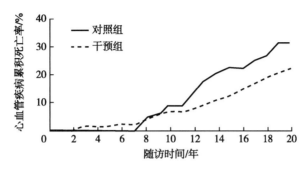

图 5-1 随访 20 年间两组心血管疾病累积死亡率比较

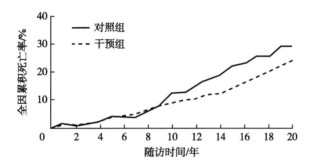

图 5-2 随访 20 年间两组全因累积死亡率比较

大庆研究 20 年随访研究还报告了生活方式干预可使其后 20 年的严重微血管病变（含失明和眼底激光手术治疗）发生率下降 47%。

2009 年调查结果显示，对大庆糖尿病预防 23 年间心血管事件研究结果发现，糖耐量异常（IGT）未干预组心血管事件发生率和死亡率最高（44.44% 及 20.00%），糖耐量正常（NGT）组最低（29.59% 及 7.52%），IGT 干预组居两者之间（37.84% 及 12.53%）。多因素分析调整基线年龄、性别、BMI、血压、吸烟和既往心血管事件影响后，IGT 未干预组的心血管病死率和心血管事件发生率为 NGT 组 1.89 倍和 1.38 倍［风险比（hazard ratio，*HR*）=1.89，95%*CI*：1.11～3.22；*HR*=1.38，95% *CI*：1.01～1.90］。而 IGT 干预组的心血管病死率和心血管事件发生率与对照组相比差异均无统计学意义（*HR*=1.39，95% *CI*：0.89～2.18 及 *HR*=1.25，95% *CI*：0.98～1.59）。李肖珏等又使用大庆糖尿病预防 23 年随访数据进行了我国超重和肥胖人群的疾病进展和预后研究，发现 23 年后随访中超重肥胖无代谢异常组心血管事件和死亡发病风险与正常体重无代谢异常组相比无差异，但其 2 型糖尿病发病率约为正常体重无代谢异常组的 2 倍（24.1%、12.5/1 000 人年和 10.9%、5.2/1 000 人年，P=0.01）多因素回归分析调整了年龄、性别、吸烟史的影响后，这种差别依然存在（*HR*=2.42，95%*CI*：1.24～4.74，P=0.01）超重肥胖伴高血压组、超重肥胖伴 2 型糖尿病组及超重肥胖伴高血压和 2 型糖尿病组的全因死亡、心血管事件和死亡的发病风险均高于正常体重无代谢异常组并依次递增（P<0.05）。

（三）30 年随访研究结果（1986—2016 年）

1. 30 年随访结局事件研究 2016 年调查结果显示，30 年间，患者随访率高达 94%，对照组和生活方式干预组分别有 135 人和 405 人接受了评估。最新数据显示，与对照组相比，生活方式干预组的糖尿病发病中位延迟时间为 3.96 年，发病风险降低 39%（$HR=0.61$，95%CI: 0.45~0.83，$P=0.001\ 5$）（图 5-3），男性和女性的获益相似。心血管事件发生率下降 26%（图 5-4），复合微血管事件发生率下降 35%（图 5-5），心血管死亡风险下降 33%，全因死亡风险下降 26%；生活方式干预组较对照组中位生存期增加 4.82 年，平均预期寿命增加 1.44 岁。生活方式干预组卒中和视网膜病变的发生率比对照组分别降低 25% 和 40%，冠心病和因心力衰竭住院，以及肾病、神经病变的发生率也低于对照组，但未达统计学差异（图 5-6）。研究证明，对 IGT 人群的生活方式干预可以降低严重糖尿病大小血管并发症和糖尿病相关死亡。这项结果被国外誉为一个"真正的突破"（a real breakthrough）。

虽然大庆糖尿病预防研究 30 年随访是一项观察性研究，但主要和次要终点均按照意向治疗原则进行分析。研究进一步分析了主要终点事件发生率降低的原因，时间依赖性多因素风险比例模型分析表明，这些重要临床结局发病风险降低大部分可归因于糖尿病发病的延迟。进一步的探索性分析表明，在男性中干预对死亡率和血管并发症的有益作用低于女性，可能是男性较高的吸烟率导致了干预效果的性别差异。

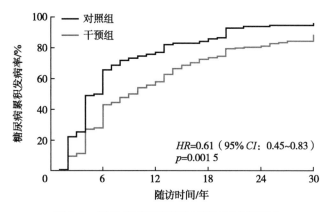

图 5-3 随访 30 年两组糖尿病发病风险比较

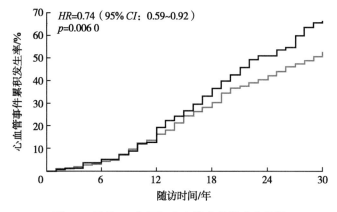

图 5-4 随访 30 年两组心血管事件发生率比较

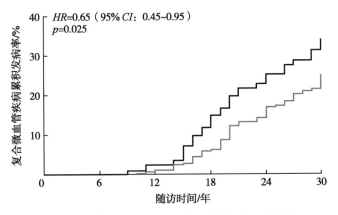

图5-5　随访30年两组复合微血管疾病发生率比较

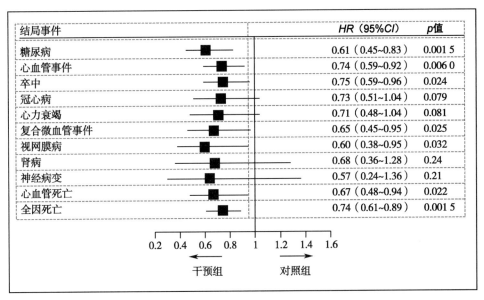

图5-6　随访30年两组的主要结局事件的发生率比较

2. 30年随访癌症风险相关研究　2022年3月李光伟等发表了通过对受试者30年的随访，探讨糖尿病和IGT人群中的高血糖和高胰岛素血症是否与癌症发生风险增加有关的报告。该研究共纳入1 700例受试者，分三组，611例糖尿病、575例糖耐量受损（IGT）和514例糖耐量正常（NGT）。所有受试者入组时均无癌症病史。在1986年之后20年、23年和30年的随访访谈中，收集所有原始研究受试者的癌症患病结果。为了明确进展为糖尿病和治疗糖尿病药物是否与癌症风险相关，对NGT和IGT受试者的糖尿病进展进行了评估，并收集降糖药相关信息，332例用口服降糖药（oral hypoglycemia agents，OHA），234例用胰岛素，444例使用胰岛素联合OHA，试验结果如下。

（1）在整体研究人群和非糖尿病组中，糖尿病状态和血糖水平与癌症发病率的关系：中位27年[四分位（interquartile range，IQR）：15～30年]随访期间，三组共发现259例（15.2%）癌症病例。其中，胃肠道及肝胆癌131例（50.6%，包括胃肠道癌74例、肝胆胰癌57例），肺癌 66 例（25.5%），泌尿生殖系统癌 35 例（13.5%，包括 20 例妇科肿瘤），其他类型癌症 27 例（10.4%，包括骨癌、皮肤癌、脑癌、口腔癌和血液系统癌）。NGT 组、IGT 组和糖尿病组的癌症发病率分别为 6.06/1 000 人年、6.77/1 000 人年和 7.18/1 000 人年（$P=0.02$），如表 5-2 所示。

表 5-2 不同血糖水平与癌症发病率的关系

不同血糖水平受试者的特征	糖耐量正常（$n=514$）	糖耐量受损（$n=575$）	糖尿病（$n=611$）	P 值
起始资料				
年龄 / 岁	44.0±8.9	45.2±9.3	48.3±8.8	<0.000 1
性别（男性）/%	54.3	54.2	47.6	0.03
吸烟者 /%	44.5	41.3	34.4	0.002
肥胖者 /%	31.5	60.6	54.4	<0.000 1
空腹血糖 /(mmol·L^{-1})	4.8±0.7	5.6±0.8	8.6±3.1	<0.000 1
餐后 1 小时血糖 /(mmol·L^{-1})	6.7±1.4	11.3±2.0	16.0±3.5	<0.000 1
餐后 2 小时血糖 /(mmol·L^{-1})	5.0±1.2	9.0±0.9	15.3±3.6	<0.000 1
收缩压 /mmHg	122±21	133±24	136±24	<0.000 1
舒张压 /mmHg	82±14	88±14	88±14	<0.000 1
身体质量指数 /(kg·m^{-2})	23.7±3.5	25.8±3.8	25.5±3.6	<0.000 1
空腹胰岛素 /(mu·L^{-1})	18.1±14.5	24.5±16.1	—	<0.000 1
餐后 2 小时胰岛素 /(mu·L^{-1})	97.4±57.5	123.9±72.7	—	<0.000 1
（餐后 2 小时胰岛素 - 空腹胰岛素）/(mu·L^{-1})	63.7±51.2	125.5±75.5	—	<0.000 1
胰岛素曲线下面积[1] /(mu·L^{-1})	136.8±71.9	198.1±103.3	—	<0.000 1
30 年随访后				
癌症 /n	77	93	89	
每 1 000 人中的癌症发病率	6.06	6.77	7.18	0.02
无癌时间[2] / 年	26.2±8.1	23.7±9.1	19.2±6.9	<0.000 1

注：除非另有说明，表中的数据为平均值 ± 标准差。

[1]胰岛素曲线下面积：75g 糖耐量试验曲线下的胰岛素面积，对 507 名参与者进行统计，其中糖耐量正常组 200 例，糖耐量异常组 307 例。

[2]无癌时间：从开始随访到确诊癌症的这段时间。

　　在整体研究人群中，Cox 模型分析表明，校正年龄、性别、BMI、收缩压（systolic blood pressure，SBP）和吸烟状态后，75g OGTT 1 小时和 2 小时血糖水平升高与癌症发病率显著增加相关（1 小时：风险比（adjusted hazard ratio，aHR）=1.03，95%CI：1.01～1.06，P=0.02；2 小时：aHR=1.03，95%CI：1.004～1.06，P=0.02），而空腹血糖水平与癌症发病率无明显相关（aHR=1.01，95%CI：0.96～1.07，P=0.69）。而在非糖尿病（NGT 和 IGT）受试者中，仅 OGTT 2 小时血糖水平增加与癌症风险相关（P=0.004 9）。30 年随访期间，无糖尿病时间与癌症风险呈负相关（无糖尿病时间增加 10 年：aHR=0.75，95%CI：0.64～0.87，P=0.000 2）。对于单纯 IGT 受试者，空腹和糖负荷后血糖水平升高均与癌症风险无关，如表 5-3 所示。

表 5-3　血糖及胰岛素水平与 30 年间癌症发病率的关系[1]

	风险比	95% 置信区间	P 值
所有受试者（n=1 697）			
空腹血糖 /(mmol·L^{-1})	1.01	0.96～1.07	0.69
餐后 1 小时血糖 /(mmol·L^{-1})	1.03	1.01～1.06	0.02
餐后 2 小时血糖 /(mmol·L^{-1})	1.03	1.00～1.06	0.02
餐后 1 小时血糖 - 空腹血糖 /(mmol·L^{-1})	1.06	1.02～1.11	0.003
餐后 2 小时血糖 - 空腹血糖 /(mmol·L^{-1})	1.06	1.02～1.10	0.002
非糖尿病受试者[2]（n = 1 085）			
空腹血糖 /(mmol·L^{-1})	0.91	0.77～1.15	0.54
餐后 1 小时血糖 /(mmol·L^{-1})	1.03	0.99～1.11	0.25
餐后 2 小时血糖 /(mmol·L^{-1})	1.05	0.99～1.14	0.17
餐后 1 小时血糖 - 空腹血糖 /(mmol·L^{-1})	1.05	1.00～1.13	0.11
餐后 2 小时血糖 - 空腹血糖 /(mmol·L^{-1})	1.09	1.01～1.19	0.004 97
无糖尿病时间（10 年）	0.75	0.64～0.87	0.000 2
糖耐量异常受试者（n = 575）			
空腹血糖 /(mmol·L^{-1})	0.89	0.67～1.17	0.40
餐后 1 小时血糖 /(mmol·L^{-1})	1.01	0.91～1.11	0.90
餐后 2 小时血糖 /(mmol·L^{-1})	1.07	0.85～1.34	0.59
餐后 1 小时血糖 - 空腹血糖 /(mmol·L^{-1})	1.03	0.92～1.15	0.62
餐后 2 小时血糖 - 空腹血糖 /(mmol·L^{-1})	1.13	0.92～1.39	0.26
发展为糖尿病（是 = 1）[3]	2.28	1.24～4.20	0.008
空腹血糖 /(mu·L^{-1})(n=302)[4]	1.47	0.87～2.49	0.15
胰岛素曲线下面积 /(mu·L^{-1})(n = 302)[4]	2.03	1.08～3.81	0.03

注：无糖尿病时间：从开始随访到糖尿病发病的年数。

[1] 调整年龄、性别、吸烟状况、收缩压和 BMI。

[2] 非糖尿病受试者包括糖耐量异常和糖耐量正常者。

[3] Cox 模型以糖尿病进展为时间因变量。

[4] 日志转换值。

在以全因死亡为竞争风险的 Fine-Gray 模型中发现，相比 NGT 组，IGT 组（aHR=1.77，95%CI：1.38～2.27，P<0.000 1）和糖尿病组（aHR=3.34，95%CI：2.64～4.22，P<0.000 1）的癌症风险明显增加，如表 5-4、图 5-7 所示。

表 5-4　高血糖状态与癌症风险的相关性

项目	风险比	95% 置信区间	P 值
模型 1. 标准 Cox（风险回归模型）			
年龄（岁）	1.07	1.05～1.08	<0.000 1
性别（男性 =1）	1.36	1.02～1.81	0.04
BMI/(kg·m^{-2})	1.003	0.97～1.04	0.89

续表

项目	风险比	95% 置信区间	P 值
吸烟（是 = 1）	1.44	1.10～1.90	0.009
收缩压 /mmHg	1.004	0.998～1.01	0.17
糖耐量异常 / 糖耐量正常	1.22	0.89～1.68	0.21
糖尿病 / 糖耐量正常	1.36	0.99～1.88	0.06
模型 2. Fine-Gray（竞争风险模型）			
年龄（岁）	1.07	1.06～1.08	<0.000 1
性别（男性 =1）	1.20	0.99～1.45	0.06
BMI /（kg·m⁻²）	0.99	0.97～1.02	0.47
吸烟（是 = 1）	1.18	0.98～1.42	0.08
收缩压 /mmHg	1.01	1.005～1.01	<0.000 1
糖耐量异常 / 糖耐量正常	1.77	1.38～2.27	<0.000 1
糖尿病 / 糖耐量正常	3.34	2.64～4.22	<0.000 1

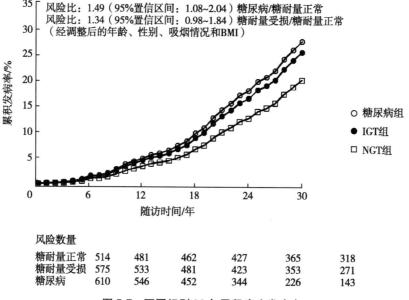

图 5-7　不同组别 30 年累积癌症发病率

（2）IGT 受试者的胰岛素抵抗、血浆胰岛素水平和进展为糖尿病与癌症风险的关系：在校正年龄、性别、吸烟状态、BMI、SBP 和生活方式干预后，多变量 Cox 分析显示，血浆胰岛素 AUC 每增加 1 个标准差（SD）仍与癌症发生风险显著相关（$aHR=1.39$，$95\%CI$：1.05～1.84，$P=0.02$），Matsuda 胰岛素抵抗指数亦如此（$aHR=1.41$，$95\%CI$：1.06～1.87，$P=0.02$）。值得注意的是，在评估胰岛素 AUC 或胰岛素抵抗指数与癌症风险之间关系的模型中，进展为糖尿病与癌症风险之间同时存在稳定的显著关联［HR 范围：1.87（$P=0.001$）～2.30（$P<0.000$ 1）］（表 5-5）。

表 5-5　30 年以上 IGT 患者胰岛素抵抗和胰岛素水平标准差变化对糖尿病发生率及癌症风险的预测影响

	风险比	95% 置信区间	P 值
模型 1			
年龄（9.3 岁）	2.89	1.87～4.46	<0.000 1
性别（男性 = 1）	1.43	0.69～2.97	0.34
吸烟（是 = 1）	1.50	0.75～3.00	0.25
BMI（3.8kg/m²）	1.40	0.96～2.06	0.08
收缩压（23mmHg）	1.22	0.83～1.81	0.32
干预（是 = 1）	0.88	0.40～1.94	0.76
发展为糖尿病（是 = 1）	2.30	1.54～3.45	<0.000 1
Matsuda_IR[①]（170mu/L）	1.41	1.06～1.87	0.02
模型 2			
年龄（9.3 岁）	2.73	1.85～4.03	<0.000 1
性别（男性 = 1）	1.13	0.57～2.25	0.72
吸烟（是 = 1）	1.87	0.96～3.66	0.07
BMI（3.8kg/m²）	1.44	1.02～2.03	0.04
收缩压（23mmHg）	1.31	0.94～1.82	0.11
干预（是 = 1）	1.03	0.50～2.13	0.93
发展为糖尿病（是 = 1）	1.87	1.28～2.72	0.001
Homa_IR[②]（4.34mu/L）	1.15	0.85～1.53	0.37
模型 3			
年龄（9.3 岁）	2.91	1.89～4.50	<0.000 1
性别（男性 = 1）	1.43	0.69～2.96	0.33
吸烟（是 = 1）	1.56	0.78～3.10	0.21
BMI（3.8kg/m²）	1.40	0.97～2.02	0.07
收缩压（23mmHg）	1.28	0.87～1.88	0.21
干预（是 = 1）	0.88	0.40～1.92	0.74
发展为糖尿病（是 = 1）	2.18	1.47～3.26	0.000 1
胰岛素区间（103mu/L）	1.39	1.05～1.84	0.02

注：① Matsuda_IR：胰岛素抵抗指数。

② Homa_IR：稳态模型下的胰岛素抵抗指数。

五、主要结论

（一）证实了糖尿病高危人群的真实风险

大庆糖尿病预防研究的 20 年后续研究报告了令人震惊的结果：在不加干预的情况下，糖尿病高危人群 6 年内有 67% 患糖尿病，20 年间有 92% 的人群会患糖尿病，33% 离开人世，44% 的人至少发生了 1 次心梗或脑卒中，心血管死亡比正常人群提前 7 年。这清楚提示糖尿病前期人群不仅是糖尿病的高危人群，而且是心血管病和死亡的高危人群。前 6 年有近 70% 的人发展为糖尿病患者，提示对该人群的干预可能有一个 5～6 年的黄金时期。

（二）生活方式干预能预防和 / 或延缓糖尿病及减少心血管病死亡的发生

大庆研究 6 年生活干预结束后的 1992 年所测定糖负荷后 2h 血糖均值为 17mmol/L 组较均值

为 6.2mmol/L 组的全因死亡率（17.8/1 000 人年与 9.7/1 000 人年）、心血管病死亡率（9.1/1 000 人年与 4.9/1 000 人年）、心脑血管事件（30.4/1 000 人年与 19.7/1 000 人年）、卒中（26.6/1 000 人年与 18.1/1 000 人年）发生率均显著增加。在调整年龄、血压、吸烟等因素的影响后，研究结果仍然显示出糖耐量受损人群血糖水平的降低对心脑血管事件的减少有独立的贡献。

（三）糖尿病和糖尿病前期患者癌症发生风险增加

大庆糖尿病预防 30 年后续研究报结果显示，在 IGT 受试者中，胰岛素抵抗、代偿性高胰岛素血症以及进展为糖尿病加速了癌症发生。这表明，对显性糖尿病患者进行适当的降糖治疗，并通过消除糖尿病前期人群的高胰岛素需求来预防或延缓糖尿病发生，可能有利于降低癌症风险。

六、启示

大庆研究的成功对我国乃至全球的糖尿病及其他慢性病预防与控制有以下几点启示。

（一）生活方式干预是慢性病防控的有效措施

大庆研究 30 年的实践证明，通过健康教育和生活方式的有效干预，可以有效地预防和 / 或延缓糖尿病及其心血管事件的发生。主要慢性病的共同危险因素是不健康膳食、缺乏体力活动、吸烟、过量饮酒等；而这些特征也为慢性病的防控和干预提供了可能性。改变不良生活习惯和控制行为风险是预防慢性病和减少疾病负担最经济、可行的手段，而且生活方式干预有长期的后效应。这些结果为全球将生活方式干预作为控制糖尿病结局的公共卫生措施提供了进一步的证据支持。这一研究的论文已被国外有关医学杂志引用了逾 5 000 次。

（二）政府大力支持是慢性病防控的坚实基础

大庆研究构建了一个适当的流行病学和行为学的研究框架，此研究框架的构筑建立在政府、产业、学术密切合作的基础上；在此框架内，研究对象得以选定、干预和长期随访。原卫生部、科技部、大庆市政府及油田管理局对干预研究和长期随访提供了人、财、物方面的组织支持和保障，这是顺利实施的前提，也证明政府在慢性病研究和防控中的重要性。

（三）团队坚定信念是科研成功的强大支柱

大型疾病预防研究是一项复杂的工作，涉及面广，耗时长，影响因素多，所需经费大。该研究能够坚持 6 年、20 年、30 年的长期随访，不断得出前瞻性、科学、创新的学术成果，令国际学术界折服。其间的困难和艰辛难以想象，充分体现了研究团队坚定的信念、严谨的态度、吃苦的精神以及"拓荒牛""领头雁"的学术智慧和人格魅力。

（四）社区广泛推广是大庆研究的重要意义

大庆研究的经验有很多，其中"小组干预法"就是一个具有创新性、可行性、能复制、可推广的基本干预方法之一，尤其在社区慢性病干预工作中。当前，糖尿病预防研究重点不在于再去重复证明干预是否能预防糖尿病，而在于研究如何成功地将糖尿病预防研究的"大庆模式"在广大社区推广，使之变成各地群众普遍自觉的全国行动，在一个地区、一个国家将糖尿病的发生和糖尿病相关的心血管事件、癌症、慢性病等降下来。这才是大庆研究真正的伟大而深远的意义所在！

如何将大庆研究的成果转化为有效的公共卫生措施，是我们长期需要面对的挑战。多年来，随着我国慢性病防控工作的开展和深入，社区糖尿病防控方兴未艾，但还都局限在局部地区"点"上的一些成效。我们更需要切实在全国范围内推广和建立起政府主导、政策支持、医防协同、社区积极、个人自觉、多方参与的,适宜有效的糖尿病(慢性病)防控平台,营造科学、良好的糖尿病健康教育和健康促进环境,实施针对高风险人群制定的生活方式干预计划,结合促进环境和大众行为改变的政策,可能是减少糖尿病患病率和减少并发症最经济、最有效的措施。

第二节　芬兰糖尿病预防研究

从启动研究的时间顺序来看,芬兰糖尿病预防研究(DPS)是中国大庆糖尿病预防研究之后的首个 2 型糖尿病一级预防试验。1993—1998 年在芬兰的 5 个临床中心(赫尔辛基、库奥皮奥、图尔库、坦佩雷、奥卢)展开,共有 523 名平均年龄 55 岁的 IGT(通过两次口服 75 克葡萄糖耐量试验诊断),中年超重男性或女性(平均 BMI 为 31)被纳入项目,最终结果中排除了一名在基线上患有糖尿病的受试者(最终 n=522)。522 名受试者随机分配到标准保健组(257 人)或强化生活方式干预组(265 人)。在基值和每年的随访时详细评价饮食、体力活动、身体肥胖程度和多种生化指标。

标准保健组在基线和随后的年度访问中获得了标准的、非个性化的指导,即关于饮食的一般口头和两页的书面信息以及锻炼的信息,但没有提供具体方案。

强化生活方式干预组在个人辅导阶段主要由项目营养师来实施,在第一年接受 7 次营养学家的治疗,此后每 3 个月接受一次治疗。而项目医师的年度临床随访则是干预的一大亮点。干预的目标是减少体重(至少减少基线体重的 5%),限制膳食脂肪(脂肪要占全部能量消耗的 30% 以下)和饱和脂肪酸(要占全部能量消耗的 10% 以下),增加膳食纤维摄入(不低于 15g/1 000kcal)和身体活动(不低于 30min/d)。受试者在基线和每次年度访问中要完成为期三天的食物日记,使用一本小册子说明食物部分的大小。用国家公共卫生研究所制定的个方案计算出营养摄入量。建议经常食用全谷物产品、蔬菜、水果、低脂牛奶和肉制品、软性人造黄油和富含单不饱和脂肪酸的植物油。身体活动的指导根据每个人的特点进行,包括有氧运动增强体质(如步行、慢跑、游泳、有氧球类运动或滑雪),增加每天的步行和在日常生活中的活动。耐力运动被推荐作为一种增加有氧能力和提高心肺健康的方法。还提供了有监督的、渐进的、个性化的阻力训练课程,以提高大型肌肉群的功能和力量。

DPS 研究结果显示,干预组在每一个干预目标上均表现出非常显著的改善。1 年和 3 年后,干预组平均体重分别减少了 4.5kg 和 3.5kg,对照组则分别减少了 1.0kg 和 0.9kg。2000 年 3 月结束试验时有 86 人患糖尿病,其中对照组 59 人,干预组 27 人。平均 3.2 年的随访,与对照组相比,干预组糖尿病发病风险降低了 58%($P<0.001$),如图 5-8 所示。糖尿病发病率的减低与实现的生活方式目标数量直接相关。摄入适量脂肪、高纤维素的膳食者体重降低最多,即使经过体重减轻调整后,在干预过程中患糖尿病的危险也最低。增加身体活动能够作为降低糖尿病危险的一个独立因素。辅导不再持续进行后,在生活方式变量的差异上,干预组相比对照组仍然表现出优势。在干预结束后的 3 年随访期中,参加过干预组的人群的糖尿病危险仍然比对照组低 36%。这说明通过改变生活方式可预防或推迟一半以上的糖尿病发生,男性和女性的干预效果相似。干预组心血管疾病危险因素得到更大改善。

DPS 也一直有后续随访研究报告,进一步支持了生活方式干预对 2 型糖尿病高危人群预防有长期的后效应。DPS 研究也报告了长期血管并发症的结局,未发现干预能降低大血管并发症。

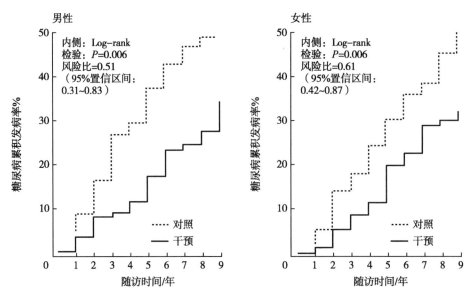

图 5-8　芬兰糖尿病干预研究长期随访期间不同性别、不同治疗组的 2 型糖尿病患病率

第三节　美国糖尿病预防计划

一、糖尿病预防计划

糖尿病预防计划（DPP）由美国国立糖尿病、消化、肾脏疾病研究所（NIDDK）领衔赞助，得到美国国立卫生研究院（NIH）资助，于 1996—2001 年在美国 27 个中心开展，是一项迄今世界上最大规模的、前瞻性、多中心、随机分组的 IGT 干预临床试验，总花费近 1.8 亿美元。目的是评价强化生活方式改变或服用二甲双胍这两种干预措施对于预防 2 型糖尿病发生的有效性和安全性。2002 年 DPP 研究的首个随访结果发表在新英格兰医学杂志上，产生了巨大的反响。

（一）糖尿病预防计划背景情况

早在 1997 年，大庆研究就在全世界首次报告糖尿病是可以预防的。以合理饮食和增加体力活动为主要内容的干预措施，对于肥胖和非肥胖的高危人群的糖尿病预防，都是极为有效的。当年在美国，近 8% 的成年人患有 2 型糖尿病。但美国人的生活方式与中国人差异较大，生活方式干预在中国人群糖尿病预防干预中能够成功，在美国人群可能就不一定。

为了进一步明确生活方式干预和二甲双胍是否能在高危人群预防糖尿病，DPP 研究应运而生。主要想通过研究回答下列问题：强化生活方式改变或服用二甲双胍是否可以有效预防或延缓糖尿病的发生？这两种干预方式的效果是否有差别？它们的效果是否随年龄、性别、种族或民族而改变？以及它们是否安全，对被干预者有无不良影响等。

项目参与者招募于 1996 年 6 月开始，1999 年春季停止，完成了约 15 万人的筛查，其中约 3 万人进行了 OGTT，筛查出 3 234 名符合项目纳入条件的参与者并签署知情同意书。每个临床中心每周平均花费 86.6 小时进行招募，招募的成本约为每个参与者 1 075 美元。

（二）糖尿病预防计划基线特征

3 234 名项目参与者年龄≥25 岁，体重 BMI≥24kg/m^2（在亚裔美国人群中≥22kg/m^2），葡萄糖耐量降低及空腹血糖为 5.3～6.9mmol/L（或≤6.9mmol/L 美洲印第安人）。根据美国糖尿病协会 1997 年的标准,均为糖尿病前期（IGT）患者。受试者随机分三组,分别为安慰剂组（n=1 082）,或二甲双胍干预（850mg,每日两次）组（n=1 073）,或强化生活方式干预组（n=1 079）。

所有参与者中,高加索人 55%,非裔美国人 20%,西班牙裔 16%,美洲印第安人 5%,亚裔美国人 4%。平均年龄为（51±10.7）岁,其中 16% 的参与者 <40 岁,20% 的参与者≥60 岁。女性占 67.7%,其中 48% 已绝经。男性和女性的高胆固醇血症史（分别为 37% 和 33%)或高血压病史（分别为 29% 和 26%)的患病率相似。在空腹血脂测定的基础上,54% 的男性和 40% 的女性符合国家胆固醇教育计划的血脂异常标准。当前或曾经吸烟者或有冠心病史者,男性多于女性。此外,66% 的男性和 71% 的女性有糖尿病一级亲属史。57% 男性基线 BMI 平均为（34.0±6.7）kg/m^2,而 73% 女性为≤30kg/m^2。男性平均空腹血糖和 HbA$_{1c}$ 值[分别为（6.0±0.5mmol)/L 和（5.9±0.5)%]与女性几无差异[分别为（5.9±0.4)mmol/L 和（5.9±0.5)%]。

（三）糖尿病预防计划设计与方法

符合条件的 3 234 名参与者被随机分配到三种干预措施中的一种。这项研究最初还包括第四项干预措施,曲格列酮。1998 年该药因潜在肝毒性而被停止使用,曲格列酮组的结果也就没在其中。

1. 生活方式干预组（1 079 例） 目标是每周至少进行 150 分钟的强化运动,体重至少减轻 7%。通过一门 16 节课的课程,包括饮食（低脂肪低热量饮食）、锻炼和行为矫正,旨在帮助受试者实现这些目标。该课程由管理者一对一进行教授,随后每月一次小组会议,旨在加强行为的改变。

2. 二甲双胍干预组（1 073 例） 二甲双胍治疗开始剂量为 850mg,每日一次,加安慰剂片每日一次。一个月后,二甲双胍的剂量增加到 850mg,每日两次。根据药量和访谈结果,每季度对治疗方案进行评估。受试者被鼓励遵循食物指南金字塔和国家胆固醇教育计划的第一步饮食,来减轻他们的体重,并增加他们的身体活动。

3. 安慰剂组（1 082 例） 标准生活方式推荐加安慰剂每日两次。

（四）糖尿病预防计划结果与结论

1. 结果 由于 DPP 研究已经展现出了明确的益处和良好的投入产出比（ROI）,项目提前终止,平均随访 2.8 年。在整个随访期间,二甲双胍和生活方式干预组的糖尿病累积发病率低于安慰剂组。安慰剂组、二甲双胍干预组和生活方式干预组的发病率分别为 11.0/100 人年（95% *CI*: 9.8/100 人年～12.3/100 人年）、7.8/100 人年（95% *CI*: 6.8/100 人年～8.8/100 人年）和 4.8/100 人年（95% *CI*: 4.1/100 人年～5.7/100 人年）。生活方式干预组的糖尿病发病率比安慰剂组低 58%（95% *CI*: 48%～66%），二甲双胍组比安慰剂组低 31%（95% *CI*: 17%～43%）。生活方式干预组的糖尿病发病率比二甲双胍组低 39%（95% *CI*: 24%～51%）。说明强化生活方式干预组预防 2 型糖尿病的效果优于二甲双胍干预组。为了在 3 年内预防 1 例 IGT 转变为 2 型糖尿病,用二甲双胍干预需要干预 13.9（95% *CI*: 8.7～33.9）例 IGT,而用强化生活方式干预仅需要干预 6.9（95% *CI*: 5.4～9.5）例 IGT。亚组分析显示强化生活方式干预对于不同性别、不同种族以及是否具有遗传倾向性的人群均是有效的。三组配对比较的结果经组序贯对数秩检验均具有统计学意义。这些结果均未受到基线特征调整的实质性影响。安慰剂组、二甲双胍组和生活方式干预组三年的糖尿病累积发病率分别为 28.9%、21.7% 和 14.4%,如图 5-9 所示。生活方式干预对于 60 岁以上人群效果更佳,二甲双胍干预对于年轻人群效果相对较好。安慰剂组的糖尿病发病率(11.0/100人年)高于预期,也许是因为葡萄糖检测的频率更高,也许是因为研究中选择了高危人群。

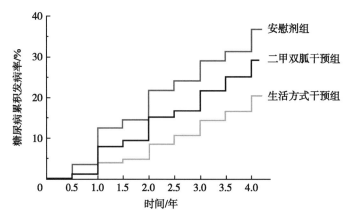

图 5-9　按研究组划分的糖尿病累积发病率

2. 不良事件　二甲双胍干预组胃肠道症状发生率最高,生活方式干预组肌肉骨骼症状发生率最高。住院率和死亡率与治疗无关,没有死亡归因于研究干预。

3. 结论　生活方式的改变和二甲双胍治疗都降低了高危人群糖尿病的发病率,生活方式干预效果优于二甲双胍。DPP 研究结果支持这样一个假设,即 2 型糖尿病可以在高风险人群中预防或延迟,并表明这一发现对美国具有种族和文化多样性的人口的适用性。美国DPP 研究中与生活方式干预相关的风险降低与芬兰 DPS 研究相同,而比中国大庆研究中的与节食(31%)、运动(46%)和饮食加运动(42%)相关的减少量要高。同时,大庆研究 2014 年关于心血管和全因死亡的结果的报告正是 DPP 研究者启动 25 年长期研究的重要动力之一。

二、糖尿病预防计划结果研究

DPPOS 研究的目的是观察生活方式及二甲双胍药物干预的长期效果。DPP 研究结束时二甲双胍组和安慰剂组参与者经过 1～2 周的洗脱期后,解除双盲并被告知试验结果。有88%(2766/3234)的参与者再次进入延续随访研究,包括当时已经或尚未患上 2 型糖尿病的参与者,即糖尿病预防计划结果研究(diabetes prevention program outcomes study,DPPOS)。入选患者均接受生活方式干预并保留原先分组,原先生活方式干预组(910 人)、二甲双胍干预组(继续服药治疗,924 人)和安慰剂组(932 人)。所有三组均接受了该组集体的生活方式干预,而生活方式干预组则给予额外的生活方式干预支持。

2009 年《柳叶刀》上发布对其 2 766 例参与者 10 年(*IQR* 为 9.0～10.5)随访结果:生活方式干预组体重下降后部分反弹,二甲双胍干预组体重适当下降并得到了保持。尽管延长期内糖尿病发病率各组相似,生活方式干预组、二甲双胍干预组和安慰剂组分别为 5.9/100 人年(95% *CI*:5.1/100 人年～6.8/100 人年)、4.9/100 人年(95% *CI*:4.2/100 人年～5.7/100 人年)和 5.6/100 人年((95% *CI*:4.8/100 人年～6.5/100 人年)。专家认为 DPPOS 研究期间二甲双胍干预组和安慰剂组的糖尿病发生率明显降低可能是由于这些参与者接受了集体生活方式干预。但与安慰剂组相比,生活方式干预组的 10 年糖尿病累积发病率降低了 34%(24%～42%),二甲双胍组降低了 18%(7%～28%)。通过生活方式干预或二甲双胍干预,预防或延迟糖尿病效果可持续至少 10 年。

为了将 DPP 的研究成果在全国范围内推广应用,2010 年美国国会委托疾病预防控制中心(CDC)成立并组织 NDPP,培训相当数量的医护人员以推广从 DPP 到基督教青年会 - 糖尿病预防计划(YMCA-DPP)研究。通过与公共和私人伙伴的合作,并将预防手段数字化,对全国社区的糖尿病高危人群和普通人(针对普遍的危险因素)进行分层干预,并提出进一步研究和细化分层干预策略,根据已有的流行病学和干预研究提出的 4 级分层干预法可作参考(图 5-10)。

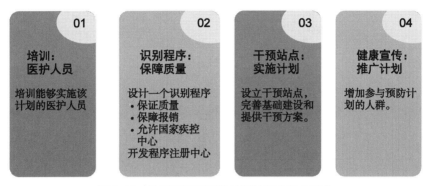

图 5-10　美国糖尿病预防计划的四个核心部分

然而,糖尿病预防措施并没有在美国得到较好的推广,尽管其人力和财力成本惊人并呈不断增长的态势。2012 年 9 月 27 日《新英格兰医学杂志》发表评述《2 型糖尿病的预防障碍在哪里?》(*What's preventing us from preventing type 2 diabetes?*)一文,对 DPP 在美国推广的困难进行了分析。尽管有强有力的证据证实基于小组的生活方式干预措施具有有效性和可实施性,但大部分糖尿病前期患者并不能享受 2 型糖尿病预防服务,因为可承担服务的医疗中心、医疗补助服务中心(CMS)以及私人保险公司需要提供美国预防工作小组(US Preventive Services Task Force,USPSTF)认可的 B 级以上预防性医疗服务。而 USPSTF 从未推出过一项糖尿病预防服务推荐,生活方式干预并未被包含在内。CMS 缺乏法定权限补偿非传统医疗保健提供者,如生活方式培训师。还有,大部分美国前期糖尿病患者未得到确诊或并未意识到自己患病,也很少能找到可接受的生活方式干预措施的提供者。而且,致命且医疗费用昂贵的并发症并不会在糖尿病发生后立即出现,对疾病的效益和成本需进行长期评估,这个时间可能达到几十年等。因此,虽然研究提供了预防或推迟 2 型糖尿病的工具,有关健康政策却限制了其应用。

2019 年又有新研究发现,对于因糖尿病前期良好干预而转归为正常糖调节的参与者,10 年后总体微血管疾病的患病率(相比于从未转归者)降低了 22%～30%。而且,总体微血管疾病风险随着 HbA$_{1c}$ 水平的增加相应增加:由 10%(HbA$_{1c}$ 为 4%)增加至接近 80%(HbA$_{1c}$ 为 11%),并且于 6.5% 附近无明显拐点。肾病风险随着 HbA$_{1c}$ 水平增加相应增加,并在 HbA$_{1c}$ 为 11% 时增加至约 40%。视网膜病变风险,当 HbA$_{1c}$<6% 时,视网膜病变风险<10%,但之后出现了迅速上升,在 HbA$_{1c}$ 为 11% 时增加至 65%。但无论 HbA$_{1c}$ 水平如何,神经病变风险一直维持在 12% 左右,并出现明显变化(图 5-11)。这表明,DPPOS 除了能令糖尿病风险明显降低以外,还有益于糖尿病微血管并发症的预防。也再次提示,对于糖尿病高风险人群实施早期干预的重要性。

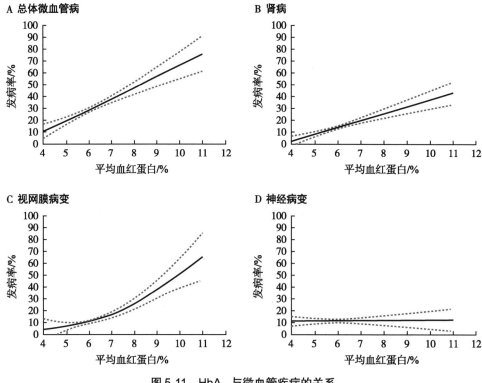

图 5-11 HbA$_{1c}$ 与微血管疾病的关系

值得注意的是，2022 年 5 月国际心血管领域顶尖学术期刊《循环》刊登了一篇文章，DPP 和 DPPOS 参与者的中位 21 年随访结果显示，二甲双胍和生活方式干预都没有减少主要心血管事件的发生。

21 年的中位随访期间，有 310 人首次发生主要心血管事件。几个治疗组间的主要心血管事件发生率没有差异；与安慰剂组相比，二甲双胍干预组的 HR 为 1.03（95%CI：0.78～1.37，P=0.81），生活方式干预组的 HR 为 1.14（95%CI：0.87～1.50，P=0.34）。对具体心血管事件的分析显示，二甲双胍干预组的非致死性卒中事件少于安慰剂组，但两组间未达到统计学差异，HR 为 0.57（95%CI：0.31～1.06，P=0.07）；生活方式干预组多于安慰剂组，HR 为 1.42（95%CI：0.87～2.30，P=0.16）。与安慰剂组相比，二甲双胍干预组和生活方式干预组的心血管死亡风险显示出增加的趋势，但未达到统计学显著性，HR 分别为 1.46（95%CI：0.90～2.39，P=0.13）和 1.40（95%CI：0.85～2.29，P=0.19）。不同干预措施与主要心血管事件发生率也没有显著相关性（图 5-12）。这与中国大庆生活方式干预研究的 30 年跟踪结果不一致。

研究中二甲双胍的使用率逐渐下降，从 DPP 结束时的 77% 下降到最后一次评估时的 41%，而研究之外二甲双胍的使用在 3 个原始治疗组中都有所增加，主要发生在患者被诊断为糖尿病后。因此，研究构建了一个调整后的模型，纳入了时间依存的心血管风险因素、糖尿病状态和研究外二甲双胍的使用，结果依然显示二甲双胍没有对主要心血管事件产生任何有益或不利影响。

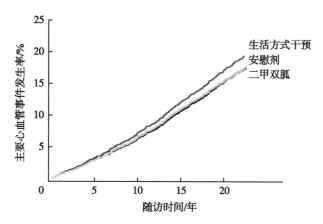

图 5-12　不同干预措施对主要心血管事发生率的影响

目前，DPPOS 研究结果至少有 5 点结论：① DPP 和 DPPOS 研究表明强化生活方式干预 10 年内可有效预防糖尿病发生，而且效果优于二甲双胍治疗；②二甲双胍在 DPPOS 研究期间预防糖尿病发生的效果与强化生活方式干预一样显著，可能是由于该组患者也接受了生活方式干预有关；③尽管 DPPOS 研究期间的体重减轻不如在 DPP 期间明显，但生活方式干预组和二甲双胍干预组 10 年内仍有部分研究对象体重减轻；④对于因糖尿病前期良好干预而转归为正常糖调节的参与者，10 年后总体微血管疾病的患病率（相比于从未转归者）降低了 22%～30%；⑤ DPP 和 DPPOS 参与者的中位 21 年随访结果显示，二甲双胍和生活方式干预都没有减少主要心血管事件的发生。可能是除了接受生活方式干预，在研究人群广泛使用他汀类药物和抗高血压药物及随着时间推移二甲双胍的使用减少等因素可能稀释了干预措施的效果。

此外 DPPOS 首次报告了美国糖尿病前期人群癌症的发病率，显示了研究者对糖尿病前期人群大小血管并发症以外的严重临床结局的关注。

（王　东　叶　真　李光伟）

主要参考文献

[1] PAN X R，LI G W，HU Y H，et al. Effects of diet and exercise in preventing NIDDM in people with impaired glucose tolerance：The Da Qing IGT and diabetes study[J]. Diabetes Care，1997，20（4）：537-544.

[2] 潘孝仁，李光伟，胡英华，等. 饮食和运动干预治疗对糖尿病发病率的影响：530 例糖耐量低减人群六年前瞻性观察[J]. 中华内科杂志，2015，34（2）：108-112.

[3] 王金平，陈燕燕，李光伟，等. 糖尿病和心血管病预防的破冰之旅：大庆糖尿病预防研究 30 年[J]. 中国科学：生命科学，2018，48（8）：902-908.

[4] LI G W，ZHANG P，WANG J P，et al. The long-term effect of lifestyle Interventions to prevent diabetes in the China Da Qing diabetes prevention study：a 20-year follow-up study[J]. Lancet，2008（371）：1783-1789.

[5] LI G W，ZHANG P，WANG J P，et al. Cardiovascular mortality，all-cause mortality，and diabetes incidence after lifestyle intervention for people with impaired glucose tolerance in the Da Qing Diabetes Prevention

Study：a 23-year follow-up study［J］. Lancet Diabetes Endocrinol，2014，（2）：474-480.

[6] 陈燕燕，王金平，李光伟，等. 生活方式干预对糖尿病前期人群心脑血管事件和死亡的影响：大庆糖尿病预防长期随访研究［J］. 中华内科杂志，2015，54（1）：13-17.

[7] 李肖珏，王金平，陈燕燕，等. 良性肥胖对2型糖尿病、心血管事件和死亡的影响：大庆糖尿病预防23年随访研究［J］. 中华内分泌代谢杂志，2020，36（3）：207-212.

[8] GONG Q，ZHANG P，WANG J，et al. Morbidity and mortality after lifestyle intervention for people with impaired glucose tolerance：30-year results of the Da Qing diabetes prevention outcome study［J］. Lancet Diabetes Endocrinol，2019，7（6）：452-461.

[9] HE S，WANG J，SHEN X，et al. Cancer and its predictors in Chinese adults with newly diagnosed diabetes and impaired glucose tolerance（IGT）：a 30-year follow-up of the Da Qing IGT and diabetes study［J］. British Journal of Cancer，2022，127（1）：102-108.

[10] 王继伟，徐望红，姜庆五，等. 中国慢性病防治成功案例：中国大庆糖尿病预防研究的分析和启示［J］. 中华内分泌代谢杂志，2013，29（3）：196-199.

[11] ERIKSSON J，LINDSTRÖM J，VALLE T，et al. Prevention of type Ⅱ diabetes in subjects，study design and 1-year interim report on the feasibility of the lifestyle intervention programme［J］. Diabetologia，1999，42（7）：793-801.

[12] PEKKA P，VARTIAINEN E，LAATIKAINEN T，et al. 北卡累利阿项目：从北卡累利阿地区到全国行动［M］. 张文华，译. 北京：北京大学医学出版社，2013.

[13] Diabetes Prevention Program Group. Design and methods for a clinical trial in the prevention of type 2 diabetes［J］. Diabetes Care，1999，22（4）：623-634.

[14] BRAY G A，CULBERT I W，CHAMPAGNE C M，et al. The Diabetes Prevention Program：baseline characteristics of the randomized cohort［J］. Diabetes Care，2000，23（11）：1619-1629.

[15] Diabetes Prevention Program Group. Reduction in the incidence of type 2 diabetes with lifestyle intervention or metformin［J］. N Engl J Med，2002，346（6）：393-403.

[16] Diabetes Prevention Program Group.10-year follow-up of diabetes incidence and weight loss in the diabetes prevention program outcomes study［J］. Lancet，2009，374（9702）：1677-1686.

[17] ALBRIGHT A L，GREGG E W. Preventing type 2 diabetes in communities across the U. S：the National Diabetes Prevention Program［J］. Am J Prev Med，2013，44（4）：346-351.

[18] JUDITH E，FRADKIN，ROBERTS B T，et al. What's preventing us from preventing type 2 diabetes?［J］. N Engl J Med，2012，367（13）：1177-1179.

[19] PERREAULT L，PAN Q，SCHROEDER E B，et al. Regression From Prediabetes to Normal Glucose Regulation and Prevalence of Microvascular Disease in the Diabetes Prevention Program Outcomes Study（DPPOS）［J］. Diabetes Care，2019，42（9）：1809-1815.

[20] GOLDBERG R，ORCHARD T，CRANDALL J，et al. Effects of Long-term Metformin and Lifestyle Interventions on Cardiovascular Events in the Diabetes Prevention Program and Its Outcome Study［J］. Circulation，2022（145）：1632-1641.

第六章

糖尿病膳食预防

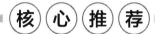

核 心 推 荐

食物摄入、膳食营养是预防2型糖尿病的重要环节之一,也是糖尿病重要的基础治疗手段。本章从膳食结构、营养素、肠道微生态与2型糖尿病的关系证据出发,提出预防2型糖尿病的膳食原则和措施,以及2型糖尿病及慢性并发症的膳食营养处方,帮助相关人员进行科学膳食营养指导和管理。

1. 2型糖尿病预防的膳食原则

(1)平衡膳食,吃动平衡,维持健康体重。

(2)主食不过量,粗细搭配,提倡低血糖生成指数主食。

(3)蔬菜、水果要充足,种类、颜色要多样。

(4)动物性食物要适量,限制摄入加工肉类。

(5)选择多种多样的奶制品,常吃大豆和豆制品,适量吃坚果。

(6)减少盐、油、糖摄入,饮水要充足,最好不饮酒。

2. 2型糖尿病的膳食营养处方制定步骤

(1)计算标准体重。

(2)计算每日总能量。

(3)计算食品交换份数。

(4)分配食物份数。

(5)根据习惯选择食物并安排至各餐次中。

第一节　膳食结构与2型糖尿病

我国居民的传统膳食结构以植物性食物为主。随着社会经济的发展,居民的膳食结构发生了很大改变,同时糖尿病的患病率也快速上升。糖尿病的发展是胰岛素抵抗和β细胞功能障碍之间发生复杂的相互作用的结果。膳食对2型糖尿病的发生具有重要作用。

一、食物与血糖生成指数

碳水化合物是影响餐后血糖的重要因素,其摄入总量起主要决定作用,食物种类、淀粉类型、食物制备方式(如烹饪方法和时间,加热程度或水的用量等)、生熟度和加工程度等也有影响。

（一）血糖生成指数

食物血糖生成指数（glycemic index，GI）是反映食物引起人体血糖升高程度的指标，是人体进食不同食物后机体血糖生成的应答状况。

食物的 GI 在 55 以下者被称为低 GI 食物，70 以上者为高 GI 食物，介于两者之间的为中 GI 食物。高 GI 食物进入胃肠后消化快，吸收完全，葡萄糖迅速进入血液；低 GI 食物在胃肠停留时间长，释放缓慢，葡萄糖进入血液后峰值低，下降速度慢（表6-1）。

表 6-1　常见食物的 GI

食物名称	GI	食物名称	GI	食物名称	GI
馒头	88.1	马铃薯（煮）	66.4	可乐	40.3
大米饭	83.2	大麦粉	66.0	扁豆	38.0
面条	81.6	菠萝	66.0	梨	36.0
烙饼	79.6	荞麦面条	59.3	苹果	36.0
熟甘薯	76.7	荞麦	54.0	藕粉	32.6
南瓜	75.0	甘薯（生）	54.0	鲜桃	28.0
油条	74.9	香蕉	52.0	牛奶	27.6
西瓜	72.0	猕猴桃	52.0	绿豆	27.2
胡萝卜	71.0	山药	51.0	柚子	27.0
小米	71.0	酸奶	48.0	黄豆（浸泡，煮）	18.0
玉米面	68.0	葡萄	43.0	花生	14.0

数据来源：杨月欣，王光亚，潘兴昌. 中国食物成分表2版［M］. 北京：北京大学医学出版社，2009.

（二）食物血糖负荷

餐后血糖水平除了与食物 GI 的高低有关外，还与食物中碳水化合物的含量密切相关。具有较高 GI 的食物，若碳水化合物的含量很少，尽管其容易转化为血糖，但对血糖总体水平的影响不大。即 GI 仅反映了碳水化合物的质，并没有反映出碳水化合物的实际摄入量。将摄入碳水化合物的质和量相结合，就产生了食物血糖负荷（glycemic load，GL）。其计算公式为：

$$GL = 特定食物中碳水化合物的重量（g）* 食物的 GI/100$$

食物的 GL>10 被称为低 GL 食物，GL>20 为高 GL 食物，介于两者之间的为中 GL 食物。

GL 综合考虑了食物的碳水化合物含量、摄入数量和影响血糖升高的食物消化吸收等因素，对指导糖尿病患者如何摄取主食具有实际意义。比如，虽然某食物 GI 较高，但只要摄入量较少，GL 较低，也可以食用。

（三）影响食物血糖生成指数的因素

GI 受到多方面因素的影响，包括：①碳水化合物结构：富含支链淀粉的大米，GI 较高。②碳水化合物种类：富含膳食纤维、抗性淀粉或其他不消化的碳水化合物的食物，GI 较低。③食物的生熟程度：生食物 GI 较低；熟食物 GI 较高。④食物的加工烹调方式：煮熟的山药相较于油炸和烘烤的山药具有较低的 GI；压力烹调相较于其他方式可增加 GI。⑤食物加工时的温度、时间：烹调的温度越高，时间越长，GI 越高。

（四）血糖生成指数与2型糖尿病

长期食用高 GI 食物会引起胰岛素效应降低，进而造成胰岛素抵抗，后者是发生 2 型糖尿病的重要危险性标志。与非糖尿病患者相比,2 型糖尿病患者需要更高浓度的胰岛素才能刺激机体利用外周葡萄糖。而低 GI 食物可延缓葡萄糖吸收,降低血糖峰值,从而减少胰岛素需求。

二、食物与 2 型糖尿病

能量摄入以及膳食中各类食物的数量及比例与糖尿病的发生发展有密切关系。

(一)增加摄入可降低 2 型糖尿病风险的膳食因素

可降低 2 型糖尿病风险的膳食因素包括全谷物、蔬菜、水果、菌藻类、大豆及其制品、坚果、鱼类、茶和咖啡等。

1. 全谷物与 2 型糖尿病 全谷物指未经精细加工或虽经碾磨 / 粉碎 / 压片等处理仍保留了完整谷粒所具备的胚乳、胚芽、麸皮组成及天然营养成分的谷物。全谷物丰富的膳食纤维可以刺激胃肠激素特别是肠抑胃肽的释放,抑制胃排空,延缓肠内葡萄糖吸收并减少其在肠内的吸收量,从而降低血糖,减少胰岛素的分泌。研究表明,全谷物摄入与糖尿病发病存在非线性相关,与食用全谷物较少的人群相比,摄入 48～80g/d 全谷物人群,2 型糖尿病发病风险降低 26%。

2. 蔬菜、水果、菌藻类、豆类、坚果类与 2 型糖尿病

(1)蔬菜、水果与 2 型糖尿病:蔬菜是膳食中维生素 C 和 β 胡萝卜素的重要来源,含有丰富的膳食纤维、多种植物化学物以及钾、钙、镁等元素。蔬菜摄入量增加,糖尿病的发病风险下降。水果富含膳食纤维、维生素、矿物质和生物活性物质。增加水果摄入,特别是富含花青素的水果(蓝莓、葡萄、苹果、梨等)可降低 2 型糖尿病的发病风险。

(2)菌藻类与 2 型糖尿病:藻类含丰富的碳水化合物,同时还富含藻蓝蛋白、虾青素等,具有特殊的生物活性,其中海带是膳食碘的重要来源。食用菌的特点为高蛋白、无胆固醇、无淀粉、低脂肪、低糖、多膳食纤维、多氨基酸、多维生素、多矿物质等。增加藻类和菌类摄入可降低 2 型糖尿病患者的血糖水平。

(3)大豆及其制品与 2 型糖尿病:大豆包括黄豆、青豆和黑豆,富含钙、铁、维生素 B_1、维生素 B_2、维生素 E、大豆异黄酮、大豆皂苷、大豆低聚糖等营养物质和植物化学物,增加大豆及其制品摄入可降低 2 型糖尿病的发病风险。

(4)坚果与 2 型糖尿病:坚果含有丰富的不饱和脂肪、蛋白质、膳食纤维和微量营养素以及一定量的植物固醇,适量摄入可改善胰岛素抵抗和空腹胰岛素水平,可降低 2 型糖尿病的发病风险。

3. 茶、咖啡与 2 型糖尿病

(1)茶与 2 型糖尿病:茶是全球最普遍的饮料之一,研究表明,与不喝茶的人相比,每天喝茶≥3 杯可使 2 型糖尿病的发病风险降低 16%。

(2)咖啡与 2 型糖尿病:咖啡含有少量的脂肪、蛋白质、糖、矿物质和膳食纤维,还含有咖啡因、多酚、绿原酸等成分,每天饮用咖啡可降低 2 型糖尿病的发病风险。

(二)过量摄入可增加 2 型糖尿病风险的膳食因素

过量摄入可增加 2 型糖尿病风险的膳食因素包括精制谷物、薯类、畜肉、加工肉制品、含糖饮料等。

1. 精制谷类、薯类食物与 2 型糖尿病 谷类富含淀粉,与血糖应答密切相关,精制谷物(精白米和精白面等)更易消化吸收,增加餐后血糖升高幅度,过量摄入会增加 2 型糖尿病的发病风险。过量摄入油炸薯类可增加 2 型糖尿病的发病风险。

2. 畜肉、加工肉制品与 2 型糖尿病　红肉摄入量过多与空腹胰岛素、糖化血红蛋白和炎症生物标志物的增加有关。过多摄入畜肉，特别是加工红肉制品（培根、香肠、腊肠等）会增加 2 型糖尿病的发病风险。meta 分析发现，与不摄入畜肉人群相比，每天摄入 150g 畜肉可使 2 型糖尿病的发病风险增加 64%。

3. 含糖饮料与 2 型糖尿病　过多摄入含糖饮料可增加 2 型糖尿病的发病风险。研究显示，每天每多喝一份（250ml）含糖饮料，可使 2 型糖尿病的发病风险增加 18%。

三、膳食模式与 2 型糖尿病

膳食模式是指食物的数量、比例、品种或不同食物、饮料中营养素的组合，以及人们习惯的膳食消费频率。膳食模式对 2 型糖尿病的发生发展有重要影响。

（一）健康膳食模式与 2 型糖尿病

1. 地中海膳食模式　地中海膳食模式的特征为全谷物、新鲜水果、海产品、豆类、坚果和橄榄油摄入较多，红肉、动物油脂以及甜食摄入很低，并且有适量饮用红酒的习惯。地中海膳食模式可有效改善糖尿病患者血糖，有助于降低糖尿病的发生和发展。

2. DASH 膳食模式　DASH（dietary approaches to stop hypertension）膳食提倡多吃全谷物食物和蔬菜，少吃高脂肪、高能量甜品和红肉，限制食盐的摄入量，同时富含膳食纤维、钙、蛋白质和钾。DASH 膳食模式对预防糖尿病发生以及糖尿病患者的血糖控制和心血管代谢风险管理有重要作用。

3. 东方健康膳食模式　中国东南沿海一带的膳食模式是东方健康膳食模式的代表，其特点是食物多样性程度高、饮食清淡少盐、较为充足的蔬菜水果、更为丰富的水产品，更接近于中国平衡膳食模式。研究显示，具有东方健康膳食模式的人群 2 型糖尿病的患病率相对较低。

（二）特殊膳食模式与 2 型糖尿病

低碳饮食、生酮饮食、轻断食、间歇性禁食等作为辅助疾病治疗而采取的调整代谢手段有一定应用。

1. 低碳饮食　低碳饮食定义为每日碳水化合物摄入量占总能量膳食的 26%～45%，当占比<26% 时为极低碳饮食。低碳饮食可降低 2 型糖尿病的发病风险，可降低糖化血红蛋白，短时期内可使体重下降，但长期是否有效还不确定；另外低碳饮食不符合膳食平衡理论，可能增加其他疾病的风险，应在医生和营养师的指导下进行，不建议糖尿病患者长期采用。

2. 生酮饮食　生酮饮食是一种高脂肪、低碳水化合物、充足蛋白质的饮食，可有效降低空腹血糖和糖化血红蛋白水平。但生酮饮食是一种高脂饮食模式，可引起高脂血症、心脏病和中风，对大多数人来说，其风险大于益处。

3. 间歇性禁食　间歇性禁食指按照一定规律在规定的时期内禁食或给予非常有限的能量摄入。目前常用的几种方式包括：①限时禁食法，一般禁食 16 小时；②隔日禁食（每隔一天就禁食一天）或采用 4：3 或 5：2 轻断食法（在连续/非连续日每周禁食 2 天），限制日要求限制正常能量的 75%，女性和男性的上限分别为每天 500kcal 和 660kcal。间歇性禁食可应用于 2 型糖尿病的高危人群，可降低 2 型糖尿病的发病风险，但应在医生或营养师的指导下实施。

4. 高蛋白饮食　超过蛋白质的宏量营养素可接受范围 35% 的为高蛋白饮食，其可降低糖化血红蛋白水平，降低糖尿病的发病风险。但是高蛋白摄入可加重肾脏负荷，引起肾功能受损。肾功能正常的糖尿病患者蛋白质供能比应为 15%～20%，不推荐糖尿病患者采取高蛋白饮食。

四、遗传、膳食模式与 2 型糖尿病的交互作用

2 型糖尿病由遗传和环境因素共同作用导致。基因与环境的交互作用中，"基因"通常指一个或多个 DNA 变异，"环境"指任何非遗传危险因素，如肥胖、不合理饮食或不健康的生活方式等。

全基因组关联分析（GWAS）已识别出一系列与 T2DM 相关的单核苷酸多态性位点，*TCF7L2* 基因是关联性最强的易感基因之一。

研究发现携带 *rs7903146* 位点 *CC* 基因型个体每天摄入全谷物食物 50g，可使 2 型糖尿病的发生风险降低 14%。而在 T 等位基因携带者中则没有发现相同关联，提示 T 等位基因可能会减弱全谷物对糖尿病发生风险的有益作用。

水果摄入量与 T2DM 的遗传易感性有交互作用，摄入水果可减弱 T2DM 基因易感性与糖尿病发生风险、相关糖代谢特征（如餐后 2 小时血糖水平）之间的关系。

遗传因素决定了个体对 T2DM 的易感性，而环境因素可能是触发 T2DM 的外部原因。因此，对于糖尿病的预防和治疗，应采取综合措施，尤其对于具有糖尿病高风险人群，应控制各种危险因素。

（何宇纳　丁钢强　裘美娟）

第二节　营养素与 2 型糖尿病

一、中国居民能量和膳食营养素摄入现状

1982—2015 年五次全国营养调查发现，中国居民能量（图 6-1）、碳水化合物（图 6-2）摄入量呈下降趋势，蛋白质（图 6-3）摄入水平基本稳定；脂肪（图 6-4）摄入量在 1982—2002 年间呈快速增长趋势，其后逐渐进入平台期，增速减缓，2018 年有 64.7% 的成年人脂肪供能比大于 30%。

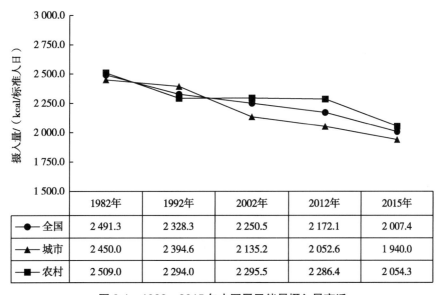

	1982年	1992年	2002年	2012年	2015年
●— 全国	2 491.3	2 328.3	2 250.5	2 172.1	2 007.4
▲— 城市	2 450.0	2 394.6	2 135.2	2 052.6	1 940.0
■— 农村	2 509.0	2 294.0	2 295.5	2 286.4	2 054.3

图 6-1　1982—2015 年中国居民能量摄入量变迁

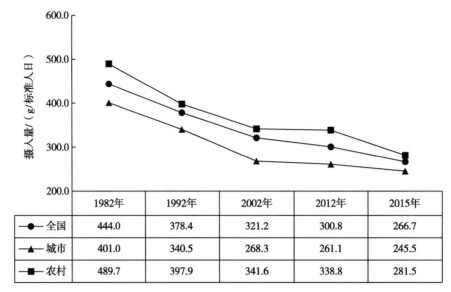

	1982年	1992年	2002年	2012年	2015年
全国	444.0	378.4	321.2	300.8	266.7
城市	401.0	340.5	268.3	261.1	245.5
农村	489.7	397.9	341.6	338.8	281.5

图 6-2　1982—2015 年中国居民碳水化合物摄入量变迁

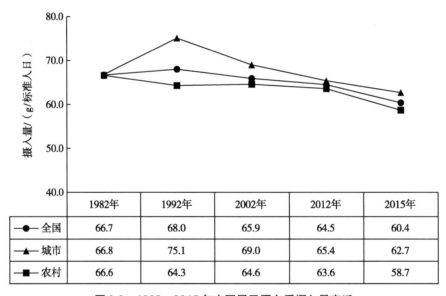

	1982年	1992年	2002年	2012年	2015年
全国	66.7	68.0	65.9	64.5	60.4
城市	66.8	75.1	69.0	65.4	62.7
农村	66.6	64.3	64.6	63.6	58.7

图 6-3　1982—2015 年中国居民蛋白质摄入量变迁

　　1992—2012 年，我国居民镁的摄入量呈下降趋势。2010—2013 年平均每标准人日镁摄入量为 283.4mg，摄入量达到或超过营养素推荐摄入量（recommended nutrient intake，RNI）的比例仅为 23.5%。2015 年中国居民钙、铁、锌、硒的平均每标准人日摄入量分别为 356.3mg、21.2mg、10.3mg 和 44.6μg，钙、镁的摄入量均低于相应的适宜摄入量（adequate intake，AI）值，铁的摄入量超过了 RNI 值，锌和硒的摄入量也较低。

　　2015 年中国居民维生素 A、维生素 B_1、维生素 B_2、维生素 C 平均每标准人日摄入量为 432.9μg 视黄醇当量（retinol equivalent，RE）、0.8mg、0.7mg 和 80.3mg，2010—2013 年达到或超过 RNI 的比例仅为 12.6%、12.7%、5.4% 和 23.4%。我国居民平均每标准人日膳食纤维的摄入量为 10.8g，低于推荐量标准。

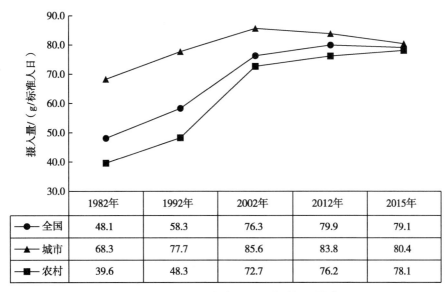

图 6-4　1982—2015 年中国居民脂肪摄入量变迁

	1982年	1992年	2002年	2012年	2015年
●—全国	48.1	58.3	76.3	79.9	79.1
▲—城市	68.3	77.7	85.6	83.8	80.4
■—农村	39.6	48.3	72.7	76.2	78.1

二、能量和营养素与 2 型糖尿病

1. 能量　肥胖（尤其是中心性肥胖）是糖尿病的重要危险因素。而肥胖是摄入的能量超过机体利用的能量，使基质转入合成代谢的道路合成脂肪而储存的结果。

2. 碳水化合物　碳水化合物经过消化变成单糖后才能被吸收，升高血糖。不同类型碳水化合物产生的血糖反应不同，如游离葡萄糖、蔗糖可以很快被吸收并升高血糖。一些抗性淀粉、寡糖或其他形式膳食纤维的血糖应答缓慢而平稳。食物品种、成熟状态、加工条件等对餐后血糖产生不同影响。另外在混合餐中最后进食碳水化合物时，餐后血糖控制最理想，居中进食时次之，居前进食最差。

3. 蛋白质和脂肪　蛋白质、脂肪参与血糖的调节。脂肪因胃排空时间较长，延长了食物的消化时间，而且对淀粉起到"包裹"作用，有助于降低餐后血糖并提高饱腹感。但如果长期摄入高脂肪膳食，会引起糖脂代谢紊乱，脂肪降解产生大量的游离脂肪酸，使肝脏对胰岛素介导下的葡萄糖摄取和利用降低，肝糖利用出现障碍，葡萄糖氧化代谢下降，导致血糖升高。

蛋白质可降低血糖应答。蛋白质在代谢中约有 50% 生成糖，但无论是健康人还是糖尿病患者，在给予含等量可利用碳水化合物的高蛋白质食物时，8h 内血糖未见显著升高。豆类富含蛋白、植物化学物，具有低 GI 的特性。将不同比例的抗性淀粉、脂肪、蛋白质与谷物进行混合，可以影响淀粉的消化速率，可能因为脂肪的非亲水性以及蛋白质的交联作用起到了阻碍淀粉酶与淀粉接触的作用。

4. 膳食纤维　水溶性膳食纤维在胃肠道遇水后与葡萄糖形成黏胶而减慢糖的吸收，使餐后血糖和胰岛素的水平降低，并具有降低胆固醇的作用。非水溶性膳食纤维可在肠道吸附水分，形成网络状，使食物与消化液不能充分接触，消化吸收减慢，降低餐后血糖，增加饱腹感并软化粪便。在测定食物 GI 时要求等量的可利用碳水化合物，故高膳食纤维食品并不意味着低 GI，如全麦面包 GI 为 71，白面包 GI 约为 70。在食物进食量一致的情况下，多种高膳食纤维食品对血糖的影响，实质上是通过"替代"可利用碳水化合物、降低血糖负荷来实现的。

5. 维生素

（1）具有抗氧化能力的维生素，如维生素 C、维生素 E、β 胡萝卜素与糖尿病密切相关。糖尿病患者产生氧自由基增加，抗氧化酶活性下降，可使低密度脂蛋白（low density lipoprotein，LDL）氧化成氧化型的低密度脂蛋白（oxLDL），后者会损伤动脉内皮细胞，引起动脉粥样硬化。

（2）其他维生素，如维生素 B_1、维生素 B_2、维生素 B_6、维生素 B_{12} 对糖尿病多发性神经炎有辅助治疗作用。维生素 B_6 和维生素 B_{12} 及叶酸能降低同型半胱氨酸，而后者的血浓度与动脉粥样硬化呈正相关。B 族维生素还是糖代谢过程中辅酶的主要成分。研究表明，维生素 D 不仅是葡萄糖刺激胰岛素分泌以及维持正常糖耐量的必需物质，还可增加外周组织的胰岛素敏感性。

6. 矿物质

锌参与胰岛素的合成与降解，缺锌时胰岛素合成下降。β 细胞分泌胰岛素也分泌锌，两者释放是平衡的。当血锌降低时，β 细胞可获得的锌减少，而胰岛素可替代锌释放增加，是造成高胰岛素血症、产生胰岛素抵抗的原因之一。

三价铬的复合物在人体中称"葡萄糖耐量因子"，有利于提高糖耐量。

钒影响胰岛素的分泌，促进脂肪组织中葡萄糖的氧化、运输及肝糖原的合成，抑制肝糖异生，具有保护胰岛的功能。

镁通过影响胰岛素的释放和活性来影响碳水化合物的代谢，镁缺乏与胰岛素抵抗和血小板反应性增加有关。低镁血症使糖尿病并发症的风险增加，包括视网膜病变、肾病和足部溃疡。

硒是谷胱甘肽过氧化酶的重要成分，后者有清除氧自由基的作用。糖尿病患者血硒低，补硒可预防糖尿病并发症。需要注意，当摄取过量硒时，可使机体内硒蛋白过量从而出现胰岛素抵抗，但机制尚不明确。

此外，钙和磷缺乏时，糖尿病患者更易骨质疏松。

7. 牛磺酸

牛胰岛素依赖型糖尿病患者血浆和血小板内牛磺酸水平均下降，并且，这类患者诱导血小板凝集所需要的花生四烯酸的量要少于正常人，补充牛磺酸能逆转这一状况，减少血小板凝集。体外试验表明，牛磺酸能减少糖尿病患者血小板的凝集，呈剂量依赖关系，而对正常人血小板的凝集作用则无影响。膳食补充牛磺酸能有效改善胰岛素依赖型糖尿病患者的并发症。其作用机制尚待证实，可能是通过增加糖原合成或影响胰岛 β 细胞的功能发挥作用。

8. 植物多糖

植物多糖的降血糖作用主要表现在增加肝糖原、促进外周组织器官对多糖的利用，促进降糖激素和抑制升糖激素作用，保护胰岛细胞，调节糖代谢酶活性等。植物多糖用于糖尿病肾病防治，能减少西药的剂量和不良反应，在降糖的同时改善肾功能。其作用机制主要通过影响肾转化生长因子 β 及基因表达，控制糖尿病肾病的发生和发展来实现。

三、进餐时序与 2 型糖尿病

1. 进餐时间 研究提示较晚的进餐时间与较差的血糖控制和较高的 2 型糖尿病发生风险相关。人体晚餐餐后血糖显著高于早餐的餐后血糖。每周有 3 次及以上睡前 2 小时以内进食行为，可使糖尿病和 / 或高血红蛋白血症的发生风险显著升高。每周 3 次及以上睡前 2 小时进食同时合并早餐缺失者，高血糖的风险也相应升高。

2. 能量的餐次分布 研究显示，与长期保持三餐能量均衡模式的人群相比，长期晚餐能量主导进餐的人群发生高血糖的风险显著升高。晚餐能量高于早餐可使 2 型糖尿病的风险增加。早餐能量相比晚餐能量占比高，可以显著降低肥胖人群的空腹血糖水平，同时改善胰岛素抵抗状况。

3. 进餐规律性和早餐缺失 一日三餐不规律进食者其空腹血糖水平和胰岛素抵抗指数均显著高于一日三餐规律进食者。研究显示，与规律进食早餐者相比，早餐缺失者患 2 型糖尿病的风险显著增加。其中，每周早餐缺失的天数达到 4～5 天，2 型糖尿病的发生风险最高，是每天规律进食早餐者发生风险的 1.40 倍，而当每周早餐缺失天数超过 5 天后，2 型糖尿病的发生风险不再继续增加。

4. 全天进餐频次 有研究提示每天 4～5 餐次（正餐＋零食）人群相比每天 3 餐次人群，2 型糖尿病的发生风险增加。中国人群一项研究显示，每天 4 次正餐人群相比每天 3 次正餐人群，4 年后发生 2 型糖尿病的风险降低，且这种关联在基线 BMI<25kg/m^2 的人群中更加显著。人群的基线 BMI 水平、是否将零食作为餐次等，均会影响进餐频次对 2 型糖尿病结局的影响。

（丁钢强 欧阳一非 魏艳丽 宋晓昀）

第三节 肠道微生态与 2 型糖尿病

一、营养与肠道微生态

肠道菌群是寄居在人体胃肠道内一个庞大而复杂的微生物群落，其中约有 100 万亿微生物，其基因组约有 300 万个基因，可产生数千种代谢产物，影响人体的生理、代谢、营养和免疫等功能。肠道菌群的复杂结构与多种因素相关，其中，膳食是影响肠道菌群结构和功能最为重要且效果迅速的因素，具有相同饮食结构的不同物种的肠道菌群结构更相似。不同食物、特定膳食成分及不同膳食模式均可显著影响肠道菌群结构、组成和功能，进而影响人体健康。

1. 食物对肠道菌群的影响

（1）谷类：全谷物含有的营养物质共同作用可以调节肠道菌群。膳食纤维进入大肠后为双歧杆菌、梭菌和拟杆菌等肠道菌提供营养源，使其迅速增殖并产生大量短链脂肪酸（short-chain fatty acids，SCFAs）及一些抗菌物质，降低肠道内 pH 并抑制肠道内氨和吲哚等有害物质生成，从而改善肠道微生态。此外，谷物中酚类物质常与膳食纤维结合，在大肠中被微生物分解代谢，通过其代谢产物影响肠道微生态和宿主健康。

（2）豆类：大豆多糖及大豆低聚糖不仅能够显著降低酵解体系的 pH，还可以有效抑制氨、吲哚以及苯酚等有害物质的生成，同时在这些物质的酵解过程中，部分有益菌的丰度和活性升高、有害菌的丰度下降，从而调节肠道微生态。另外，豆类中的抗性淀粉、多糖和低聚糖到达大肠后被微生物利用进行厌氧发酵，释放维生素以及 SCFAs 等代谢产物，可通过能量和炎症调节、基因表达、细胞周期阻滞和细胞凋亡等改善宿主生理状态。

（3）蔬菜水果类：能量密度较低，含有丰富的膳食纤维和多酚类抗氧化物质，可以调节肠道微生态的平衡。果蔬及其制品能有效地促进肠道内有益菌如乳酸杆菌和双歧杆菌的生长。水果中的多酚类物质能改善由高脂饮食引起的菌群失调，进而改善脂代谢状况。

2. 营养素对肠道菌群的影响

（1）宏量营养素：大分子碳水化合物会进入结肠，肠道菌群对其进行发酵后产生大量 SCFAs，调控人体健康。膳食纤维可以富集利用碳水化合物的菌群，促进 SCFAs 产生，抑制艰难梭菌感染。低脂饮食会显著增加菌群的 α 多样性以及粪便杆菌属的丰度，同时减少一些有害的代谢产物生成，而高脂饮食会导致肠道中拟杆菌属增加并伴随促炎因子的增加；不同类型的脂肪对肠道菌群的影响也不同，如猪油可增加小鼠中拟杆菌、嗜胆菌等的丰度，而鱼油可增加放线菌、乳杆菌等的丰度。

（2）微量营养素：微量营养素对蛋白质构象和功能、细胞内稳态、酶活性和代谢等起着关键作用，如含铁量高的奶粉可降低婴儿肠道中双歧杆菌和拟杆菌的丰度，进而降低婴儿抵抗艰难梭菌和金黄色葡萄球菌感染的能力。

3. 膳食模式对肠道菌群的影响

（1）西方膳食模式：以高脂肪和低膳食纤维摄入为特点。高脂肪摄入可增加个体厚壁菌门中梭菌属的数量，促进脂肪在体内的蓄积，同时可减少拟杆菌属的数量导致脂肪合成增加；可能促进革兰氏阴性菌的增殖，增加非酒精性脂肪肝、肥胖、T2DM 和慢性炎症的风险。低膳食纤维摄入会导致 SCFAs 减少、体重增加和胰岛素抵抗。

（2）地中海膳食模式：地中海膳食与拟杆菌门、普雷沃菌科和普雷沃菌属的丰度呈正相关，与厚壁菌门和毛螺旋菌科的丰度呈负相关。长期坚持地中海膳食模式显著增加多糖降解和 SCFAs 代谢相关的基因丰度。

（3）日本膳食模式：日本膳食模式能够降低毛螺旋菌科、副拟杆菌属、理研菌科的丰度，提高萨特氏菌属的丰度，这些变化与总胆固醇、甘油三酯和糖化血红蛋白的含量降低有关。

膳食与肠道菌群、人体健康间存在着复杂的相互作用，随着免疫学、组学等研究技术的进步，膳食通过肠道菌群影响人体健康的机制会日益明确。

二、肠道微生态影响糖尿病代谢的机制

糖尿病是一种复杂的代谢性疾病，肥胖是 T2DM 的危险因素，在 T2DM 的整个进展过程中存在慢性炎症状态。肠道微生物群是肥胖和 T2DM 人群中观察到的变态炎症的驱动因素。

研究发现，T2DM 患者肠道微生物群中哈氏梭菌增多、罗氏菌属减少。基于中国人群研究发现，T2DM 患者体内富集的细菌主要是条件致病菌，如大肠杆菌、部分梭菌属、粪拟杆菌属和迟缓埃格特菌，而大量的产丁酸菌减少。在欧洲 T2DM 患者中，发现加氏乳杆菌、变异链球菌、某些梭菌属和乳杆菌属的丰度增加，罗氏菌属、真杆菌、肠拟杆菌和一些梭菌属等产丁酸盐细菌的数量减少。由于中国和欧洲人群基因组成、地理环境和饮食等方面的差别，上述两项宏基因组聚类也存在很大的差异。

双歧杆菌属、拟杆菌属、粪肠杆菌属、阿克曼氏菌属和罗氏菌属与 T2DM 呈负相关，而瘤胃球菌属、梭杆菌属和布鲁氏菌属与 T2DM 呈正相关。双歧杆菌是公认的对 T2DM 有潜在保护作用的微生物属，可与乳酸杆菌以协同方式起作用。乳杆菌属对宿主代谢的功能影响具有高度多样性，在 T2DM 患者中嗜酸乳杆菌、加氏乳杆菌、唾液乳杆菌增加，但嗜淀粉乳杆菌减少。嗜粘蛋白 - 阿克曼菌是相对较新被发现的共生微生物群成员，其丰度与 T2DM 风险呈负相关性。

关于肠道微生物群影响糖尿病代谢的机制，主要包括五个方面。

1. 炎症调节 T2DM 与促炎细胞因子、趋化因子和炎性蛋白的水平升高有关，一些肠道微生物或其代谢产物可刺激抗炎细胞因子和趋化因子。肠道罗氏菌属和嗜粘蛋白 - 阿克曼菌等可通过诱导抗炎因子白细胞介素 -10（interleukin-10，IL-10）改善葡萄糖的代谢。抑

制促炎细胞因子和趋化因子是有益微生物预防炎症的另一种途径，多种乳杆菌（植物乳杆菌、干酪乳杆菌）可降低白细胞介素 -1β（interleukin-1β，IL-1β）、白细胞介素 -8（interleukin-8，IL-8）、CD36 和 C 反应蛋白等因子。

2. 肠道通透性 在小鼠模型中发现，有益于 T2DM 的两类细菌（普通拟杆菌和多氏拟杆菌）可以上调结肠中紧密连接基因的表达，从而降低肠道通透性，减少脂多糖产生，改善内毒素血症。另外，由粪大肠杆菌产生的丁酸盐也可通过血清素转运蛋白和过氧化物酶体增殖物激活受体（peroxisome proliferator-activated receptor，PPARγ）途径降低肠道通透性。

3. 葡萄糖代谢 肠道微生物群通过影响主要代谢器官（如肝脏、肌肉和脂肪）中的葡萄糖稳态和胰岛素抵抗，以及影响糖的消化和控制这一过程的肠道激素的产生来影响 T2DM。乳双歧杆菌可以增加糖原合成，减少肝脏糖异生相关基因的表达。

4. 脂肪酸氧化、合成和能量消耗 嗜粘蛋白 - 阿克曼菌、产酸拟杆菌、加氏乳杆菌等肠道菌群可增加脂肪酸的氧化和能量消耗，减少脂肪酸的合成，可能缓解肥胖及 T2DM。

5. 细菌的联合作用 一些微生物还可以通过增加其他有益微生物群或与其联合作用来影响宿主生理。

三、生命早期营养与 2 型糖尿病

有研究表明，T2DM 可能起源于胎儿期，生命早期营养不足（主要表现为低出生体重）而后期营养过剩可明显增加 T2DM 发病危险。研究发现在东亚人群中出生体重每下降 1 个标准差，T2DM 风险上升 39%。2014 年中国华东地区代谢性疾病及其危险因素的调查研究（SPECT 研究）发现，胎儿期和儿童期经历中国 1959—1962 年大饥荒会导致成年后糖尿病风险上升 63% 和 90%，而同时成年后又经历经济快速发展带来的营养过剩会使糖尿病风险进一步提高 56%。生命早期经历饥饿并且儿童期或成年期体重快速增加对成年后糖代谢影响更为严重。

出生体重与成人空腹血糖水平、空腹血糖调节受损和 T2DM 发病风险呈负相关。发达国家开展的研究也观察到低出生体重和"追赶生长"与成年后代谢综合征的发生有关。meta 分析显示，出生体重与 T2DM 发病风险呈 U 型关系，高出生体重者患 T2DM 的危险度与母亲妊娠期糖尿病有关，低出生体重者的高危险度与宫内营养不良增加生命后期胰岛素抵抗的风险有关。

关于生命早期营养不良增加成年后代谢性疾病风险的潜在机制，有以下几种假说。

1. 生命早期营养不良与表观遗传 Barker 提出的"胎源假说"认为当母体营养摄入不足时，胎儿将有限的营养最优化地重新分配，用于重要脏器如脑和肺的发育以保证生存，造成肝脏、胰腺及肌肉等的营养不良，这将持续改变机体的生理和代谢，这些适应性改变可通过对基因的表观修饰相互作用而导致机体表型发生永久性改变，可导致成年后一些疾病的发生，甚至可遗传给下一代。

2. 胰岛素分泌和敏感性的改变 生命早期是胰岛结构和功能发育的重要时期。研究表明生命早期营养不良可影响胰腺结构和血管分布，使胰岛 β 细胞的质量和功能下降，影响其胰岛素的分泌功能，另一方面生命早期营养不良还能使组织对胰岛素的敏感性降低，发生胰岛素抵抗。

3. 免疫与炎症 早期营养失衡通过感染和炎症等免疫途径影响着成年糖脂代谢性疾病的发生，有研究指出炎症记忆与高血糖存在密切关系，并且这些炎性记忆受表观遗传调节。

4. 肠道发育不良和肠道菌群破坏 在生命早期，随着肠道的发育，人类肠道微生物群经历了一个生态演替的过程,生物群落与环境相互作用,最终建立了一个相对稳定的复杂群落,早期营养参与肠道微生物群形成这一过程。早期营养失衡会导致新生儿肠道微生物群落的破坏,同时早期营养是成年人肠道发育和宿主代谢发育的重要长期因素。另外,早期营养失衡会增加动物对胃肠功能障碍和脂质代谢综合征的易感性,可能会增加成年糖脂代谢疾病发生的风险。

(丁钢强　王柳森　李惟怡　焦莹莹)

第四节　预防2型糖尿病的膳食原则和措施

一、2型糖尿病预防的膳食原则

合理膳食是健康的基础,也是预防2型糖尿病的重要措施。倡导合理膳食、控制体重、适量运动等健康生活方式,提高人群整体的糖尿病防治意识,对预防2型糖尿病有重要意义。

1. 平衡膳食,吃动平衡,维持健康体重　肥胖是2型糖尿病及其并发症发生的主要危险因素。骨骼肌是人体最大的摄取和利用葡萄糖的器官,发生胰岛素抵抗的风险随着肌肉量的增加而降低。因此,维持健康体重对预防糖尿病非常重要,肥胖者必须减重。

在一段时间内,平衡膳食模式的食物种类和比例可以最大限度地满足人群的营养和健康需求,降低膳食相关慢性病(包括糖尿病)的发生风险。应依据相关推荐,食物多样、合理搭配,吃动平衡,维持健康体重。

每天的膳食应包括4大类别食物:①谷类、薯类、杂豆类;②蔬菜、水果;③畜、禽、鱼、蛋、奶;④大豆、坚果类。除了烹调油和调味品,平均每天要摄入涵盖4大食物类别的12种食物以上,每周25种以上。

体重状况常用身体质量指数(BMI)判断,计算方法是体重(kg)除以身高(m)的平方,单位是kg/m^2。我国18~64岁健康成人的BMI应为18.5~$23.9kg/m^2$,65岁以上老年人的适宜体重应该略高(BMI为20~$26.9kg/m^2$)。建议个人家里准备一个体重秤,监测体重变化,随时调整吃动平衡。

一个人每天吃多少量的食物,以吃的食物供给能否满足一天能量需要为衡量标准。我国18~49岁低身体活动水平的成年人一天能量需要量男性为9.41MJ(2 250kcal),女性为7.53MJ(1 800kcal)。中国不同性别、年龄和身体活动水平人群的能量需要量可参见《中国居民膳食营养素参考摄入量(2013版)》。

控制总能量摄入,同时保持身体活跃状态,减少静态行为,使每天的身体活动达到相应的推荐量。6~17岁儿童或青少年每天进行至少60分钟的中高强度身体活动。18~64岁成人每周应进行150~300分钟中等强度有氧身体活动,或每周75~150分钟高强度有氧身体活动,或中等和高强度两种活动相当量的组合。可根据自身的生理状况、营养状况、身体活动强度等因素,(如有条件)在专业人员指导下,制定饮食和身体活动计划。

2. 主食不过量,粗细搭配,提倡低血糖生成指数主食　预防糖尿病应注意主食不过量,碳水化合物提供的能量占总能量的50%~65%。低碳水化合物饮食潜在的危害是饮食中高比例的脂肪以及蛋白含量相对升高,可能对肾功能产生影响。增加全谷物摄入比例可降低2型糖尿病发病风险。主食(稻米、小麦等)如果加工得当,都可以作为全谷物推荐。另外,可以选择杂豆(红豆、绿豆等)跟其他谷物搭配作为主食。

在选择主食时,应参考 GI 与 GL 两个参数。提倡选择低 GI 的主食。同时注意,即使是 GI 低的食物也并不表示可以多吃。

3. 蔬菜、水果要充足,种类、颜色要多样 目前多数指南仍然推荐摄入水果,因为水果中含有的果糖优于等能量的蔗糖和淀粉,而且水果还含有微量营养素、植物化学成分和纤维素。建议成年人每日蔬菜摄入量不少于 300g,其中 1/2 应为黄绿色等深色蔬菜;建议每日新鲜水果摄入量为 200~350g,注意合理安排食用水果的时间,可选择两餐中间或者运动前、后吃水果,每次食用水果的数量不宜过多。

4. 动物性食物要适量,限制摄入加工肉类 在一定范围内减少红肉的摄入,可以降低 2 型糖尿病的发病风险。从预防心血管风险角度,建议每周至少进食鱼类 2 份。成年人平均每天摄入动物性食物总量 120~200g,相当于每周摄入鱼类 2 次或 300~500g,畜禽肉 300~500g,蛋类 300~350g。肉类优先选择鱼和禽肉(瘦肉)。少吃烟熏、烘烤、腌制等加工肉类制品。吃鸡蛋不弃蛋黄。

5. 选择多种多样的奶制品,常吃大豆和豆制品,适量吃坚果 建议成年人每日摄入 300ml 液态奶或相当量奶制品;把牛奶当作膳食组成的必需品;选择酸奶时优先选择不含添加糖的原味酸奶。经常吃豆制品,可以是豆腐、豆干、豆浆、豆芽、发酵豆制品等,每周进食 105~175g(折合黄豆的重量,50g 黄豆大约相当于 145g 北豆腐、或 280g 南豆腐、或 730g 豆浆、或 110g 豆干等)。坚果有助于预防 2 型糖尿病的发生,但由于坚果的热量过高,要适量食用,一周食用量可在 50~70g。

6. 减少盐、油、糖摄入,饮水要充足,最好不饮酒 高盐、高油饮食一般伴随能量、脂肪摄入的增加,过多摄入添加糖 / 含糖饮料会增加糖尿病发病风险。建议成年人一天食盐(包括酱油和其他食物中的食盐量)的摄入量不超过 5g;烹调少放盐(及含盐调味品),还要注意减少酱菜、腌制食品以及其他过咸食品的摄入量。控制烹调油的食用总量 25~30g/d,并且搭配多种植物油,尽量少食用动物油和人造黄油或起酥油。不建议摄入添加糖,若摄入每天不超过 50g,最好控制在 25g 以下。不喝或少喝含糖饮料;减少糕点、甜点、冷饮等含糖食品的摄入;烹饪时尽量少加糖。

推荐饮用白水。在温和气候条件下,成年男性每日最少饮用 1 700ml(约 8.5 杯),女性最少饮用 1 500ml(约 7.5 杯)。早、晚各 1 杯水,三餐前后饮用 1~2 杯水,分多次喝完;也可饮用淡茶水。尽管有研究提示饮酒与糖尿病风险存在 J 型关系,但考虑到即使少量饮酒也会对健康造成不良影响,因此建议不饮酒。

二、2 型糖尿病膳食预防的政策和措施

糖尿病预防受到国内外医务工作者及政府部门的高度关注,应从多方面、多部门制定预防策略和措施。我国已有多项相关的政策文件出台,国家基本公共卫生服务项目早已纳入 2 型糖尿病患者健康管理,并同时纳入建立居民健康档案、健康教育、老年健康管理等项目,普及合理膳食预防糖尿病等知识。《中国防治慢性病中长期规划(2017—2025 年)》,提出到 2020 年和 2025 年,力争 30~70 岁人群因糖尿病导致的过早死亡率分别较 2015 年降低 10% 和 20% 的核心目标,并提出了具体工作指标。

1. 进行全民和重点人群营养健康教育 应由政府主导,对各部门提出任务目标要求,

并给予相应支持。卫生部门实施健康教育，并为媒体提供相应技术支持。媒体应密切配合政府及相关部门，充分利用其行业优势，开展营养教育宣传。广播、电视、网络传媒等应定栏目、定时间刊播相应的教育内容。医院、社区、相关机构应在醒目位置设立宣传栏。全国范围内开展糖尿病预防知识普及，让大众远离糖尿病的危险因素，避免成为高危人群。《中国防治慢性病中长期规划（2017—2025年）》提出，到2020年和2025年居民重点慢性病核心知识知晓率分别达到60%和70%。《健康中国行动（2019—2030年）》《国民营养计划（2017—2030年）》鼓励全社会共同参与"三减三健"（减盐、减油、减糖，健康口腔、健康体重、健康骨骼）等宣教活动。

对高危人群应进行重点人群强化教育，使其认识到自己患糖尿病的风险较高，从而主动作出改变，养成健康的行为和生活方式。

专业人员要根据不同地域的饮食模式特点、可获取的食物以及农业特点，制定区域特异性膳食指南，为人们提供切实可行的营养建议。

2. 创建健康的食物环境 应制定跨行业的公共卫生政策，创建健康的食物环境，包括宏观政策环境和社会文化环境等。相应的政策应包括农业、贸易和财税政策，例如：支持生产和销售健康食物；实行农业补贴，使人们更容易获得水果、蔬菜、全谷物、豆类和坚果等有益健康的食品；增加对含糖饮料和其他不健康食品的税收，进而减少此类食物的消费，提高人们的膳食质量。同时，应完善食品标准体系，加强食品和饮料销售管理和广告宣传。推动营养健康场所的建设，如营养健康食堂、营养健康餐厅、营养健康学校、营养健康超市等，提高营养健康服务意识，鼓励餐饮业、集体食堂向消费者提供营养标识，为公众提供营养健康的餐饮食品。

3. 发展食物营养健康产业 《国民营养计划（2017—2030年）》提出"应大力发展食物营养健康产业"，政府应加大力度推进营养型优质食用农产品的生产，规范指导满足不同需求的食物营养健康产业发展；开展健康烹饪模式与营养均衡配餐的示范推广，加快食品加工营养化转型，引导食品产业的创新更关注促进健康方向。

2型糖尿病是完全可以通过改善不健康的饮食、增强身体活动来预防或延缓发病的，应向全人群提供促进合理膳食和身体活动的健康信息、财政措施等，从政府、社区、产业、个人各方面，全方位、多维度形成预防糖尿病的社会氛围。通过对人群开展糖尿病知识教育，积极改善人们的生活方式，最大程度预防糖尿病的发生。

（丁彩翠　刘爱玲）

第五节　2型糖尿病的膳食营养处方

一、2型糖尿病患者的营养需求

营养治疗应贯穿糖尿病的管理和治疗全程，其目标是在保证患者正常生活和儿童青少年正常生长发育的前提下，纠正已发生的代谢紊乱，减轻胰岛β细胞负荷，延缓并减轻糖尿病及并发症的发生发展。营养治疗方案需个体化，既要控制体重在合理范围并改善代谢状况，也要符合中国居民膳食推荐摄入量，以获得不同情况下的营养素合理摄入。

（一）能量

能量摄入需要量可按照每人每天25～30kcal/kg×标准体重计算，再调整为个体化能量标准，见表6-2。男性标准体重（kg）=[身高（cm）-100]×0.9，女性标准体重（kg）=[身高（cm）-100]×0.9-2.5，或标准体重（kg）= 身高（cm）-105，BMI<18.5kg/m² 为体重过低，18.5～23.9kg/m² 为正常体重，24.0～27.9kg/m² 为超重，≥28.0kg/m² 为肥胖。

表6-2 成人糖尿病患者每日单位体重能量供给量

单位：kcal/kg

身体活动水平	体重过低	正常体重	超重或肥胖
重体力活动（如搬运工）	45～50	40	35
中体力活动（如电工安装）	40	30～35	30
轻体力活动（如坐式工作）	35	25～30	20～25
休息状态（如卧床）	25～30	20～25	15～20

注：计算总能量摄入需要量时，使用表中数据×标准体重（kg）。

（二）碳水化合物

宜多用粗粮和复合碳水化合物，可适当增加非淀粉类蔬菜、水果，全谷类应占总谷类的一半以上。应严格限制富含精制糖的甜点，以及蜂蜜、蔗糖、麦芽糖等纯糖食品。

（三）蛋白质

肾功能正常的糖尿病患者推荐蛋白质的供能比为15%～20%，并保证优质蛋白如肉、蛋、奶及大豆制品等占总蛋白的一半以上，成年患者单位体重蛋白质摄入量约为每天 1g/kg，孕妇、乳母为每天 1.5g/kg，儿童为每天 2～3g/kg。

（四）脂肪

膳食脂肪提供能量应占总能量的 20%～30%，单不饱和脂肪酸和 n-3 多不饱和脂肪酸组成的脂肪供能比可提高至 35%。饱和脂肪酸供能比 10%～15%，胆固醇应控制在每日 300mg 以下，反式脂肪酸应避免摄入。

（五）钠

钠摄入量限制在 2 300mg/d 以内，但即便是高血压人群一般也不建议少于 1 500mg/d。

（六）微量营养素和补充剂

糖尿病患者容易缺乏微量营养素，可根据评估结果适量补充。二甲双胍与维生素 B_{12} 缺乏有关，应考虑对服用二甲双胍的患者定期检测维生素 B_{12} 水平，特别是存在贫血或周围神经病变的患者。无微量营养素缺乏者无须长期大量补充营养素制剂。

（七）膳食纤维

建议增加膳食纤维的摄入量，成人每天摄入量应>14g/1 000kcal。

（八）酒类

不推荐糖尿病患者饮酒，若饮酒应计算酒精中所含的总能量。同时应警惕酒精可能诱发的低血糖，尤其是服用磺脲类药物或注射胰岛素及胰岛素类似物的患者应避免空腹饮酒并严格监测血糖。

（九）非营养性甜味剂

经常饮用含糖饮料的人可使用非营养性甜味剂作为短期替代，鼓励减少摄入含添加糖和人工甜味剂的饮料。

二、2型糖尿病的膳食营养处方

设计膳食处方时应首先通过24小时膳食回顾明确膳食史,作为初始调整的依据,并在后续随诊中进一步完善。膳食结构可参照地中海饮食、DASH饮食或者江南饮食等平衡膳食模式。

糖尿病饮食需要计算和称重量,用食品交换份方法可以快速简便地制定食谱。所谓食品交换份是将食物按照来源、性质分成几大类。同类食物在一定重量内所含的蛋白质、脂肪、碳水化合物和能量相似,不同类食物间所提供的能量也是相同的。对血糖不稳定的患者,还可考虑通过碳水化合物计数法使正餐与零食的碳水化合物摄入量形成一个固定模式。

食品交换份将食物分成四大类(细分可分成八小类),每份食物所含能量大致相仿,约90kcal,同类食物或含有营养素比例相近的食物可以互换,见表6-3。

表6-3 食品交换份四大类(八小类)内容和营养价值

组别	类别	每份重量/g	能量/kcal	蛋白质/g	脂肪/g	碳水化合物/g	主要营养素
谷薯组	1. 谷薯类	25	90	2.0	—	20.0	碳水化合物 膳食纤维
菜果组	2. 蔬菜类	500	90	5.0	—	17.0	无机盐
	3. 水果类	200	90	1.0	—	21.0	维生素 膳食纤维
肉蛋组	4. 大豆类	25	90	9.0	4.0	—	蛋白质
	5. 奶制品	160	90	5.0	5.0	6.0	脂肪
	6. 肉蛋类	50	90	9.0	6.0	—	
油脂组	7. 硬果类	15	90	4.0	7.0	2.0	脂肪
	8. 油脂类	10	90	—	10.0	—	

【案例】

患者张××,男,56岁,身高170cm,体重85kg,职业会计。患糖尿病4年,采用单纯饮食治疗,未出现明显并发症。

1. 了解基本病情

询问病史,测量血糖,了解其他并发症和危险因素(如肥胖、精神压力、外食、久坐等)。

2. 了解患者饮食和行为,评估膳食营养状况和身体活动水平。

内容包括但不限于:①饮食习惯和喜好。②每日吃几餐(包括加餐)。③主食摄入量。④蔬菜、水果摄入情况。⑤肉、蛋、奶制品(全脂或脱脂)摄入情况。⑥烹调油脂、坚果类摄入情况。⑦家庭调味品(食盐、酱油、鸡精、味精、腌制品等)摄入情况。⑧外出进餐频率。⑨饮酒习惯,计算每日酒精摄入量。⑩身体活动情况,目前在什么阶段。⑪吸烟时间、年限,是否准备戒烟。

3. 制定膳食营养处方

第一步:标准体重=170-105=65(kg),实际体重85kg,BMI=29.4kg/m²,属肥胖,会计工作属轻体力劳动。

第二步:计算每日总能量。按照表6-2,65×(20~25)=1 300~1 625kcal。

第三步:计算食品交换份份数。(1 300~1 625)÷90=15~18份。

第四步:参考表6-4分配食物份数,1 600kcal/d,全天需主食250g(10份),蔬菜500g(1份),

肉蛋豆类 150g（3 份），奶类 250g（1.5 份），油脂 20g（2 份）。

第五步：根据习惯选择食物并安排至各餐次中，制定平衡膳食。

表 6-4　不同能量糖尿病饮食内容食物交换份举例（供参考）

能量/kcal	交换份数	谷薯类		菜果类		肉蛋豆类		奶类		油脂类	
		重量/g	份数	重量/g	份数	重量/g	份数	重量/g	份数	重量/g	份数
1 200	14	150	6	500	1	150	3	250	1.5	20	2
1 400	16	200	8	500	1	150	3	250	1.5	20	2
1 600	18	250	10	500	1	150	3	250	1.5	20	2
1 800	20	300	12	500	1	150	3	250	1.5	20	2
2 000	22	350	14	500	1	150	3	250	1.5	20	2
2 200	24	400	16	500	1	150	3	250	1.5	20	2

三、2 型糖尿病的膳食管理

应制订营养教育与管理的个体化目标与计划，并与运动、戒烟一起作为防治基础。进行管理和随访时需关注以下问题。

（一）碳水化合物摄入量和进餐时间的一致性

每日进餐时间和碳水化合物摄入量需保持一致，避免血糖不稳定和低血糖。

（二）每餐宏量营养素含量

应根据减重目标、其他代谢需求及食物喜好来设定膳食宏量营养素组成。建议选择平衡膳食模式，而不是着重于某特定营养素。

（三）避免低血糖

对于使用胰岛素或口服促胰岛素分泌剂的患者，应教会其熟练应对低血糖情况。最好调整药物或胰岛素用量来平衡活动量增加或能量摄入减少，而不是额外增加零食。

（四）提高膳食依从性

采用膳食模具或真实食物进行营养教育，有助于提高其估算食物能量、脂肪和碳水化合物含量的能力。强调坚持强化膳食疗法有助于改善血糖情况并能减少并发症、降低死亡率，同时根据其个人喜好选择宏量营养素比例，有助于提高其膳食依从性。在随诊期间，应专门询问患者的膳食和运动情况。理想情况下，患者应能详细复述其膳食和运动处方。需要使用胰岛素和计算碳水化合物的患者，需能详细列出每一餐及吃零食时计划摄入的碳水化合物克数。

（陈　伟　孙铭遥）

第六节　糖尿病并发症的膳食营养处方

一、低血糖的营养处方

低血糖是糖尿病治疗中可能出现的严重后果，可导致不适甚至生命危险，也是血糖达标的主要障碍，应立即处理。

建议 2 型糖尿病患者随身携带速效碳水化合物（每项含碳水化合物 10～15g）（表 6-5）。

血糖为 51～70mg/dl 的患者,给予 10～15g 速效碳水化合物治疗,血糖≤50mg/dl 者,给予 20～30g 速效碳水化合物,摄入后 15 分钟再次测量,并根据血糖水平决定是否再次治疗,一旦血糖 >70mg/dl,则应采用适宜胰岛素来平衡正餐摄入的碳水化合物。如果低血糖发作后的下一餐推迟,应另外摄入一份 15g 碳水化合物。在治疗或预防低血糖时,应避免使用高蛋白食物。定时、定量进餐,如果进餐量减少,则相应减少降糖药量,有可能误餐时应作好准备。注射胰岛素或易出现低血糖者,在三次正餐之间增加 2～3 次加餐,睡前半小时加餐更重要,加餐食品可以由正餐中匀出约 25g 主食。避免酗酒和空腹饮酒。运动前应增加额外的碳水化合物摄入,严重时需就医治疗。

表 6-5　治疗低血糖的速效碳水化合物(每项含碳水化合物 10 ~ 15g)

食物名称	份量
葡萄糖片	4～5 片
果汁和含糖苏打水	1/2 杯
葡萄干	2 汤匙
苏打饼干	4～5 片
白糖	1 汤匙
蜂蜜或者玉米糖浆	1 汤匙
硬糖	6～8 块

二、糖尿病肾脏病的营养处方

糖尿病肾脏病(diabetic kidney disease,DKD)的营养治疗目标是优化患者营养状况,减少并发症、肾脏疾病进展和不良临床结果。DKD 患者膳食营养处方制定需关注以下方面。

(一) 能量

非透析期能量推荐量为 35kcal/(kg•d),肥胖患者建议每日减少 250～500kcal;60 岁以上、营养状况良好的老年患者可减少为 30～35kcal/(kg•d)。血液及腹膜透析患者能量推荐量为 35kcal/(kg•d)(腹膜透析需减去腹透液中所含葡萄糖的 500～700kcal/d),制定个体化膳食处方时再行调整。

(二) 蛋白质

非透析期慢性肾脏病(chronic kidney disease,CKD)1～2 期患者的蛋白质推荐量为 0.8g/(kg•d),3～5 期患者的推荐量为 0.6g/(kg•d)。血液透析患者的蛋白质推荐量为 1.0～1.2g/(kg•d);其中,无残余肾功能者蛋白质推荐量为 1.0～1.2g/(kg•d),有残余肾功能者为 0.8～1.0g/(kg•d)。膳食蛋白质含量低于 0.8g/(kg•d) 可能增加营养不良风险,部分指南对于未进行透析治疗的 DKD 患者,推荐蛋白质摄入量为 0.8g/(kg•d)。蛋白质来源应以优质动物蛋白为主,必要时可补充复方 α- 酮酸制剂。

(三) 矿物质

糖尿病肾脏病患者每日的钠摄入量应低于 2.3g(约相当于 6.0g 氯化钠)。高钾血症及低钾血症均会诱发心血管事件,对于合并高钾血症的 DKD 患者,应严格限制含钾饮食,磷摄入量应低于 800mg/d,钙不超过 2 000mg/d。当出现贫血时,应补充含铁高的食物。其他微量元素以维持血液中正常范围为宜,同时定期监测血电解质变化,及时调整。

（四）脂肪

推荐慢性肾脏病患者每日脂肪供能比 25%～35%，其中饱和脂肪酸不超过 10%，可适当提高 n-3 脂肪酸和单不饱和脂肪酸摄入量。

（五）碳水化合物

碳水化合物供能比应为 55%～65%，限制精制糖摄入。

（六）维生素

适量补充维生素 D 可改善矿物质和骨代谢紊乱。必要时可选择推荐摄入量范围内的多种维生素制剂。

（七）膳食纤维

根据摄入能量，推荐膳食纤维摄入量 14g/4 180kJ（1 000kcal）。

（八）液体

慢性肾脏病患者出现少尿（每日尿液量小于 400mL）或合并严重心血管疾病、水肿时需适当限制水的摄入量。

设计糖尿病肾病膳食处方可采用五步法，根据患者情况计算每日能量及蛋白质需要量，以及以食物蛋白质为基础的交换份份数，见表 6-6 至表 6-8，分配至全日各餐。

【案例】

张先生，67 岁，男，糖尿病肾病 CKD 4 期，身高 172cm，现体重 60kg，无下肢浮肿，采用饮食治疗，未出现明显并发症。

制定步骤：

第一步：计算标准体重，（172-100）×0.9=64.8（kg），实际体重 60kg，职业属轻体力劳动，低于标准体重 7.4%，BMI=20.3kg/m²，判断为正常。

第二步：计算所需总能量，每日标准为 126～146kJ（30～35kcal）/kg，全天所需总能量 8 134～9 489 kJ（1 944～2 268 kcal）。

第三步：计算蛋白质摄入量，每日推荐摄入 0.6～0.8g/kg，要求 50%～70% 来自优质蛋白质。每日应摄入蛋白质 39～52g。

第四步：计算所需以食物蛋白质为基础的交换份份数，将蛋白质按照 0～1g/ 份，4g/ 份，7g/ 份进行分配，其中谷薯类（即主食等）2 份（100g，约合蛋白质 8g），瓜类蔬菜 250g（0～1g 蛋白质），叶类蔬菜 250g（4g 蛋白质），水果 1 份（0～1g 蛋白质），肉、蛋、奶、大豆类 4 份（28g 蛋白质），总计约 42g 蛋白质。

第五步：根据目标蛋白质食物所提供的能量值，不足总能量部分以植物油和淀粉类食物补充，如增加油脂类 4 份（40g 植物油），淀粉 2 份（200g）。结合患者的饮食习惯和嗜好安排餐次及交换食物。

表 6-6　CKD 饮食交换份举例（按摄入蛋白质 0.6g/kg 计算）

体重 (W)/kg	能量(E)[①]/ kcal	蛋白质 (P)[②]/g	谷薯类/份	淀粉/份	绿叶蔬菜/份	瓜果蔬菜/份	奶类/份	肉蛋类/份	油脂类/份
40	1 400	24	1.5	1.5	1	1	1	1	4
45	1 575	27	1.5	1.5	1	1	1	1.5	4.5
50	1 750	30	2	2	1	2	1	1.5	3
55	1 925	33	2	2.5	1	2	1	2	3.5

续表

体重 (W)/kg	能量(E)[①]/ kcal	蛋白质 (P)[②]/g	谷薯 类/份	淀粉/ 份	绿叶蔬 菜/份	瓜果蔬 菜/份	奶类/ 份	肉蛋 类/份	油脂 类/份
60	2 100	36	2.5	2.5	1	2	1	2	4
65	2 275	39	3	2.5	1	2	1	2	4.5
70	2 450	42	3	2.5	1	2	1	2.5	5
75	2 625	45	3	3	1	2	1	3	5.5

注：谷薯类 50g/份，淀粉 100g/份，绿叶蔬菜 250g/份，瓜果蔬菜 200g/份，奶类 230g/份，肉蛋类 50g/份或 60g/份，油脂类 10g/份。

① E(kcal) = W×35(kcal/kg)。

② P(g) = W×0.6(g/kg)。

表6-7　CKD饮食交换份举例(按摄入蛋白质 0.8g/kg 计算)

体重 (W)/kg	能量(E)[①]/ kcal	蛋白质 (P)[②]/g	谷薯 类/份	淀粉/ 份	绿叶蔬 菜/份	瓜果蔬 菜/份	奶类 /份	肉蛋 类/份	油脂 类/份
40	1 400	32	2	0.5	1	1	1	2	3.5
45	1 575	36	2.5	0.5	1	1	1	2	4
50	1 750	40	3	0.5	1	1	1	2.5	4.5
55	1 925	44	3.5	0.5	1	2	1	2.5	5
60	2 100	48	4	0.5	1	2	1	3	5
65	2 275	52	4	0.5	1	2	1	3.5	5.5
70	2 450	56	4.5	0.75	1	2	1	4	5.5
75	2 625	60	5	0.75	1	2	1	4	6

注：谷薯类 50g/份，淀粉 100g/份，绿叶蔬菜 250g/份，瓜果蔬菜 200g/份，奶类 230g/份，肉蛋类 50g/份或 60g/份，油脂类 10g/份。

① E(kcal) = W×35(kcal/kg)。

② P(g) = W×0.6(g/kg)。

表6-8　以食物蛋白质为基础的交换份(同类食物间可以相互交换)

(一)谷薯类
(每份 50g，蛋白质 4g，能量 180kcal)

谷类

稻米 50g	籼米 50g	薏米 50g	玉米面 50g	荞麦 50g
粳米 50g	糯米 50g	黄米 50g	小米 50g	莜麦面 40g
挂面 60g	小麦粉 60g	面条 60g	花卷 70g	米饭 130g
馒头 70g				

薯类

马铃薯 200g	木薯 200g	甘薯 200g	山药 200g	芋头 200g

(二)淀粉类
(每份 100g，蛋白质 0~1g，能量 360kcal)

蚕豆淀粉 100g	豌豆淀粉 100g	玉米淀粉 100g	芡粉 100g	粉条 100g
藕粉 100g	豌豆粉丝 100g	粉丝 100g	地瓜粉 100g	马铃薯粉 100g

续表

（三）豆类
（每份35g，蛋白质7g，能量90kcal）

黄豆25g	黑豆25g	蚕豆35g	豇豆35g	扁豆30g
绿豆35g	赤豆35g	芸豆35g		

豆类制品

豆腐干35g	豆腐卷35g	油豆腐35g	千张35g	素火腿35g
素鸡35g	烤麸（熟）35g	豆奶300g	豆腐脑400g	豆浆400g

（四）绿叶蔬菜类
（每份250g，蛋白质4g，能量50kcal）

西蓝花100g	黄豆芽100g	长豇豆150g	刀豆150g	茼蒿菜250g
荠菜200g	荷兰豆200g	芹菜200g	香菇200g	大白菜300g
豆角200g	金针菇200g	香菇200g	四季豆200g	马兰头250g
茄子350g	平菇250	空心菜250g	苋菜250g	绿豆芽250g
茭白500g	芦笋300g	油菜250g	菜花250g	菠菜250g
海带500g	油麦菜300g	茴香300g	生菜300g	

（五）瓜类蔬菜及水果类

瓜类蔬菜（每份200g，蛋白质1g，能量50kcal）

佛手瓜100g	菜瓜200g	葫芦200g	方瓜200g	冬瓜300g
丝瓜150g	苦瓜150g	黄瓜200g	南瓜200g	西葫芦200g

水果（每份200g 蛋白质0~1g，能量90kcal）

樱桃150g	荔枝150g	桃150g	香蕉150g	草莓150g
葡萄200g	橙200g	杧果300g	苹果200g	菠萝300g
哈密瓜300g	西瓜300g			

（六）肉、蛋、奶类

肉类（每份50g，蛋白质7g，能量90kcal）

香肠25g	酱牛肉25g	火腿25g	鸡翅50g	大排50g
猪肉（瘦）35g	牛肉（瘦）35g	兔肉35g	鸡肉50g	火腿肠50g
鸭肉50g	羊肉（肥瘦）50g	烤鸡50g	炸鸡50g	

水产品（每份75g，蛋白质7g，能量90kcal）

鲢鱼50g	鲑鱼50g	带鱼50g	黄鱼75g	罗非鱼75g
草鱼75g	鲫鱼75g	鳊鱼75g	青鱼75g	生蚝75g
基围虾75g	对虾75g	鲤鱼75g	鱿鱼50g	白鱼75g
蟹肉75g	海参50g			

蛋类（每份60g，蛋白质7g，能量90kcal）

鸡蛋60g	鸭蛋60g	松花蛋60g	鹅蛋60g	咸鸭蛋60g
鹌鹑蛋（5个）60g				

奶类（每份230g，蛋白质7g，能量90kcal）

牛奶230g	酸奶230g			

（七）坚果类
（每份20g，蛋白质4g，能量90kcal）

核桃仁20g	松子仁20g	榛子仁20g	芝麻籽20g	瓜子20g
杏仁20g	腰果20g	花生仁20g	榛子70g	葵瓜子30g
核桃70g	松子50g			

（八）油脂类
（每份10g，无蛋白质，能量90kcal）

花生油10g	橄榄油10g	豆油10g	茶籽油10g	羊油10g

三、其他慢性并发症的营养处方

（一）糖尿病神经病变

维生素 B_{12} 的衍生物（甲钴胺）可改善自发性肢体疼痛、麻木、神经反射及传导障碍。服用二甲双胍且神经病症状恶化者应筛查维生素 B_{12} 缺乏。α- 硫辛酸可能减少氧化应激，改善神经病变和减轻疼痛，对于药物治疗困难或不耐受且倾向于营养补充的患者，可尝试口服 α- 硫辛酸（600mg/d）。

（二）糖尿病视网膜病变

研究发现，n-3 脂肪酸膳食摄入量不低于 500mg/d（如一周吃 2 份富含脂质的鱼类）者发生糖尿病视网膜病变的风险更低。

（三）胃轻瘫

避免吸烟、饮酒、碳酸饮料及油腻、酸性、辛辣和富含不可溶性膳食纤维的食物，对于不能耐受固体食物的患者，可使用流质膳食或匀浆膳，有难治性症状的患者可能需要肠内或肠外营养补充。

（四）糖尿病性腹泻

初始治疗应着重纠正水电解质紊乱、控制血糖、纠正伴随的营养素缺乏。对于腹泻严重者，必要时给予肠外营养。对细菌过度生长的患者可使用抗生素治疗，并发乳糜泻或胰腺外分泌功能不全的患者应相应给予无麸质膳食和胰酶补充治疗。

（五）糖尿病足

补充精氨酸、维生素 D、锌、镁有可能促进糖尿病足溃疡愈合，尚需更多证据支持。

（陈　伟　孙铭遥）

主要参考文献

[1] ZAFAR M I, MILLS K E, ZHENG J, et al. Low-glycemic index diets as an intervention for diabetes: a systematic review and meta-analysis[J]. Am J Clin Nutr, 2019, 110(4): 891-902.

[2] 中国营养学会. 中国居民膳食指南科学研究报告（2021）[M]. 北京: 人民卫生出版社, 2021.

[3] SCHOENAKER D A, MISHRA G D, CALLAWAY L K, et al. The role of energy, nutrients, foods, and dietary patterns in the development of gestational diabetes mellitus: A systematic review of observational studies[J]. Diabetes Care, 2016, 39(1): 16-23.

[4] WYLIE-ROSETT J, HU F B. Nutritional strategies for prevention and management of diabetes: Consensus and uncertainties[J]. Diabetes Care, 2019, 42(5): 727-730.

[5] HE Y, MA G, ZHAI F, et al. Dietary patterns and the prevalence of glucose tolerance abnormalities in Chinese adults[J]. Diabetes Care, 2009, 32(11): 1972-1976

[6] GOLDENBERG J Z, DAY A, BRINKWORTH G D, et al. Efficacy and safety of low and very low carbohydrate diets for type 2 diabetes remission: Systematic review and meta-analysis of published and unpublished randomized trial data[J]. BMJ, 2021(372): m4743.

[7] MONTEMURRO N, PERRINI P, RAPONE B. Clinical risk and overall survival in patients with diabetes mellitus, hyperglycemia and glioblastoma multiforme. A Review of the current literature[J]. Int J Environ Res Public Health, 2020, 17(22): 8501.

[8] RAJPAL A, ISMAIL-BEIGI F. Intermittent fasting and 'metabolic switch': Effects on metabolic syndrome, prediabetes and type 2 diabetes[J]. Diabetes ObesMetab, 2020, 22(9): 1496-1510.

[9] YU Z, NAN F, WANG LY, et al. Effects of high-protein diet on glycemic control, insulin resistance and blood pressure in type 2 diabetes: A systematic review and meta-analysis of randomized controlled trials[J]. Clin Nutr, 2020, 39(6): 1724-1734.

[10] 黄亚, 徐敏, 徐瑜, 等. 2型糖尿病基因与环境交互作用研究进展[J]. 中华内分泌代谢杂志, 2015, 31(06): 548-551.

[11] BAUER W, ADAMSKA-PATRUNO E, KRASOWSKA U, et al. Dietary macronutrient intake may influence the effects of tcf7l2 rs7901695 genetic variants on glucose homeostasis and obesity-related parameters: A cross-sectional population-based study[J]. Nutrients, 2021, 13(6): 1936.

[12] JIA X, ZHU W, DENG C, et al. Fruit intake, genetic risk and type 2 diabetes: A population-based gene-diet interaction analysis[J]. Eur J Nutr, 2021, 60(5): 2769-2779.

[13] 国家卫生健康委疾病预防控制局. 中国居民营养与慢性病状况报告(2020年)[M]. 北京: 人民卫生出版社, 2021.

[14] TAKAHASHI M, OZAKI M, KANG M I, et al. Effects of meal timing on postprandial glucose metabolism and blood metabolites in healthy adults[J]. Nutrients, 2018, 14(10): 1763.

[15] KUTSUMA A, NAKAJIMA K. Potential association between breakfast skipping and concomitant late-night-dinner eating with metabolic syndrome and proteinuria in the japanese population[J]. Scientifica (Cairo), 2014(2014): 253581.

[16] SONG X, WANG H, SU C, et al. Trajectories of energy intake distribution and subsequent risk of hyperglycemia among Chinese adults: findings from the China health and nutrition survey(1997-2018)[J]. Eur J Nutr, 2022, 61(3): 1417-1427.

[17] B AURÉLIE, MANUELA N, SABRINA S. Breakfast skipping is associated with increased risk of type 2 diabetes among adults: A systematic review and meta-analysis of prospective cohort studies[J]. J Nutr, 2019, 149(1): 106-113.

[18] WANG X, HU Y, QIN L Q, et al. Meal frequency and incidence of type 2 diabetes: A prospective study[J]. Br J Nutr, 2022, 128(2): 273-278.

[19] TREFFLICH I, JABAKHANJI A, MENZEL J, et al. Is a vegan or a vegetarian diet associated with the microbiota composition in the gut? Results of a new cross-sectional study and systematic review[J]. Crit Rev Food Sci Nutr, 2020, 60(17): 2990-3004.

[20] BISANZ J E, UPADHYAY V, TURNBAUGH J A, et al. Meta-analysis reveals reproducible gut microbiome alterations in response to a high-fat diet[J]. Cell Host Microbe, 2019, 26(2): 265-272.

[21] PINART M, DÖTSCH A, SCHLICHT K, et al. Gut microbiome composition in obese and non-obese persons: A systematic review and meta analysis[J]. Nutrients, 2022(14): 12.

[22] KARLSSON F H, TREMAROLI V, NOOKAEW I, et al. Gut metagenome in European women with normal, impaired and diabetic glucose control[J]. Nature, 2013, 498(7452): 99-103.

[23] SHEN Z, ZHU C, QUAN Y, et al. Insights into Roseburia intestinalis which alleviates experimental colitis pathology by inducing anti-inflammatory responses[J]. J Gastroenterol Hepatol, 2018, 33(10): 1751-1760.

[24] YANG G, WEI J, LIU P, et al. Role of the gut microbiota in type 2 diabetes and related diseases[J].

Metabolism，2021（117）：154712.

[25] GRECH A，COLLINS C E，HOLMES A，et al. Maternal exposures and the infant gut microbiome［J］. Gut Microbes，2021（13）：1.

[26] 中国营养学会糖尿病营养工作组.《中国 2 型糖尿病膳食指南》及解读［J］. 营养学报，2017，39（6）：521-529.

[27] 中国营养学会. 中国居民膳食指南（2022）［M］. 北京：人民卫生出版社，2022.

[28] 《中国人群身体活动指南》编写委员会. 中国人群身体活动指南（2021）［J］. 中华流行病学杂志，2022，43（1）：5-6.

[29] NOAKES T D，WINDT J. Evidence that supports the prescription of low-carbohydrate high-fat diets：a narrative review［J］. Br J Sports Med，2017（51）：133-139.

[30] FOROUHI N G，MISRA A，MOHAN V，et al. Dietary and nutritional approaches for prevention and management of type 2 diabetes［J］. BMJ，2018（361）：k2234.

[31] DU H，GUO Y，BENNETT D A，et al. Red meat，poultry and fish consumption and risk of diabetes：a 9 year prospective cohort study of the China Kadoorie Biobank［J］. Diabetologia，2020，63（4）：767-779.

[32] 郭海军，丁彩翠，刘爱玲. 含糖饮料摄入与 2 型糖尿病关系的剂量反应 meta 分析［J］. 中国慢性病预防与控制，2016，24（7）：530-535.

[33] 中华医学会糖尿病学分会. 中国 2 型糖尿病防治指南（2020 年版）［J］. 中华糖尿病杂志，2021，13（4）：315-409.

[34] American Diabetes Association. Standards of medical care in diabetes—2021［J］. Diabetes Care，2021，44（Supplement 1）：S111-S124.

[35] ARODA V R，EDELSTEIN S L，GOLDBERG R B，et al. Diabetes prevention program research group Long-term metformin use and vitamin B$_{12}$ deficiency in the diabetes prevention program outcomes study［J］. J Clin Endocrinol Metab，2016（101）：1754-1761.

[36] ARODA V R，EDELSTEIN S L，GOLDBERG R B，et al. Diabetes prevention program research group Long-term metformin use and vitamin B$_{12}$ deficiency in the diabetes prevention program outcomes study［J］. J Clin Endocrinol Metab，2017（40）：1486-1493.

[37] EVERT A B，DENNISON M，GARDNER C D，et al. Nutrition therapy for adults with diabetes or prediabetes：A consensus report［J］. Diabetes Care，2019（42）：731-754.

[38] 中国医师协会肾脏内科医师分会，中国中西医结合学会肾脏疾病专业委员会营养治疗指南专家协作组. 中国慢性肾脏病营养治疗临床实践指南（2021 版）［J］. 中华医学杂志，2021，101（8）：539-559.

[39] 中华医学会肾脏病学分会专家组. 糖尿病肾脏疾病临床诊疗中国指南［J］. 中华肾脏病杂志，2021，37（3）：255-304.

[40] Kidney Disease：Improving Global Outcomes KDIGO Diabetes Work Group. KDIGO 2020 clinical practice guideline for diabetes management in chronic kidney disease［J］. Kidney Int，2020，98（4）：S1-115.

[41] 中华人民共和国国家卫生和计划生育委员会. 慢性肾脏病患者膳食指导：WS/T 557—2017［S/OL］.（2017-08-01）［2023-3-7］. http://www.nhc.gov.cn/ewebeditor/uploadfile/2018/03/20180312095210298.pdf.

[42] SALA-VILA A，DÍAZ-LÓPEZ A，VALLS-PEDRET C，et al. Dietary marine ω-3 fatty acids and incident sight-threatening retinopathy in middle-aged and older individuals with type 2 diabetes：Prospective investigation from the PREDIMED trial［J］. JAMA Ophthalmol，2016（134）：1142-1149.

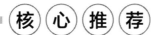

第七章

糖尿病与运动

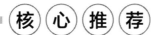

核 心 推 荐

运动是糖尿病预防和治疗的重要基石之一。本章将介绍运动的基本概念和理论，厘清体力活动、运动和运动处方相关术语，并附以实例帮助读者理解；将阐述糖尿病患者进行体力活动和运动的可能收益与风险，探讨运动改善血糖管理及运动引发的低血糖等问题，并剖析其背后的机制；还将介绍糖尿病患者运动处方的制定方法，探讨如何在运动处方执行过程中保障安全和有效，为糖尿病患者改善血糖控制、减少并发症，提高生活质量和生存时间，提供理论依据和实践指导。

第一节　运动的生理效应和代谢调节

一、运动的概述

体力活动（physical activity，PA）是指由骨骼肌收缩产生的任何需要能量消耗的身体活动。运动（exercise）是 PA 的一部分，是为改善或维持身体健康的一个或多个组成部分而进行的有计划的、有组织的和重复的身体活动。本章中关键运动基础术语的定义及运动相关拓展专业术语的定义，见表 7-1 和表 7-2。

表 7-1　运动相关基础术语的定义

基础术语	定义
体力活动（PA）	任何由骨骼肌产生的身体运动，其能量消耗高于基础代谢。该术语包括作为日常生活、职业、休闲和交通以及为了维持身体健康而进行的身体活动
运动（exercise）	为改善健康和 / 或体适能而进行的有计划的、有组织的 PA
有氧运动（aerobic exercise）	涉及大肌肉群连续、有节奏的运动，例如步行、骑自行车、游泳或慢跑，通常每次至少持续 10 分钟。这种类型的运动主要取决于体内的有氧供能生产过程（即心脏、肺、心血管系统和骨骼肌中底物的氧化）。中等强度的有氧运动范围为 3～6 代谢当量（metabolic equivalents，METs），包括快走、跳舞、慢速骑自行车、园艺和家务。高强度运动（>6METs）包括跑步、爬楼梯或爬山、快速骑自行车或游泳，以及最具竞争力的运动和游戏中的有氧运动部分

续表

基础术语	定义
抗阻运动（resistance exercise）	使用重物、组合器械、阻力带或自身的体重（例如俯卧撑）进行快速的重复运动，以增加肌肉力量和／或耐力
柔韧性运动（flexibility exercise）	一种可增加关节活动度的活动形式，例如下背部或腘绳肌拉伸

表 7-2　运动相关拓展专业术语的定义

拓展专业术语	定义	举例
有氧训练（aerobic training）	主要以有氧供能系统为主的运动，目的是增强心肺适能、表现和／或健康	跑步、骑自行车或游泳等
抗阻训练（resistance training）	主要使用骨骼肌中的无氧供能系统的运动，目的是增加肌肉质量和力量	俯卧撑、举重、哑铃训练等
高强度间歇训练（high-intensity interval training）	一种有氧运动训练，基于短时间的剧烈运动和休息或低强度运动之间的交替	间歇跑步或骑自行车等
心肺适能（cardiorespiratory fitness）	身体适能的健康相关组成部分，定义为循环、呼吸和肌肉系统在持续的 PA 期间供应氧气的能力。通常通过跑步机或自行车测力计测试进行测量，并以相对于体重的最大摄氧量（VO_{2max}）或代谢当量（MET）进行表示	
肌肉适能（musculoskeletal fitness）	骨骼和肌肉系统进行运动的能力。肌肉力量和肌肉耐力是肌肉骨骼适能的组成部分	
心肺耐力（cardiorespiratory endurance）	心脏、肺和循环系统有效地、持续地为工作肌肉提供氧气的能力	3 000 米跑
肌肉力量（muscular strength）	肌肉或肌群产生的最大力量或张力水平	握力、纵跳等
肌肉耐力（muscular endurance）	肌肉长时间维持亚极量力量水平的能力	持续的俯卧撑、引体向上等
体适能（physical fitness）	在没有过度疲劳的情况下进行职业、娱乐和日常活动的能力。一组可测量的健康和技能相关属性，包括心肺适能、肌肉力量和耐力、身体成分、柔韧性、平衡、敏捷性、反应时间和爆发力等	
最大摄氧量［maximum oxygen uptake（VO₂max）］	运动时，最大氧气摄入量	用于有氧运动的运动强度评估
代谢当量（metabolic equivalent, MET）	机体在工作（运动）时的代谢率与静息代谢率之比，一个 MET 相当于坐着休息时消耗的能量	用于运动强度评估
久坐行为（sedentary behaviour）	很少或不涉及运动的"活动"，能量消耗在 1～1.5METs 之间	包括坐着、看电视、在电脑上工作、清醒时斜倚和开车等

二、运动的分类

目前的运动处方，大致将运动分为有氧运动（aerobic exercise），抗阻运动（resistance

exercise）以及柔韧运动（flexibility exercise）。有氧运动（如步行、骑自行车、游泳或慢跑等）包括大型肌肉群的连续、有节奏的运动，通常一次至少维持 10 分钟。当有氧运动进行至足够的强度和频率后，有益于增强心肺功能。有氧运动的强度以最大摄氧量（VO_{2max}）来评价，当其在 VO_{2max} 的 40%～60%（即最大心率的 50%～70%）时，被描述为"中等强度"；当其大于 VO_{2max} 的 60%（即大于最大心率的 70%）时，将被描述为"高强度"的剧烈活动。抗阻运动包括以举重、阻力带或自己的体重（如俯卧撑）等形式进行简短的重复练习，以增加肌肉力量和 / 或耐力。当阻力大于最多可重复 1 次的最大力量（one-repetition maximum，1-RM）的 75%，则可称为高强度抗阻练习，而当阻力为 50%～74% 1-RM 时可称为中等强度。一般来说，当有规律地进行中强度到高强度的抗阻运动时，可以有效地增强肌肉耐力。柔韧性运动（如下背部或腘绳肌拉伸）旨在增强关节在更大运动范围内活动的能力，如瑜伽一类的运动，便是力量与柔韧性运动的结合。

三、运动的益处

运动可以帮助糖尿病患者实现多种目标，包括增强心肺功能、增加活力、改善血糖控制、降低胰岛素抵抗、改善血脂状况、降低血压（blood pressure，BP）和维持体重减轻等。随机试验发现，与没有运动的对照组相比，有监督的运动干预可以改善 2 型糖尿病患者的糖化血红蛋白（glycosylated hemoglobin，HbA_{1c}）、甘油三酯（triglyceride，TG）和胆固醇。每周运动时间超过 150 分钟（平均变化 −0.89%）与每周运动时间不超过 150 分钟的干预措施（平均变化 −0.36%）相比，HbA_{1c} 降低幅度更大。一项荟萃分析比较了高强度和低强度有氧运动对 HbA_{1c} 的影响，发现高强度运动干预比低强度运动干预更多地降低 HbA_{1c}（平均 HbA_{1c} 差异为 −0.22%）。但是目前尚不清楚高强度运动的更大获益是否仅限于使用高强度间歇训练研究。随机试验还表明，有氧运动可提高 1 型和 2 型糖尿病患者的心肺适能，并减缓周围神经病变的发展进程。

与 2 型糖尿病试验结果相比，1 型糖尿病成年患者运动干预的临床研究偏少。但最近的两项荟萃分析发现，有氧训练可降低儿童和青少年 1 型糖尿病患者的 HbA_{1c}（平均变化分别为 −0.5% 和 −0.85%），同时还降低了体重指数（body mass index，BMI）、TG 和总胆固醇水平。2014 年德国和奥地利联合招募 18 028 名 1 型糖尿病成人患者，其横断面研究报告称，PA 水平与 HbA_{1c}、糖尿病酮症酸中毒（diabetic ketoacidosis，DKA）、BMI 和一些糖尿病相关并发症（包括血脂异常、高血压、视网膜病变和微量白蛋白尿）呈负相关。目前鲜有运动训练对 1 型糖尿病患者生活质量影响的相关研究。

1. 有氧运动的益处　　有氧运动可增加线粒体密度、胰岛素敏感性、氧化酶、血管的顺应性和反应性、肺功能、免疫功能和心输出量。中等到大运动量的有氧运动与 1 型和 2 型糖尿病患者的心血管和全因死亡率显著降低有关。对于 1 型糖尿病患者，有氧运动可提高心肺健康、降低胰岛素抵抗、改善血脂水平和内皮功能等。对于 2 型糖尿病患者，规律训练可降低 HbA_{1c}、TG、血压和胰岛素抵抗。而高强度间歇训练（high-intensity interval training，HIIT）可以快速促进 2 型糖尿病成年患者骨骼肌氧化能力、胰岛素敏感性和血糖控制能力的增强，并且可以在 1 型糖尿病血糖控制没有进一步恶化的情况下进行训练。

2. 抗阻运动的益处　　糖尿病是肌肉力量低下和肌肉力量及其功能状态加速下降的独立危险因素。抗阻运动对所有成年人的健康益处包括改善肌肉质量、身体成分、力量、机体机能、心理健康、骨密度、胰岛素敏感性、血压、血脂和心血管健康。抗阻运动对 1 型糖尿病患者血糖控制的影响尚不清楚。但是，抗阻运动可以帮助降低 1 型糖尿病患者因运动引起低血糖的风险。当抗阻运动和有氧运动在一次锻炼中先后进行时，与先进行有氧运动相比，先进行阻力运动导致的低血糖事件更少。抗阻训练对 2 型糖尿病患者的益处包括改善血糖控制、胰岛素抵抗情况、脂肪量、BP、力量和控制瘦体重等。

3. 其他类型运动的益处 柔韧性运动和平衡训练对老年糖尿病患者很重要。老年糖尿病患者会经常出现关节活动受限，部分原因是终末糖基化产物的形成，这些物质在正常衰老过程中产生，并因高血糖而加速积累。拉伸会增加关节周围的活动范围和灵活性，但不会影响血糖控制。即使存在周围神经病变，平衡训练也可以通过改善平衡和步态来降低跌倒风险。尽管瑜伽可以改善 2 型糖尿病患者的血糖控制、血脂水平和身体成分等，太极拳训练可以改善糖尿病和神经病变患者的血糖控制情况、平衡能力、神经症状和生活质量的某些方面，但是瑜伽和太极拳等替代训练所获得益处的量效关系尚待进一步证实，目前尚缺乏关于太极拳训练的高质量研究。

第二节　糖尿病一级预防的运动设计

一、一级预防的基本运动处方

理想情况下，糖尿病高危人群每周应至少累积 150 分钟的中等至高强度有氧运动，每周至少运动 5 天，持续不运动时间不超过 2 天，以改善血糖控制（证据等级 B 级，适用于 2 型糖尿病成年高危人群），并降低心血管疾病（cardiovascular disease，CVD）风险和全因死亡率（证据等级 C 级，适用于 2 型糖尿病高危人群）。较少量（90～140min/ 周）的运动或有计划的 PA 也是可能获益的，但程度较小（证据等级 B 级，适用于 2 型糖尿病患者的血糖控制）。

除了有氧运动之外，糖尿病高危人群（包括老年人）应该进行抗阻训练，至少每周 2 次，最好每周 3 次（证据等级 B 级）。

一级预防具体的基本运动处方如下。

1. 运动前健康筛查 对于没有 CVD 症状或为 CVD 低风险的糖尿病高危人群，在开始进行低、中等强度运动之前，不需要进行运动前健康筛查及运动负荷试验。

对于存在 CVD 风险或希望进行较大强度 PA（≥60% VO_{2max}）的糖尿病高危人群，在规律运动开始之前，需要在有专业人士的医务监督下，进行有心电监护的运动负荷递增试验。对于运动过程中心电图正常的，或者休息时未出现 ST 段下移和 T 波改变的患者，可以进行运动负荷试验。

由于糖尿病高危人群常伴随无症状心肌缺血，因此应该对该类人群每年进行 CVD 风险评估。

2. 有氧运动 首先以舒适的速度步行，一次只需 5～15 分钟。在 12 周内逐渐增加到每次最多 50 分钟（包括热身运动和整理运动）的快走。或者，一天中多次进行较短时间的锻炼，例如：每天 3 餐后 10 分钟运动，可以替代同等长度和强度的单次较长时间的运动。具体见表 7-3。

表 7-3　运动训练建议

运动种类	运动内容	运动强度	运动持续时间	运动频率	进展
有氧运动	1. 使用大肌群的、长时间、有节奏的、重复的活动（例如，步行、骑自行车和游泳） 2. 可以连续进行或以 HIIT 形式进行	中等强度到高强度（主观感受为"中等"到"非常困难"）	1. 对于大多数糖尿病高危成人来说，至少每周 150 分钟，中等到高强度运动 2. 对于能够以 9.7km/h 的速度稳定跑步 25 分钟的成人，每周 75 分钟的剧烈活动可能会有类似的心脏保护和代谢益处	每周 3～7 天，持续不运动时间不超过 2 天	1. 如果健身是锻炼的主要目标并且没有并发症的禁忌，则应更加重视高强度的有氧运动 2. 大多数的糖尿病高危人群都可以进行 HIIT 和持续运动训练
抗阻运动	使用力量器械（自行选择重量负荷，如自身体重或装有不同水量的矿泉水瓶等）、哑铃、杠铃、阻力带和 / 或自身体重的训练均可作为阻力练习	中等强度（例如，一组训练重复 15 次，重复次数不超过 15 次）到高强度（例如，一组训练重复 6～8 次，重复次数不超过 6～8 次）	在训练初始阶段，至少进行 8～10 个肌群运动，每个运动以每组 10～15 次重复，直至疲劳，完成 1～3 组	每周至少 2 天，最好 3 天	1. 开始训练应该以中等强度为主，每组重复 10～15 次，只有在每组重复的目标次数能够持续超过目标后，才能增加重量或阻力，并减少重复次数（8～10 次） 2. 增加阻力后可以增加训练组数，最后增加训练频率
柔韧性运动和平衡训练	1. 拉伸：静态、动态等拉伸；瑜伽 2. 平衡（老年人）：单腿站立训练、使用平衡设备训练、下肢和核心抗阻训练、太极	1. 拉伸到紧绷或轻微不适的程度 2. 低等强度到中等强度的平衡练习	1. 保持静态或动态拉伸 10～30 秒，每个练习重复 2～4 次 2. 单次平衡训练持续时间没有限制	1. 柔韧性运动：≥3 天 / 周 2. 平衡训练：≥3 天 / 周	保持柔韧性运动和平衡训练，随着时间的推移增加持续时间和 / 或训练频率以取得进步

3. 抗阻运动　选择 6～8 个身体主要肌群进行训练。逐渐增加阻力，直到可以做到每个肌群进行 3 组 8 到 12 次重复练习，每组组间休息 1～2 分钟。

目前有充足的证据支持使用举重器械或自身重量进行力量训练。使用阻力带训练可能对改善血糖控制的效果有限，但可以帮助增加力量，并且可以成为进行其他形式的阻力训练的起点。

如果糖尿病患者希望开始抗阻运动，至少在最开始进行训练时，应该接受有资质的运动专家的初步指导和定期监督，以最大限度地提高收益，同时尽量减少受伤风险。具体见表 7-3。

4. 间歇运动 间歇运动指间歇进行的,在高强度和低强度之间交替进行的运动。难以维持连续有氧运动,或想缩短总运动持续时间或增加运动种类的人群可用此方法进行训练。可尝试在快走 3 分钟和慢走 3 分钟之间交替进行。

另一种形式的间歇训练 HIIT 指较短时间的高强度运动间隔进行(例如,以接近最大强度进行 30 秒~1 分钟的运动,然后进行 1~3 分钟低强度运动,两者交替进行),并且可以通过步行 / 跑步或其他方式,例如固定自行车进行训练。从几个间隔开始,然后通过添加额外的间隔进展到更长的运动持续时间。

5. 其他运动形式 水中运动与其他形式的运动具有相似的益处,并有助于最大限度地减少由骨关节炎等疾病导致的运动阻碍。水中运动可以包括在水中快走、游泳或各种运动的课程。

其他类型的锻炼或锻炼课程,如瑜伽,可能会因为改善压力状态等原因而吸引患者。柔韧性运动和平衡训练详见表 7-3。

6. 使用计步器或加速度计 鼓励糖尿病患者使用计步器或加速度计进行自我 PA 监测。医务人员可以通过书面处方正式提出建议并要求患者记录数值、在访问时进行回顾、设定步数目标。

7. 减少单次久坐时间 最好避免久坐。尝试通过每 20~30 分钟短暂起身来打断坐着的时间。

二、不同人群一级预防的运动建议

1. 2 型糖尿病高危人群的运动建议 建议采取结构化的生活方式干预措施,包括每周至少 150 分钟的 PA 和导致体重减轻 5%~7% 的饮食改变,以预防或延缓高危人群和糖尿病前期人群 2 型糖尿病的发病(证据等级 B 级)。

建议每天运动,或每两次运动之间的间隔不超过 2 天,以增强胰岛素作用(证据等级 B 级)。

理想情况下,2 型糖尿病的高危成人应该进行有氧运动和抗阻运动训练,以获得最佳的血糖和健康结局(证据等级 B 级)。

2. 1 型糖尿病高危人群的运动建议 1 型糖尿病的青少年和成年患者可以从 PA 中受益,应该向所有人推荐运动锻炼(证据等级 B 级)。

1 型糖尿病高危人群对 PA 的血糖反应会因运动类型 / 时间差异而相差很大,因此需要进行不同的调整(证据等级 B 级)。

在进行 PA 期间和之后,通常需要摄入额外的糖类和 / 或减少胰岛素注射量,来维持血糖平衡。需要经常检查血糖以调整糖类摄入和胰岛素剂量(证据等级 B 级)。

胰岛素使用者在锻炼的时候,可以使用基础注射方案或胰岛素泵,但这两种胰岛素给药方法各有利弊(证据等级 C 级)。PA 期间可以使用连续血糖监测设备监测低血糖,但仅作为辅助手段而非代替指尖血糖测试(证据等级 C 级)。

3. 妊娠期糖尿病高危人群的运动建议 妊娠期糖尿病(gestational diabetes mellitus, GDM)是糖尿病的一种特殊类型,一般的定义是指在妊娠期首次发现的不同严重程度的葡萄糖耐受不良,这一定义包括在怀孕前未被确诊,而在确认妊娠后出现糖耐量异常或糖尿病问题,并于分娩后恢复正常的现象。有文献显示,体育锻炼有助于改善母体健康和胎儿发育,防止母亲体内脂肪过多和 GDM 的发展,还可以通过提高胰岛素敏感性和改善荷尔蒙状况来保护卵巢功能。

应建议患有妊娠期糖尿病或有妊娠期糖尿病风险的孕妇在一周的大部分日子或每一天都进行 20~30 分钟的中等强度运动（证据等级 B 级）。应建议患有任何类型糖尿病的女性在怀孕前和怀孕期间进行规律体育锻炼（证据等级 C 级）。

第三节　不同类型糖尿病患者的运动方案

一、2 型糖尿病患者运动方案

2 型糖尿病患者在制定运动方案时，可以参考美国运动医学会（American College of Sports Medicine，ACSM）和美国糖尿病协会（American Diabetes Association，ADA）相关的糖尿病运动指南。整体运动方案应遵循运动频率（frequency，每周进行的次数）、运动强度（intensity）、运动时间（time，单次持续时间和总时间）、运动方式（type）、运动量（volume）及运动进度（progression）组成的 FITT-VP 原则。单次运动方案应包括热身、训练、整理、拉伸。

1. 18～65 岁 2 型糖尿病成年患者的运动方案　该年龄组身体活动包括了日常生活、家庭和社区环境内的休闲时间活动、交通往来（如步行或骑自行车）、职业活动（如工作）、家务劳动、玩耍、游戏、偶发体育运动及有计划的锻炼等。

为了增进心肺、肌肉和骨骼健康，运动方案建议如下。

（1）每周至少完成 150 分钟中等强度有氧活动，或每周累计至少 75 分钟高强度有氧活动，或中等和高强度两种活动相当量的组合。

（2）有氧活动每次至少持续 10 分钟。

（3）为获得更多的健康收益，成人应增加有氧活动量，达到每周 300 分钟中等强度或每周 150 分钟高强度有氧活动。

（4）每周至少应有 2 天进行大肌群参与的肌肉力量活动。

（5）每周至少进行 2 次负重运动，保持骨骼健康。

（6）每周至少进行 2 次包含平衡、灵敏性、步态的综合练习，如太极拳、瑜伽等。

（7）单次运动安排，可参见表 7-4。

表 7-4　一次体育健身活动的内容及安排

活动构成	主要活动内容	活动时间 /min
准备活动	慢跑、牵拉练习	5～10
基本活动	有氧运动力量练习、球类活动、中国传统健身方式	30～60
放松活动	行走、牵拉练习	5～10

（8）在运动一段时间之后，可以适当增加单次运动时间或者单次运动强度。

2. 65 岁以上 2 型糖尿病老年患者运动处方建议　对于老年人来说，身体活动包括了日常生活、家庭和社区环境内的休闲时间活动、交通往来（如步行或骑自行车）、职业活动（如仍然工作）、家务劳动、玩耍、游戏、偶发体育运动或有计划的锻炼等。

为了增进该年龄段患者的心肺、肌肉、骨骼健康及减缓与年龄相关的多种生理功能衰退等，运动方案建议如下。

（1）每周至少完成 150 分钟中等强度有氧活动，或每周累计至少 75 分钟较大强度有氧活动，或中等和较大强度两种活动相当量的组合。

（2）有氧活动每次至少持续 10 分钟。

（3）为获得更多的健康收益，该年龄段应增加有氧活动量，达到每周 300 分钟中等强度或每周 150 分钟较大强度有氧活动，或中等和较大强度两种活动相当量的组合。

（4）每周至少应有 2 天进行大肌群参与的肌肉力量活动。

（5）每周至少进行 2 次负重运动，保持骨骼健康。

（6）活动能力较差的老年人每周至少应有 3 天进行增强平衡能力和预防跌倒的运动。

（7）由于健康原因不能完成所建议的身体活动量的老年人，应在能力和条件允许范围内尽量多活动。

（8）单次运动安排，可参见表 7-4。

（9）在运动一段时间之后，可以适当增加单次运动时间或者单次运动强度。

二、1 型糖尿病患者运动方案

1 型糖尿病患者的具体运动方案，可参考 2 型糖尿病患者。但与 2 型糖尿病患者不同的是，1 型糖尿病患者在运动前应坚持监测血糖值。理想的运动前血糖值目标范围应在 90～250mg/dl（5.0～13.9mmol/L）。所需的糖类摄入量将因胰岛素给药方案、运动时间、运动类型等而异，但也取决于运动前初始血糖水平。作为摄入糖类的替代或补充，应考虑减少基础和 / 或推注胰岛素剂量以预防运动引起的低血糖；运动期间充分降低胰岛素水平可能会减少或消除对摄入糖类的需求。例如，可以在运动前和运动后减少 20% 基础胰岛素使用量，但这种策略可能无法完全避免运动期间葡萄糖的下降。胰岛素泵使用者可以在运动开始时减少或暂停胰岛素输送，但这种策略并不总能预防低血糖症。由于胰岛素泵中使用的速效胰岛素类似物的药代动力学的原因，在运动前 30～60 分钟降低基础心率可能会减少低血糖症。对于通过胰岛素泵或推注胰岛素后 2～3 小时内进行的运动，胰岛素使用量减少 25%～75% 可能会限制低血糖症。实施胰岛素和糖类调整时，需要经常监测血糖。具体糖类补充方案见表 7-5。

表 7-5 运动前不同血糖水平患者的糖类摄入或其他建议

运动前血糖水平	糖类摄入或其他建议
<90mg/dl （<5.0mmol/L）	1. 运动开始前摄入 15～30g 速效糖类，具体摄入量取决于个体的体重和预期的运动量；一些持续时间较短（小于 30 分钟）或强度非常高的活动（重量训练、间歇训练等）可能不需要任何额外摄入糖类 2. 对于中等强度的较长时间的运动，根据血糖测试结果，根据需要，按照患者的体重水平及运动时间，以 0.5～1.0g/（kg•h）摄入糖类
90～<150mg/dl （5.0～<8.3mmol/L）	在大多数运动开始时摄入糖类，按照患者的体重水平及运动时间，摄入量为 0.5～1.0g/（kg•h），具体取决于运动类型和活性胰岛素量
150～<250mg/dl （8.3～<13.9mmol/L）	开始运动，直到血糖水平达到 150mg/dl（8.3mmol/L）开始摄入糖类
250～<350mg/dl（13.9～<19.4mmol/L）	1. 监测酮体：如果存在中等至大量的酮体，请勿进行任何运动 2. 开始先进行低强度到中等强度的运动，血糖水平低于 250mg/dl 才能进行剧烈运动，因为剧烈运动可能进一步升高血糖

续表

运动前血糖水平	糖类摄入或其他建议
≥350mg/dl（≥19.4mmol/L）	1. 监测酮体：如果存在中等至大量的酮体，请勿进行任何运动 2. 如果酮体为阴性（或微量），请考虑在运动前进行保守的胰岛素校正（例如，50% 的胰岛素使用量），具体取决于活性胰岛素情况 3. 开始先进行低强度至中等强度运动，在血糖水平下降前，避免剧烈运动

资料来源：改编自 Zaharieva 和 Riddell, Prevention of exercise-associated dysglycemia: A case study-based approach.

三、妊娠期糖尿病患者运动方案

孕期开展运动的指南率先由美国妇产科医师学会（American College of Obstetricians and Gynecologists，ACOG）在 1985 年出版，为了保证安全性，控制了运动强度的上限为心率每分钟 140 次。在 1994 年的更新版本中弱化了心率概念，以孕妇的主观疲劳感和产科症状判断强度。2002 年后，来自世界各地的 11 个国际组织分别发布了孕妇 PA 指南，这些指南一致同意孕妇在一周中参加至少 30 分钟的有氧运动计划和中等强度的耐力训练。运动计划的处方应该采用 FITT-VP 原则。

从运动频率和单次运动时长来看，加拿大和英国的指导方针建议每次锻炼 15 分钟，并逐步将单次运动时长增加到 30 分钟；频率应设置为每周 4 次，即使强度有所降低。丹麦和挪威的指南以及 ACOG 的指南建议孕妇每天至少进行 30 分钟的中等强度锻炼。日本的指南建议每周 2～3 次的有氧运动，总运动时间超过 60 分钟。而西班牙的指南建议每周锻炼 2～3 次，但没有具体说明持续时间。总体上而言，每周锻炼 2～4 次，单次运动时间为 30 分钟，被认为是有效和安全的。

从强度来看，一般正常妊娠期间的运动强度可与非怀孕状态下的强度一致，可遵循美国运动医学会关于身体状况的指南：以 3～4 个 METs 强度快速行走。有证据表明，每周以 60% 的心率储备强度进行 16～28METs 运动可以降低患妊娠期糖尿病的风险，可能还会降低妊娠高血压和先兆子痫的风险。每周 28METs 的锻炼计划相当于每周以 3.2km/h 的速度步行 11.2 小时。根据 ACOG 的说法，对大多数孕妇来说，最大心率储备（maximal heart rate reserve，HRRmax）的 60%～70% 或最大耗氧量（VO$_{2max}$）的 50%～60% 的运动是安全的。怀孕前进行体育锻炼的女性可以在这些值的最高水平上锻炼。

从类型来看，有氧和抗阻运动都被认为是安全的，在怀孕期间以安全强度范围进行不会产生任何不利影响。为了预防高血压，一般建议避免等长运动，以及大重量和多次重复的运动。挪威的指导方针严格警告不要进行大负荷训练。加拿大的指导方针建议进行轻量级的练习和更多的重复练习，避免使用难度较高的技巧动作，或进行需要仰卧和屏息的练习。此外，由于怀孕期间荷尔蒙的变化会导致韧带松弛，因此在进行拉伸运动时需要额外注意，根据每个孕妇的个人需求和能力选择特异性动作。有氧运动（如步行、跑步、慢跑、跳舞、游泳、骑自行车、划船在怀孕期间一般是安全的，但必须最大限度地减少摔倒和腹部撞击的风险。散步是怀孕期间最安全和最受欢迎的有氧运动之一，在妊娠晚期有助于保持和提高有氧能力，而不会对孕妇或胎儿产生任何负面影响。水中运动也被认为是安全的。由于浮力，因体重增加而造成的任何肌肉骨骼负担都会大大减少。

四、伴有慢性并发症的糖尿病患者运动方案

糖尿病的大血管和微血管相关并发症会随着血糖控制不佳而发展和恶化。糖尿病的血管和神经并发症通常会导致机体功能障碍和不同程度的残疾，需要在运动期间采取预防措施，患有不同并发症的患者进行运动时的注意事项、体力活动建议或预防措施见表7-6。

表7-6 糖尿病并发症进行运动时的注意事项、预防措施和推荐活动

糖尿病并发症	注意事项	体力活动建议/预防措施
心血管疾病		
冠状动脉疾病	更高强度的有氧运动或抗阻运动，实际上可能会增强冠状动脉灌注	1. 所有形式的运动都是可以的 2. 至少在刚开始运动阶段，考虑前往康复科、内分泌科等科室咨询，并在专业人士监督下的心脏康复计划中进行
劳力性心绞痛	运动时胸痛发作，但运动诱发的缺血在某些糖尿病患者中可能是无症状的	所有形式的运动都可以进行，但心率应保持在比运动诱发心绞痛发作的心率低至少10次/分的水平
高血压	1. 有氧和抗阻训练都可以降低静息血压，应鼓励患者参加训练 2. 某些降压药会导致运动相关的低血压	1. 确保运动时补充充足的液体 2. 在抗阻训练期间避免 Valsalva 动作①
心肌梗死	如果在 PA 过程中出现心肌梗死症状（如胸痛、放射痛、呼吸急促等），应立即停止运动并就医	1. 心肌梗死后，在有监督的心脏康复计划中重新开始运动 2. 从低强度开始，循序渐进至中等强度 3. 有氧运动和抗阻运动都可以进行
卒中	1. 糖尿病会增加缺血性卒中的风险 2. 如果在运动过程中出现中风症状（突然发生并且通常只影响身体的一侧），请立即停止运动	1. 卒中后在有监督的康复计划中重新开始运动 2. 从低强度开始，循序渐进至中等强度 3. 有氧运动和抗阻运动都可以进行
充血性心力衰竭	最常见的原因是冠状动脉疾病，并且经常发生在心肌梗死之后	1. 避免导致心率上升过快的活动 2. 更多地专注于进行低或中等强度的活动
外周动脉疾病	下肢抗阻训练可提高肌肉泵的功能表现	1. 可以进行低或中等强度的步行和上下肢抗阻训练等运动 2. 所有其他形式的运动都可以
神经疾病		
周围神经病变	有规律的有氧运动可以预防1型和2型糖尿病患者周围神经病变的发生或延缓其进展	1. 需要适当地护理足部以预防足部溃疡并降低截肢的风险 2. 保持双脚干燥并穿合适的鞋类：硅胶或空气垫底，以及涤纶或混纺袜子（不是纯棉） 3. 在适宜运动量范围内更多进行非负重运动，特别是在步态改变的情况下
局部足部畸形	穿合适的鞋类和进行合适的运动以降低足底压力和溃疡风险	1. 在适宜运动量范围内更多进行非负重活动，以减少过度的足底压力 2. 每天检查足部以尽早发现和治疗水泡、疮或溃疡

糖尿病并发症	注意事项	体力活动建议/预防措施
足部溃疡/截肢	中等强度步行不太可能增加足部溃疡或周围神经病变复发的风险	1. 足部有未愈合的溃疡时,应避免负重活动 2. 每天检查足部以尽早发现和治疗水泡、疮或溃疡 3. 每天妥善护理截肢部位 4. 避免慢跑
自主神经病变	1. 可能导致直立性低血压、心脏变时性功能不全、胃排空延迟、体温调节改变和运动时脱水 2. 胃轻瘫患者的与运动相关的低血糖症可能更难治疗	1. 对于直立性低血压患者,避免快速改变姿势或方向的运动,以避免昏厥或跌倒 2. 患有心脏自主神经病变的患者,在获得医生批准后,进行症状限制性运动测试后,方可开始运动 3. 在心率反应迟钝的情况下,使用储备心率和自觉疲劳程度量表(RPE)来监测运动强度 4. 自主神经病变的患者,避免在炎热环境中运动,运动过程中充分补充液体
眼部疾病		
轻度至中度非增殖性视网膜病变	轻度至中度非增殖性视网膜病变的患者进行 PA,只有有限的风险,甚至是安全的	1. 所有 PA 都可以进行,但每年需要进行眼科检查以监测病情进展情况 2. 对于中度非增殖性视网膜病变的患者,应避免剧烈升高血压的运动,例如举重
严重的非增殖性和不稳定增殖性视网膜病变	不稳定型糖尿病视网膜病变的患者有发生玻璃体积血和视网膜脱离的风险	1. 避免剧烈升高血压的运动,例如憋气进行力量训练 2. 避免剧烈运动,避免跳跃、震动和低头活动,避免屏气 3. 玻璃体积血期间不应进行任何运动
白内障	白内障不会影响运动能力,只会因为视力功能障碍而影响运动的安全性	1. 避免由于视力范围限制而造成危险的活动,例如户外自行车骑行 2. 考虑在有专业人士的监督下进行某些运动
肾脏疾病		
微量白蛋白尿	1. 即使运动后出现蛋白排泄的急剧增加,运动也不会加速肾脏疾病进展 2. 更多地参加中等至高强度的运动和更高的 PA 水平可能会延缓糖尿病肾病的发生和进展	所有形式的 PA 都可以,但在进行尿蛋白检测前一天应避免剧烈运动,以防止出现假阳性
糖尿病肾病	1. 有氧和抗阻训练都能改善肾病患者的身体机能和生活质量 2. 应鼓励患者积极参与运动	所有形式的 PA 都可以,但是如果有氧能力和肌肉功能显著降低,运动应从低强度开始
晚期肾脏疾病	在透析期间进行有监督的中等强度有氧运动可能是有益的,并可以增加依从性	1. 如果有氧能力和肌肉功能显著降低,运动应从低强度和低运动量开始 2. 在透析期间,进行 PA 时应监测电解质

续表

糖尿病并发症	注意事项	体力活动建议／预防措施
骨科疾病		
关节的解剖结构变化	糖尿病患者更容易出现可能限制运动的关节解剖结构变化，包括"冻结肩"、腕管综合征、跖骨骨折和与神经病变相关的关节疾病（夏科足）	1. 尽可能参与其他运动，定期进行柔韧性训练以保持关节活动范围 2. 在热身活动或整理活动期间进行拉伸训练，以增加关节活动范围 3. 通过抗阻训练加强关节周围的肌肉力量 4. 避免因夏科氏变化而增加足底压力的运动
骨关节炎	1. 常见于下肢关节，尤其见于超重或肥胖的老年患者 2. 应该鼓励患者尽可能参加有规律的 PA 3. 中等强度的 PA 可以改善关节症状并减轻疼痛	1. 大多数低强度和中等强度的 PA 都可以进行，但可以进行更多的非负重或低冲击运动以减轻关节压力 2. 进行关节活动范围的运动和低强度抗阻运动，以增加关节周围肌肉的力量 3. 避免关节损伤风险高的运动，例如接触性运动和方向快速变化的运动

注：① Valsalva 动作：深吸气后紧闭声门，再用力做呼气动作，呼气时对抗紧闭的会厌，通过增加胸膜腔内压来影响血液循环和自主神经功能状态，进而达到诊疗目的的一种临床生理试验。

第四节　糖尿病患者运动的注意事项

一、运动的副作用

糖尿病患者在进行 PA 之后，会出现较多的急性或者慢性健康问题。除了延迟性肌肉酸痛、运动系统急慢性损伤等常见的健康问题之外，更需要关注的是由 PA 引发的低血糖和高血糖。

1. 低血糖　仅通过生活方式调整进行血糖管理的糖尿病患者在进行 PA/运动时，出现低血糖的概率最小。服用某些糖尿病药物会增加与运动相关的低血糖发生的频率，这些药物包括了胰岛素和促胰岛素分泌素（例如，磺脲类和氯茴苯酸类）。例如，运动前注射胰岛素增加了运动过程中低血糖的风险，运动前使用胰岛素，其剂量和给药时间都要纳入考虑的。如果运动前的血糖水平会导致运动过程中或运动后出现低血糖，同时药物剂量并没有进行补偿性降低的，运动前需要补充适量的糖类。其他口服糖尿病药物或者非胰岛素注射剂，例如胰高血糖素样肽 -1 受体激动剂，则不需要进行药物剂量的调整或运动前糖类的补充。当存储的糖原（例如肌糖原和肝糖原）消耗殆尽时，迟发性低血糖是更需要关注的一个问题。但是对于非胰岛素使用者，在进行大多数休闲锻炼时，这通常不是问题。既往研究认为对于胰岛素或促胰岛素分泌素的使用者来说，长时间、高强度的 PA 会增加运动后低血糖的风险。随着研究的深入，认为对控制良好的 T1DM 患者进行高强度 PA，代谢上是安全的。

2. 高血糖　临床共识（*Exercise and type 2 diabetes：The American College of Sports Medicine and the American Diabetes Association：Joint position statement*）建议，如果血糖高

于 16.7mmol/L，只有在没有或者少量血酮或者尿酮的情况下，谨慎进行运动。如果出现血糖升高，建议患者只有在没有任何不适症状并且适当补充水分的情况下，进行低强度运动。短时高强度 PA（例如高强度间歇训练）可以引起血糖短暂性升高，并保持一段时间。剧烈运动后，注射额外的胰岛素和 / 或进行低强度整理活动可以用于降低运动后血糖升高，虽然大多数情况不需要治疗。糖尿病酮症酸中毒，通常是高血糖和酮体升高的结果，可以发生在正常血糖人群或者中度高血糖的 2 型糖尿病患者，且这些患者在口服钠 - 葡萄糖 - 协同转运蛋白 2 抑制剂来管理血糖。基于以上这些潜在的混杂因素，高血糖人群即使没有明显酮症的情况下，只有在感觉良好时，才能进行 PA。

3. 热应激 年龄的增加作为独立影响因素，对机体在干燥和潮湿环境中的热量损耗产生负面影响，但 2 型糖尿病似乎也增加了 PA 期间热应激的风险，而被动休息期间则没有类似提示。全身热量损耗的损害与皮肤血管舒张异常和出汗减少相关，可导致体温和心率的增加。因此体温调节能力受损，许多糖尿病患者体能下降，尤其是在温暖的环境中，运动过程中水分的丢失，导致出现慢性高血糖的风险增加。此外，某些与糖尿病相关的并发症和药物可能会增加与热相关的疾病风险。糖尿病患者在进行有氧运动或抗阻训练时，可能会出现热适应，热适应之后运动产生的散热和其他因素有一些改善。尽管糖尿病患者可能会通过常规的 PA 适应更热的环境，在炎热环境中进行锻炼时也需要特别谨慎。

4. 慢性并发症 反复发生的高血糖增加了糖尿病慢性并发症的发病风险，包括了大血管并发症（CVD、周围血管病变和下肢截肢）以及微血管并发症（例如视网膜病变、糖尿病肾病和周围自主神经病变）。即使调整 PA 水平，每日久坐时间的增加也会引发 2 型糖尿病和 CVD 发病率及过早死亡风险的相应增加。尽管有各种健康并发症，大多数糖尿病患者可以安全且有效地参加各种类型的 PA。在遵循常规运动训练预防措施时，经过规律训练，糖尿病患者可以获得预期的显著且有意义的改善。糖尿病患者可能现存某些健康状况，一些活动可能会受到限制，并且在运动开始前需要进行特殊测试或者运动前准备活动。对有大血管并发症或者心脏自主神经病变的糖尿病患者，应遵循 ACSM 和 ADA 指南中的运动前筛查。

二、不良反应的预防

除了常见的运动系统的损伤之外，糖尿病特有的由运动引发的不良反应，亦需要提前关注并做好预防工作。

1. 避免低血糖 除了医源性低血糖之外，糖尿病患者应该了解并能够识别可能增加低血糖风险的情况，例如长时间的空腹、睡眠或者运动。尽管运动可能会增加低血糖风险，但是似乎只有使用胰岛素或胰岛素促分泌剂（磺脲类和氯茴苯酸）的患者在运动过程中、运动后即刻或运动后数小时内存在风险。运动引发的低血糖在使用其他口服降糖药的患者中很少见。但是，所有的糖尿病患者都应该会识别低血糖的早期症状（颤抖、心悸、焦虑、出汗、饥饿、感觉异常、虚弱、疲劳、精神错乱、癫痫发作、失去意识等），并且知道如何有效处理以上症状，从而避免严重的后果。重要的是要了解以上症状都是非特异性的，并且存在个体差异性。

血糖的自我监测似乎是最有效的预防措施。应该在运动开始前、运动过程中、运动结束后即刻至运动结束后几个小时，进行指尖血糖的监测，尤其是使用胰岛素或促胰岛素分泌剂的患者。对血糖控制不佳者，在运动的初始阶段、进行剧烈运动或是长期运动、准备进行运动计划调整的时候，或者是进行药物调整的时候，运动后几个小时监测指尖血糖则显得尤为重要。如果开始运动前使用胰岛素或胰岛素分泌剂的患者，指尖血糖小于等于100mg/dl（5.6mmol/L），建议补充15～20g碳水化合物再开始运动。具体补充剂量取决于该患者的胰岛素方案、上一次胰岛素（何种胰岛素）给药时间、最近一次摄食时间、开始运动的时间（如上下午或晚上）、运动强度和持续时间等其他因素。但是，长时间运动（超过1小时），在运动过程中或者是运动结束后即刻（最长至30分钟）补充碳水可以最小化低血糖风险。

药物或饮食计划的调整可能是需要的，例如在运动开始前和／或运动结束后减少胰岛素的单次使用剂量，或者在运动前进食更多的碳水类食物。

运动相关的低血糖风险似乎与自主神经调节障碍有关，自主神经调节障碍导致机体对运动的反调节反应缺陷和无法察觉低血糖。因此，由于存在低血糖复发风险，在发生低血糖事件之后的24小时内应避免运动。

使用胰岛素或胰岛素分泌剂的患者还必须考虑选择开始运动的时间。由于会增加运动过程中低血糖的风险，胰岛素作用峰值期间，不推荐运动；由于会增加延迟性运动后低血糖的风险，卧床休息前也不推荐运动。

虽然不可能根据特定的血糖值来定义糖尿病患者的低血糖，但是将血糖值维持在72mg/dl（4.0mmol/L）以上似乎很重要。应向所有具有严重低血糖风险的患者开具胰高血糖素急救包，并指导医疗保健提供者、运动专业人员和家庭成员进行给药。

2. 避免高血糖 高渗性高血糖状态和酮症酸中毒是糖尿病最严重的急性代谢并发症，尽管在无明显诱因（例如感染或胰岛素治疗不足）的情况下，在2型糖尿病患者中很少见。与高血糖相关的常见症状包括多尿、疲劳、虚弱、口渴和丙酮呼吸。

当血糖高于300mg/L或者7.16mmol/L时，2型糖尿病患者只要自我感觉良好，适当补充水分，且没有酮症，就不需要推迟运动。但是由于儿茶酚胺的增加，在高血糖的情况下应避免剧烈运动，因为有增加血糖水平和酮症的风险。高血糖（>300mg/L或7.16mmol/L）并伴有尿酮或血酮时，禁止运动，并且必须配备适当的医疗护理。

3. 防止脱水 糖尿病控制不佳的患者经常多尿，因此他们特别容易因为运动出现脱水。尤其是在炎热的环境中，这种风险更大。所有的患者在运动开始时都应该进行适当的补液，并且根据运动强度和环境温度的不同，运动每进行1小时，补液约0.4～0.8L。如果有低血糖风险的患者进行长时间运动（超过1小时），可以将碳水添加到饮料中。从而改善糖尿病患者的热应激及低血糖情况。

4. 避免运动系统损伤 肌肉骨骼损伤和其他创伤性病变是大多数人进行运动训练的主要潜在不良后果。肌肉骨骼损伤包括急性和慢性损伤，主要是过度使用、剧烈运动或者运动过程中的碰撞等原因造成。

2型糖尿病患者的年龄和人体测量学特征可能增加肌肉骨骼系统损伤的风险。超重或者患有骨关节炎的患者可能在进行负重运动（如步行或慢跑）时，感到困难。建议替换成低冲击的活动，如自行车运动、水中运动或抗阻运动。减震鞋垫、关节外部支撑材料和关节强化训练似乎对减少肌肉骨骼损伤有预防作用。

5. 糖尿病足 糖尿病足是周围神经病变、周围血管疾病、畸形和创伤相互作用的结果，导致受伤、溃疡和截肢的风险增加。

所有糖尿病患者都应穿着合适的运动鞋（由柔软且可拉伸的皮革制成的舒适运动鞋，带有缓冲鞋底和较宽的鞋头）并每天检查自己的双足，尤其是在运动前后，以发现早期损伤。患有周围神经病变且没有活动性足部溃疡的患者可以进行中等强度的负重运动，如快走。尽管步行可能会让足部暴露在导致溃疡形成和维持的风险之中，但是中等强度的步行似乎不会增加周围神经病变患者足部溃疡或复发性溃疡的风险。有活动性足部病变或溃疡的患者应将运动限制在非负重活动，如自行车运动、划船、游泳和其他水中运动、椅子上的运动和上肢运动。

糖尿病患者的足部应由医务人员定期进行检查，至少每年一次。这些检查主要是为了评估是否存在溃疡和截肢的诱发因素，包括检查皮肤状况，检查是否有感染、溃疡、肌肉骨骼畸形等，评估针刺感觉、温度觉、振动觉（使用 128Hz 音叉）、10g 单丝压力感觉、踝反射和足部脉搏等。

6. 糖尿病眼病　患有增殖性糖尿病视网膜病变、严重非增殖性糖尿病视网膜病变或黄斑变性的患者需要特别注意运动，并应接受有关运动视力风险的具体咨询。这类患者应避免显著提高眼压的活动，例如，剧烈的有氧运动或抗阻运动，以及高冲击的跳跃或任何与 Valsalva 动作类似的运动。因为这些运动会增加玻璃体积血和视网膜剥落的风险。

此外，视力情况不佳的患者应避免进行身体接触运动、球类运动或任何有眼部受伤风险的运动，推荐步行、慢跑和跑步之类的运动。其他非身体接触和低冲击的活动，如骑自行车和游泳，分别需要采取佩戴头盔和游泳镜等预防措施。

7. 糖尿病肾病　糖尿病肾病的特征是尿液中白蛋白排泄量增加、高血压和肾功能衰竭，是糖尿病的主要并发症之一，并与心血管疾病和视网膜病变等其他并发症有关。有肾病和微量白蛋白尿的患者不需要限制运动，即使在透析期间也可以进行运动。合并肾病的患者应在开始运动前进行详细的医学评估。运动负荷试验对于检测冠状动脉疾病以及心率和血压对运动的异常反应很重要。由于血压是导致运动蛋白尿的最重要影响因素之一，因此应避免剧烈运动和类似 Valsalva 动作的活动，以防止血压突然升高。

8. 糖尿病自主神经病变　自主神经病变可影响人体的任何系统，并可能因运动不耐受、直立性低血压、体温调节异常、夜间视力下降和胃轻瘫引起的糖类供应变化而增加糖尿病患者的急性不良事件的风险，从而导致低血糖发作。心血管自主神经病变是自主神经最危险的病变，可危及生命。其表现为静息时心动过速（>100 次 /min）、直立性低血压（站立时收缩压下降 >20mmHg）而没有适当的心率反应或者其他自主神经系统功能障碍。

自主神经病变可能会限制运动能力并增加运动期间发生急性心血管不良事件的风险。自主神经病变的患者在剧烈运动后更容易出现低血压和高血压，尤其是在开始规律运动的初期。由于这些患者可能存在体温调节障碍，因此应建议他们避免在炎热或寒冷的环境中进行运动，并适当补液。

心血管自主神经病变患者应在开始运动训练之前接受详细的医学评估，其中包括运动负荷试验和一系列自主神经系统测试，以评估交感和副交感神经系统。由于可能出现静息性心动过速、运动耐量降低和最大心率降低等情况，心血管自主神经病变患者在开始运动训练之前应使用心率储备法确定有氧运动强度，并通过运动负荷试验直接测量最大心率。

9. 心血管风险　运动期间发生心血管事件的可能性是比较小的，普通人在运动中获得的总体收益大大超过运动带来的风险。运动导致的心血管事件的概率在 2 型糖尿病患者中仍未得到充分研究，与健康人群相比，他们有症状或无症状冠状动脉疾病的患病率是相对较高的，但是心血管疾病并不是运动训练的绝对禁忌证。

确诊冠状动脉疾病的糖尿病患者，至少在运动的初始阶段，应该在由专业人员制定并监督实施心脏康复计划。在开始运动前这些患者应先进行运动负荷试验，最大训练心率应较缺血阈低 10 次 /min。应鼓励此类患者以短时间、低强度的运动开始训练，并缓慢地逐渐增加运动强度和单次运动持续时间。

所有的 2 型糖尿病患者都应了解心肌缺血（胸痛 / 心绞痛、灼热不适、劳累性呼吸困难、疲劳加剧、出汗、头晕、恶心等）和中风（突然麻木，面部、手臂或腿部无力；突然混乱、说话或理解困难；突然行走困难、头晕、失去平衡或协调能力；突然出现不明原因的剧烈头痛等）典型和不典型的症状，并告知他们应将这些症状报告给运动专业人员，并由医生进行进一步评估。监督运动计划的运动专业人员应接受心脏生命支持和急救程序培训。

高血压是冠状动脉疾病和脑血管疾病的主要危险因素，对糖尿病患者更为危险。对于控制不佳的高血压患者，运动前应在休息时规律监测血压，如果收缩压大于等于 200mmHg 或舒张压大于等于 100mmHg，则应避免运动。为了防止运动期间血压突然升高，应避免 Valsalva 动作，尤其是在进行抗阻运动和柔韧性练习时。

（温　煦）

主要参考文献

[1] CASPERSEN C J，POWELL K E，CHRISTENSON G M. Physical activity，exercise，and physical fitness：Definitions and distinctions for health-related research[J]. Public Health Reports，1985，100（2）：126-131.

[2] CHUDYK A，PETRELLA R J. Effects of exercise on cardiovascular risk factors in type 2 diabetes[J]. Diabetes Care，2011，34（5）：1228-1237.

[3] SNOWLING N J，HOPKINS W G. Effects of different modes of exercise training on glucose control and risk factors for complications in type 2 diabetic patients：A meta-analysis[J]. Diabetes Care，2006，29（11）：2518-2527.

[4] UMPIERRE D. Physical activity advice only or structured exercise training and association with hba 1c levels in type 2 diabetes：A systematic review and meta-analysis[J]. JAMA，2011，305（17）：1790.

[5] UMPIERRE D，RIBEIRO P A B，SCHAAN B D，et al. Volume of supervised exercise training impacts glycaemic control in patients with type 2 diabetes：A systematic review with meta-regression analysis[J]. Diabetologia，2013，56（2）：242-251.

[6] LIUBAOERJIJIN Y，TERADA T，FLETCHER K，et al. Effect of aerobic exercise intensity on glycemic control in type 2 diabetes：A meta-analysis of head-to-head randomized trials[J]. Acta Diabetologica，2016，53（5）：769-781.

[7] BALDUCCI S，IACOBELLIS G，PARISI L，et al. Exercise training can modify the natural history of diabetic peripheral neuropathy[J]. Journal of Diabetes and Its Complications，2006，20（4）：216-223.

[8] MACMILLAN F，KIRK A，MUTRIE N，et al. A systematic review of physical activity and sedentary behavior intervention studies in youth with type 1 diabetes：Study characteristics，intervention design，and efficacy[J]. Pediatric Diabetes，2014，15（3）：175-189.

[9] BOHN B，HERBST A，PFEIFER M，et al. Impact of physical activity on glycemic control and prevalence

of cardiovascular risk factors in adults with type 1 diabetes: A cross-sectional multicenter study of 18 028 patients[J]. Diabetes Care, 2015, 38(8): 1536-1543.

[10] GARBER C E, BLISSMER B, DESCHENES M R, et al. American college of sports medicine position stand. quantity and quality of exercise for developing and maintaining cardiorespiratory, musculoskeletal, and neuromotor fitness in apparently healthy adults: Guidance for prescribing exercise[J]. Medicine and Science in Sports and Exercise, 2011, 43(7): 1334-1359.

[11] SLUIK D, BUIJSSE B, MUCKELBAUER R, et al. Physical activity and mortality in individuals with diabetes mellitus: A prospective study and meta-analysis[J]. Archives of Internal Medicine, 2012, 172(17): 1285-1295.

[12] TONOLI C, HEYMAN E, ROELANDS B, et al. Effects of different types of acute and chronic(training) exercise on glycaemic control in type 1 diabetes mellitus: A meta-analysis[J]. Sports Medicine, 2012, 42(12): 1059-1080.

[13] GORDON B A, BENSON A C, BIRD S R, et al. Resistance training improves metabolic health in type 2 diabetes: A systematic review[J]. Diabetes Research and Clinical Practice, 2009, 83(2): 157-175.

[14] YARDLEY J E, KENNY G P, PERKINS B A, et al. Resistance versus aerobic exercise: Acute effects on glycemia in type 1 diabetes[J]. Diabetes Care, 2013, 36(3): 537-542.

[15] ABATE M, SCHIAVONE C, PELOTTI P, et al. Limited joint mobility in diabetes and ageing: Recent advances in pathogenesis and therapy[J]. International Journal of Immunopathology and Pharmacology, 2010, 23(4): 997-1003.

[16] AHN S, SONG R. Effects of Tai Chi exercise on glucose control, neuropathy scores, balance, and quality of life in patients with type 2 diabetes and neuropathy[J]. Journal of Alternative and Complementary Medicine, 2012, 18(12): 1172-1178.

[17] SIGAL R J, KENNY G P, WASSERMAN D H, et al. Physical activity/exercise and type 2 diabetes: A consensus statement from the American diabetes association[J]. Diabetes Care, 2006, 29(6): 1433-1438.

[18] Diabetes Prevention Program(Dpp) Research Group. The diabetes prevention program(DPP): Description of lifestyle intervention[J]. Diabetes Care, 2002, 25(12): 2165-2171.

[19] RIEBE D, FRANKLIN B A, THOMPSON P D, et al. Updating ACSM's recommendations for exercise preparticipation health screening[J]. Medicine and Science in Sports and Exercise, 2015, 47(11): 2473-2479.

[20] COLBERG S R, SIGAL R J, FERNHALL B, et al. Exercise and type 2 diabetes: The American College of Sports Medicine and the American Diabetes Association: Joint position statement[J]. Diabetes Care, 2010, 33(12): e147-167.

[21] THOMPSON P D, ARENA R, RIEBE D, et al. ACSM's new preparticipation health screening recommendations from ACSM's guidelines for exercise testing and prescription, ninth edition[J]. Current Sports Medicine Reports, 2013, 12(4): 215-217.

[22] American Diabetes Association. Cardiovascular disease and risk management: Standards of medical care in diabetes-2021[J]. Diabetes Care, 2021, 44(Suppl 1): S125-S150.

[23] COLBERG S R, SIGAL R J, YARDLEY J E, et al. Physical activity/exercise and diabetes: A position statement of the American Diabetes Association[J]. Diabetes Care, 2016, 39(11): 2065-2079.

[24] American Diabetes Association Professional Practice Committee. Comprehensive medical evaluation and assessment of comorbidities: Standards of medical care in diabetes—2022[J]. Diabetes Care, 2021, 45 (Supplement 1): S46-S59.

[25] ZAHARIEVA D P, RIDDELL M C. Prevention of exercise-associated dysglycemia: A case study-based approach[J]. Diabetes Spectrum, 2015, 28(1): 55-62.

[26] MUDD L M, OWE K M, MOTTOLA M F, et al. Health benefits of physical activity during pregnancy: An international perspective[J]. Medicine and Science in Sports and Exercise, 2013, 45(2): 268-277.

[27] American Diabetes Association Professional Practice Committee. Chronic kidney disease and risk management: Standards of medical care in diabetes—2022[J]. Diabetes Care, 2021, 45(Supplement 1): S175-S184.

[28] Look Ahead Research Group. Effect of a long-term behavioural weight loss intervention on nephropathy in overweight or obese adults with type 2 diabetes: A secondary analysis of the Look AHEAD randomised clinical trial[J]. The Lancet. Diabetes & Endocrinology, 2014, 2(10): 801-809.

[29] GORDON B A, BIRD S R, MACISAAC R J, et al. Does a single bout of resistance or aerobic exercise after insulin dose reduction modulate glycaemic control in type 2 diabetes? A randomised cross-over trial[J]. Journal of Science and Medicine in Sport, 2016, 19(10): 795-799.

[30] HERNANDEZ-QUILES C, RAMIREZ-DUQUE N, ACOSTA-DELGADO D. Ketoacidosis due to empagliflozin, a paradigm shift: Case report and review of literature[J]. Current Diabetes Reviews, 2019, 15(4): 259-262.

[31] NOTLEY S R, POIRIER M P, SIGAL R J, et al. Exercise heat stress in patients with and without type 2 diabetes[J]. JAMA, 2019, 322(14): 1409-1411.

[32] MAGKOS F, HJORTH M F, ASTRUP A. Diet and exercise in the prevention and treatment of type 2 diabetes mellitus[J]. Nature Reviews Endocrinology, 2020, 16(10): 545-555.

[33] AALTONEN S, KARJALAINEN H, HEINONEN A, et al. Prevention of sports injuries: Systematic review of randomized controlled trials[J]. Archives of Internal Medicine, 2007, 167(15): 1585-1592.

[34] American Diabetes Association Professional Practice Committee. Retinopathy, neuropathy, and foot care: Standards of medical care in diabetes—2022[J]. Diabetes Care, 2021, 45(Supplement 1): S185-S194.

[35] MARWICK T H, HORDERN M D, MILLER T, et al. Exercise training for type 2 diabetes mellitus: Impact on cardiovascular risk: A scientific statement from the american heart association[J]. Circulation, 2009, 119(25): 3244-3262.

[36] IZENBERG A, PERKINS B A, BRIL V. Diabetic Neuropathies[J]. Seminars in Neurology, 2015, 35(4): 424-430.

[37] VISSEREN F L J, MACH F, SMULDERS Y M, et al. 2021 ESC guidelines on cardiovascular disease prevention in clinical practice[J]. European Heart Journal, 2021, 42(34): 3227-3337.

第八章

糖尿病心理预防

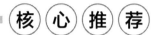

随着生物-心理-社会医学模式的发展，人们逐渐认识到糖尿病不仅是一种代谢性疾病，同时也是一种心身疾病，其发生、发展和转归与社会心理因素密切相关。由于该疾病具有慢性、终身性等特点，随着病情的发展，患者容易产生焦虑、抑郁等不良情绪。不良的情绪和心理状态可能会加重病情，两者之间相互影响，形成恶性循环。因此，医务人员在医疗工作中应积极关注和预防糖尿病患者心理问题，从而提高患者的生存率，改善患者的生存质量。本章主要从糖尿病社会心理因素、糖尿病常见心理问题、糖尿病心理问题的预防、儿童与妊娠期糖尿病的心理干预四个方面进行介绍。

第一节　糖尿病社会心理因素

糖尿病的发生、发展、转归与社会心理因素密切相关，包括社会经济状况，工作生活状况以及疾病过程的认知与价值系统、个性、情感、态度、行为方式等。此外，糖尿病会给患者造成躯体负担和心理压力，包括情感负担、生活和人际关系相关痛苦等。本节就影响糖尿病发病的社会心理因素进行介绍，旨在为糖尿病心理干预及康复提供指导。

一、社会心理因素与糖尿病发病、发展的相关性

（一）社会因素

1. 社会经济状况及其发展水平　糖尿病的发病风险与社会经济情况有显著相关性。研究结果显示，我国城市地区糖尿病患病率远高于农村地区，经济不发达、中等发达和发达地区的糖尿病患病率呈现依次递增的趋势。王琦琦等对社会经济发展与35～74岁人群糖尿病关联的研究显示，社会发展高水平地区的糖尿病患病风险高于低水平地区。我国一项研究显示，低收入家庭糖尿病患者的社会适应性比高收入家庭更差，痛苦程度更高，血糖波动也更大。

2. 社会支持及应对方式　社会支持是社会、家庭、朋友等对个体的帮助及个体对支持的利用度。在这种互动过程中，个体可获得物质、金钱和情感等帮助，包含实质（工具性）支持、认知支持和情绪支持。应对是指个体处理内外部事件时的认知和行为，如果个体能依据不同的情景采取相应的处理方式，就能减少压力。消极应对方式如自责、退避、幻想可能

会导致焦虑、抑郁等情绪问题，而积极应对方式如解决问题、求助等则有利于心理健康。

姚树桥等对 131 名糖耐量减低和 91 名糖耐量正常者平均追踪 18 个月的研究显示，社会支持和应对方式对糖耐量减低者的血糖转化有显著的作用。而 Peyrot 等研究表明，采取积极、有效的应对方式可以避免应激后的血糖控制不良。

（二）心理因素

1. 生活事件 有研究结果显示，负性生活事件是糖尿病的诱发因素之一。糖尿病患者发病前父母离异、丧失亲人等负性生活事件的发生率远较一般人群高。另有一项 meta 分析结果显示，儿童期有不良经历的人群患糖尿病的风险增加，如受到忽视、身体虐待、性虐待等。离婚、失业、种族歧视等各种不良生活事件不仅可以通过交感神经系统升高血糖，还与糖尿病的代谢控制密切相关。在临床工作中发现，经历负性事件后的情绪应激可使糖尿病患者的血糖浓度迅速升高，可能导致病情的恶化。

2. 人格因素 有研究认为，A 型行为特征者具有较强的好胜心和支配欲，其血液中肾上腺素、肾上腺皮质激素以及血脂、血糖常处于较高水平，因此推测 A 型行为类型可能是糖尿病潜在致病原因之一。日本一项对 55 826 名 40～69 岁参与者随访 10 年的研究发现，女性中 A 型行为水平越高，患糖尿病的风险也相应增加。多数糖尿病患者具有不愉快、缺乏自信、被动依赖、悲观等特征，这些人格特点被称作"糖尿病患者人格"。但这些人格特点不仅见于糖尿病患者，也见于其他慢性病患者。

3. 睡眠时间 国内外研究表明，睡眠紊乱可能是 2 型糖尿病发病的一个潜在危险因素，睡眠状况不佳对 2 型糖尿病患者的血糖控制产生了不利影响。每晚睡眠时间 <7h 和 ≥8.5h 均会增加 2 型糖尿病的发病风险，且睡眠时间越极端，2 型糖尿病的发病风险越高。但目前 2 型糖尿病患者睡眠中哪些因素影响血糖控制的研究结果尚不一致，还需进一步明确。

4. 合并精神障碍患者 研究表明，抑郁患者较正常人群发展为糖尿病前驱期（即空腹血糖受损和糖耐量减低）的风险较正常人高 20%，罹患糖尿病的风险高 34%。同时，挪威一项纳入 37 291 名 ≥20 岁参与者的 10 年随访研究发现，调整混杂因素后，基线有抑郁和焦虑症状的个体患糖尿病的风险增加。因此，有研究者推测抑郁症可能增加糖尿病发生风险。还有研究发现，精神分裂症（schizophrenia，SCZ）患者的糖尿病发病率为 15%～18%，比普通人群糖尿病患病率提高了 2～5 倍。Geoffroy 等指出，早发性双相情感障碍（bipolar disorder，BD）可增加某些躯体疾病的患病风险，使患者更容易出现糖尿病、甲状腺功能障碍、肥胖和高血压等。有研究显示，BD 患者发生胰岛素抵抗和 / 或糖尿病的概率为 52%。中国台湾一项针对 766 427 例受试者的研究显示，BD 患者的 2 型糖尿病患病率高于正常人群，其患病风险是正常人群的 2.01 倍。

其原因一方面可能是精神疾病与糖尿病间存在共同遗传易感基因，增加患病风险。另一方面，精神障碍患者精神衰退及服用抗精神病药等因素可致糖代谢异常。研究结果显示，抗精神病药物（尤其是第二代药物）可增加肥胖、2 型糖尿病和血脂异常的风险，接受药物治疗的重性精神障碍患者中至少有 12% 罹患 2 型糖尿病。

综上所述，目前大量研究显示，社会心理因素可能增加糖尿病的患病风险，而糖尿病患者又会因社会心理因素所致心理应激状态而发生病情恶化，交织形成恶性循环。因此，需要认识到社会心理因素在糖尿病发生、发展中的重要作用，并针对这些因素加以预防及后期干预。

二、社会心理因素与糖尿病的相关机制

社会心理因素与糖尿病发生、发展相关的主流机制大致可分为两大类，即行为学机制和生物学机制。

（一）行为学机制

社会心理因素可能通过行为机制增加糖尿病的发病风险。抑郁、焦虑、压力等不良社会心理状态可引发不利于健康的生活行为，比如：不良的饮食习惯（暴饮暴食）、缺乏体育锻炼、吸烟、酗酒等。有研究显示，改变久坐、缺乏运动的生活方式可增加胰岛素敏感性、改善胰岛素抵抗，从而降低糖尿病的患病风险。一项 meta 分析显示，吸烟可增加 2 型糖尿病的发病风险。随着吸烟量的增加，发病风险也会增加，每日吸烟≥20 支者，患 2 型糖尿病的相对危险度为 1.64。

（二）生物学机制

生物学机制包含自主神经系统、神经 - 内分泌系统和神经 - 免疫系统。各类社会心理因素的改变可引起应激反应，应激的生理反应可累及机体的各个系统和器官，最终可涉及神经系统、内分泌系统和免疫系统等。机体在应激状态下，刺激传入中枢神经，通过交感 - 肾上腺髓质轴的激活，释放儿茶酚胺，引起肾上腺素和去甲肾上腺素等激素分泌持续亢进，使中枢神经的兴奋性增加，出现一系列生理变化，最终造成血糖升高，引起糖尿病或使病情恶化。同时应激反应使下丘脑 - 垂体 - 肾上腺轴（HPA）被激活，血中皮质醇含量增加，造成水钠潴留，血容量增加，血压升高，肝糖异生加强，使血糖升高（图 8-1）。

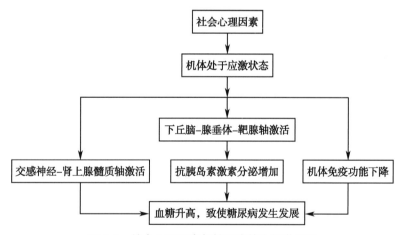

图 8-1 社会心理因素与糖尿病的生物学机制

第二节 糖尿病患者常见精神心理问题

糖尿病患者容易产生抑郁、焦虑、睡眠障碍等精神心理问题。季建林等对上海市闵行区糖尿病患者开展抑郁、焦虑情绪问卷调查，结果显示，糖尿病合并抑郁倾向的阳性率为 6.33%，合并焦虑倾向的阳性率为 3.37%。顾春叶等对上海市浦东新区某社区糖尿病患者睡眠质量进行统计，结果提示 36.08% 的患者睡眠质量差。在糖尿病众多危险因素中，年龄、

性别、病程、家族史、肥胖、糖尿病并发症以及负性生活事件等易引起上述心理问题。本节重点介绍糖尿病患者继发的心理问题及合并的心理问题特点，以期对后续治疗及康复作出指导。

一、糖尿病继发精神心理问题

（一）糖尿病继发焦虑、抑郁障碍

1. 漏诊率高 研究显示，相当一部分继发焦虑、抑郁的糖尿病患者就诊时的主诉并非情感或精神症状，而是以躯体症状为主。很多非专科医护人员对此不够重视或认识不足，会导致高漏诊率。

2. 血糖不易控制 糖尿病患者的焦虑抑郁情绪会导致血糖波动幅度变大，加重糖代谢紊乱，同时发生低血糖的风险也会增加。

3. 临床表现 糖尿病患者继发抑郁障碍与一般性抑郁障碍的临床表现相似。但值得注意的是，多数糖尿病患者在抑郁状态下不能遵医嘱治疗，常反复纠结于血糖波动情况，担心药物相关副作用，从而加重抑郁情绪。同时，抑郁情绪又会加剧糖尿病病情发展，形成恶性循环。糖尿病继发焦虑障碍主要以精神焦虑、躯体焦虑及植物神经功能紊乱症状为主要特点。焦虑情绪的严重程度常与血糖控制情况相关，包括对血糖过高、过低的过分担心及对并发症的恐惧。

4. 预后不佳 糖尿病继发焦虑、抑郁障碍患者常因病耻感而不愿接受专业治疗，服药依从性差，自我健康管理能力差，使血糖不易控制，最终导致生活质量较差。另一方面焦虑、抑郁症状本身也会降低糖尿病患者生活质量。

（二）糖尿病继发睡眠障碍

1. 血糖不易控制 糖尿病继发睡眠障碍的患者，睡眠时间的减少会导致其胰岛素抵抗、血糖升高和糖化血红蛋白升高，更需要依赖胰岛素治疗。

2. 临床表现 糖尿病继发睡眠障碍通常表现为入睡困难、早醒等，导致睡眠质量下降，此类患者睡眠障碍程度与血糖波动达标程度有一定的关系。

3. 睡眠呼吸相关障碍 有研究发现糖尿病患者阻塞性睡眠呼吸暂停（obstructive sleep apnea，OSA）的患病率明显增加。OSA 患者通常存在慢性缺氧及睡眠片段化的症状，会引起能量代谢及食欲的改变，进而加重肥胖并可能导致糖尿病的发生，而这些结果又会进一步加重 OSA。此外，部分糖尿病患者还伴发其他睡眠相关疾病，如不宁腿综合征、睡眠期周期性肢体运动等。

4. 代谢紊乱 糖尿病继发睡眠障碍患者，其机体内分泌系统紊乱，影响自主神经功能，导致血脂紊乱、代谢性炎症、食欲下降、肥胖等，甚至可能作为一种慢性应激导致焦虑及抑郁。

二、糖尿病合并精神心理问题

（一）糖尿病合并焦虑、抑郁障碍

糖尿病合并焦虑、抑郁障碍患者须符合糖尿病诊断及焦虑、抑郁诊断标准，且其焦虑、抑郁情绪与糖尿病发病之间无明确的时间先后顺序及因果关系。有研究显示，合并糖尿病的抑郁患者，其抑郁严重程度明显高于单纯抑郁症患者。同时，相比于一般糖尿病患者，糖尿病合并抑郁症患者存在更多的糖尿病躯体症状,且糖尿病症状的严重程度与抑郁症状严重的程度呈正相关。也有研究显示,具有较高焦虑水平的糖尿病患者更难以接受糖尿病治疗建议,更容易沉迷于吸烟和高脂饮食,自我管理的困难随之增加,使患者生活质量下降,严重影响转归和预后。

(二)糖尿病合并睡眠障碍

糖尿病合并睡眠障碍患者的血糖比单纯的糖尿病患者更难控制。睡眠障碍会引起夜间交感神经系统活性升高,肾上腺皮质激素等胰岛素拮抗激素的分泌增加,影响胰岛素的释放,降低糖耐量,导致外周组织对胰岛素的敏感性下降,最终进一步导致血糖控制不佳。

(三)糖尿病相关的其他精神心理问题

其他的精神心理障碍包括认知功能损害、进食障碍、强迫障碍、意识障碍等。

第三节　糖尿病心理问题的三级预防

糖尿病及一般心理疾病均存在三级预防模式,本节在此基础上提出糖尿病合并相关心理问题的三级预防。一级预防的目标包括预防糖尿病发病相关社会心理因素及预防引起糖尿病患者心理障碍的危险因素;二级预防的目标在于尽早发现糖尿病患者合并相关的心理障碍,并对此进行干预;三级预防的目标是缓解糖尿病患者的心理障碍,改善糖尿病合并心理障碍患者的生存质量。本节就糖尿病患者合并相关心理问题的干预进行介绍,旨在为糖尿病心理障碍的临床预后、康复提供指导。

一、糖尿病合并相关心理问题的一级预防

糖尿病合并相关心理障碍的一级预防包含两个层次。

首先,一般人群需预防糖尿病发病的相关社会心理危险因素,倡导合理膳食、控制体重、适量运动、限盐、戒烟、限酒等,帮助社区人群建立健康的生活方式,提高糖尿病防治意识。在这个阶段,可以采取讲座及培训等面对面的方式,也可以借助互联网和"5G+医疗健康"技术,如通过公众号、短视频、网上视频会议、网上义诊等形式,线下、线上方式相结合,旨在让患者学会积极解决问题的行为方式,培养患者对社会资源的利用能力等。

其次,糖尿病患者需预防引起相关心理障碍的高危因素,包括①在保护患者隐私的前提下,与患者进行面对面交谈、电话交谈或者建立微信群沟通等,引导及鼓励患者介绍自己的病情,表达对病情的疑惑,宣泄生活中负性事件给其带来的忧虑、悲伤、紧张、害怕等负面情绪,培养患者健康的人际关系,帮助其战胜疾病。②针对不同的高危因素,对糖尿病患者进行健康知识教育,指导患者正确进行血糖监测和记录,合理饮食及运动,降低糖尿病患者的心理压力。③与患者家属沟通,加强对患者家属的疾病科普。帮助患者加强与家属的情感交流,对患者家属进行健康教育,提高其对患者病情的关注与督促,共同建立治疗目标,发挥家庭支持的正面作用。

二、糖尿病合并相关心理问题的二级预防

糖尿病合并相关心理障碍的二级预防工作可以分为三个部分:①评估患者心理健康状

况；②针对相关心理障碍，制定个体化治疗方案；③阶段性评估患者病情，为下一阶段治疗提供指导。

（一）评估患者心理健康状况

心理状态的评估应始终贯穿糖尿病的治疗，做到早期筛查、评估及监测心理状况。包括自我评估和他人评估，主要包含焦虑自评量表、汉密尔顿焦虑量表（他评）、抑郁自评量表、汉密尔顿抑郁量表（他评）（详见表 8-1、表 8-2、表 8-3、表 8-4，完整量表说明详见本章末参考文献[22]相关内容）。

表 8-1　焦虑自评量表（SAS）

本评定量表共有 20 个项目，请您根据最近一星期以来你的实际感受，选择一个与您的情况最相符合的答案	没有或很少时间	小部分时间	相当多时间	绝大部分或全部时间
1. 我觉得比平常容易紧张和着急	1	2	3	4
2. 我无缘无故地感到害怕	1	2	3	4
3. 我容易心里烦乱或觉得惊恐	1	2	3	4
4. 我觉得我可能将要发疯	1	2	3	4
5. 我觉得一切都好，也不会发生什么不幸 *	4	3	2	1
6. 我手脚发抖打颤	1	2	3	4
7. 我因为头痛、颈痛和背痛而苦恼	1	2	3	4
8. 我感觉容易衰弱和疲乏	1	2	3	4
9. 我觉得心平气和，并且容易安静坐着 *	4	3	2	1
10. 我觉得心跳得很快	1	2	3	4
11. 我因为一阵阵头晕而苦恼	1	2	3	4
12. 我有晕倒发作，或觉得要晕倒似的	1	2	3	4
13. 我吸气呼气都感到很容易 *	4	3	2	1
14. 我的手脚麻木和刺痛	1	2	3	4
15. 我因为胃痛和消化不良而苦恼	1	2	3	4
16. 我常常要小便	1	2	3	4
17. 我的手脚常常是干燥温暖的 *	4	3	2	1
18. 我脸红发热	1	2	3	4
19. 我容易入睡并且一夜睡得很好 *	4	3	2	1
20. 我做噩梦	1	2	3	4

SAS 的主要统计指标是总分，但要经过一次转换，具体的换算方式：

若为正向评分题，依次评为 1、2、3、4 分；反向评分题（*）则评为 4、3、2、1。待评定结束后，把 20 个项目中的各项分数相加，即得总粗分（X），然后将粗分乘以 1.25 以后取整数部分，获得标准分（Y）。

公式：标准分 = 总粗分 ×1.25（四舍五入取整）

结果对照（以标准分为准）：

50～59 分，轻度焦虑

60～69 分，中度焦虑

69 分以上，重度焦虑

（结果仅供就诊参考）

表8-2 汉密尔顿焦虑量表（HAMA）

填表注意事项：在最适合患者情况中划"√"，所有项目采用0～4分的5级评分法，各级的标准为：
(0)无症状，(1)轻度，(2)中等，(3)重度，(4)极重。

	无症状	轻度	中等	重度	极重
1. 焦虑心境	☐	☐	☐	☐	☐
2. 紧张	☐	☐	☐	☐	☐
3. 害怕	☐	☐	☐	☐	☐
4. 失眠	☐	☐	☐	☐	☐
5. 记忆或注意障碍	☐	☐	☐	☐	☐
6. 抑郁心境	☐	☐	☐	☐	☐
7. 肌肉系统症状	☐	☐	☐	☐	☐
8. 感觉系统症状	☐	☐	☐	☐	☐
9. 心血管系统症状	☐	☐	☐	☐	☐
10. 呼吸系症状	☐	☐	☐	☐	☐
11. 胃肠道症状	☐	☐	☐	☐	☐
12. 生殖泌尿系症状	☐	☐	☐	☐	☐
13. 自助神经症状	☐	☐	☐	☐	☐
14. 会谈时行为表现	☐	☐	☐	☐	☐

结果对照： 总分超过29分，可能为严重焦虑；超过21分，肯定有明显焦虑；超过14分，肯定有焦虑；超过7分，可能有焦虑；如小于6分，患者没有焦虑症状。

表8-3 抑郁自评量表（SDS）

本评定量表共有20个项目，请您根据最近一星期以来的实际感受，选择一个与您的情况最相符的答案。不要有所顾忌，应该根据自己的真实体验和实际情况来回答，不要花费太多的时间去思考，顺其自然，根据第一印象作出判断。
注意：测验中的每一个问题都要回答，不要遗漏，以避免影响测验结果的准确性。

	没有或很少时间	小部分时间	相当多时间	绝大部分或全部时间
1. 我觉得闷闷不乐，情绪低沉	1	2	3	4
2. 我觉得一天之中早晨最好 *	4	3	2	1
3. 我一阵阵哭出来或觉得想哭	1	2	3	4
4. 我晚上睡眠不好	1	2	3	4
5. 我吃得跟平常一样多 *	4	3	2	1
6. 我与异性密切接触时和以往一样感到愉快 *	4	3	2	1
7. 我发觉我的体重下降	1	2	3	4
8. 我有便秘的苦恼	1	2	3	4
9. 我心跳比平时快	1	2	3	4
10. 我无缘无故地感到疲乏	1	2	3	4
11. 我的头脑跟平常一样清楚 *	4	3	2	1
12. 我觉得经常做的事情并没有困难 *	4	3	2	1
13. 我觉得不安而平静不下来	1	2	3	4

续表

	没有或很少时间	小部分时间	相当多时间	绝大部分或全部时间
14. 我对将来抱有希望*	4	3	2	1
15. 我比平常容易生气激动	1	2	3	4
16. 我觉得作出决定是容易的*	4	3	2	1
17. 我觉得自己是个有用的人,有人需要我*	4	3	2	1
18. 我的生活过得很有意思*	4	3	2	1
19. 我认为如果我死了别人会生活得好些	1	2	3	4
20. 我平常感兴趣的事我仍然照样感兴趣*	4	3	2	1

SDS 的主要统计指标是总分,但要经过一次转换,具体的换算方式:

若为正向评分题,依次评为 1、2、3、4 分;反向评分题(*)则评为 4、3、2、1。待评定结束后,把 20 个项目中的各项分数相加,即得总粗分(X),然后将粗分乘以 1.25 以后取整数部分,就得标准分(Y)。

公式:标准分 = 总粗分 ×1.25(四舍五入取整)

结果对照(以标准分为准):

52 分以下,无明显症状

53~62,轻度抑郁

63~72,中度抑郁

73 分以上,重度抑郁

(结果仅供就诊参考)

表 8-4 汉密尔顿抑郁量表(HAMD)

提示:圈出最适合病人情况的分数

1. 抑郁情绪	0	1	2	3	4	2. 有罪感	0	1	2	3	4
3. 自杀	0	1	2	3	4	4. 入睡困难	0	1	2		
5. 睡眠不深	0	1	2			6. 早醒	0	1	2		
7. 工作和兴趣	0	1	2	3	4	8. 阻滞	0	1	2	3	4
9. 激越	0	1	2	3	4	10. 精神性焦虑	0	1	2	3	4
11. 躯体性焦虑	0	1	2	3	4	12. 胃肠道症状	0	1	2		
13. 全身症状	0	1	2			14. 性症状	0	1	2		
15. 疑病	0	1	2	3	4	16. 体重减轻	0	1	2		
17. 自知力	0	1	2			18. 日夜变化 A. 早	0	1	2		
						B. 晚	0	1	2		
19. 人格或现实解体	0	1	2	3	4	20. 偏执症状	0	1	2	3	4
21. 强迫症状	0	1	2			22. 能力减退感	0	1	2	3	4
23. 绝望感	0	1	2	3	4	24. 自卑感	0	1	2	3	4

结果对照:总分超过 35 分,可能为严重抑郁;超过 20 分,可能是轻度或中度抑郁;如小于 8 分,患者就没有抑郁症状。

(二)制定个体化治疗方案

1. 糖尿病心理问题的药物选择 合理使用精神药物,可以改善患者的情绪、睡眠问题,从而帮助血糖保持平稳状态。目前常用的药物包括:抗抑郁药物、抗精神病药物、镇静催眠药物。

抗抑郁药物：主要有单胺氧化酶抑制剂（MAOIs）、三环类抗抑郁药（TCAs）、选择性 5-羟色胺（5-HT）再摄取抑制剂（SSRIs）、选择性去甲肾上腺素（NE）再摄取抑制剂（NRIs）、5-HT 平衡抗抑郁药（SMAs）、选择性 5-HT 和 NE 再摄取抑制剂（SNRIs）、NE 及特异性 5-HT 能抗抑郁药（NaSSAs）等。不同种类的抗抑郁药药理作用机制不同，对血糖的影响不尽一致。研究显示，TCAs 会导致食欲增多、体重增加，进而影响血糖水平，对糖尿病造成不良后果；MAOIs 可能会增加糖尿病患者对胰岛素和口服降糖药的敏感性，导致严重的低血糖事件，并引起体重增加。与传统的 TCAs 及 MAOIs 相比，SSRIs 及 SNRIs 的不良反应较少，在安全性和耐受性方面的优势使其成为一线推荐药物。

抗精神病药：第一代药物：氯丙嗪、氟哌啶醇；第二代药物：氯氮平、奥氮平、利培酮、喹硫平、齐拉西酮、阿立哌唑。其中，可致血糖升高的主要是第二代药物。美国食品药品监督管理局（Food and Drug Administration，FDA）对二代抗精神病药物发出血糖异常不良反应的警告。研究显示，氯氮平、奥氮平对血糖和体重的影响最大。利培酮、喹硫平次之。齐拉西酮、阿立哌唑影响最弱。鲁拉西酮对血糖并无显著影响。因此，糖尿病患者在使用精神科药物前需进行综合考虑，并需加强血糖监测。

镇静催眠药物：目前临床治疗失眠的药物主要包括苯二氮䓬类受体激动剂、非苯二氮䓬类受体激动剂、褪黑素受体激动剂、具有催眠效果的抗抑郁药物和其他类。服用此类药物不会引起血糖升高，但长期服用安眠药会对肾功能造成损伤，因此需要定期检查肾功能。

糖尿病患者在接受精神药物治疗时，须完成体重、腰围及生命体征等监测。除此之外，指南还推荐用药前、用药 3 个月及 12 个月监测空腹血脂及血糖（有条件可测糖化血红蛋白）。应视用药情况，定期进行肝肾功能、电解质、甲状腺功能、性激素水平、药物浓度及心电图等相关检查。

对于存在已知心脏病高危因素（如心脏病史及心血管疾病家族史）的患者来说，在使用三环和四环类抗抑郁药（如吗氯贝胺、苯乙肼等）及西酞普兰时，需要监测心电图。

使用选择性 5- 羟色胺再摄取抑制剂（如氟西汀、舍曲林、帕罗西汀等）、5- 羟色胺和去甲肾上腺素再摄取抑制剂（如文拉法辛、度洛西汀等）时可造成低钠血症。因此，在使用这两类药物时要监测血钠。

使用二代抗精神药物时（如奥氮平）可造成转氨酶升高，因此，需定期复查肝功能，监测血清转氨酶水平。服用富马酸喹硫平片期间应定期检查肝功能、白细胞计数，同时应谨慎用于有心脑血管疾病的患者以及有低血压倾向的患者。因为喹硫平容易导致患者出现直立性低血压，特别在老年患者中较常见，因此在使用期间要注意监测患者的血压。

（1）抑郁障碍

1）药物治疗原则：糖尿病合并抑郁障碍的药物治疗原则是构建在抑郁障碍整体治疗原则上的，包括：①充分评估与监测原则：对诊断、症状及其特点、治疗以及影响药物治疗的躯体状况（包括血糖控制情况）等进行充分的评估；定期应用实验室检查及精神科量表（自评量表和他评量表）进行疗效及耐受性、安全性方面的量化监测。②确定药物治疗时机原则：对不愿意用药且医生评估认为不需要治疗的患者 2 周内进行再次评估；中重度抑郁障碍患者应尽早开始药物治疗。③个体化合理用药原则：应根据临床因素对抗抑郁药物进行个体化选择，如考虑不同年龄患者的代谢差异调整药物剂量等。④抗抑郁药物单一使用原则：糖尿病合并抑郁障碍患者，首选使用单一抗抑郁药物。⑤确定起始剂量及剂量调整原则：结合耐受性评估，选择适宜的起始剂量，通常在1～2周内达到有效剂量。如果在服用抗抑郁药物2周后没有明显改善，且药物剂量有上调空间，可以结合患者耐受性评估情况增加药物剂量；对表现出一定疗效的患者，可以考虑维持相同剂量的抗抑郁药物治疗至4周。⑥换药原则：对于依从性好的患者，如果抗抑郁药物的剂量达到个体能够耐受的最大有效剂量或足量（药物剂量上限）至少4周仍无明显疗效，即可确定药物无效并考虑换药。⑦联合治疗原则：当换药治疗无效时，可考虑2种作用机制不同的抗抑郁药物联合使用以增加疗效，一般不主张联用2种以上抗抑郁药物。⑧停药原则：对再次发作风险很低的患者，维持期治疗结束后在数周内逐渐停药，如果存在残留症状，最好不停药。应向患者强调，在停药前需征求医生的意见。⑨加强宣教原则：治疗前向患者阐明药物治疗方案、药物性质、作用和可能发生的不良反应及对策，特别是对血糖的影响。⑩治疗共病原则：积极治疗与抑郁发作共病的焦虑障碍、躯体疾病等。

2）抗抑郁药物的种类选择：SSRIs、SNRIs类药物比传统的TCAs及MAOIs类药物引起的不良反应更少，在安全性和耐受性方面的优势使其成为一线推荐药物。Mclntyre等研究结果显示，SSRIs类如氟西汀能够起到增加胰岛素敏感性、稳定血糖的作用。主要抗抑郁药物对血糖的影响见下表（表8-5）。

表8-5 主要抗抑郁药物对血糖的影响

类别	对血糖的影响	药物
第1类	−/+	艾司西酞普兰、氟西汀、氟伏沙明、帕罗西汀、舍曲林、氯米帕明、去甲替林
第2类	−	多塞平和丙米嗪
第3类	+	马普替林、米安色林、米氮平
第4类		萘法唑酮

注：−：增加糖尿病患者对胰岛素和口服降糖药的敏感性，导致低血糖事件发生。

+：药物导致食欲增加、体重增加等，使血糖增高，对糖尿病造成不良后果。

−/+：目前研究结果不一致，药物可能增高血糖也可能使血糖下降，但不良事件发生率相对较低。

（2）焦虑障碍

1）药物治疗原则：糖尿病患者合并焦虑障碍的治疗原则与合并抑郁障碍患者治疗原则相似，均须建立在精神疾病整体治疗原则上。包括：①根据焦虑障碍的不同亚型和临床特点选择用药。②个体化合理用药原则：考虑到患者可能合并躯体疾病、药物相互作用、药物耐受性、有无并发症等情况，应实施个体化的治疗方案。③单一用药原则：一般不主张联用两种以上的抗焦虑药，应尽可能单一用药，足量、足疗程治疗。但如果患者焦虑情绪控制不佳，在评估患者各类症状后，可以联用两种作用机制不同的抗焦虑药物。④知情原则：治疗前向患者及其家属告知药物性质、作用、可能发生的不良反应及对策。⑤剂量调整原则：药物治疗从小剂量开始，1～2周后加量，在治疗1周时评价患者的耐受性、依从性，4～6周后可采用推荐剂量，建议长期治疗（1年以上）。⑥注意苯二氮䓬类药物依赖，如反跳性失眠、记忆受损，尤其老年人用药后防止摔倒。⑦第二代抗精神病药物被推荐用于焦虑障碍的二线或三线治疗，最好和一线药物联用，同时权衡耐受性、不良反应与早期疗效。

2）抗焦虑药物的种类选择：目前临床常用的治疗焦虑障碍的药物有苯二氮䓬类药物、SSRIs、SNRIs、NaSSAs、5-HT$_{1A}$受体部分激动剂、TCAs等。其中SSRIs治疗焦虑的疗效由强到弱依次为帕罗西汀>艾司西酞普兰>舍曲林>氟伏沙明>西酞普兰>氟西汀。

（3）睡眠障碍

1）药物治疗原则：对于糖尿病患者失眠的治疗，在治疗原发病、控制血糖的基础上，可使用一些促进睡眠的药物。睡眠改善可以帮助血糖保持平稳状态，控制夜间升糖激素水平和交感神经，有利于夜间和凌晨血糖的控制。

失眠治疗的选择主要依据不同的失眠症状、严重程度、预期的睡眠时间、共存的其他疾病、患者对行为治疗的意愿和患者对于药物治疗不良反应的耐受程度而决定。针对继发于精神疾病或者躯体疾病的慢性失眠，对于原发疾病的治疗是改善睡眠的根本措施。慢性失眠的治疗方式有两大类：认知行为治疗（详见心理治疗）和药物治疗。

2）助眠药物的种类：目前临床治疗失眠的药物主要包括苯二氮䓬类受体激动剂、非苯二氮䓬类受体激动剂、褪黑素受体激动剂、具有催眠效果的抗抑郁药物和其他类。酒精（乙醇）不应用于治疗失眠。

2. 心理治疗

（1）接纳与承诺疗法：接纳与承诺疗法（acceptance and commitment therapy，ACT）由美国治疗师 Hayes S C 提出，是第三代行为疗法中最具代表性的经验性行为治疗法。ACT 的最终目标不是减轻病人的临床症状，而是帮助病人觉察早已存在的想法和感觉，帮助其掌握有效的应对方式来应对不良情绪，按照自己的价值观做出行为改变，提高病人的心理灵活性。ACT 有 6 个核心过程，包括正念（关注当下、接触当下、此时此刻）、接纳、认知解离（认知去融合）、以自我为背景（以己为镜、情景化自我）、明确价值（澄清价值观）和承诺行动。以下方案可供参考：分为初始、中间和最后三个治疗段，每个阶段 4 次治疗，疗程 12 周。每周治疗 1 次，每次 1 小时。

（2）失眠的认知行为治疗：失眠的认知行为治疗（cognitive behavioral for therapy insomnia，CBT-I）主要包括睡眠限制、刺激控制、认知治疗、放松治疗和睡眠卫生 5 个组成部分。经典的 CBTI 是治疗周期 6～8 周的一对一治疗或者团体治疗，能有效缩短入睡潜伏期、入睡后觉醒时间，但是对于总睡眠时间增加较少，这可能是由于限定了卧床时间。CBTI 的治疗疗效可延续 6～12 个月。与苯二氮䓬类药物相比，CBTI 起效较慢，但在 4～8 周后，对于睡眠潜伏期和总睡眠时间的改善效果是一致的。

（3）团体治疗：团体治疗又称为团体心理治疗（group sychotherapy），是一种为了某些共同目的将成员集中起来进行心理治疗的方法。在团体治疗的过程中可以帮助了解问题的普遍性，增强信心和希望；同时在团体的治疗过程中可以提高社交技巧和正确的社交方式；通过成员间的互动了解深层的人际关系和交往的方式；在团体中体验团体凝聚力并找到自己的归属感及团体的价值。在糖尿病合并心理疾病患者中进行团体治疗，能增强患者对疾病的认识，进一步加强社会支持。

3. 物理治疗 目前临床针对焦虑、抑郁患者多主张用药物干预，以期达到脑内神经递质调节的治疗目的。但血脑屏障会影响整体药物效果，导致治疗时间延长，且容易出现一定不良反应。另外，长期用药，患者病情易反复，导致依从性较低。因此，糖尿病合并心理疾病患者也可采取物理治疗增强对心理疾病的控制，预防心理疾病的加重。主要包括：重复经颅磁刺激（repeated transcranial magnetic stimulation，rTMS）、深部脑刺激治疗、脑电生物反馈治疗等。

三、糖尿病合并相关心理问题的三级预防

三级预防的要点是防止疾病复发，做好糖尿病伴发心理疾病患者的康复训练，最大限度地促进患者生理、心理、社会和职业功能的恢复，减少功能残疾，阻断疾病衰退的进程，提高患者的生活质量。其主要内容包括以下几点。

1. 对经过治疗，病情趋于稳定的患者，进行多种形式的心理治疗和康复训练。让患者正确认识疾患，进一步正确认识自己，克服性格弱点，正确应对现实生活中的各种心理社会问题和矛盾。同时，督促患者按时按量服药，防止疾病复发，减少残疾，使患者最大限度地恢复心理和社会功能。

2. 建立各种工、娱治疗站，对患者进行各种康复训练，同时进行健康教育和疾病咨询，使患者早日恢复家庭生活和社会功能。

3. 做好出院患者的定期随访工作，使患者能够接受及时而有针对性的医疗指导和服务。调整出院患者的生活环境，动员家庭成员支持和参与患者的康复活动，指导家庭成员为患者制定生活计划，努力解决患者的心理健康问题和日常生活中的实际困难。

4. 关心和满足患者的合理要求，重视心理、社会环境对疾病预后、复发的影响，妥善解决患者的工作与就业问题。这对患者良好心理状态和社会功能的维持有重要作用。

第四节　儿童及妊娠期糖尿病的心理干预

一、儿童糖尿病心理问题及干预

在儿童及青少年患者中，1型糖尿病所占比例为80%～90%。据国际糖尿病联盟（International Diabetes Federation，IDF）2011年统计数据显示，在全球1.9亿小于15岁的儿童中，1型糖尿病患者约为49万，每年新诊断约7.7万例，年增加率约3.0%。1型糖尿病患者由于胰岛β细胞遭到破坏而导致胰岛素缺乏，具有酮症倾向，需要终身依赖胰岛素控制血糖。相比于2型糖尿病患者，1型糖尿病患者可能更容易出现心理问题，而且心理问题具有一定的特点。

关于1型糖尿病遗传的问题，其遗传风险的研究结果并不一致，但总体而言它的风险远低于2型糖尿病的遗传倾向。有研究报道显示，上一代遗传给下一代的概率是1.5%～2.0%。中国人群没有具体的报道，但整体偏低。美国糖尿病协会（American Diabetes Association，ADA）也有类似关于糖尿病遗传性的数据研究：患1型糖尿病的妈妈在25岁以后生育，子代患1型糖尿病的概率和健康父母的子代一样，都是1%；父亲患1型糖尿病，其子代患1型糖尿病的风险为5.8%（表8-6）。

表8-6　糖尿病的遗传特性：子代的风险

父母身体特征	糖尿病发病概率
母亲患1型糖尿病	25岁前生育，1型糖尿病的发病率为4.0%
	25岁后生育，1型糖尿病的发病率为1.0%
父亲患1型糖尿病	1型糖尿病的发病率为5.8%

续表

父母身体特征	糖尿病发病概率
父母双方均患 1 型糖尿病	1 型糖尿病的发病率为 10.0%～25.0%
父亲或母亲在 11 岁之前确诊 1 型糖尿病	1 型糖尿病的风险增加一倍
父母一方患 2 型糖尿病	2 型糖尿病的发病率为 7.7～14.3%
父母双方都患 2 型糖尿病	2 型糖尿病的发病率≥50.0%

儿童 1 型糖尿病患者的糖尿病相关心理痛苦来自对体重的顾虑，对并发症的担忧，糖尿病自我管理压力，管理不佳时父母的责备，无法与同龄人一起参加体育活动，社会支持不足，以及朋友或家人不理解等多个方面。研究显示，糖尿病相关心理问题在儿童 1 型糖尿病患者中的发生率为 33%～67%，对 1 型糖尿病患者的胰岛素正确注射、血糖控制和疾病自我管理产生了负性影响。因儿童 1 型糖尿病患者心理问题具有一定的特点，故须单独阐述。

（一）儿童常见心理问题

1. 一般心理行为问题 1 型糖尿病患者及其家属从疾病诊断开始，会经历一个从否认到接受的过程，即经历悲伤、应对压力与困难以及适应的过程。由于糖尿病治疗给患者带来了生活方式及饮食行为的改变，患者会表现出各种不适应的行为反应，如对整体的自我价值感发生变化，出现恐惧、低自尊、人际敏感、回避社交、自我评价低等行为反应。一部分糖尿病患儿，在发现自己得了糖尿病，并对糖尿病有了一定的认识时，开始焦虑、忧愁、抑郁，不愿社交，不愿出去游玩、运动，整天闷在家里，学习成绩下降，难以走出患病阴影。

《中国 1 型糖尿病诊治指南（2021 版）》指出，有 24% 的母亲和 22% 的父亲在孩子被诊断为 1 型糖尿病的 6 周内表现出了创伤后应激障碍症状。而家庭环境与糖代谢控制之间有着显著的关系，尤其是生活在保守家庭以及与家庭成员沟通较少的患者，更易出现血糖控制不良。

2. 焦虑与抑郁 儿童糖尿病的诊断对于患者来说是一个重大的应激事件，且该病所要求的日常管理和照顾给患者及其家属带来的巨大压力，易导致患者抑郁与焦虑的出现。与成年人不同，儿童的语言发育尚未完善，难以很好地表达自己的情绪体验，年幼的儿童表现为爱哭闹，不易被安抚。随着年龄增大，表现为对父母和周围环境不满意，或过分胆怯、害怕，如不愿独处、依恋父母、怕见生人等。患儿还常伴有食欲下降、睡眠问题、易惊醒、排便习惯紊乱等；在学校难以安静，注意力不集中，学习成绩下降。以上表现在其生活模式或生活环境改变时会更为突出。

《中国 1 型糖尿病诊治指南（2021 版）》指出，糖尿病患者的抑郁、焦虑发生率是非糖尿病人群的 2～3 倍。有大样本研究结果显示，1/3 的儿童糖尿病患者伴有焦虑，1/3 伴有抑郁。儿童青少年 1 型糖尿病患者易发生焦虑、抑郁，尤其是病程较长的患者，当他们的糖尿病自我管理遇到困难的时候，更易出现焦虑与抑郁。

3. 进食障碍 《中国 1 型糖尿病诊治指南（2021 版）》指出，1 型糖尿病患者进食障碍患病率增加，包括神经性厌食、神经性贪食以及不典型进食障碍。且有研究显示，神经性贪食的发生率明显高于一般人群，尤其在女性患者中更明显，且对胰岛素治疗的依从性差。进食障碍显著影响糖尿病的治疗，可引起 1 型糖尿病患者的急性和慢性并发症。伴有进食障碍的患者的胰岛素漏用或用量不足的现象明显增加，从而导致血糖波动增大、控制不良，表现为持续性高血糖、反复发作的低血糖等,可引起胃轻瘫相关症状,加速和加重糖尿病慢性并发症,特别是视网膜病变的发生。

4. 认知障碍 1型糖尿病可导致患者的认知功能损害,尤其是儿童青少年患者,表现为智力、记忆力、注意力等认知功能受损。认知功能的损害与1型糖尿病的发病年龄、血糖波动,尤其与有无低血糖发作史有着密切的关系。有研究结果显示,起病于5岁以前,或者有过低血糖抽搐史的1型糖尿病患者可能会出现轻微的神经认知功能失调。糖代谢控制不良的1型糖尿病儿童青少年患者的学业成绩明显降低,这可能与血糖异常影响儿童的语言能力、记忆能力及注意力集中能力等有关。

5. 行为和品行障碍 品行障碍常表现为对立违抗行为,男性远多于女性。对于1型糖尿病患者来说,行为与品行障碍的最大影响可能表现在对糖尿病管理的依从性上,从而影响血糖控制。调查显示,约有5%的儿童青少年糖尿病患者表现出临床意义上的品行障碍,如注意力分散、挑衅及违纪等行为症状,而反复出现糖尿病酮症酸中毒的儿童青少年住院患者有更多的焦虑情感和破坏性行为障碍。

6. 不依从 糖尿病管理涉及多个方面,如胰岛素注射、血糖监测、饮食及生活方式的调整等。在1型糖尿病患者中,不依从是普遍存在的问题,尤其表现在血糖的自我监测、饮食管理方面,而对胰岛素注射的不依从相对较少。

《中国1型糖尿病诊治指南(2021版)》指出,患者的依从性受年龄、家庭结构、家庭功能、教育以及人格特征等因素的影响。家庭的凝聚力、父母及患者的教育水平、对1型糖尿病知识的了解程度与对糖尿病管理的依从性呈正相关。

(二)儿童心理问题测量的工具

1. 儿童焦虑性情绪障碍筛查表(SCARED) 适用于9~18岁儿童青少年自评焦虑障碍。量表由38个条目组成,1999年修订为41个条目(其中5个条目为简明条目),分为躯体化/惊恐、广泛性焦虑、分离性焦虑、社交恐怖、学校恐怖5个因子(表8-7)。按0~2分三级计分:0分表示"没有或几乎没有";1分表示"部分存在";2分表示"有或经常有"。总分≥23分即有焦虑障碍的可能(完整量表说明详见本章末主要参考文献[22]相关内容)。

表8-7 儿童焦虑性情绪障碍筛查表(SCARED)

本量表适用于8~16岁儿童青少年自评焦虑障碍,可作为临床辅助诊断及科研的筛查工具。
指导语:请你根据最近3个月的实际感受填写,不要考虑怎样回答才"正确",仅根据你的感知如实回答,在符合你的那一格划"√",注意不要漏项。

题目	没有或几乎没有	部分存在	有或经常有
1. 当我感到害怕时,出现呼吸困难(出气不顺)	0	1	2
2. 我在学校时感到头痛	0	1	2
3. 我不喜欢与不太熟悉的人在一起	0	1	2
4. 如果我不在家里睡觉,就觉得内心不安	0	1	2
5. 我经常担心别人是不是喜欢我	0	1	2
6. 当我害怕时,感到马上要死去似的	0	1	2
7. 我总是感到紧张不安	0	1	2
8. 父母无论去哪里我总是离不开他们	0	1	2

续表

题目	没有或几乎没有	部分存在	有或经常有
9. 别人说我好像很紧张的样子	0	1	2
10. 当我与不熟悉的人在一起时就感到紧张	0	1	2
11. 在学校时就出现肚子痛	0	1	2
12. 当我害怕时，自己感觉快要发疯，失去控制了	0	1	2
13. 我总担心让自己一个人睡觉	0	1	2
27. 我害怕时感到不能呼吸	0	1	2
28. 别人说我担心得太多了	0	1	2
29. 我不愿离开自己的家	0	1	2
30. 我担心以前那种紧张（或惊恐）的感觉再次出现	0	1	2
31. 我总担心父母会出事	0	1	2
32. 当我与不熟悉的人在一起时，觉得害羞	0	1	2
33. 我担心将来会发生什么事情	0	1	2
34. 我害怕时感到恶心、想吐	0	1	2
35. 我担心自己能不能把事情做好	0	1	2
36. 我害怕去上学	0	1	2
37. 我担心已发生了什么事	0	1	2
38. 我害怕时，感到头昏	0	1	2
39. 当我与其他伙伴或大人在一起做事情时（如在朗读、说话、游戏、做体育活动时），如果他们看着我，我就感到紧张	0	1	2
40. 当我去参加活动，跳舞或者有不熟悉的人在场时，就感到紧张	0	1	2
41. 我是一个害羞的人	0	1	2

评定方法：

共 41 个项目，0~2 分三级评分，0 分表示"没有或几乎没有"，1 分表示"部分存在"，2 分表示"有或经常有"

五个因子：

躯体化/惊恐：1，6，9，12，15，18，19，22，24，27，30，34，38

广泛性焦虑：5，7，14，21，23，28，33，35，37

分离性焦虑：4，8，13，16，20，25，29，31

社交恐怖：3，10，26，32，39，40，41

学校恐怖：2，11，17，36

总分≥23 分，即有焦虑障碍的可能

2. 儿童抑郁障碍自评量表（DSRSC）（表 8-8）

表 8-8 儿童抑郁障碍自评量表（DSRSC）

序号	题目	经常	有时	无
本量表适用于 8~13 岁的儿童，量表共有 18 个项目，按无（0）、有时（1）、经常（2）三级评分。				
1	我像平时一样盼望着许多美好的事物	0	1	2
2	我睡得很香	0	1	2
3	我感到我总是想哭	2	1	0

续表

序号	题目	经常	有时	无
4	我喜欢出去玩	0	1	2
5	我想离家出走	2	1	0
6	我肚子痛	2	1	0
7	我精力充沛	0	1	2
8	我吃东西很香	0	1	2
9	我对自己有信心	0	1	2
10	我觉得生活没什么意思	2	1	0
11	我认为我所做的事都是令人满意的	0	1	2
12	我像平常那样喜欢各种事物	0	1	2
13	我喜欢与家里人一起交谈	0	1	2
14	我做噩梦	2	1	0
15	我感到非常孤单	2	1	0
16	遇到高兴的事我很容易高兴起来	0	1	2
17	我感到十分悲哀,不能忍受	2	1	0
18	我感到非常烦恼	2	1	0

量表为负性评分,得分高表示存在抑郁;其中第 1、2、4、7、8、9、11、12、13、16 项为反向记分,即无(2)、有时(1)、经常(0),在统计时将其转换成 0、1、2 记分,再将各项目分相加即为量表总分。用于儿童抑郁症的评估,可为临床儿童抑郁障碍的筛查、诊断提供帮助。

(三)干预措施

1 型糖尿病作为慢性病会导致儿童及青少年出现诸多心理行为问题,患者需要终身心理干预,针对患儿精神心理和行为问题的干预应该是一个综合的治疗和管理模式。

1. 家庭支持 大部分的心理干预把患儿及其家庭视为一个整体来进行。干预的措施包括:①设定目标:根据每个患儿个人情况设定适合的目标,要求不宜过高,包括监测血糖及尿酮训练;②自我监督:采取记录日常工作的方法,或者父母帮助填写记录日常行为和饮食的表格等办法;③正性强化:用评分、激励性言语或者物质性奖励对其良好行为进行嘉奖,保持良好的习惯;④行为合同:用签订日常行为合同的方式帮助患儿养成良好的行为习惯,提高自觉性;⑤父母支持性交流:家庭聚会或者旅游促进患儿与父母,包括其他朋友之间的亲子交流和生活体验;⑥适当的责任分担:家庭成员共同面对疾病,不应该让患儿独自面对,或者把主要的负担施加于父亲或者母亲一个人;⑦阅读疗法:是指通过治疗者、阅读媒体与患者三者的互动来改善患者情绪,提高认知水平,达到解决问题、治疗疾病及促进健康的目的。

2. 健康教育 旨在帮助家长和青少年了解糖尿病产生的原因、对人体的危害等一些基本知识,形式可以多种多样,如宣传手册、展示橱窗、定期的健康教育课堂等。

3. 社会支持 对患儿的心理干预不仅需要患儿本人配合和家庭支持,学校和同龄人的感情温暖,社会和慈善团体的物质支持以及情感支持也有助于减少患儿的焦虑抑郁情绪,对提高患儿自我管理的自律性也起到积极的作用。

4. 药物治疗

(1)儿童糖尿病抑郁障碍:由于儿童抑郁障碍治疗措施相关的疗效与安全性依据相对

较少,选择治疗方法也较为困难。目前还没有一种抗抑郁药对儿童和青少年绝对安全,三环类抗抑郁药物对儿童抑郁障碍疗效欠佳,且不良反应较多;SSRIs 类药物降低食欲,使摄食减少、血糖下降,加之其不良反应更少,能使糖尿病和抑郁症均达到较佳的治疗效果,故 SSRIs 类药物可作为儿童糖尿病抑郁障碍的首选治疗药物。SSRIs 类药物如氟西汀是美国食品药品监督管理局最早批准用于治疗儿童青少年抑郁障碍的 SSRIs 类药物,适用于 7 岁以上儿童,其疗效和安全性证据较为确切。此外,艾司西酞普兰、舍曲林、氟伏沙明和西酞普兰也是国外儿童青少年抑郁障碍的一线用药,其疗效和安全性方面有循证医学证据支持。

需要注意的是,在儿童及青少年的药物治疗中,中国食品药品监督管理局(National Medical Products Administration,NMPA)批准用于精神障碍治疗的药物很少(未成年抑郁,NMPA 只批准舍曲林治疗)。处方抗抑郁药物用于儿童涉及超说明书用药问题时,最好签署超说明书用药知情同意书。儿童与青少年推荐抗抑郁药物对血糖的影响如表 8-9 所示。

表 8-9 儿童与青少年推荐抗抑郁药物对血糖的影响

药物名称	药物分类	适宜年龄	对血糖的影响
舍曲林	SSRI 抗抑郁药	6 岁及以上	+/-
氟西汀	SSRI 抗抑郁药	8 岁及以上	+/-
氟伏沙明	SSRI 抗抑郁药	8 岁及以上(用于强迫障碍)	+/-
艾司西酞普兰	SSRI 抗抑郁药	12 岁及以上	+/-
氯米帕明	三环类抗抑郁药	10 岁及以上(用于强迫障碍)	+/-

注:儿童与青少年推荐抗抑郁一线用药为 SSRIs 类。

-/+:目前研究结果不一致,药物可能增高血糖也可能使血糖下降,但不良事件发生率相对较低。

(2)儿童糖尿病焦虑障碍:治疗焦虑的药物包括选择性 5- 羟色胺再摄取抑制剂、5- 羟色胺和去甲肾上腺素再摄取抑制剂(抗抑郁药)、其他抗抑郁药物、苯二氮䓬类药物、非典型抗精神病药物(如喹硫平)、β- 受体阻滞剂、GABA 类似物(加巴喷丁和普瑞巴林)和抗胆碱能药物(苯海拉明)。SSRIs 类药物因在安全性和耐受性方面有优势,可作为儿童糖尿病焦虑障碍的首选治疗药物。

(四)糖尿病患儿父母的心理问题及干预

1. 糖尿病患儿父母常见的心理状态及疾病相关影响因素

(1)创伤后应激症状:创伤后应激症状指在发生震惊、可怕或危险事件之后,精神或情绪紧张的亚临床状态。糖尿病的诊断、治疗、并发症等都会对家庭造成创伤。

(2)育儿压力:对于糖尿病患儿父母来说,日常糖尿病管理责任,如胰岛素注射、血糖监测、计算碳水化合物含量等,增加了其育儿负担。而糖尿病不可治愈的特性及对低血糖、糖尿病并发症等的恐惧,加重了父母的育儿压力。

(3)焦虑与抑郁:一项耶鲁的研究显示,糖尿病儿童父母焦虑症状发生率为 21%59%,抑郁症状发生率为 10%~74%,特别是初诊糖尿病患儿父母抑郁发生率可达 75.4%。即使在诊断 6 个月后,患儿父母的抑郁、焦虑因子得分较诊断时无明显改变。他们不断担心孩子发生低血糖昏迷、糖尿病酮症酸中毒,害怕出现糖尿病并发症,以及忧虑疾病将对孩子升学、就业乃至婚育等方面造成影响。

(4)倦怠:糖尿病患儿的父母在经历长期日常糖尿病管理压力后,常发生倦怠情况。

经历倦怠的父母把养育糖尿病患儿描述为"不可能的任务"，他们全天不停地担心孩子"现在的血糖是多少?"，对于具有强烈责任感的父母，血糖控制情况会无形中不断左右他们的情绪。

2. 改善糖尿病患儿父母心理状态的有效措施

（1）一般性干预：父母同伴辅导，提供同伴辅导的父母，或称之为"教练父母"，一般为心理状态良好的糖尿病患儿父母。他们有丰富的糖尿病日常管理和养育糖尿病孩子的经验，能够很好地处理疾病带来的情绪问题和心理压力，通过同伴辅导，患儿父母可获得心理社会支持，从而促进父母的健康。

（2）针对性干预：糖尿病自我管理教育与支持是疾病治疗的重点，可以从以下两方面给予患儿父母针对性健康教育与支持：①结合父母心理状态选择健康教育的时机：在最初诊断糖尿病时，家庭很可能正在适应糖尿病诊断带来的震惊、愤怒或悲伤，可能无法集中精力学习糖尿病知识。根据其心理需求，给予干预措施包括同伴家长辅导、基于电话的行为支持和个性化心理评估和建议。②依照父母心理状态及需求制定健康教育的内容：糖尿病患儿及父母的需求会随着患儿年龄及病程的发展而变化，一成不变的糖尿病教育内容并不适用，应考虑糖尿病患儿及家庭在某一年龄组管理糖尿病时的特殊挑战。

二、妊娠期糖尿病心理干预

年龄、激素、肥胖、进食过多、营养过剩、遗传等因素都可能导致妊娠期糖尿病（gestational diabetes mellitus，GDM）。现在的生活条件越来越好，孕妇在孕期进食各种补充性食品，营养远远超过其身体所需，甚至有些孕妇还进食高脂肪、高糖的食物，这会增加分泌胰岛素的需要，而胰岛素在某些情况下无法分泌，可能导致妊娠期糖尿病，或引起糖尿病孕妇血糖波动。每个孕妇都希望孕产期顺利平安，希望自己的宝宝健康。但当糖尿病患者怀孕，或普通孕妇突然被发现患上了妊娠期糖尿病，孕妇往往缺少心理准备，表现出紧张不安、情绪不稳定，同时其家人的担心和惊慌，更加重了她们的心理压力，严重者甚至可能产生抑郁、恐惧和焦虑等心理障碍。

（一）妊娠期糖尿病患者的心理问题

1. 焦虑与抑郁　研究发现，GDM 患者妊娠相关焦虑阳性率为 43.1%，GDM 患者 SAS 的评分高于正常孕妇，66.3% 的孕妇的焦虑来源于缺乏对自身疾病及相关知识的了解，引起焦虑的主要是胎儿健康问题，我国的研究也发现了相似的结论。

2. 淡化心理　不重视早期血糖筛查，认为怀孕分娩是自然过程，血糖升高是因为体重增加、营养过剩所致。认为血糖波动不会产生太大的影响，自我感觉良好，甚至认为医生护士危言耸听。

3. 恐惧及低自尊的反应　糖尿病孕妇由于了解糖尿病对母儿的危害后，可能会因无法完成"确保自己及胎儿安全顺利地度过妊娠期和分娩期"这一母性心理发展任务而产生焦虑、恐惧及低自尊的反应。

（二）糖尿病患者妊娠期的心理问题

糖尿病孕妇的胎儿发生先天畸形的概率比一般孕妇高 2～3 倍，还可造成死胎、羊水过多、流产、早产、新生儿低血糖及呼吸窘迫综合征等。患妊娠期糖尿病的孕妇会担心宝宝是否健康，疾病会不会对孩子造成影响，这时最容易出现抑郁、焦虑、恐惧等精神或心理问题。

（三）干预措施

1．心理疏导　孕妇稳定情绪并接受现实。用转移法来调整情绪，糖尿病妊娠确实可能影响孩子，但是否出现重大疾病不是孕妇个人可以掌控的。孕妇应把注意力转移到别的事务上，平时多活动、多锻炼。

孕妇家属要配合，允许孕妇情绪的发泄。孕妇孕育孩子，肯定会紧张害怕，这时需要把不良情绪发泄出来，家人要耐心开导。

孕妇在产后也应注意情绪控制，多活动，及时投入到照顾孩子的活动中，如果所有的家务事都让别人来干，反而容易变得过于关心自己，造成抑郁、焦虑。所以全身心地投入到家务和对孩子的关注中，是非常好的情绪宣泄方法，还有利于母婴的交流和家庭的和睦。

2．做好妊娠期糖尿病知识宣传，综合饮食治疗、运动治疗等。

3．妊娠期糖尿病药物治疗　妊娠期糖尿病女性进行药物治疗之前需要强调，由于受孕和胚胎、胎儿发育是非常复杂的过程，会受到很多因素的影响，即使在"正常"情况下，妊娠的"正常"结局也无法事前保证。

在讨论精神疾病药物治疗的妊娠风险之前，还要特别说明一点，文献证据显示，妊娠期发作的精神疾病本身就是先天畸形和围产期死亡的独立危险因素，情感障碍还可增加早产的风险。在与患者就精神疾病药物治疗进行获益 - 风险讨论时，对疾病本身不进行有效治疗存在的风险，要向患者及其亲属特别是配偶给予充分解释，以帮助他们做出相对合理的决定。

（1）妊娠期糖尿病抑郁障碍：处理妊娠期抑郁时，权衡治疗和不治疗对母亲和胎儿的风险很重要。应向患者及家属讲清楚抗抑郁治疗与不治疗的风险与获益。治疗应根据抑郁的严重程度、复发风险、尊重孕妇和家属的意愿来进行调整。目前抗抑郁药在孕期使用的风险与安全性尚无定论。

（2）妊娠期糖尿病睡眠障碍：对于糖尿病患者失眠的治疗，在治疗原发病、控制血糖的基础上可以使用一些促进睡眠的药物。

（施剑飞　亢何慧娴　施楠婧）

主要参考文献

[1]　肖水源.《社会支持评定量表》的理论基础与研究应用[J]. 临床精神医学杂志，1994，4（2）：98-100.

[2]　潘芳，吉峰. 心身医学[M]. 3 版. 北京：人民卫生出版社，2018.

[3]　World Health Organization. Global report on diabetes[R]. Geneva：WHO，2016.

[4]　WANG L，GAO P，ZHANG M，et al. Prevalence and ethnic pattern of diabetes and prediabetes in China in 2013[J]. JAMA，2017，317（24）：2515-2523.

[5]　王琦琦，于石成. 社会经济发展与 35～74 岁人群糖尿病关联的分析[J]. 中国慢性病预防与控制，2020，28（2）：115-120.

[6]　高家彦. 心理社会应激对 2 型糖尿病患者血糖波动的影响因素研究[D]. 苏州：苏州大学，2013.

[7]　施剑飞，骆宏. 心理危机干预实用指导手册[M]. 宁波：宁波出版社，2016.

[8]　KATO M，NODA M，INOUE M，et al. Psychologicalfactors，coffee and risk of diabetes mellitus among middle-aged Japanese：a population based-prospective study in the JPHC study cohort[J]. EndocrJ，2009，

56（3）：459-468.

[9] STRINE T W, MOKDAD A H, DUBE S R, et a1.The association of depression and anxiety with obesity and unhealthy behaviors among community-dwelling US adults［J］. Gen Hosp Psychiat, 2008, 30（2）：127-l37.

[10] 杨昆，叶海燕，周为，等．2 型糖尿病病人个性、生活事件及社会支持的对照研究［J］. 现代预防医学，2007（14）：2799-2801.

[11] TAKURO S, YUTARO S, MANABU Y, et al. High Prevalence of Obesity, Hypertension, Hyperlipidemia, and Diabetes Mellitus in Japanese Outpatients with Schizophrenia：A Nationwide Survey［J］. Plos One, 2016, 11（11）：e0166429.

[12] STUBBS B, VANCAMPFORT D, DE HERT M, et al. The prevalence and predictors of type two diabetes mellitus in people with schizophrenia：a systematic review and comparative meta‐analysis［J］. Acta Psychiatrica Scandinavica, 2015, 132（2）：144-157.

[13] CALKIN C V. Insulin resistance takes center stage：a new paradigm in the progression of bipolar disorder［J］. Ann Med, 2019, 51（5/6）：281-293.

[14] CHAMPANERI S, WAND G S, MALHOTRA S S, et a1. Biological basis of depression in adults with diabetes［J］. Curr Diabetes Rep, 2010, 10（6）：396-405

[15] GRAGNOLI C. Depression and type 2 diabetes：cortisol pathway implication and investigational needs［J］. J Cell Physiol, 2012, 227（6）：2318-2322.

[16] 蒙春越．糖尿病合并抑郁症的治疗现状及研究进展［J］. 临床医药文献电子杂志，2020, 7（36）：184.

[17] 汪佩，王军奎，姬新才，等．2 型糖尿病患者并发症数目与焦虑障碍的相关研究［J］. 重庆医学，2021, 50（19）：3298-3302.

[18] 李思萱，龚清海，王思嘉，等．社区 2 型糖尿病老年患者焦虑状况及其相关因素［J］. 中国心理卫生杂志，2022, 36（07）：576-581.

[19] 傅小玲，蒋虹，唐志雄，等．糖尿病与精神病共病研究进展［J］. 中国神经精神疾病杂志，2007（08）：505-507.

[20] 蔡璇，程宁，呼延天如，等．2 型糖尿病与睡眠障碍［J］. 中国药理学通报，2019, 35（06）：745-747.

[21] 蒋怡华，季建林，范建红，等．上海市闵行区社区糖尿病人群抑郁、焦虑倾向筛查［J］. 现代预防医学，2018, 45（21）：3907-3910.

[22] 张明园，何燕玲．精神科评定量表手册［M］. 长沙：湖南科学技术出版社，2015：143-417

[23] 喻东山，顾镭，高伟博．精神科合理用药手册［M］. 4 版．南京：江苏凤凰科学技术出版社，2020.

[24] 李凌江，马辛．中国抑郁障碍防治指南［M］. 2 版．北京：中华医学电子音像出版社，2015.

[25] 朱大龙，陆菊明．中国 2 型糖尿病防治指南（2020 年版）［J］. 中华糖尿病杂志，2021, 13（4）：312-314.

[26] 江韵．接纳与承诺疗法在护理领域的应用进展［J］. 护理研究，2020, 34（01）：96-100.

[27] DIMIDJIAN S, ARCH J J, SCHNEIDER R L, et al. Considering meta-analysis, meaning, and metaphor：a systematic review and critical examination of "third wave" cognitive and behavioral therapies［J］. Behavior Therapy, 2016, 47（6）：886-905.

[28] 查彩慧，刘丽．关注 1 型糖尿病儿童的心理健康：问题及对策［J］. 中国实用儿科杂志，2015, 30（10）：732-735.

[29] 郝红娟．1 型糖尿病儿童青少年生存质量调查分析［J］. 健康之路，2017, 16（06）：5-6.

[30] 李洪云．妊娠期糖尿病患者合并焦虑、抑郁状态的现状及机制［J］. 中国妇幼保健，2019, 34（14）：

3365-3368.

[31] 李静静,吕璐,郭艳,等.妊娠期糖尿病患者抑郁、焦虑发生的相关因素分析[J].国际精神病学杂志,2020,47(05):989-991,998.

[32] 聂柱莲,黎玉芳,杨彦,等.妊娠期糖尿病患者常见心理问题分析及护理干预进展研究[J].中外医学研究,2017,15(09):152-153.

[33] BLACKWELL S C,LANDON M B,MELE L,et al. Relationship between excessive gestational weight gain and neonatal adiposity in women with mild gestational diabetes mellitus[J]. Obstet Gynecol,2016,128(6):1325-1332.

[34] 张红梅,傅荣,张宁.青少年1型糖尿病患者糖尿病相关心理痛苦的研究进展[J].中华现代护理杂志,2020,26(08):1115-1120.

[35] 赵丽娟,冯国芹,丁秀梅,等.妊娠期糖尿病患者抑郁情绪调查及其与分娩方式、不良妊娠结局的关系[J].国际精神病学杂志,2018,45(01):144-146.

[36] JOSHUA J J,GOLDEN S H. Cortisol dysregulation:the bidirectional link between stress,depression,and type 2 diabetes mellitus[J]. Ann N Y Acad Sci,2017,1391(1):20-34.

[37] HESSLER D,FISHER L,POLONSKY W,et al. Understanding the areas and correlates of diabetes-related distress in parents of teens with type 1 diabetes[J]. J Pediatr Psychol,2016,41(7):750-758.

[38] HAGGER V,HENDRIECKX C,CAMERON F,et al. Cut points for identifying clinically significant diabetes distress in adolescents with type 1 diabetes using the PAID-Teen:results from Diabetes MILES Youth-Australia[J]. Diabetes Care,2017,40(11):1462-1468.

[39] 翁建平.我国1型糖尿病的流行病学研究与疾病负担[J].中国科学:生命科学,2018,48(8):834-839.

[40] 陆林.沈渔邨精神病学[M].6版.北京:人民卫生出版社,2018.

[41] 中华医学会糖尿病学分会,中国医师协会内分泌代谢科医师分会,中华医学会内分泌学分会,等.中国1型糖尿病诊治指南(2021版)[J].中华糖尿病杂志,2022,14(11):1214-1216.

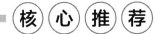

第九章

糖尿病药物预防

核心推荐

1. 降糖药物分为口服及注射类降糖药。口服降糖药可分为以促胰岛素分泌为主要作用的药物和通过其他机制降低血糖的药物。皮下注射类降糖药包括胰岛素以及胰高糖素样肽-1受体激动剂（GLP-1RA）。

2. 循证医学发现二甲双胍、α-糖苷酶抑制剂、噻唑烷二酮类、GLP-1RA、甘精胰岛素、奥利司他、维生素D、睾酮等药物能够在生活方式干预前提下进一步降低2型糖尿病发病率。

3. 泰普利单抗可延缓1型糖尿病临床发病，口服胰岛素预防作用有限。多项正在进行的药物预防糖尿病临床研究值得期待。

第一节　糖尿病药物分类及概述

高血糖的药物治疗多基于纠正导致血糖升高的两个主要病理生理改变，即胰岛素抵抗和胰岛素分泌受损。口服降糖药可分为以促胰岛素分泌为主要作用的药物和通过其他机制降低血糖的药物，前者主要包括磺脲类、格列奈类、二肽基肽酶Ⅳ抑制剂（dipeptidyl peptidase Ⅳ inhibitor，DPP-4i）、葡萄糖激酶（glucokinase，GK）激活剂，通过其他机制降低血糖的药物主要包括二甲双胍类、噻唑烷二酮类（thiazolidine diketones，TZD）、α-糖苷酶抑制剂和钠-葡萄糖共转运蛋白2抑制剂（sodium.glucose cotransporter 2 inhibitor，SGLT2i）。皮下注射类降糖药包括胰岛素、胰高糖素样肽-1受体激动剂（glucagon-like peptide-1 receptor agonist，GLP-1RA）以及GIP/GLP-1双通道激动剂。

一、促进胰岛素分泌的降糖药物

1. 磺脲类药物　磺脲类药物属于胰岛素促泌剂，主要药理作用是通过刺激胰岛β细胞分泌胰岛素，增加体内的胰岛素水平而降低血糖。作用靶点是胰岛β细胞膜上ATP敏感性钾离子通道。磺脲类药物有多种，第一代甲苯磺丁脲、乙酰环己脲、氯磺丙脲等已鲜少使用。第二代药物有格列本脲、格列吡嗪、格列齐特、格列波脲、格列喹酮。一般第二代磺脲类药物与磺脲类药物受体（SUR）140kDa蛋白结合。第三代为格列美脲，其与SUR 65kDa蛋白结合。目前在我国上市的磺脲类药物主要为格列本脲、格列美脲、格列齐特、格列吡嗪和格列喹酮。磺脲类药物可使 HbA_{1c} 降低 1.0%～1.5%（去除安慰剂效应后）。磺脲类药物适用于尚存一定胰岛 β 细胞功能的 T2DM，不适用于 T1DM、有急性并发症或严重并发症的 T2DM、孕妇、哺乳期妇女、大手术围手术期、儿童糖尿病、全胰腺切除术后及对磺脲类或磺胺类过敏或有严重不良反应等。

磺脲类药物如果使用不当可导致低血糖，特别是老年患者和肝、肾功能不全者，低血糖有可能在停药后仍反复发作。磺脲类药物还可导致体重增加，通过糖尿病患者教育和生活方式干预（如运动和膳食调整）可减缓体重增加。若患者体瘦、有慢性肾脏病、虚弱或年龄较大，对其使用磺酰脲类药物应从剂量范围的低值开始给药，之后缓慢提高剂量。常规低剂量初始磺酰脲类药物方案包括：①格列吡嗪，早餐前 30 分钟服用 2.5mg。②格列美脲，早餐时服用 1～2mg。③格列齐特 40～80mg/d，或者格列齐特缓释片 30mg/d。过去从未用过磺脲类药物，应用足量磺脲类药物治疗在 1 个月内效果不佳者称为原发性治疗失效，多见于肥胖的 T2DM 患者。服用磺脲类药物初期能有效控制血糖，于治疗后 1～3 年失效者，称为继发性治疗失效，发生率为 20%～30%，增长率为每年 5%～10%。发生继发性治疗失效时，应检查是否存在可消除的诱因，如感染、应激、饮食控制不佳、药物吸收障碍、同时使用激素、心理因素等。经处理后，如病情仍未得到良好控制，可考虑加用二甲双胍、α- 糖苷酶抑制剂、胰岛素增敏剂、SGLT2 抑制剂等口服降糖药，甚至改用胰岛素治疗。磺脲类药物一般不与胰岛素联用。有肾功能轻度不全的患者如使用磺脲类药物，宜选择格列喹酮，因格列喹酮仅 5% 经肾脏排泄。

总体而言，使用第二代磺酰脲类药物时发生心血管事件的风险并未升高。一项心血管结局试验（CVOT）显示，格列美脲组与利格列汀组的主要不良心血管事件发生风险差异无统计学意义，但格列美脲组低血糖发生率高于利格列汀组。

2. 格列奈类药物 格列奈类药物为非磺脲类胰岛素促泌剂，结构与磺酰脲类不同，但其作用方式相似，均通过调控胰岛 β 细胞中的 K^+-ATP 通道而增加胰岛素分泌。但结合位点是胰岛 β 细胞膜上的 36kDa 的受体，与磺脲类不同。目前我国上市的有瑞格列奈、那格列奈和米格列奈。格列奈类药物起效迅速且作用持续时间短，宜餐时给药以控制餐后高血糖，可使 HbA_{1c} 降低 0.5%～1.5%。格列奈类药物可单独使用或与其他降糖药联合应用（磺脲类除外）。瑞格列奈的推荐起始剂量为 0.5mg 或 1mg，那格列奈的推荐初始剂量为 60～120mg，均为每餐前服用，并根据血糖自我监测情况调整剂量，不进餐不服药，用药较灵活。格列奈类药物的常见不良反应是低血糖和体重增加，但低血糖的风险和程度较磺脲类药物轻。瑞格列奈 90% 经胆汁排泄，8% 经肾脏排泄，因此可在肾功能不全的患者中使用。目前尚无长期研究评估 2 型糖尿病患者使用格列奈类的心血管结局或死亡率。

3. 二肽基肽酶Ⅳ抑制剂 胰高糖素样肽 -1（GLP-1）以葡萄糖浓度依赖的方式增加胰岛素分泌，抑制胰高糖素分泌。DPP-4i 通过抑制 DPP-4 酶活性而减少 GLP-1 在体内的失活，使内源性 GLP-1 水平升高。因此，DPP-4i 和 GLP-1RA 都是基于 GLP-1 的药物，可通过多种机制影响血糖控制，包括促进葡萄糖依赖性胰岛素分泌、减慢胃排空、减少餐后胰高血糖素分泌和抑制食欲。目前在国内上市的 DPP-4i 为西格列汀、沙格列汀、维格列汀、利格列汀和阿格列汀。我国在 T2DM 患者中进行的临床研究结果显示，DPP-4i 的降糖疗效（去除安慰剂效应后）为降低 HbA_{1c} 0.4%～0.9%，其降糖效果与基线 HbA_{1c} 有关，即基线 HbA_{1c} 水平越高，降低血糖和 HbA_{1c} 的绝对幅度越大。多项荟萃分析显示，在不同的治疗方案或不同的人群中，去除安慰剂效应后5种DPP-4i降低血糖的疗效相似。在二甲双胍单药治疗（二甲双胍剂量≥1 500mg/d）不达标的T2DM患者中，联合沙格列汀治疗与联合格列美脲治疗相比，两组HbA$_{1c}$降幅和达标率（HbA$_{1c}$<7%）均无差异，但联合沙格列汀组"安全达标率"（HbA$_{1c}$<7%、未发生低血糖且体重增加<3%）高于联合格列美脲组。单独使用DPP-4i不增加低血糖风险。DPP-4i对体重的作用为中性，对心血管事件和肾脏疾病的发生或进展基本无负面影响。沙格列汀、阿格列汀、西格列汀、利格列汀的心血管安全性研究结果均显示，不增加T2DM患者主要心血管不良事件（major adverse cardiovascular events，MACE）风险及死亡风险。沙格列汀在糖尿病患者中的心血管结局评价研究（SAVOR）观察到，在具有心血管疾病高风险的T2DM患者中，沙格列汀治疗与心力衰竭住院的风险增加相关，但其中国亚组人群数据未观察到该现象。利格列汀心血管安全性和肾脏微血管结局研究（CARMELINA）显示，利格列汀不增加肾脏复合结局[肾性死亡、进展为终末期肾病或持续肾小球滤过率（eGFR）下降≥40%]的风险。在有肾功能不全的患者中使用西格列汀、沙格列汀、阿格列汀和维格列汀时，应注意按照药物说明书来调整药物剂量。DPP-4i的耐受性良好，单独使用无低血糖风险，尚无足够的资料证明DPP-4i与急性胰腺炎有相关性，但如有胰腺炎病史的患者一般不应启用DPP-4i。利格列汀因主要通过肠肝系统清除，在肝、肾功能不全的患者中使用不需要调整剂量。

4. GK激活剂 多格列艾汀是我国自主创新研发的降糖药物，也是全球第一款批准上市的GK激活剂。其作用于胰岛、肠道内分泌细胞以及肝脏等葡萄糖储存与输出器官中的葡萄糖激酶靶点，使糖尿病患者在血糖高时增加胰岛素分泌、肝脏合成糖原增加，从而降低血糖水平；在血糖低时，降低胰岛素分泌，增加葡萄糖异生，从而提高血糖水平。临床研究显示2型糖尿病患者应用多格列艾汀治疗24周，餐后2小时血糖较基线下降2.81mmol/L，HbA$_{1c}$达标率为42.5%。安全性评价中，多格列艾汀作为二甲双胍的附加疗法，在整个52周治疗期间具有良好的耐受性和安全性，没有发生过多的药物相关严重不良事件（serious adverse event，SAE）或严重低血糖。

二、其他机制降糖药物

1. 二甲双胍 二甲双胍的主要药理作用是通过抑制糖原异生和糖原分解，减少肝脏葡萄糖输出；提高外周组织（如肌肉、脂肪）葡萄糖的运转能力以促进对葡萄糖的摄取和利用，改善胰岛素敏感性，减轻胰岛素抵抗而降低血糖。研究表明二甲双胍还可减少食物摄入并降低体重。多国糖尿病诊治指南中均推荐二甲双胍作为2型糖尿病（type 2 diabetes，T2DM）患者控制高血糖的一线用药和药物联合中的基本用药。T1DM患者在应用胰岛素基础上，如血糖波动较大，加用二甲双胍也有利于血糖稳定控制。二甲双胍可有效控制血糖，不增加体重，不引起低血糖，耐受性、长期安全性良好且价格较低。对临床试验的系统评价结果显示，二甲双胍可使糖化血红蛋白（HbA$_{1c}$）下降1.0%～1.5%（去除安慰剂效应后）。在500～2 000mg/d剂量范围之间，二甲双胍降糖疗效呈现剂量依赖效应。荟萃分析显示，相比磺脲类单药治疗，二甲双胍能降低长期心血管死亡率。

二甲双胍的主要不良反应为胃肠道反应，如食欲降低、恶心、呕吐、腹泻等。初次给予二甲双胍时，从小剂量开始并逐渐加量是减少其不良反应的有效方法（如：500mg，每日1次，晚餐时服用，如能耐受，则在早餐时再加用500mg，最后达到总剂量1 500～2 000mg/d）。随餐服用（餐中或餐后即时）也可减少二甲双胍的消化道反应。二甲双胍缓释片与普通片的疗效和总体胃肠道不良事件发生率相似。二甲双胍治疗后乳酸酸中毒发生率很低，但一旦发生，死亡率高达 50%。因此，有乳酸酸中毒易感因素的患者禁用二甲双胍，这些易感因素或禁忌证包括：①肾功能损伤［eGFR<30ml/（min·1.73m²）］；②合并活动性或进行性肝病；③当前酗酒；④存在灌注不足风险的不稳定性或急性心力衰竭；⑤二甲双胍治疗期间乳酸酸中毒的既往史；⑥由感染或其他因素引起的组织灌注减少或血流动力学不稳定。肾功能 eGFR 为 30～45ml/（min·1.73m²）不推荐启用二甲双胍，二甲双胍治疗期间 eGFR 降至 45ml/（min·1.73m²）以下时，应评估继续治疗的利弊；eGFR≥45ml/（min·1.73m²），可予足剂量二甲双胍。造影检查如使用碘化对比剂时，应暂时停用二甲双胍，在检查完至少 48 小时且复查肾功能无恶化后方可继续用药。长期服用二甲双胍可能引起维生素 B_{12} 水平下降，长期使用者可根据血清维生素 B_{12} 水平适当补充甲钴胺等相关药物。

2. 噻唑烷二酮类药物（TZD） TZD 药物作用于脂肪、肌肉，较小程度作用于肝脏，主要通过结合和活化过氧化物酶体增殖物激活受体（PPARγ），诱导脂肪生成酶和与糖代谢调节相关蛋白的表达，促进脂肪细胞和其他细胞的分化，提高靶细胞对胰岛素的反应，来增加胰岛素敏感性，从而增加葡萄糖利用和减少葡萄糖生成。目前在我国上市的 TZD 主要有罗格列酮和吡格列酮及其与二甲双胍的复方制剂。在我国 T2DM 患者中开展的临床研究结果显示，TZD 可使 HbA_{1c} 下降 0.7%～1.0%（去除安慰剂效应后）。TZD 单独使用时不增加低血糖风险，但与胰岛素或胰岛素促泌剂联合使用时可增加低血糖风险。体重增加和水肿是 TZD 的常见不良反应，在与胰岛素联合使用时表现更加明显。罗格列酮和吡格列酮均可增加心力衰竭发生风险，罗格列酮还可能增加缺血性心脏病的发生风险，基于此，该药目前已经很少使用；而吡格列酮引起缺血性心脏病的风险小。但是吡格列酮可能小幅升高膀胱癌风险，因此在膀胱癌病史或活动性膀胱癌患者中应慎用。越来越多的证据表明，TZD 会降低骨密度并增加骨折风险，尤其是女性，因此这类药物不应该用于骨密度较低或有其他骨折危险因素的女性，目前 TZD 对男性骨骼影响的观察数据结果不一致。综上，伴有心力衰竭、活动性肝病或氨基转移酶升高超过正常上限 2.5 倍、严重骨质疏松和有骨折病史的患者应禁用本类药物。另因缺乏临床试验数据，不推荐 18 岁以下患者及妊娠和哺乳期糖尿病患者服用。

3. α- 糖苷酶抑制剂 α- 糖苷酶抑制剂通过可逆性地抑制小肠 α 糖苷酶，进而阻碍糖类分解为单糖（主要为葡萄糖），抑制碳水化合物在小肠上部的吸收而降低餐后血糖，适用于以碳水化合物为主要食物成分的餐后血糖升高的患者。推荐患者每日服药 2～3 次，餐前即刻吞服或与第一口食物一起嚼服。国内上市的 α- 糖苷酶抑制剂有阿卡波糖（主要抑制 α 淀粉酶，在降解大分子多糖中起重要作用的酶）、伏格列波糖（主要抑制麦芽糖酶和蔗糖酶）和米格列醇（主要抑制小肠 α 糖苷酶）。阿卡波糖有 50mg 和 100mg 的片剂，应与每餐第一口饭同服，一般起始剂量为一次 50mg，每天 3 次；伏格列波糖为 0.2mg 片剂，一般起始剂量为一次 0.2mg、每天 3 次。包括中国人在内的 T2DM 人群中开展的临床研究的系统评价结果显示，α- 糖苷酶抑制剂可以使 HbA_{1c} 降低 0.5%，并能使体重轻度下降。在中国 T2DM 人群开展的临床研究结果显示，在初诊的糖尿病患者中每天服用 300mg 阿卡波糖的降糖疗效与每天服用 1 500mg 二甲双胍的疗效相当；初诊糖尿病患者阿卡波糖的降糖疗效与 DPP-4i（维格列汀）相当；在二甲双胍治疗的基础上加用阿卡波糖的降糖疗效与加用 DPP-4i（沙格列汀）相当。α- 糖苷酶抑制剂可与双胍类、磺脲类、TZD 或胰岛素联合使用。在冠心病伴糖耐量受损（IGT）的人群中进行的研究显示，阿卡波糖不增加受试者主要复合心血管终点事件风险，但能减少 IGT 向糖尿病转变的风险。α- 糖苷酶抑制剂的常见不良反应为胃肠道反应（如腹胀、腹泻、胃肠胀气、排气增加等），经治疗一段时间后可减轻。从小剂量开始，逐渐加量是减少不良反应的有效方法。本类药在肠道吸收甚微，但对肝肾功能不全者仍应慎用。不宜用于糖尿病酮症酸中毒、消化性溃疡或部分性小肠梗阻的患者，也不宜用于孕妇、哺乳期妇女和儿童。单独服用本类药物通常不会发生低血糖，但如与磺脲类或胰岛素等合用，仍可发生低血糖。用 α- 糖苷酶抑制剂的患者如果出现低血糖，由于其抑制 α- 糖苷酶的作用机制，治疗时需使用葡萄糖或蜂蜜，食用蔗糖或淀粉类食物纠正低血糖的效果差。

4. 钠 - 葡萄糖共转运蛋白 2 抑制剂 肾脏在糖的代谢调节中起重要作用，每天滤过和重吸收约 180g 葡萄糖。钠 - 葡萄糖共转运蛋白 2（SGLT2）表达于近端肾小管，介导近 90% 滤过葡萄糖负荷的重吸收。SGLT2i 可抑制肾脏对葡萄糖的重吸收，降低肾糖阈，从而促进尿糖的排出，降低糖尿病患者的血糖水平。目前在我国上市的 SGLT2i 有达格列净、恩格列净、卡格列净和艾托格列净。SGLT2i 单药治疗能降低 HbA_{1c} 0.5%～1.2%，在二甲双胍基础上联合治疗可降低 HbA_{1c} 0.4%～0.8%，还有一定的减轻体重和降压作用。SGLT2i 可单用或联合其他降糖药物治疗成人 T2DM，目前在 1 型糖尿病（T1DM）、青少年及儿童中无适应证。SGLT2i 在一系列大型心血管结局及肾脏结局的研究中显示了心血管及肾脏获益，主要获益包括：①主要心血管不良事件（major adverse cardiovascular events，MACE）终点：恩格列净和卡格列净使 MACE（心血管死亡、非致死性心肌梗死、非致死性脑卒中）风险降低 14%。②心力衰竭住院终点：恩格列净、卡格列净、达格列净和艾托格列净均有效降低 T2DM 患者心力衰竭住院风险。③肾脏结局终点：卡格列净降低肾脏主要终点（终末期肾病、血清肌酐倍增、肾脏或心血管死亡）风险达 30%；达格列净使主要终点（eGFR 下降≥50%、终末期肾病或因肾衰竭死亡）风险降低 39%。SGLT2i 单药治疗不增加低血糖风险，但与胰岛素或胰岛素促泌剂联用时则增加低血糖风险。因此，SGLT2i 与胰岛素或胰岛素促泌剂联用时应下调胰岛素或胰岛素促泌剂的剂量。SGLT2i 的常见不良反应为泌尿系统和生殖系统感染及与血容量不足相关的不良反应，罕见不良反应包括糖尿病酮症酸中毒（DKA）。需要注意的是，SGLT2i 相关的 DKA 可发生在血糖轻度升高或正常时，多发生于存在 DKA 诱发因素或 DKA 高危人群。使用 SGLT2i 过程中尤其要注意多饮水，避免过低碳水饮食。如怀疑 DKA，应停止使用 SGLT2i，对患者进行评估，立即进行相应治疗。此外，用药过程中还应警惕急性肾损伤。SGLT2i 在轻、中度肝功能受损（Child-Pugh A/B 级）患者中使用无须调整剂量，在重度肝功能受损（Child-Pugh C 级）患者中不推荐使用。SGLT2i 不建议用于 eGFR<30mL/（min•1.73m²）的患者。

三、皮下注射类降糖药物

（一）胰岛素

人胰岛素由 A 链与 B 链两条多肽链组成，含 51 个氨基酸，等电点为 5.3。正常人胰岛素基础分泌量约为 24 单位，进餐刺激分泌量也约为 24 单位。β 细胞胰岛素分泌包括第一时相（快速分泌相）和第二时相（延迟分泌相）。第一时相是指 β 细胞受葡萄糖刺激，在 0.5～1.0 分钟的潜伏期后，出现快速分泌峰，持续 5～10 分钟后减弱。第二时相是指快速分泌相后出现的缓慢但持久的分泌峰，其峰值位于 30 分钟左右。胰岛素是控制高血糖的重要手段，1 型糖尿病患者需依赖胰岛素维持生命，2 型糖尿病患者在以下情况仍需要使用胰岛素控制高血糖：①经生活方式调整及口服降糖药治疗未获得良好控制或口服降糖药失效；②急性代谢紊乱，如糖尿病性酮症酸中毒、高血糖高渗状态、乳酸酸中毒；③合并重症感染、消耗性疾病、视网膜病变、肾脏病变、神经病变、急性心脑血管病变；④存在伴发病需外科治疗的围手术期；⑤妊娠期和哺乳期；⑥肝肾功能衰竭。

根据来源和化学结构不同，胰岛素可分为动物胰岛素、人胰岛素和胰岛素类似物。根据作用特点的差异，胰岛素分为超短效胰岛素类似物、常规（短效）胰岛素、中效胰岛素、长效胰岛素、长效胰岛素类似物、预混胰岛素以及双胰岛素类似物（表 9-1）。

1. 人胰岛素

（1）常规（短效）胰岛素：与内源性人胰岛素有相同氨基酸序列，可用于控制餐后血糖升高。皮下注射普通胰岛素后，已形成的六聚体将分解成二聚体和单体从而被吸收，因此需要在餐前至少 30 分钟注射胰岛素，以实现对餐后血糖上升的最佳控制效果。此外，观察显示普通胰岛素作用持续时间超过了大多数进餐的餐后血糖升高持续时间，尤其是碳水化合物和脂肪含量不高的餐食后。这可导致进餐后数小时出现低血糖，可以通过补充一些零食来预防。

（2）中效人胰岛素：中效人胰岛素（NPH）是人胰岛素、鱼精蛋白和锌在中性缓冲液中的结晶混悬液，可延缓胰岛素释放入血。混悬液 NPH 应在室温下给药，注射前即刻混匀。方法是在手中滚动胰岛素笔或胰岛素瓶至少 10 次，然后再颠倒至少 10 次。

2. 胰岛素类似物

（1）超短效胰岛素类似物：研发人员对胰岛素分子进行修饰，阻止其形成可延缓吸收和药效的六聚体或多聚体，如赖脯胰岛素（将人胰岛素 B 链上的第 28 位的脯氨酸和第 29 位的赖氨酸位置互换）、门冬胰岛素（将人胰岛素 B28 位脯氨酸用天门冬氨酸取代）、谷赖胰岛素（用赖氨酸替代 B3 位的天冬酰胺，谷氨酸替代 B29 位赖氨酸）。超短效胰岛素类似物用作餐前胰岛素时比普通胰岛素起效更快，药效更短，餐前或者餐后即时给药，报道的低血糖反应更少。

（2）长效胰岛素类似物：另一些修饰使得基础胰岛素类似物的吸收更缓慢，作用更持久，用作基础胰岛素时比 NPH 的药效更持久、平稳且更可预测，如地特胰岛素（去除 B30 位的氨基酸，在 B29 位赖氨酸位点上连接上 1 个 N-16- 烷酸基的 14 碳的游离脂肪酸链）、甘精胰岛素（A 链 21 位天冬氨酸被甘氨酸取代，B 链 C 端增加两个精氨酸）、德谷胰岛素（去掉 B 链第 30 位苏氨酸，通过 1 个谷氨酸连接子，将 1 个 16 碳脂肪二酸侧链连接在 B29 位赖氨酸上）。德谷胰岛素和高浓度甘精胰岛素（300U/ml）是两种新的长效胰岛素类似物。德谷胰岛素半衰期为 25 小时，作用时间为 42 小时。高浓度甘精胰岛素半衰期为 19 小时，作用时间为 36 小时，比甘精胰岛素（100U/ml）作用持续时间更长。

（3）双胰岛素类似物：可溶性双胰岛素制剂德谷门冬双胰岛素制剂（IDegAsp）含 70% 德谷胰岛素和 30% 门冬胰岛素，两种组分在制剂中独立存在，皮下注射后各自发挥作用。IDegAsp 与基础胰岛素类似物比较，能兼顾空腹和餐后血糖控制；与预混胰岛素比较，减少肩效应（即预混胰岛素的中效成分与餐时成分产生的效应叠加），更好地模拟生理胰岛素分泌。

3. 预混胰岛素 预混胰岛素主要包括预混人胰岛素和预混胰岛素类似物，能同时提供基础及餐时胰岛素，可有每日一次、每日两次或每日三次方案，较每日三次短效加一次长效胰岛素四次方案可减少注射次数。

预混人胰岛素是指将重组人胰岛素（短效）与精蛋白锌重组人胰岛素（中效）按一定比例混合而成的胰岛素制剂，包括低预混人胰岛素和中预混人胰岛素。低预混人胰岛素主要为 70/30 剂型（30% 短效 +70% 中效），如优泌林 70/30、诺和灵 30R、甘舒霖 30R 等。中预混人胰岛素主要为 50/50 剂型（50% 短效 +50% 中效），如诺和灵 50R、甘舒霖 50R 等。

预混胰岛素类似物是指将速效胰岛素类似物（赖脯胰岛素或门冬胰岛素）与精蛋白锌速效胰岛素类似物按一定比例混合而成的胰岛素制剂，包括低预混胰岛素类似物和中预混胰岛素类似物。国内低预混胰岛素类似物主要为 75/25 剂型，如赖脯胰岛素 25（25% 赖脯胰岛素 +75% 精蛋白锌赖脯胰岛素）和 70/30 剂型，如门冬胰岛素 30（30% 门冬胰岛素 +70% 精蛋白锌门冬胰岛素）。中预混胰岛素类似物主要为 50/50 剂型，如赖脯胰岛素 50（50% 赖脯胰岛素 +50% 精蛋白锌赖脯胰岛素）和门冬胰岛素 50（50% 门冬胰岛素 +50% 精蛋白锌门冬胰岛素）。

表 9-1 常用胰岛素及其作用特点

胰岛素制剂	起效时间 /h	峰值时间 /h	作用持续时间 /h
短效人胰岛素（RI）	0.25～1.00	2～4	5～8
门冬胰岛素	0.17～0.25	1～2	4～6
赖脯胰岛素	0.17～0.25	1.0～1.5	4～5
谷赖胰岛素	0.17～0.25	1～2	4～6
中效人胰岛素（NPH）	2.5～3.0	5～7	13～16
长效胰岛素（PZI）	3～4	8～10	20
甘精胰岛素 U100	2～3	无峰	30
甘精胰岛素 U300	6	无峰	36
地特胰岛素	3～4	3～14	24
德谷胰岛素	1	无峰	42
预混人胰岛素（30R）	0.5	2～12	14～24
预混人胰岛素（50R）	0.5	2～3	10～24
预混门冬胰岛素 30	0.17～0.33	1～4	14～24
预混门冬胰岛素 50	0.25	0.50～1.17	16～24
预混赖脯胰岛素 25	0.25	0.50～1.17	16～24
预混赖脯胰岛素 50	0.25	0.50～1.17	16～24
德谷门冬双胰岛素	0.25	1.2	超过 24

（二）胰高糖素样肽 -1 受体激动剂

胰高糖素样肽 -1 受体激动剂（GLP-1 receptor agonist，GLP-1RA）通过激活 GLP-1 受体以葡萄糖浓度依赖的方式刺激胰岛素分泌和抑制胰高糖素分泌，同时增加肌肉和脂肪组织葡萄糖摄取，抑制肝脏葡萄糖的生成而发挥降糖作用，并可抑制胃排空，抑制食欲。我国上市的 GLP-1RA 依据药代动力学分为短效的贝那鲁肽、艾塞那肽、利司那肽和长效的利拉鲁肽、艾塞那肽周制剂、度拉糖肽、司美格鲁肽和洛塞那肽。根据其分子结构的特点，GLP-1RA 可分为两类：与人 GLP-1 氨基酸序列同源性较低，基于美洲蜥蜴唾液多肽 Exendin-4 结构合成的如艾塞那肽、利司那肽和洛塞那肽；基于人 GLP-1 结构，与人 GLP-1 氨基酸序列同源性较高，通过少数氨基酸残基替换、加工修饰得到的，如利拉鲁肽、贝那鲁肽、司美格鲁肽和度拉糖肽等。

包括针对中国 T2DM 患者的研究在内的多项临床研究均证实，GLP-1RA 能有效改善空腹及餐后 2 小时血糖、降低 HbA_{1c}、降低体重。一篇对 34 项随机试验的荟萃分析显示，与安慰剂相比，GLP-1RA（艾塞那肽、利司那肽、利拉鲁肽、他司鲁肽、阿必鲁肽、度拉糖肽）可降低 HbA_{1c}（范围：0.55%～1.21%）。包括全球 56 004 例患者的 7 项大型临床研究荟萃分析显示，GLP-1RA 降低主要心血管不良事件（MACE）风险达 12%，降低心血管死亡风险 12%，减少致死性和非致死性脑卒中风险 16%，减少致死性或非致死性心肌梗死风险 9%，降低全因死亡风险 12%，减少因心力衰竭住院风险 9%，减少肾脏复合终点（新发大量蛋白尿、肾小球滤过率下降 30%、进展至终末期肾病或肾脏疾病导致死亡）风险 17%，且未观察到严重低血糖、胰腺癌及胰腺炎风险增加。因此，GLP-1RA 适合伴动脉粥样硬化性心血管疾病（atherosclerotic cardiovascular disease，ASCVD）或高危心血管疾病风险的 T2DM 患者，并且低血糖风险较小。GLP-1RA 的主要不良反应为轻中度的胃肠道反应，包括腹泻、恶心、腹胀、呕吐等。这些不良反应多见于治疗初期，随着使用时间延长，不良反应逐渐减轻。

（三）替西帕肽

替西帕肽（Tirzepatide）为首创的每周一次的双重葡萄糖依赖性促胰素多肽（GIP）和 GLP-1RA。替西帕肽将两种肠促胰岛素的作用整合到一个分子中，以葡萄糖依赖性方式增强胰岛素分泌，并降低胰高血糖素水平。起始剂量为 2.5mg，每周一次皮下注射，最大剂量为 15mg 每周一次。可能出现的不良反应包括甲状腺滤泡旁细胞（又称 C 细胞）肿瘤、胰腺炎、伴随使用胰岛素促泌剂或胰岛素的低血糖症、过敏反应、急性肾损伤、严重的胃肠疾病、有糖尿病视网膜病变病史的患者的糖尿病视网膜病变并发症及急性胆囊疾病。一项有关替西帕肽单药治疗与度拉糖肽在日本 2 型糖尿病患者中的疗效和安全性的多中心、随机、双盲、平行和活性对照 3 期临床试验 SURPASS J-mono 发现替西帕肽治疗 52 周，HbA_{1c} 较基线平均下降值分别为：2.4（5mg 组）、2.6（10mg 组）和 2.8（15mg 组），降糖疗效确切。一项心血管荟萃分析纳入来自替西帕肽治疗 2 型糖尿病临床开发计划（SURPASS）的所有七项随机对照试验，受试者采用替西帕肽持续治疗时间至少为 26 周，分析发现与对照组相比，替西帕肽并未增加 2 型糖尿病参与者发生主要心血管事件的风险。

第二节　药物预防糖尿病的循证医学证据

多项权威指南指出，当生活方式干预无法达到预期体重及血糖控制目标时，可考虑在规范生活方式干预基础上，加用药物干预措施。国际糖尿病联盟（IDF）2 型糖尿病预防共识建议：针对糖尿病前期人群，当单独采取生活方式干预无法达到预期体重和血糖控制目标时，可采取药物干预措施。美国内分泌学会 / 美国内分泌临床医师学会（ACE/AACE）《2 型糖尿病综合管理流程（2020）》建议：对于生活方式干预和体重减轻后仍存在血糖异常的患者，可考虑口服药物如二甲双胍、阿卡波糖以降低糖尿病发病风险。

ACE/AACE 的糖尿病前期诊断和管理共识（2008）建议：对高危糖尿病前期人群，单纯生活方式干预不能控制血糖不断恶化时，可考虑进行药物干预。美国糖尿病协会（ADA）糖尿病治疗指南也建议：在糖尿病前期人群中可给予二甲双胍预防 2 型糖尿病，尤其适用于年龄 25～59 岁、BMI≥35kg/m²、空腹血糖≥6.1mmol/L、HbA$_{1c}$≥6.0% 的患者或曾有妊娠糖尿病史的女性。二甲双胍是目前为止预防糖尿病循证医学证据最足的药物，临床使用实践已经证实其长期安全性。迄今为止，FDA 未批准任何药物用于预防糖尿病。对于其他预防糖尿病药物，治疗费用、药物副反应、持续时间、药物的风险收益比等仍需进一步权衡考虑。

一、二甲双胍

多项随机对照临床研究证实，二甲双胍能够显著降低超重与肥胖的糖尿病前期人群的糖尿病发生率。一项荟萃分析纳入 3 项临床随机对照研究（包括 DPP 研究、首钢研究与印度糖尿病预防计划），结果显示，二甲双胍干预 14 个月，可使糖尿病发病绝对风险降低 4%～14%。

1999 年，中国率先发表二甲双胍预防糖尿病研究，该研究于首钢筛选 29 938 例年龄大于 30 岁人群，最终符合条件的 30～60 岁糖耐量异常受试者 70 例，随机给予二甲双胍 250mg 口服 3 次/d 或安慰剂，持续干预 12 个月，二甲双胍干预组 84.9%（28 例）受试者血糖转归正常，对照组为 51.4%（19 例）。二甲双胍组 3.0% 进展为糖尿病，安慰剂对照组 16.2% 进展为糖尿病（P=0.011）。该研究提示小剂量二甲双胍耐受性好，干预 12 个月能够改善糖耐量异常患者血糖水平、胰岛素敏感性，降低患者体重及腰臀比。中国糖尿病预防研究（CDPP）为一项多中心、随机、开放研究，共纳入 1 706 例糖尿病前期患者，患者随机接受标准生活方式干预或二甲双胍 1 700mg/d 治疗 24 个月。研究发现，与单纯的生活方式干预对比，生活方式干预加上二甲双胍治疗能够显著减少糖尿病发生风险达 17%。

美国糖尿病预防计划（diabetes prevention program，DPP）纳入 3 234 名糖尿病前期患者，随机分为 3 组，分别给予二甲双胍（1 073 例）、生活方式干预（1 079 例）及安慰剂对照（1 082 例），基线时 3 组糖尿病风险相当，患者平均 BMI 为 34.0±6.7kg/m²，平均随访 2.8 年。二甲双胍干预组起始剂量 850mg 每日 1 次，1 个月后加量至 850mg 每日 2 次。研究发现，二甲双胍及生活方式干预组糖尿病累积发生率明显低于安慰剂对照组。安慰剂对照组、二甲双胍干预组及生活方式干预组估算 3 年糖尿病累积发病率分别为 28.9%、21.7% 和 14.4%。糖尿病累积发病率在二甲双胍干预组较对照组降低 31%。推算二甲双胍每治疗 13.9 位糖尿病前期患者 3 年，可减少 1 名糖尿病患者。二甲双胍的作用在 BMI 较高及空腹血糖较高患者中更明显：BMI 为 22～30kg/m² 的亚组糖尿病风险降低 3%，BMI 为 30～35kg/m² 的亚组糖尿病风险降低 16%，BMI≥35kg/m² 亚组糖尿病风险降低 53%；空腹血糖 5.28～6.10mmol/L 亚组糖尿病风险降低 15%，空腹血糖≥6.11mmol/L 亚组糖尿病风险降低 48%。

DPP 研究结束后，二甲双胍干预组揭盲后继续使用二甲双胍 850mg，每天 2 次，随访 15 年，即 DPP 结局研究（DPP outcome study，DPPOS）。该研究发现，长期服用二甲双胍组较安慰剂对照组降低糖尿病发病风险 17%（以空腹及餐后 2 小时血糖为诊断标准）或 36%（以 HbA$_{1c}$ 为诊断标准），两种标准下二甲双胍组糖尿病发病率分别比安慰剂组降低 1.25 例/100 人年和 1.67 例/100 人年。二甲双胍的预防作用在有妊娠期糖尿病史的女性或基线空腹血糖高或基线 HbA$_{1c}$ 较高（6.0%～6.4%）人群中效果更佳。二甲双胍长期干预使既往有妊娠期糖尿病史的女性糖尿病患病风险降低 41%，在无妊娠期糖尿病病史经产女性中仅可降低 6% 糖尿病患病风险。

印度糖尿病预防计划是一项在印度 IGT 人群中开展的随机对照研究。将 531 名 IGT 患者随机分为对照组（136 名）、强化生活方式干预组（133 名）、二甲双胍干预组（133 名）、强化生活方式联合二甲双胍干预组（129 名）。该研究患者平均 BMI 为 $25.6\sim26.7\text{kg/m}^2$，二甲双胍用量为 250mg，每日 2 次，2 周后改为 500mg，每日 2 次，平均 40 天后再恢复至 250mg，每日 2 次；随访时间为 3 年。研究发现对照组 3 年糖尿病发生率约为 55%（每年 18.3%），二甲双胍干预组糖尿病发生率降低约 26.4%，二甲双胍每治疗 6.9 名 IGT 患者可预防 1 例糖尿病发生。亚洲人群研究中二甲双胍剂量相对 DPP 研究中二甲双胍剂量小，但仍获得预防糖尿病发生的良好效果。

另有研究表明二甲双胍与利格列汀、罗格列酮合用具有预防糖尿病作用。墨西哥 PRELLIM 研究将 144 名患者随机分为两组，分别接受利格列汀（2.5mg）、二甲双胍 850mg 每日 2 次及生活方式干预（74 例），或二甲双胍及生活方式干预 24 周（70 例）。随访 6 个月时两组糖尿病累积发病数分别为 1 例 /7 例，12 个月时分别为 2 例 /9 例，18 个月时分别为 3 例 /9 例，24 个月时分别为 4 例 /10 例，二甲双胍组糖尿病发病风险约为利格列汀加二甲双胍组糖尿病发病风险的 4 倍。

加拿大血糖正常结局评估研究（Canadian normoglycemia outcomes evaluation，CANOE）是一项随机双盲对照研究，纳入 207 名 IGT 患者，随机接受罗格列酮 2mg、二甲双胍 500mg 每日 2 次（103 例）或安慰剂对照（104 例）干预，平均干预时间为 3.9 年。研究发现二甲双胍与罗格列酮联合干预，可使糖尿病发生风险降低 26%，较对照组风险相对降低 66%。联合治疗 1 年后糖尿病发生风险较对照组明显下降，至干预结束时，糖耐量恢复正常受试者（80%）明显多于对照组；两药联合治疗对体重、BMI、腰围及腰臀比均无显著影响。

多项临床研究已经证实二甲双胍能够降低普通人群中糖尿病高风险者的糖尿病患病风险，但对曾患妊娠期糖尿病的妇女，产后阶段的糖尿病预防效果如何尚无定论。英国二甲双胍预防妊娠后糖尿病研究（Optimising health outcomes with Metformin to prevent diAbetes After pregnancy，OMAhA）拟筛选 200 名曾患妊娠期糖尿病的产后妇女，研究二甲双胍对曾患妊娠期糖尿病的妇女产后阶段的糖尿病预防效果，结果尚未发表。

二、α- 糖苷酶抑制剂

STOP-NIDDM 研究（the study to prevent non-insulin-dependent diabetes mellitus trial，STOP-NIDDM）证实阿卡波糖能降低糖尿病发病率，该研究是一项多中心、随机、双盲、安慰剂对照研究，共纳入 1 429 名 IGT 患者，随机分组后给予阿卡波糖（滴定至 300mg/d 或最大耐受剂量）或安慰剂治疗 3 年。研究发现阿卡波糖干预组 2 型糖尿病患病风险显著降低（以单次口服糖耐量试验阳性为诊断标准，绝对风险下降 8.7%，相对风险下降 36.4%；以连续 2 次口服糖耐量试验阳性为诊断标准，绝对风险下降 8.7%，相对风险下降 32.4%）。阿卡波糖降低糖尿病风险作用不依赖于年龄、性别及体重指数，且阿卡波糖干预组有更多患者糖耐量恢复正常。该研究还认为阿卡波糖可降低冠状动脉粥样硬化性心脏病的发病风险。但 2004 年发表在 *Diabetologia* 的一篇论文提出异议，认为该研究存在选择偏倚、盲法不足（对照组是否同样进行剂量滴定）等问题，尚不足以证实阿卡波糖能够降低糖尿病风险。

阿卡波糖心血管评估研究（acarbose cardiovascular evaluation trial，ACE）是继 STOP-NIDDM 研究之后，在中国人群开展的大规模临床随机对照研究，旨在分析阿卡波糖对 2 型糖尿病的预防作用。研究共纳入 6 526 名 50 岁以上有冠心病史的 IGT 受试者，随机分组给予阿卡波糖（50mg 口服 3 次 /d）或安慰剂。结果显示，阿卡波糖干预 10 年，干预组较安慰剂对照组新发糖尿病风险下降 18%。阿卡波糖干预组较安慰剂对照组血糖恢复正常的概率高 16%。干预 1 年随访时已经可以看到阿卡波糖对糖尿病发病风险的降低作用及改善血糖恢复正常的有益作用。

伏格列波糖干预糖尿病前期研究是一项多中心、随机、双盲、安慰剂对照研究，该研究自 2003 年在日本进行，共纳入 1 780 名年龄在 30～70 岁的糖尿病前期患者，随机分组后分别给予伏格列波糖（0.2mg 口服，3 次 /d，897 例）或安慰剂对照（883 例），干预拟持续 3 年或至患者诊断糖尿病时终止。但 2007 年 3 月中期分析发现，伏格列波糖组糖尿病累积患病人数为 40 人，对照组为 84 人，患病风险降低 42.3%，鉴于此，该试验提前终止。最终平均干预时间为 48.1 周。研究分析发现 48 周时，伏格列波糖组糖尿病累积发病率为 3.5%，对照组为 9.4%；96 周时，伏格列波糖组糖尿病累积发病率为 12.1%，对照组为 23.5%；144 周时，伏格列波糖组糖尿病累积发病率为 30.2%，对照组为 36.2%；至 144 周时，伏格列波糖干预组较安慰剂对照组糖尿病累积发病风险降低 17.2%。提示在生活方式干预基础上加用伏格列波糖可降低糖尿病高危日本人群的糖尿病发病率。

三、噻唑烷二酮类

雷米普利和罗格列酮降低糖尿病发生率评价（diabetes reduction assessment with ramipril and rosiglitazone medication，DREAM）试验和 ACTNOW 研究发现噻唑烷二酮类药物罗格列酮、吡格列酮均显著降低 IGT 人群的糖尿病发病风险。

DREAM 试验是一项多中心、随机、双盲对照研究，涉及 21 个国家 191 个中心，研究自 2001 年 1 月至 2003 年 8 月筛选 24 592 名年龄大于 30 岁受试者，5 269 名符合条件者（空腹血糖受损或糖耐量减退）随机分为罗格列酮干预组（8mg/d）及安慰剂对照组，该研究为 2×2 析因设计研究，另一干预因素为血管紧张素转换酶抑制剂雷米普利，平均干预时间 3.0 年。罗格列酮干预组糖尿病发病风险降低 62%，罗格列酮组空腹血糖受损者较对照组降低 30%，IGT 者较对照组降低 45%，两者兼有者较对照组降低 36%，罗格列酮的预防糖尿病作用不受国家、种族、性别、年龄的限制。DREAM 研究结束后延续随访 1.6 年，罗格列酮降低糖尿病病率仍达 36%。但雷米普利干预亚组分析未得到阳性结果。

卒中后胰岛素抵抗干预研究（The Insulin Resistance Intervention after Stroke trial，IRIS）纳入 3 876 名近期卒中或短暂性脑缺血伴胰岛素抵抗指数（HOMA-IR）大于 3.0 患者，随机分组后分别给予吡格列酮（45mg/ 日）或安慰剂治疗，平均随访时间为 4.8 年。吡格列酮干预组胰岛素抵抗指数及空腹血糖均获得改善，干预组糖尿病发病率（3.8%）显著低于安慰剂对照组（7.7%），基线空腹血糖大于 5.6mmol/L 或 HbA_{1c} 大于 5.7% 亚组患者获益更明显。

吡格列酮干预 IGT 研究是一项随机、双盲、安慰剂对照研究，纳入了 602 名 IGT 患者，患者随机分为吡格列酮组（45mg/ 天）和安慰剂对照组，平均随访时间为 2.4 年。研究发现吡格列酮干预组糖尿病发生率为 2.1%，干预组为 7.6%，吡格列酮干预组糖尿病发病风险较对照组降低 72%。吡格列酮干预组有 48% 的受试者糖尿病转归正常，对照组转归正常比例为 28%。吡格列酮治疗组空腹血糖、餐后 2 小时血糖、HbA_{1c} 均明显降低。吡格列酮治疗组舒张压较对照组降低 2mmHg，高密度脂蛋白胆固醇水平增加。但吡格列酮干预组体重较对照组增加（3.9kg vs 0.77kg，$P<0.001$），且出现水肿比例更高（12.9% vs 6.4%，$P=0.007$）。

四、GLP-1 受体激动剂

GLP-1RA 作为一类新兴降糖药物，具有抑制食欲，延缓碳水化合物吸收，葡萄糖依赖的促进胰岛素分泌及抑制胰高血糖素分泌，对血糖控制、减轻体重均有明显作用。利拉鲁肽预防糖尿病研究涉及 27 个国家（分布于欧洲、北美洲、南美洲、亚洲及澳大利亚）、191 个临床中心。该研究前 56 周观察利拉鲁肽（3.0mg/日）对伴或不伴糖尿病前期的肥胖患者的减重作用。56 周后，糖尿病前期患者继续使用利拉鲁肽 2 年，研究共持续 160 周。该研究筛选 4 992 例 18 岁以上肥胖患者，符合条件的 2 254 例糖尿病前期患者随机分组为利拉鲁肽干预组（1 505 例，完成 791 例）及安慰剂对照组（749 例，完成 337 例）。160 周时利拉鲁肽组糖尿病发病率为 2%，安慰剂对照组为 6%；糖尿病累积患病率在利拉鲁肽干预组为 3%，安慰剂对照组为 11%。利拉鲁肽干预组糖尿病平均确诊时间为 99 周，安慰剂对照组为 87 周，利拉鲁肽干预组糖尿病确诊时间较安慰剂对照组延长 2.7 倍，糖尿病患病风险下降 79%。利拉鲁肽干预后有 66% 糖尿病前期患者血糖恢复正常，明显优于安慰剂对照组（36%）。利拉鲁肽治疗组胰岛素抵抗及胰岛 β 细胞功能指数均较对照组改善。HbA_{1c}、空腹血糖、空腹胰岛素水平较对照组降低。停药后 12 周仍能够维持对空腹胰岛素及 HOMA-IR 胰岛素抵抗指数的作用。利拉鲁肽干预组收缩压明显下降，舒张压与对照组相比无明显变化。此外，与安慰剂组相比，利拉鲁肽组患者体重减轻更多。在安全性方面，总体严重不良事件发生率利拉鲁肽干预组为 15%，安慰剂组为 13%。该研究认为，利拉鲁肽可有效降低肥胖糖尿病前期人群进展为 2 型糖尿病的风险[9]。但有学者认为，虽然利拉鲁肽能够有效预防 2 型糖尿病，但与更经济可行的强化生活方式干预相比并无明显优势。

另一种 GLP-1RA 艾塞那肽干预肥胖研究，纳入 152 名 $BMI \geqslant 30 kg/m^2$ 的受试者，随机分组后分别给予艾塞那肽（10μg，每日 2 次，73 例）或安慰剂干预（79 例）及生活方式干预（两组均有）24 周。艾塞那肽干预 24 周后有 77% 的糖尿病前期患者血糖恢复正常，安慰剂对照组血糖恢复正常比例为 56%。艾塞那肽加生活方式干预较单独生活方式干预组体重减轻 3.3%。不良反应多为轻到中度，主要为胃肠道反应如恶心、腹泻等。

五、胰岛素及促泌剂

外源性胰岛素作为胰岛素补充剂，其对糖尿病的预防作用也早有研究。甘精胰岛素初始干预转归研究（the Outcome Reduction with an Initial Glargine Intervention trial，ORIGIN），探讨长期甘精胰岛素治疗对血糖代谢障碍或 2 型糖尿病风险患者的心血管风险影响情况。研究共纳入 12 537 例受试者，随机分组后分别接受甘精胰岛素干预或安慰剂对照干预，平均随访时间为 6.2 年。研究发现甘精胰岛素干预组 37.7% 患者进展为糖尿病，安慰剂对照组进展为糖尿病比例为 41.7%。如将可能患糖尿病的病例也计算在内，则甘精胰岛素组糖尿病发病率为 41.2%，安慰剂对照组为 47.7%。甘精胰岛素组 HbA_{1c} 低于安慰剂对照组，两组间血压及肾功能无明显差异，体重有统计学意义轻微的增加。甘精胰岛素治疗 6 年可降低糖尿病风险，对心血管结局及癌症未发现不良影响，但低血糖风险和体重轻度增加。该研究为 2×2 析因设计研究，另一阳性干预药物为 ω-3 脂肪酸，研究未发现添加 ω-3 脂肪酸对糖尿病前期患者糖尿病累积发病率、心血管结局产生影响。

那格列奈为 D- 苯丙氨酸衍生物，非磺脲类胰岛素促泌剂。作为一类临床应用广泛、疗效确切的口服降糖药物，也已有临床试验探究其预防糖尿病作用，那格列奈及缬沙坦干预糖耐量异常结局研究为随机双盲研究，纳入 9 306 名糖耐量异常的已患或有心血管疾病危险因素的患者，随机给予那格列奈（60mg，每日 3 次）或安慰剂对照，该研究为 2×2 析因设计，同时给予缬沙坦或安慰剂对照，所有患者均给予生活方式干预。研究平均随访时间为 5.0 年。研究发现那格列奈并未减少受试者糖尿病累积发病率（那格列奈组 36%，对照组 34%），未减少心血管事件发生率（那格列奈组 7.9%，对照组 8.3%），但却有增加低血糖风险。该研究同时分析了缬沙坦对糖尿病发病率及心血管事件影响，研究发现缬沙坦干预组糖尿病累积发病率为 33.1%，安慰剂对照组糖尿病累积发病率为 36.8%，缬沙坦结合生活方式干预 5 年，可使糖尿病前期患者糖尿病累积发病率下降 14%，但对核心心血管事件（心血管死亡、非致死性心肌梗死、非致死性卒中或因心力衰竭住院）及延展心血管事件（心血管死亡、非致死性心肌梗死、非致死性卒中或因心力衰竭住院、动脉血管重建、因不稳定心绞痛住院）发病率无保护作用。

六、奥利司他

奥利司他目前适应证为减重，已有学者研究其作为减重药物能否通过控制体重进而预防糖尿病。XENDOS 研究（XENical in the prevention of Diabetes in Obese Subjects study，XENDOS），为随机、双盲、安慰剂对照研究，研究共纳入 3 305 例肥胖患者，随机分为奥利司他组（120mg，口服，每日 3 次）或安慰剂组，两组均给予生活方式指导，该研究平均干预 4 年，以糖尿病发病率作为主要终点。受试者 BMI$\geq$30kg/m^2，21% 的受试者有 IGT。奥利司他干预组糖尿病累积发病率为 6.2%，安慰剂对照组糖尿病累积发病率为 9.0%，奥利司他干预组糖尿病累积发病风险下降 37.3%。奥利司他干预组体重减轻更明显（5.8kg，安慰剂对照组减重 3.0kg），其减重作用不依赖于基线时血糖水平（IGT 组减重 5.7kg，糖耐量正常组减重 5.8kg）。提示在生活方式干预基础上加用奥利司他 4 年，可降低临床典型肥胖人群的体重及糖尿病累积发病率。

七、维生素 D

研究发现，低 25 羟维生素 D 水平可能为 2 型糖尿病的高危因素，由此推论补充维生素 D 可能有预防糖尿病作用，已有的前瞻性随机安慰剂对照临床研究未能证实维生素 D 对 2 型糖尿病高风险人群的预防作用，但事后分析及荟萃分析发现维生素 D 对某些人群有潜在保护作用。维生素 D 与 2 型糖尿病研究（The Vitamin D and Type 2 Diabetes，D2d study）为一项随机、双盲、安慰剂对照研究。共纳入 2 423 名糖尿病前期患者，随机分组后 1 211 名接受维生素 D 治疗（4 000IU/d），1 212 名接受安慰剂治疗，干预时间为 24 个月，平均随访 2.5 年。结果分析发现，补充维生素 D 组有 293 例进展为糖尿病，安慰剂对照组有 323 例进展为糖尿病（分别为 9.39 例 /100 人年和 10.66 例 /100 人年）。维生素 D 干预组糖尿病发病风险下降 12%，但差异未达到统计学意义（P=0.12）。研究者将糖尿病前期患者血液维生素 D 浓度按 25nmol/L 分层分析发现，维生素治疗组糖尿病前期患者血液 25- 羟维生素 D 浓度每升高 25nmol/L，糖尿病发病风险降低 75%。25 羟维生素 D 水平在 100～124nmol/L 及 $\geq$125nmol/L 患者与维生素 D 水平在 50～74nmol/L 糖尿病前期患者相比，糖尿病风险分别下降 52% 与 71%。该研究建议将糖尿病前期患者血 25 羟维生素 D 水平补充到 100nmol/L 以上。

一项纳入 9 项维生素 D 干预研究的荟萃分析，研究纳入 43 559 例患者，其中 21 792 例接受维生素 D 干预，21 767 例接受安慰剂干预，随访时间跨度为 1 到 7 年。结果显示，维生素 D 未能降低糖尿病发病率，但亚组分析发现，中等剂量及高剂量维生素 D（≥1 000IU/d）能够显著降低 11% 糖尿病发病风险，该作用主要体现在 BMI<30kg/m^2 亚组，糖尿病发病风险降低 32%；在 BMI≥30kg/m^2 亚组，即使中高剂量维生素 D 亦未见明显预防作用。维生素 D 对糖尿病的预防作用不受年龄、性别、剂型、治疗前维生素 D 水平的影响。同年由中国学者发表于 Diabetes Care 的另一项荟萃分析，纳入 8 项维生素 D 干预研究，涉及 4 896 例受试者，随访时间为 6 个月至 5 年。研究发现，在非肥胖人群中补充维生素 D 能降低 11% 糖尿病发病风险；在肥胖人群中补充维生素 D 未见相关获益。维生素 D 干预组有 21.2% 的糖尿病前期患者血糖恢复正常，安慰剂对照组血糖恢复正常比例为 14.1%。后续还需大样本多中心前瞻性的临床研究证实维生素 D 预防糖尿病的适用人群。

八、睾酮

在男性人群中，超重与肥胖患者往往血清睾酮水平偏低，且与 2 型糖尿病风险相关。已有随机对照临床试验证实补充睾酮能够降低机体脂肪含量，增加肌肉含量。一项回顾分析研究发现对 229 例血清睾酮浓度小于 12.1nmol/L 男性肌肉注射睾酮 8 年以上，可延缓糖尿病前期向 2 型糖尿病发展或改善已有 2 型糖尿病患者的糖代谢状态。睾酮预防糖尿病研究（The Testosterone for Diabetes Mellitus trial，T4DM）是一项随机、双盲、安慰剂对照的临床研究，在澳大利亚 6 个中心开展。研究纳入 1 007 例 50～74 岁，腰围≥95cm，患有 IGT 或诊断糖尿病男性患者。随机分组后分别给予十一酸睾酮（504 例）或安慰剂（503 例）肌肉注射，两组均给予生活方式干预，干预时间为 2 年。研究发现，睾酮干预组，空腹血糖、腰围、体脂含量及腹部脂肪含量较安慰剂组下降更明显，总肌肉含量、手臂肌肉含量增加更明显。睾酮治疗组葡萄糖耐量 2 小时血糖≥11.1mmol/L 患者比例为 12%，较安慰剂对照组（21%）明显下降，相对风险降低 41%。但睾酮治疗导致血细胞比容升高，可能限制其在预防糖尿病方面的应用。睾酮干预的长期耐受性、安全性及心血管影响尚待进一步研究。

九、免疫调节剂

大量证据表明，亚临床炎症参与胰岛素敏感性及胰岛素分泌功能受损，从而导致糖尿病的发生发展。细胞及动物试验均证实，胰岛细胞长期暴露于高血糖及淀粉样多肽中可诱导 NOD 样受体热蛋白结构域相关蛋白 3（NOD-like receptor thermal protein domain associated protein 3，NLRP3）炎性复合体激活，进一步导致 IL-1β 激活，胰岛局部 IL-1 水平升高、巨噬细胞募集及炎症，参与糖尿病发生过程。一项随机临床研究发现，IL-1 受体拮抗剂阿纳白滞素能够改善 2 型糖尿病患者的 β 细胞功能、外周胰岛素敏感性，降低 HbA$_{1c}$ 水平。鉴于 IL-1β 参与介导的亚临床炎症参与了外周胰岛素抵抗及胰腺胰岛素分泌功能受损，因此有学者推论卡那单抗（canakinumab）作为靶向 IL-1β 的人源化单克隆抗体能够预防糖尿病。卡那单抗抗炎症血栓结局研究（Canakinumab Anti-inflammatory Thrombosis Outcomes Study，CANTOS）为一项随机、双盲、安慰剂对照研究，纳入 10 061 例有心肌梗死病史且高敏 C 反应蛋白≥2mg/L 的患者（其中含糖尿病前期患者 4 960 例，占 49.3%），随机分为安慰剂对照组、卡那单抗治疗组（50mg、150mg、300mg 三个剂量组，每 3 个月皮下注射一次）。研究发现，非糖尿病患者基线高敏 C 反应蛋白水平分层与干预 3.7 年随访时糖尿病发病风险相关（分别为 3.2 例/100 人年、4.1 例/100 人年、4.4 例/100 人年）。卡那单抗虽然能够显著降低高敏 C 反应蛋白及 IL-6 水平，但并未降低新发糖尿病风险（安慰剂、50mg、150mg、300mg 组分别为 4.2 例/100 人年、4.2 例/100 人年、4.4 例/100 人年及 4.1 例/100 人年）。该研究显示，卡那单抗干预 3.7 年未能降低糖尿病发病风险。

十、降脂药物

阿利西尤单抗（alirocumab）是一种前蛋白转化酶枯草溶菌素 9（PCSK9）抑制剂，PCSK9 与肝细胞表面的低密度脂蛋白受体（LDLR）结合，促进肝脏内的 LDLR 降解。阿利西尤单抗通过抑制 PCSK9 与 LDLR 的结合，增加可用于清除 LDL 的 LDLR 数量，从而降低 LDL-C 水平。ODYSSEY OUTCOMES 研究是一项随机、双盲、安慰剂对照研究，该研究主要评估阿利西尤单抗对心血管结局影响，同时也分析其对糖尿病发病风险的影响。研究涉及 57 个国家 1 315 个中心，纳入近 1～12 个月内曾有急性冠脉综合征的患者（其中糖尿病前期患者 8 246 例，占 43.6%），随机分为阿利西尤单抗组（根据 LDL-C 水平滴定剂量，目标浓度 0.65～1.30mmol/L）及安慰剂对照组，干预 4 个月。研究发现，阿利西尤单抗干预可降低患者心血管事件风险，该作用在糖尿病组更加明显。非糖尿病受试者中，安慰剂对照组 10.1% 患者进展为糖尿病，阿利西尤单抗组 9.6% 进展为糖尿病，差异未达统计学意义，提示新型降脂药物阿利西尤单抗治疗并未能够减低新发糖尿病风险。

综上所述，正如 ADA 糖尿病指南中指出，目前尚无任何药物被批准用于预防 2 型糖尿病，多数药物预防糖尿病研究都在全员覆盖生活方式干预的基础上进行。生活方式干预安全、经济、可行，仍作为预防糖尿病的首选及基本措施。在充分、严格、规范的生活方式干预和运动控制的前提下，药物可作为预防糖尿病的补充手段，其中二甲双胍、α- 糖苷酶抑制剂、利拉鲁肽、噻唑烷二酮类药物证据较足。

第三节　基于循证医学的 1 型糖尿病预防试验

目前普遍认为 2 型糖尿病与胰岛素抵抗相关，1 型糖尿病与胰岛素绝对缺乏相关。免疫因素介导的胰岛 β 细胞破坏，进而导致胰岛功能损伤并逐步衰竭，是 1 型糖尿病的重要病因之一。鉴于自身免疫因素在 1 型糖尿病发病机制中的作用，有学者认为干预免疫可能能够预防或延缓 1 型糖尿病。

既往研究提示反复口服给予自身抗原可能诱导保护性免疫，使免疫系统停止攻击。既往大型临床研究在 1 型糖尿病高危亲属中给予口服胰岛素未能降低 1 型糖尿病发病风险，但亚组分析口服胰岛素在胰岛素自身抗体高水平亚组可能有保护作用。1 型糖尿病预防临床试验（The Diabetes Prevention Trial of Type 1, DPT-1）(NCT00004984) 是一项多中心、随机、双盲、安慰剂对照临床试验。研究招募 3～45 岁 1 型糖尿病一级亲属，3～20 岁的二级亲属，共纳入 711 例受试者，高危组患者随机给予皮下胰岛素注射或密切观察随访，中危组患者随机给予口服胰岛素或安慰剂对照。研究自 1994 年 2 月开始，至 2003 年 6 月结束。研究发现，口服胰岛素组与安慰剂对照组年化糖尿病发病率分别为 6.4% 与 8.2%，差异无统计学意义。但在胰岛素自身抗体≥80nU/ml 亚组,胰岛素干预组年化糖尿病发病率较安慰剂对照组下降(分别为 6.2% 与 10.4%),差异有统计学意义。

在此基础上的口服胰岛素预防 1 型糖尿病研究(NCT00419562)为一项多中心、随机、安慰剂对照临床试验。研究纳入 560 例 1 型糖尿病高危亲属,随机分组分别给予口服胰岛素(7.5mg 胰岛素胶囊早餐前口服,每日 1 次)或安慰剂治疗。研究平均随访 8.2 年,口服胰岛素组糖尿病发病率为 28.5%,安慰剂对照组为 33%,糖尿病发病时间两组间差异无统计学意义。在 1 相胰岛素水平低于阈值亚组分析中,口服胰岛素组糖尿病发病率为 48.1%,安慰剂对照组为 70.3%,糖尿病发病时间在口服胰岛素组晚于安慰剂组,但差异无统计学意义。该研究最终未能证实口服胰岛素对 1 型糖尿病高危亲属具有预防作用。

泰普利单抗(teplizumab)是一种抗 CD3 单克隆抗体,已被证实在新诊断 1 型糖尿病患者中能延缓胰岛 β 细胞衰竭进程,该保护作用甚至可以持续到确诊后 7 年。泰普利单抗对 1 型糖尿病高风险人群预防作用研究 2011—2018 年在美国、加拿大、澳大利亚、德国多个国家开展。研究筛选 112 例患者,76 例符合条件的受试者(年龄 8~49 岁,有 2 种或多种 1 型糖尿病自身抗体和血糖异常)随机分组后分别给予泰普利单抗(44 例)或安慰剂(32 例)(静脉给药,疗程 14 天),平均随访时间为 745 天。研究发现,泰普利单抗干预组 43% 的患者进展为 1 型糖尿病,安慰剂对照组 72% 的患者进展为 1 型糖尿病。年化确诊率泰普利单抗干预组为 14.9%,安慰剂对照组为 35.9%。进展为 1 型糖尿病的时间在泰普利干预组为 48.4 个月,安慰剂对照组为 24.4 个月。泰普利单抗延缓糖尿病发病风险的作用不受年龄、随机前口服糖耐量试验 2 小时血糖及 GAD65 抗体是否阳性的影响。研究发现泰普利单抗的耐受性良好,安全性数据与先前对新诊患者的研究一致。结果提示,泰普利单抗能够延缓 1 型糖尿病高危人群进展为糖尿病的风险。泰普利单抗是第一个显示可延缓 1 型糖尿病临床发病的免疫调节剂。其临床结果对于存在患 1 型糖尿病风险的个体如患者家属,具有真正的临床意义。延迟临床 T1DM 的发病意味着疾病负担可能会推迟到患者能够更好地管理其疾病的时间,例如婴儿期、小学、高中甚至大学之后。该药已获 FDA 批准,其为 1 型糖尿病高危人群的预防带来了希望。

第四节 进行中和尚未公布结果的糖尿病预防临床试验

前期临床研究证实肠道菌群或类似微生物群可改善胰岛素敏感性,肠道菌群预防 2 型糖尿病研究(NCT04495972)是一项随机、双盲、安慰剂对照研究,招募 26 名 18~65 岁 BMI>25kg/m^2 的血糖异常受试者,随机分组后给予肠道菌群制剂或安慰剂,分析干预 12 周后其胰岛素抵抗指数、空腹血糖、葡萄糖曲线下面积变化。研究自 2021 年 1 月开始,目前尚未结束。

前瞻性观察性研究显示,大量摄入可溶性纤维素可以降低糖尿病及心血管事件发病率。纤维素预防糖尿病临床试验(OPTIFIT-Optimal Fiber Trial for Diabetes Prevention,NCT01681173)是一项随机、双盲、安慰剂对照研究,研究在 IGT 患者、2 型糖尿病高危人群中,在生活方式干预基础上随机给予可溶性纤维素及安慰剂对照,探讨其对糖尿病预防作用。研究自 2010 年 5 月开始,共纳入 200 名受试者,至 2014 年 12 月结束,平均干预时间为 2 年,最终有 180 名受试者纳入分析。研究发现,干预 1 年,两组葡萄糖耐量 2 小时血糖均有下降，但两组间差异无统计学意义。纤维素干预对 HbA_{1c}、葡萄糖耐量后 2 小时血糖、葡萄糖曲线下面积有改善作用，对空腹血糖水平无明显影响。干预 2 年后，纤维素组糖尿病发病率较安慰剂组降低 42%～43%，但该差异未达统计学意义。

肾移植后约 1/3 既往血糖正常患者可能出现糖尿病，这可能与移植后免疫抑制剂如激素、钙调磷酸酶抑制剂使用有关，西格列汀具有葡萄糖依赖的刺激胰岛素分泌作用。西格列汀干预预防肾移植后新发糖尿病研究（NCT01928199）是一项单中心、随机、双盲临床 Ⅳ 期研究，该研究纳入肾移植术后 72 小时血糖升高患者共 61 例，随机分组后给予西格列汀或安慰剂对照干预 3 个月，研究自 2013 年 9 月开始，至 2020 年 10 月结束。比较干预后 3 个月、6 个月患者葡萄糖耐量 2 小时血糖水平、HbA_{1c} 水平。该研究结果尚未发布。

维生素 D 与 ω-3 临床试验（NCT 01169259）是一项在美国 25 875 名受试者中每日给予维生素 D_3（2 000U）或 ω-3 脂肪酸（鱼油，465mg EPA 加 375mg DHA）或二者皆有或安慰剂对照研究，比较其对癌症、心脏病、脑卒中的影响，研究自 2010 年 9 月开始。补充维生素 D 与 ω-3 脂肪酸预防糖尿病临床试验（NCT01633177）在此基础上分析补充上述两种营养物质对糖尿病的预防作用，是否可降低 2 型糖尿病发病风险，是否改善非糖尿病受试者的胰岛素敏感性及胰岛功能。该研究目前尚在募集阶段。

口服丙酸钠预防与治疗糖尿病研究（NCT01692002），纳入 18～70 岁 BMI 为 20～25kg/m² 的血糖正常受试者、年龄 30～70 岁 BMI 为 25～35kg/m² 的血糖正常受试者、年龄 30～70 岁且 BMI 为 25～35kg/m² 的空腹血糖异常受试者，随机分组后给予肠溶丙酸钠或安慰剂对照，分析其对胰岛 β 功能、血糖影响及预防糖尿病作用。该研究自 2013 年 1 月开始，2019 年 8 月结束，研究结果尚未见发布。

营养干预糖尿病研究，自 2006 年开始，2013 年结束，对 1 型糖尿病高危婴儿给予二十二碳六烯酸（DHA）预防 1 型糖尿病，结果证实 DHA 对降低炎症因子水平有效，但因样本量太少，未能分析预防 1 型糖尿病效果，目前未见后续研究发表。

阿巴西普为选择性 T 细胞共刺激调节剂，阿巴西普预防 1 型糖尿病高危亲属糖耐量异常及糖尿病研究（NCT01773707），为一项多中心、随机、双盲、安慰剂对照研究。研究纳入 212 例 1 型糖尿病合并糖尿病自身抗体阳性的糖尿病高危亲属，随机后分别给予阿巴西普或安慰剂治疗 1 年。该研究自 2013 年 3 月开始，预计至 2024 年结束。该研究结果尚未公布。

期待更多更大规模设计严谨的 RCT 临床研究为糖尿病预防提供更多的证据与思路，推动糖尿病预防理论与实践进一步发展。

（郑　超　康英秀）

主要参考文献

[1] 中华医学会糖尿病学分会. 中国 2 型糖尿病防治指南（2020 年版）[J]. 中国糖尿病杂志，2021，13（4）：315-409.

[2] GNESIN F, THUESEN A, KAHLER L, et al. Metformin monotherapy for adults with type 2 diabetes mellitus[J]. Cochrane Database Syst Rev, 2020（6）: D12906.

[3] NISSEN S E, WOLSKI K. Rosiglitazone revisited: An updated meta-analysis of risk for myocardial infarction and cardiovascular mortality[J]. Arch Intern Med, 2010, 170（14）: 1191-1201.

[4] HOLMAN R R，COLEMAN R L，CHAN J，et al. Effects of acarbose on cardiovascular and diabetes outcomes in patients with coronary heart disease and impaired glucose tolerance（ACE）：A randomised，double-blind，placebo-controlled trial［J］. Lancet Diabetes Endocrinol，2017，5（11）：877-886.

[5] VAN DERAART A B，DE BOER R A，HEERSPINK H. Kidney and heart failure outcomes associated with SGLT2 inhibitor use［J］. Nat Rev Nephrol，2022，18（5）：294-306.

[6] HTIKE Z Z，ZACCARDI F，PAPAMARGARITIS D，et al. Efficacy and safety of glucagon-like peptide-1 receptor agonists in type 2 diabetes：A systematic review and mixed-treatment comparison analysis［J］. Diabetes Obes Metab，2017，19（4）：524-536.

[7] KNOWLER W C，BARRETT-CONNOR E，FOWLER S E，et al. Reduction in the incidence of type 2 diabetes with lifestyle intervention or metformin［J］. N Engl J Med，2002，346（6）：393-403.

[8] LI C L，PAN C Y，LU J M，et al. Effect of metformin on patients with impaired glucose tolerance［J］. Diabet Med，1999，16（6）：477-481.

[9] LEROUX C W，ASTRUP A，FUJIOKA K，et al. 3 years of liraglutide versus placebo for type 2 diabetes risk reduction and weight management in individuals with prediabetes：A randomised，double-blind trial［J］. LANCET，2017，389（4）：1399-1409.

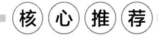

第十章

糖尿病自我监测

核心推荐

　　糖尿病自我监测是指由糖尿病患者或其家属对糖尿病患者病情变化、治疗效果进行观察监控，以利于评估治疗方案的效果和安全性。糖尿病自我监测是糖尿病管理的重要内容，包括反映血糖水平指标的自我监测及并发症及其危险因素的自我监测。目前临床常用反映血糖水平指标的糖尿病自我监测方法包括毛细血管血糖自我监测、持续葡萄糖监测、糖化血红蛋白监测等。毛细血管血糖自我监测是目前自我血糖监测最常用的形式，持续葡萄糖监测的应用近年来也越来越广泛。每种监测方法各有其优势、特点和临床适用范围，医生和患者应根据不同需求选择不同的自我监测方法，全面了解患者血糖的动态变化，为临床决策提供依据。本章主要涉及反映血糖水平指标的自我监测，并发症及其危险因素的自我监测详见其他章节。

　　糖尿病患者对血糖的自我监测是糖尿病管理的重要内容，血糖自我监测结果可以反映糖尿病患者糖代谢紊乱的程度，便于患者更好地了解自身血糖控制情况并帮助医生评价降糖治疗效果，指导调整治疗方案等。

第一节　糖尿病血糖监测的发展历史

　　公元前 1550 年，埃及埃伯斯纸草书（Ebers Papyrus）首次提到了一种多饮多尿的疾病。这应该是考古学上可追溯的最早关于糖尿病的文字记录。我国也早在公元前 1122—公元前 770 年的殷墟甲骨文文字中即有"尿病"的记载，公元 7 世纪唐代甄立言所著《古今录验方》描述"小便数，无脂似麸片甜者，皆是消渴病也……"。罗马帝国时代的医生 Aulus Cornelius 把糖尿病命名为"Diabetes"，其含义是"多尿症"。1675 年，英国医学家 Thomas Willis 发现糖尿病患者"尿甜如蜜"，于是在 Diabetes 后面加上了意为"蜜"的拉丁文词汇 Mellitus。1775 年，苏格兰医生 William Cullen 应用化学分析方法证实糖尿病患者尿中含有糖，从此确立了 Diabetes Mellitus 的病名。19 世纪德国化学家 Hans Fischer 测定了葡萄糖的分子结构，也是从那时候起，葡萄糖在糖尿病患者尿液里面的存在才得以确认。1838 年，伦敦的一名医生 George Rees 第一次从糖尿病患者的尿液里面分离出了糖。Trommer 和 Von Fehling 分别在 1841 年和 1848 年发明了定量监测尿液里面葡萄糖的方法，其原理是利用葡萄糖的还原性质——即葡萄糖和硫酸铜反应能产生有色的氧化亚铜。1850 年，Jules

Maumene 首先发明了"试纸"方法测量尿液中的糖,其原理是糖和试纸上的氧化亚锡反应能产生黑色物质。到 19 世纪末已经有不少测量尿糖的方法问世,这些方法大部分是基于铜还原的方法,直到 1911 年 Stanley Benedict 改良了铜试剂,其创立的方法(班氏法)成为后来 50 年里测量尿糖的主要方法。尿糖测试方法本身有很大的局限性,譬如尿糖浓度受患者摄入水分的多少和尿液总量的影响;尿糖的测定结果并不能直接反映即刻的血糖浓度,它反映的可能只是"历史"的血糖水平;更重要的是尿糖出现阳性只发生在血糖水平超过肾脏排泄糖的阈值(肾糖阈)之上的人群,而有些人因为肾糖阈比较高,血糖升高时并不一定伴随尿糖升高,这意味着尿糖的阴性结果可能掩盖了糖尿病的真正病情;当然也有些人因为肾糖阈比较低,尿糖测试的结果可以出现假阳性。这些局限性限制了其在糖尿病诊断治疗中的运用。

进入 20 世纪以后,更多的内分泌学家认识到了测量血糖对于糖尿病诊断和治疗的重要性,很多先驱们尝试用实验室的方法定量测量血糖,这些方法大都利用一些盐(比如硫酸铜)的还原性,基于滴定或者显色定量的方式来完成。这就注定了这些方法不适合患者自己即刻"血糖监测",而只能运用于实验室内。1965 年,埃姆斯实验室发明了第一个基于葡萄糖氧化酶和过氧化酶反应产生显色的糖尿病血糖试纸 Dextrostix。与此同时,德国某药厂也发明了另一种双色系统显示的血糖试纸,在实际应用中比 Dextrostix 可以更容易地观察到色彩的变化,但仍无法克服颜色褪色和测量结果差异性大的问题,要解决这些问题就需要开发自动化程度更高且可以进行更精确定量检测的电子血糖试纸读取设备。

到了 1970 年,Anton Clemens 在埃姆斯实验室发明了世界上第一个能定量测量血糖水平的血糖仪,这个血糖仪可以和 Dextrostix 试纸配合使用。其原理是基于试纸的反光能被一个光电管捕捉后进行模拟半定量:分别对应 0~4mmol/L、4~10mmol/L、10~55mmol/L 三档血糖水平,该仪器重达 1.2kg。1 型糖尿病(type 1 diabetes,T1DM)患者 Dick Bernstein 有幸成为历史上第一个使用该仪器测量血糖的人。Dick 是一名工程师,他在很小的时候就被诊断为 1 型糖尿病,频繁发作低血糖。一天他在报纸上看到一个广告,广告里宣称有一个仪器 1 分钟就能测出血糖水平,但是该仪器只有医院和急救中心才能订购而不能直接售卖给患者,幸好 Dick 的妻子是个医生,他才能以妻子的名义购买了一台。此后,Dick 每天会测量 5~8 次血糖,并基于测定结果进行饮食控制和胰岛素剂量调整,最终让血糖水平基本恢复到正常,并大大减轻了之前出现的糖尿病并发症。从这个意义上来说,Dick 不仅是第一个使用血糖仪进行自我监测的人,也是第一个基于血糖监测结果对糖尿病进行自我管理的人。Dick 很想把他的经验分享给更多患者,但遗憾的是当时医学界的普遍观点还是"有效控制糖尿病患者的血糖水平是基本不能实现的",也没有多少人意识到在密切血糖监控基础上的干预是能有效控制血糖水平和并发症发生的。Dick 写了一篇文章,但是没有地方发表,毫不气馁的他在 45 岁时选择去医学院,他想成为一个内分泌医生之后再把他的观点向更多的人传播,最后他真的成为一名内分泌医生,发表了几十篇学术论文,并出版了第一本关于如何基于血糖监测结果对糖尿病进行自我管理的书籍《伯恩斯坦医生的糖尿病疗法》(*Dr. Bernstein's Diabetes Solution*)。

整个 70 年代,以"反射光定量"为基础的血糖仪一直占主流地位,技术的革新主要体现在更少的采血量、更小的重量、更便捷的使用和更好的稳定性等方面。

在 60 年代科技界出现的生物传感器(Biosensor)技术为研发不同于"反射光定量"原理的新型血糖仪开辟了新的道路。1962 年,"生物传感器之父"克拉克和辛辛那提儿童医院的安里昂发明了第一个葡萄糖酶电极。其基本原理是测量酶反应过程中电流大小来对葡萄糖进行定量。通过不断改良，直到 1987 年才推出第一个基于生物传感器原理的商用血糖仪。从 20 世纪 90 年代到 21 世纪，血糖仪研发厂商的开发方向是更小、更便捷、采血量更少，有的基于"反射光定量"原理，有的基于"生物传感器"原理。

20 世纪末血糖监测领域的另一个重要进展是连续血糖监测技术的发展。连续血糖监测（continuous glucose monitoring，CGM）能对血糖变化方向、程度、持续时间、频率和可能的原因（如饮食、胰岛素注射、低血糖反应、运动等）提供比传统单次或多次血糖测试更有价值的信息。FDA 在 1999 年批准了第一个 CGM 系统，和以往的一天 4～6 次血糖检测相比，CGM 能提供一天数百次的血糖检测结果，生成数天连续的血糖变化曲线。一个典型的 CGM 系统由一个需要更换的血糖传感器（埋在皮下，一般几天到十几天更换一次）、发射器（把传感器信号传输给接收器）、接收器（显示血糖结果）3 部分组成。CGM 检测的是组织间液的葡萄糖水平，其工作原理决定了 CGM 并非完美无缺：首先，CGM 也需要象传统血糖仪检测方法那样（扎手）对仪器进行定期校正；其次，组织间液葡萄糖浓度的变化常滞后于血液中血糖变化（大约 5 分钟）。

第二节　糖尿病血糖自我监测方法

糖尿病患者进行血糖监测的目的是评估治疗方案的效果和安全性，即发现高血糖和低血糖，指导血糖治疗达标，降低低血糖风险。

临床常用的反映血糖水平指标的自我监测方法包括毛细血管血糖自我监测（self-monitoring of blood glucose，SMBG）、持续葡萄糖监测（continuous glucose monitoring，CGM）、糖化血红蛋白（glycated hemoglobin，HbA$_{1c}$）监测等，其中毛细血管血糖自我监测是目前自我血糖监测最常用的形式。

SMBG 需使用家用血糖仪，可反映实时血糖水平，是目前我国患者自我血糖监测的基本形式，监测的方案和频率根据实际需要制定；CGM 则需使用葡萄糖感应器监测皮下组织间液葡萄糖浓度来反映血糖浓度，可提供连续、全面的血糖信息，有助于了解患者的血糖波动趋势和特点，发现不易被传统方法所探测到的隐匿性高血糖和低血糖；HbA$_{1c}$ 监测反映既往 2～3 个月血糖水平，目前大多数在医院、诊所或检测中心进行检测，市场上也有类似血糖仪的使用试纸方法的糖化血红蛋白检测仪可供患者自我监测使用。

常用血糖自我监测方式的特点及临床应用见表 10-1。

表 10-1　常用自我血糖监测方式的特点及临床应用

血糖监测方式	临床意义	临床应用
SMBG	反映实时血糖水平	血糖监测的基本形式。根据患者病情和治疗的实际需求制定个体化监测方案与频率
CGM	反映连续、全面的血糖信息	了解血糖波动的趋势和特点，发现不易被传统监测方法所探测到的隐匿性高血糖和低血糖，尤其是餐后高血糖和夜间无症状性低血糖
HbA$_{1c}$	反映既往 2～3 个月血糖水平	制定糖尿病患者降糖方案、评估慢性并发症发生风险的重要依据。HbA$_{1c}$≥6.5% 是糖尿病的补充诊断标准

一、毛细血管血糖自我监测

毛细血管血糖自我监测（SMBG）是糖尿病综合管理和教育的重要组成部分，它能反映实时血糖水平，帮助患者更好地了解自己的血糖控制状态，有助于患者评估生活事件（饮食、运动、情绪及应激等）以及疾病、药物对血糖的影响，从而提高治疗的有效性和安全性，改善患者的生活质量。

随着糖尿病教育的广泛开展，我国糖尿病患者 SMBG 的频率有逐年增加的趋势，但总体监测频率仍不高，远低于欧美发达国家水平，且农村和城市 SMBG 的频率差异较大。

（一）自我血糖监测的操作流程

测量前需要准备的物品有采血笔、血糖测试仪、试纸、采血针头以及消毒托盘。测量血糖之前应注意自己的衣物整洁，指甲修剪整齐，洗净双手，戴上口罩，以减少细菌感染。需注意的是被测量者一定要先洗手并用干净的纸巾擦干以避免感染或手指沾染的污染物使血糖检测结果不准确，另外最好手臂下垂十秒钟左右以利于取血，最好选取左手无名指取血（因为该处神经末梢相对不丰富），用酒精棉消毒指尖，用采血针紧靠在手指一侧，按下按钮，获得圆形血滴，让试纸靠近血滴，血盖满测试区，数秒钟到一分钟以内，血糖仪上就会有数值出现，取血后按压数分钟。等到测完血糖之后，需要正确处理用完的物品，将试纸条、采血针等医疗废弃物放入指定的地点，关闭血糖仪，物归原处。

目前市场上尚有笔式及其他型号微量血糖测试仪供使用。所测指血或耳垂血为毛细血管的血糖值，略高于静脉血糖值。但要注意，当寒冷、水肿及血管痉挛时，所测得的血糖值会稍受影响。

（二）自我血糖监测方案

鉴于目前治疗糖尿病的药物的种类和剂型日益增多，一种或几种固定的监测方案已无法覆盖所有的治疗需求。近年，国际主流观点已不再给出统一的、固化的血糖监测"标准方案"。美国糖尿病学会（ADA）和英国国家卫生与临床优化研究所（NICE）等机构发布的最新指南均建议，必须根据患者的个体化需求、血糖监测的意愿、能力、依从性、监测技术的可及性等方面来决定不同患者的 SMBG 频率和方案，因此应根据患者的具体情况制定监测方案。总体原则是对于血糖控制较为稳定的患者，监测的间隔可以适当灵活，但对血糖波动较大、使用胰岛素治疗、近期有低血糖发生、调整药物或剂量、妊娠患者以及出现各种应激情况的患者，需酌情增加监测频率。

对于接受胰岛素治疗的患者来说，通过血糖监测预防低血糖和高血糖显得尤为重要。大多数使用强化胰岛素方案（每日多次注射或胰岛素泵治疗）的患者应在餐前和零食前、睡前、偶尔餐后、运动前、怀疑低血糖时、治疗低血糖至血糖正常后以及在执行关键任务（如驾驶）之前和期间，使用 SMBG 和/或 CGM 评估血糖水平。对于许多使用 SMBG 的患者，这需要每天检测 6~10 次，但个人需求可能会有所不同。近期一项对覆盖近 27 000 名 T1DM 儿童和青少年的数据库进行的研究表明，在调整多种混杂因素后，SMBG 的每日频率增加与较低的 HbA_{1c} 和较少的急性并发症显著相关。

对于不使用强化胰岛素治疗方案的胰岛素治疗患者，如使用基础胰岛素（联合或不联合口服抗糖尿病药物）的 2 型糖尿病（type 2 diabetes，T2DM），有关何时使用 SMBG 以及间隔多长时间进行检测的证据不足。然而，有证据表明对于使用基础胰岛素的患者，用

SMBG 评估空腹血糖以进行基础胰岛素剂量调整,可降低 HbA_{1c} 并实现血糖管理目标。

在不使用胰岛素的 T2DM 患者中,常规血糖监测的额外临床益处可能有限。就其本身而言,即使与教育相结合,它在临床结果方面的改善也很有限。对于某些患者,血糖监测可以帮助他们深入了解饮食、身体活动和药物管理对血糖水平的影响。血糖监测也可用于评估低血糖或并发其它疾病期间的血糖水平,或当担心检测的 HbA_{1c} 结果可能在特定个体中不可靠时检测 HbA_{1c} 和血糖水平之间的差异。当与治疗方案调整相结合时,它可能是有用的。

总的来说,采用生活方式干预控制糖尿病的患者,可通过血糖监测了解饮食和运动对血糖的影响,并作出相应调整。使用口服抗糖尿病的患者可每周监测 2~4 次空腹或餐后 2h 血糖。使用胰岛素治疗的患者应该更为积极地监测不同时间段的血糖,注射基础胰岛素的患者应更关注空腹血糖,注射预混胰岛素的患者应更关注空腹和晚餐前血糖。当怀疑有低血糖时,应随时加测血糖。当末梢血糖测定值与静脉血浆葡萄糖测定值之间的误差增大,应及时关注。此外,应根据需要加测运动或特殊行为(如驾驶)前的血糖。针对特殊人群,如围手术期患者、低血糖高危人群、危重症患者、老年患者、T1DM 及妊娠期糖尿病等患者,应实行个体化的血糖监测方案。

不同治疗方案人群的血糖监测常用原则见表 10-2。

表 10-2　不同治疗方案人群血糖监测的原则

不同治疗方案人群	监测原则
生活方式干预者	可根据需要有目的地通过血糖监测了解饮食控制和运动对血糖的影响,从而调整饮食和运动方案
口服抗糖尿病药者	可每周监测 2~4 次空腹血糖或餐后 2h 血糖
基础胰岛素治疗者	应监测空腹血糖
预混胰岛素治疗者	应监测空腹和晚餐前血糖
特殊人群	个体化的监测方案

(三)自我血糖监测时点选择

1. 糖尿病治疗过程中出现任何不可解释的异常时都应该随时检测血糖。

2. 空腹和餐前血糖检测　空腹是指未摄入食物 8~10h,任何监测方案都应包括空腹血糖检测,因空腹血糖是优先考虑的治疗目标。餐前血糖是指下一餐进餐前的血糖,测定餐前血糖可评估药物疗效,发现低血糖,保证治疗安全。

3. 餐后高峰血糖(一般是指餐后 2h,从进餐第一口计算时间)检测　适用于空腹和餐前血糖已得到良好控制,但 HbA_{1c} 仍未达标,或需了解整体血糖控制的患者。

4. 睡前和夜间(00：00—7：00)血糖检测　可发现夜间低血糖,也有助于鉴别空腹高血糖的原因。

5. 出现低血糖症状时及时检测血糖,但出现严重低血糖时首先应积极救治。

6. 剧烈运动前后宜检测血糖。

自我血糖监测时间点的适用范围见表 10-3。

表 10-3 血糖监测时间点的适用范围

时间点	适用范围
餐前	空腹血糖较高,或有低血糖风险时(老年人、血糖控制较好者)
餐后 2h	空腹血糖已得到良好控制,但 HbA$_{1c}$ 仍不达标者;了解饮食和运动对血糖的影响
睡前	注射胰岛素的患者,特别是晚餐前注射胰岛素的患者
夜间	经治疗血糖已接近达标,但空腹血糖仍高;或疑有夜间低血糖
其他	出现低血糖症状时应及时检测血糖;剧烈运动前后宜检测血糖

(四)自我血糖监测的指导和教育

患者自我血糖监测应由医生或护士进行监测技术和监测方法的指导,包括如何选择和校准血糖仪、血糖检测方法、检测时间、检测频率和如何记录结果以及如何对结果进行解读等。医生或护士每年应评估 1~2 次患者自我血糖监测技术的正确性,尤其是自我监测结果与 HbA$_{1c}$ 或临床情况不符时。血糖测试本身并不会改善糖代谢状况,需要医护人员和患者共同讨论和分析血糖测试的结果,采取相应措施调整个体行为和治疗方案,才能使血糖监测成为有效的糖尿病自我管理工具。

1. 血糖测试和记录的注意事项

(1)严格按照血糖仪操作说明书进行操作,并在血糖仪产品适宜的操作温度范围内进行测量。

(2)用肥皂和温水将手洗干净,并用清洁的纸巾或棉球擦干双手(尤其是采血部位),揉擦或按摩准备采血的部位(如指腹侧面),用 75% 乙醇消毒待干,将采血部位所在的手臂自然下垂,使用适当的采血器获得足量的血样,切勿以过度挤压采血部位的方式获得血样,以免大量组织间液混入血样而影响血糖测试结果。

(3)测试时建议一次性吸取足量的血样量(使用某些满足二次加样设计的血糖仪,也应在规定时间内追加足量血样)。

(4)在测试中不要按压或移动血糖试纸和血糖仪。

(5)测试后记录血糖测试结果,如果测试结果可疑,建议重新测试一次。若仍有疑问,及时咨询医护人员。

2. 血糖仪的维护和保养注意事项

(1)保持血糖仪清洁,电池工作状态正常,避开强磁场环境。

(2)新购买的血糖仪、启用新的试纸条及血糖仪更换电池后,需要用随血糖仪所带的模拟液或质控液进行仪器检测。

(3)当血糖仪检测结果与临床情况或 HbA$_{1c}$ 不符时,或怀疑血糖仪检测不准确时,可及时联系制造商进行校准检测。

3. 血糖数据管理

血糖日志应包含血糖、饮食、运动等多方面信息。有条件时可进行电子数据管理,借助血糖管理软件将血糖数据下载,显示血糖记录册、血糖趋势图、14 天图谱等,全面评价血糖控制趋势以及药物、饮食和运动对血糖的影响,指导治疗方案的优化。随着互联网技术的发展及手机、电脑等终端设备的应用和普及,医疗领域中应用信息化手段的场景越来越多,基于网络实施的移动医疗呈快速发展趋势。移动医疗可以通过移动通信技术提供医疗服务和信息,目前以基于安卓和苹果等系统移动终端的短信息和医疗应用程序为主,移动医疗在糖尿病管理方面主要有短信息和智能手机应用程序两种方式。无论短信息还是智能手机应用程序均可记录患者的血糖监测状况。研究结果显示,采用上述方法可以促进患者的生活方式调整,优化降糖治疗方案,改善患者的血糖控制,实现个体化糖尿病管理。

4. 患者指导

目前我国糖尿病患者中进行血糖监测的比例和频次十分不理想。医生需要告知患者糖尿病自我血糖监测的重要性及血糖控制目标,指导患者进行规范监测,并根据血糖监测结果调整生活方式和治疗方案。

(五)自我血糖监测结果的影响因素

尽管许多血糖仪在各种情况下都能正常工作,但供应商和糖尿病患者需要意识到可能损害仪表精度的因素。看起来与临床实际不符的血糖仪读数需要重新测试或在实验室再次测试。重症患者由于外周循环不良会影响外周血血糖监测结果,必要时应使用静脉血浆葡萄糖进行监测。

1. 血糖仪的准确度和精密度

准确度是指血糖仪的测量结果与实验室血糖检测结果之间的一致程度;精密度是指同一样本多次重复测量后的一致程度。2021年4月中华人民共和国国家卫生健康委员会发布了卫生行业标准《便携式血糖仪临床操作和质量管理指南》(WS/T 781—2021),2021年10月1日起实施,该卫生行业标准对血糖仪准确度和精密度的要求沿用了ISO15197(2013)标准。

(1)对准确度的要求:当血糖浓度<5.5mmol/L时,至少95%的检测结果差异在±0.83mmol/L的范围内;当血糖浓度≥5.5mmol/L时,至少95%的检测结果差异在±15%的范围内。

(2)对精密度的要求:当血糖浓度<5.5mmol/L时,标准差<0.42mmol/L;当血糖浓度≥5.5mmol/L时,变异系数<7.5%。

2. 干扰因素

(1)氧气:目前可用的血糖仪利用与电化学反应相关的酶促反应,包括葡萄糖氧化酶或葡萄糖脱氢酶。葡萄糖氧化酶血糖仪对可利用氧敏感,只能在血氧饱和度正常的患者中使用毛细血管血进行检测。较高的氧张力(如使用动脉血监测或氧疗)可能导致错误的低血糖读数,而低氧张力(如高海拔、缺氧状态或静脉血液读数)可能导致错误的高血糖读数。

(2)其他糖类物质干扰:采用葡萄糖脱氢酶的血糖仪对氧气不敏感,但易受到其他糖类物质的干扰,如木糖、麦芽糖、半乳糖等。

(3)血细胞比容:血糖仪采用的血样大多为全血,因此血细胞比容对检测值的影响较大。在相同的血浆葡萄糖水平,随着血细胞比容的增加,全血血糖检测值会逐步降低。具有血细胞比容校正功能的血糖仪可使这一差异值降至最低。

(4)温度:由于上述反应对温度敏感,因此所有血糖仪都具有可接受的温度范围。如果温度不可接受,大多数将显示错误,但少数仍将提供读数,以及表明该值可能不正确的信息。

(5)其他干扰因素:有一些生理和药理因素会通过干扰葡萄糖氧化酶系统从而干扰血糖读数,常见干扰物还有尿酸、半乳糖、木糖、对乙酰氨基酚、左旋多巴抗坏血酸、葡萄糖脱氢酶、艾考糊精(用于腹膜透析)、维生素C、水杨酸、胆红素、甘油三酯等内源性和外源性物质。

3. 导致毛细血管血糖与静脉血糖差异的因素

通常血糖仪采用毛细血管全血,而实验室检测的是静脉血浆或血清葡萄糖。采用血浆葡萄糖校准的血糖仪,空腹时的检测数值与实验室数值较接近,餐后或服糖后毛细血管葡萄糖会略高于静脉血糖。若用全血血糖校准的血糖仪,空腹时检测数值较实验室数值低12%左右,餐后或服糖后毛细血管葡萄糖与静脉血糖较接近。

4. 操作人员因素

操作不当、血量不足、局部挤压、更换试纸批号时未调整校正码,或试纸保存不当等因素都会影响血糖检测值的准确性。

（六）SMBG 局限性

由于血糖仪检测技术和采血部位的限制,毛细血管血糖监测方法存在一些局限性。如针刺采血可能引起患者不适感。若采血部位局部循环差,如在休克、重度低血压、糖尿病酮症酸中毒、糖尿病高血糖高渗状态、重度脱水及水肿等情况下,不建议使用毛细血管血糖监测。还有操作不规范则可能影响血糖测定结果的准确度。如果监测频率不足,对平均血糖、血糖波动或低血糖发生率的判断应谨慎,而过于频繁的监测又可能导致某些患者产生焦虑情绪等。另外,毛细血管血糖监测仅仅监测点血糖,无法显示血糖水平变化的全天图景。

二、持续血糖自我监测

持续葡萄糖监测（临床通常称之为动态血糖监测,即 continuous glucose monitoring,CGM）是指通过植入到皮下组织中的葡萄糖传感器,持续监测皮下组织间液的葡萄糖浓度变化的技术,可提供连续、全面、可靠的全天血糖信息,从而了解血糖波动的趋势和特点,全面评估血糖状况,发现高血糖、无症状性低血糖或夜间低血糖以及血糖波动情况等。与SMBG 反映点血糖和 HbA_{1c} 反映长期血糖控制水平不同的是,CGM 可反映患者血糖趋势和血糖曲线变化,有助于帮助临床医生评估患者血糖控制情况,制定合理的降糖方案。

近年来,CGM 的发展日新月异,特别是新型 CGM 系统的出现使 CGM 的优势为越来越多的医患所了解和接受,也越来越多地被患者选择作为自我血糖监测的手段。

（一）CGM 的主要优势

与传统监测方法相比,CGM 主要的优势在于能发现不易被传统监测方法所探测到的餐后高血糖、夜间低血糖、黎明现象、索莫吉反应（Somogyi effect）等。另外,CGM 还可发现与食物种类、运动类型、治疗方案、精神因素等因素有关的血糖变化。CGM 可提供一种用于糖尿病教育的可视化手段,帮助医生制定个体化的治疗方案并提高患者治疗依从性。

作为一种新型的监测技术,CGM 在糖尿病个体化治疗、暴发性 T1DM、监测合并心脑血管疾病的老年糖尿病患者夜间低血糖情况以及糖尿病合并感染等患者中都有一定的应用。在一些患者中（如多次胰岛素注射患者）中断 CGM 的使用与临床后果恶化有关,因此,对这些患者来说,CGM 的持续使用很重要。

早在 2008 年 ADA 发布的《糖尿病医学诊疗标准》中,CGM 就已经受到关注。指南指出可将 CGM 作为门诊糖尿病管理工具,对住院患者也有潜在获益,也可用于部分 T1DM 患者,尤其是无症状的低血糖患者。2015 年,美国内分泌临床医师协会（AACE）/美国内分泌学学院（ACE）发布的糖尿病综合管理指南拓宽了 CGM 的适用人群,其指出 T1DM 患者和使用基础 - 餐时胰岛素治疗方案的 T2DM 患者应考虑使用 CGM,以改善血糖水平,降低低血糖风险。对于未使用胰岛素的患者,也能从 CGM 中获益。随着循证证据的累积,CGM 的适用范围进一步扩大。2017 年 ADA 指南指出,对于无症状性低血糖和 / 或低血糖频繁发作的糖尿病患者,CGM 可作为自我血糖监测的补充工具。2019 年 ADA《糖尿病医学诊疗标准》强调,对于需要频繁进行血糖监测的成人糖尿病患者,扫描式 CGM 可替代自我血糖监测,而且扫描式 CGM 的准确性较高,能降低 T1DM 或 T2DM 患者的低血糖风险,改善患者血糖控制情况,增加葡萄糖目标范围内时间(time in range,TIR),提高患者治疗满意度。2021 年 ADA《糖尿病医学诊疗标准》对 CGM 的分类作出了调整,将回顾性 CGM 称之为专业 CGM,同时进一步指出专业 CGM 和扫描式 CGM 有助于识别和纠正高血糖 / 低血糖,改善非胰岛素和基础胰岛素治疗的糖尿病患者的糖化血红蛋白水平。而 2021 年 AACE 发表的《糖尿病管理新技术的应用》也首次纳入扫描式 CGM,罗列了扫描式 CGM 和专业 CGM 的推荐使用人群。2022 年 ADA《糖尿病医学诊疗标准》也明确提出:每日多次注射和连续皮下胰岛素输注的患者,实时连续血糖监测(CGM)设备应尽可能每天使用,以获得最大的益处。间歇的扫描式连续血糖监测仪应经常扫描,至少每 8 小时扫描一次。2023 年《AACE 共识声明:2 型糖尿病综合管理流程》明确提出把 TIR 和葡萄糖管理指标(glucose management indicator,GMI)作为新型血糖评估指标。

在 2022 年 2 月召开的糖尿病先进技术与治疗国际会议(ATTD)上,斯坦福大学的 Ananta Addala 教授通过多项临床研究及真实世界数据,介绍了 CGM 对管控低血糖的价值,如随机对照研究 GOLD-4 显示,T1DM 患者使用 CGM 后,处于低血糖状态(<3.9mmol/L 或 <3.0mmol/L)的时间,显著低于进行自我血糖监测(SMBG)的患者;另一项汇总真实世界 T1DM 患者状况的研究显示,当持续接受 CGM 达到 2 年时,患者发生严重低血糖的风险较基线时已显著下降 41%(OR=0.59,P<0.001)。大于 6 个月的 CGM 可使 T1DM 患者严重低血糖风险由基线时的 11.3/100 患者年显著降低至 9.0/100 患者年,并使 T1DM/T2DM 患者的 HbA_{1c} 水平较基线值实现有统计学意义的下降。

目前 CGM 费用尚较为昂贵,因此在临床应用过程中,要掌握好监测的适应症和时机,并充分利用其优势,最大限度地发挥其临床价值。

（二）CGM 设备

当前 CGM 设备类型根据其技术及使用特点,可分为回顾性 CGM、实时 CGM 和扫描式 CGM。

1. 回顾性 CGM

是由医务人员(或远程指导下)放置在患者身上并佩戴一段时间(通常为 7d～14d)的 CGM 设备。佩戴者通常无法看到自己的葡萄糖水平,须在监测结束后下载相关数据方可进行分析,因此又称为"盲式 CGM"。回顾性 CGM 有助于分析评价佩戴者血糖变化的趋势和特点,从而对治疗方案及生活方式进行针对性调整,尤其适用于 T1DM、胰岛素强化治疗的 T2DM 以及血糖波动大的患者。此外,回顾性 CGM"盲式"的特点避免了监测期间医患对血糖进行过多干预,能较客观地反映佩戴者日常生活状态下的血糖情况。因此,回顾性 CGM 是开展 CGM 相关临床研究的重要手段。利用回顾性 CGM,国内一项全国多中心研究建立了中国人群 CGM 的正常参考范围,推荐将 24h 平均血糖值、平均血糖波动幅度(mean amplitude of glycemic excursion,MAGE)以及血糖标准差作为中国人 CGM 评估参数。

2. 实时 CGM

与回顾性 CGM 相比，实时 CGM 的主要特点包括：提供即时血糖信息；提供高血糖或低血糖报警；显示葡萄糖变化趋势（用箭头表示）从而实现预警功能。因此，实时 CGM 特别适用于血糖波动大、低血糖风险高，尤其是反复夜间低血糖、无感知性低血糖的患者。在使用基础＋餐时胰岛素或胰岛素泵治疗的 T1DM 患者中，已有大量证据表明实时 CGM 的使用可显著降低 HbA_{1c} 并有助于减少低血糖风险；在接受胰岛素治疗的 T2DM 患者中，实时 CGM 亦可显著降低 HbA_{1c}。目前尚无证据支持实时 CGM 对单纯生活方式干预或口服抗糖尿病药物治疗的糖尿病患者具有改善血糖控制的作用。

3. 扫描式 CGM（flash glucose monitoring，FGM）

可连续测量葡萄糖水平，但只有当被能显示葡萄糖水平的阅读器或智能手机扫描时才显示葡萄糖值，故属于按需读取式 CGM 的范畴。与实时 CGM（连续显示实时葡萄糖值）不同，FGM 佩戴者需通过主动扫描传感器获取当前葡萄糖数据。由于该系统免去了频繁采血的痛苦，有助于提高患者血糖监测的依从性。目前关于 FGM 的循证证据相对有限，已有数项随机对照临床试验提示 FGM 有助于改善 T1DM 及接受胰岛素治疗的 T2DM 患者的血糖控制。

回顾性和实时 CGM 并不完全归患者所有，它们是基于诊所或医院的设备。而 FGM 是可以实时为用户提供非盲数据的设备，并可以为患者及其医疗保健提供者提供用于回顾性分析的数据，亦可用于患者自我血糖监测。

FGM 检测的组织间液葡萄糖与血浆葡萄糖相关性好，但血糖水平快速上升或下降时会有滞后，且需要患者定期使用 SMBG 自我监测血糖进行校正以实现优化连续血糖监测和持续使用（校准频率因设备而异，需要 SMBG 确认的设备称为"辅助设备"，而不需要 SMBG 确认的设备称为"非辅助设备"）。

对于为患者提供非盲数据的设备，大多数已公开发表的随机对照试验（randomized controlled trial，RCT）都是使用带有报警和警报的实时 CGM 设备进行。在降低 HbA_{1c} 水平和 / 或低血糖发作方面，只要参与者定期佩戴该装置，RCT 结果基本上都是积极的。这些设备向智能手机或阅读器连续提供葡萄糖读数，供患者和 / 或护理人员查看。

最新版本的 FGM 系统有一个针对高血糖值或低血糖值的可选警报（没有提供预测警报的能力），但它仍然需要设备被刷新以显示葡萄糖水平和趋势箭头，这些设备可以可靠地与其他数字连接的设备集成，包括自动胰岛素给药系统。

CGM 设备本身的进步，也有助于更进一步优化临床管理。当前已知监测频率最高的 CGM 系统，可每分钟显示 1 次血糖值，同时具有血糖预警功能，设备穿戴也更趋简便，因此更容易被患者接受。

（三）使用 FGM 患者的教育与培训

患者使用 FGM 系统的意愿、能力与 FGM 的临床效果密切相关。因此，建议在 FGM 使用前对患者进行充分有效的教育和培训，并为日后可能产生的问题提供解决途径。此举有助于提高患者利用 FGM 进行血糖监测的依从性，从而改善血糖控制。需要指出的是，在 FGM 使用期间，SMBG 仍然具有重要的作用。除用于部分 FGM 系统的校正外，当 FGM 提示低血糖，或患者怀疑发生低血糖，或患者自身症状与 FGM 血糖值不匹配时，应进行毛细血管血糖检测以指导临床决策。尤其要教育患者不要过于"纠结"个别时间点的绝对血糖值,而应着重分析血糖的变化规律和趋势,并尽量查找造成血糖异常波动的可能原因。

(四)CGM图谱解读

CGM的丰富数据提供了比以前更精细的分析患者数据的机会,根据额外信息已经提出的各种指标可以帮助患者更好地实现血糖达标。CGM对于创建动态葡萄糖图谱(ambulatory glucose profile,AGP)和提供葡萄糖目标范围内时间(time in range,TIR)、葡萄糖高于目标范围时间(time above range,TAR)、葡萄糖低于目标范围时间(time below range,TBR)以及变异性至关重要。对于需要胰岛素治疗的糖尿病患者,应从起病时就考虑使用CGM设备。这样可以密切跟踪葡萄糖水平并调整胰岛素剂量和改变生活方式,同时消除了频繁监测血糖的负担。

目前一般推荐使用AGP作为CGM标准化的报告形式。AGP将多日的葡萄糖数据叠加并在24h的时间维度内呈现,通过百分位数(包括第5、25、50、75、95百分位数)体现葡萄糖在某一时间点的日间变异程度。

CGM应用国际共识推荐14个参数作为CGM标准化报告中的核心指标,其中TIR、TAR、TBR等10个参数对血糖控制的临床评估有较大价值(表10-4)。

一般对于CGM图谱的解读和分析,建议第一步看低血糖风险,第二步看高血糖,第三步看血糖波动(包括日内血糖波动及日间血糖波动)特点,分析原因并给予相应的调整措施。

表10-4 国际共识推荐的CGM标准化报告核心参数

序号	参数种类	备注
1	CGM佩戴天数	推荐佩戴14d
2	CGM使用时间占比	推荐佩戴14d使用70%以上
3	平均血糖	无
4	血糖管理指标(GMI)	无
5	血糖波动	使用变异系数评价
6	TAR[葡萄糖水平>13.9mmol/L的时间(占比)]	2级高血糖
7	TAR[葡萄糖水平10.1～13.9mmol/L的时间(占比)]	1级高血糖
8	TIR[葡萄糖水平3.9～10.0mmol/L的时间(占比)]	无
9	TBR[葡萄糖水平3.0～3.8mmol/L的时间(占比)]	1级低血糖
10	TBR[葡萄糖水平<3.0mmol/L的时间(占比)]	2级低血糖

CGM的应用解锁了血糖度量衡的新指标——TIR,TIR是评价糖尿病患者血糖控制水平的新指标。近年来,TIR受到了广泛关注,目前国内外多数指南都指出TIR应纳入血糖控制目标。此外,FGM提供的趋势箭头还可用于指导胰岛素剂量的调整和碳水化合物的摄入。

TIR是指24h内葡萄糖在目标范围(成人非妊娠状态通常为3.9～10.0mmol/L)内的时间(用分钟表示)或其所占的百分比(用%表示)。最近的多项观察性研究发现,TIR与糖尿病微血管并发症、心血管疾病的替代标记物、妊娠结局、全因死亡以及心血管死亡显著相关,提示TIR可作为评估血糖控制的有效指标。目前推荐大多数T1DM及T2DM患者的TIR控制目标为>70%,同时应强调控制目标的个体化,TIR、TAR及TBR的推荐控制目标见表10-5。CGM对TIR的评估最为准确可靠,而患者SMBG数据亦可用于计算TIR,但一般要求检测点至少为7点(三餐前后+睡前血糖)。另外,CGM系统监测得到的葡萄糖水平的变异系数可作为反映血糖波动的核心参数，推荐中国糖尿病人群的变异系数目标值为 <33%。

表 10-5　成人 T1DM、T2DM、老年人及高危糖尿病患者 TIR、TBR 及 TAR 推荐控制目标值

糖尿病人群	TIR		TBR		TAR	
	葡萄糖范围/(mmol·L⁻¹)	控制目标占比（每日时间）	葡萄糖范围/(mmol·L⁻¹)	控制目标占比（每日时间）	葡萄糖范围/(mmol·L⁻¹)	控制目标占比（每日时间）
T1DM、T2DM	$3.9\sim10.0$	>70%（>16h 48min）	<3.9	<4%（<1h）	>10.0	<25%（<6h）
			<3.0	<1%（<15min）	>13.9	<5%（<1h 12min）
老年人、高危糖尿病患者	$3.9\sim10.0$	>70%（>12h）	<3.9	<1%（<15min）	>13.9	<10%（<2h 24min）

CGM 是重要的血糖监测手段，它不仅可以提供详细的血糖信息，与胰岛素治疗相结合，还可降低糖化血红蛋白，减少低血糖发生风险。

（五）动态血糖自我监测的副作用

所有附着在皮肤上的装置都可能导致接触性皮炎。在某些情况下，这与丙烯酸异冰片酯（isobornyl acrylate）的存在有关。丙烯酸异冰片酯是一种皮肤敏化剂，可引起额外的扩散过敏反应。可以预先进行斑贴试验确定患者是否过敏，若患者发生皮炎，也可以进行斑贴试验来确定接触性皮炎的原因。识别和消除胶带过敏原对于确保设备的舒适使用和提高患者的依从性非常重要。在某些情况下，使用植入式传感器有助于避免对胶带敏感的人的皮肤反应。

三、糖化血红蛋白监测

糖化血红蛋白是血红蛋白的氨基（赖氨酸、缬氨酸或精氨酸）与葡萄糖或其他糖类分子发生非酶促反应形成的产物。本指南中提及的糖化血红蛋白特指 HbA_{1c}，即血红蛋白 β 亚基氨基末端缬氨酸氨基与葡萄糖分子的醛基进行的非酶促反应而生成的醛亚胺（又称席夫碱），并经分子重排形成稳定结构的酮胺。这种产物的形成与血葡萄糖浓度以及该浓度葡萄糖持续的时间成正比，血糖浓度越高、持续时间越长，HbA_{1c} 水平越高。由于红细胞的寿命通常是 120 天左右，故 HbA_{1c} 可以反映过去 2～3 个月的平均血糖水平。HbA_{1c} 是目前评估糖尿病患者长期血糖控制状况的公认标准，也是调整降糖治疗方案的重要依据。

HbA_{1c} 是一个非常稳定的化学成分，变异性小。目前已具有标准化的检测方法，使 HbA_{1c} 的稳定性更有保证。大量循证医学证据表明，HbA_{1c} 与糖尿病慢性并发症风险关系密切。另外，HbA_{1c} 的检测能反映长期的血糖情况，不受短期饮食、运动等生活方式变化的影响。留取样本亦更为方便，无须患者空腹，可以任意时间采血，不受进餐影响。因此，HbA_{1c} 检测较其他血糖监测方法具有一定的优势。

HbA_{1c} 通常需要在医院或检验机构实验室进行检测，准确的 HbA_{1c} 的检测应做好以下两项工作：实验室应采用国际临床化学和实验室医学联合会（The International Federation of

Clinical Chemistry and Laboratory Medicine，IFCC）和 / 或美国国家糖化血红蛋白标准化计划（National Glycohemoglobin Standardization Program，NGSP）认证的仪器及其配套试剂；严格做好实验室质量控制工作，积极参加卫生行政管理部门组织的各类室间质量评价和标准化、一致性计划。

美国 ADA 在 2010 年就把 HbA_{1c} 纳入糖尿病诊断标准。既往由于我国 HbA_{1c} 的检测不够标准化，故我国早年指南并不推荐将 HbA_{1c} 用于诊断糖尿病。近年来，我国的 HbA_{1c} 检测标准化程度明显提高，检测质量不断改善。《中国 2 型糖尿病防治指南（2020 年版）》也将 HbA_{1c} 纳入糖尿病的诊断标准，新版血糖监测指南与之一致，将 $HbA_{1c} \geqslant 6.5\%$ 作为糖尿病的补充诊断标准，但是需要排除某些特殊情况（如镰状细胞病、妊娠中晚期、葡萄糖 -6- 磷酸脱氢酶缺乏症、艾滋病、血液透析、近期失血或输血、促红素治疗等）。美国糖尿病控制与并发症试验（DCCT）研究提示 HbA_{1c} 每降低 1 个百分点都伴随着微血管事件危险性的显著下降，HbA_{1c} 水平与临床结局密切相关，一般推荐糖尿病患者在治疗之初至少每 3 个月检测 1 次，一旦达到治疗目标可每 6 个月检查 1 次。

影响 HbA_{1c} 的因素具体可分为两类：一类是与检测方法无关的因素；另一类是与检测方法的特异性和抗干扰性有关的因素。前者主要包括影响红细胞本身生成和寿命的因素、影响血红蛋白糖基化的因素及血红蛋白结构的改变等因素；而后者主要包括存在糖化血红蛋白前体、异常血红蛋白[如氨甲酰血红蛋白、血红蛋白 C（HbC）、血红蛋白 D（HbD）、血红蛋白 E（HbE）、血红蛋白 S（HbS）等]、高血红蛋白 F（HbF）、高胆红素和高甘油三酯等，以及其他血红蛋白病。任何引起红细胞生成下降、红细胞寿命延长的因素（如铁缺乏、维生素 B_{12} 缺乏、脾切除等）都会使 HbA_{1c} 的浓度增高；反之，任何引起红细胞生成加快、红细胞寿命缩短的因素（如使用促红细胞生成素、铁剂、维生素 B_{12}、慢性肝病、脾肿大等）可使 HbA_{1c} 浓度降低。此外，因妊娠期红细胞转换速度呈生理性加快，妊娠期女性的 HbA_{1c} 水平相较于非妊娠期女性略降低。另外，个别检测方法受到某些药物的影响，如常年使用大剂量维生素 C、维生素 E、大剂量水杨酸盐、促红细胞生成素、抗逆转录病毒药物等均可使 HbA_{1c} 检测结果降低。

因此，医护人员在应用 HbA_{1c} 时，应该结合患者的具体情况，如是否合并慢性肾功能不全、血红蛋白病、贫血等情况作出判断。当然，HbA_{1c} 也存在一定的局限性，如检测结果对调整治疗后的评估存在“延迟效应”，不能精确反映患者低血糖的风险，也不能反映血糖波动的特征。

目前市场上有类似血糖仪的使用试纸方法的糖化血红蛋白检测仪可供患者自我监测使用，数据可作为患者近期血糖控制情况的参考。

四、糖化血清白蛋白的监测

糖化血清白蛋白（glycated albumin，GA）是血中葡萄糖与白蛋白发生非酶促反应的产物，反映短期内血糖变化较 HbA_{1c} 敏感，是评价患者短期血糖控制情况的适用指标。GA 易受血液中蛋白浓度、胆红素、乳糜和低分子物质等影响。GA 的水平通常以血清糖化白蛋白与血清白蛋白的百分比来表示，由于白蛋白的半衰期约 19 天，所以 GA 测定可反映患者近 2～3 周内的平均血糖水平。2009 年上海交通大学医学院附属第六人民医院开展了全国 10 个中心的临床协作研究，最终入选了 380 例 20～69 岁正常人群并初步建立中国人 GA 正常参考值为 10.8%～17.1%。GA≥17.1% 时可以筛查出大部分未经诊断的糖尿病患者,同时检测空腹血糖和 GA 可以提高糖尿病筛查率。

因白蛋白在体内的半衰期较短,且白蛋白与血糖的结合速度比血红蛋白快,所以 GA 对短期内血糖变化比 HbA_{1c} 敏感,是评价患者短期血糖控制情况的良好指标,尤其是糖尿病患者治疗方案调整后的疗效评价,如短期住院治疗的糖尿病患者,GA 比 HbA_{1c} 更具有临床参考价值;通过对 GA 的测定可鉴别高血糖个体是在急性应激(如外伤、感染、急性心脑血管事件)时出现的应激性高血糖还是真正的糖尿病。一般认为应用 GA 鉴别隐匿性糖尿病和应激性高血糖的切点为 17.5%。另外,GA 作为一种重要的糖基化产物,与糖尿病肾病、糖尿病视网膜病变及动脉粥样硬化等慢性并发症具有良好的相关性。

尽管 GA 是评价患者短期血糖控制情况的良好指标,但合并某些疾病(如肾病综合征、肝硬化等)影响白蛋白更新速度时,GA 的检测结果并不可靠。另外,GA 不能精确反映血糖波动的特征;GA 水平还受到体重指数的影响,GA 与体重指数呈负相关,其原因尚不明确,可能与肥胖者白蛋白更新速度、分解代谢速度加快及慢性炎症等因素有关;甲状腺激素能够促进白蛋白的分解,也会影响血清 GA 的水平。

五、血清及唾液 1,5- 脱水葡萄糖醇(1,5-AG)的检测

1,5- 脱水葡萄糖醇(1,5-anhydroglucitol, 1,5-AG)是呋喃葡萄糖的 C-1 脱氧形式,主要来源于食物,经尿液排出时在肾小管被重吸收,其重吸收过程可被尿葡萄糖竞争性抑制,其含量在多元醇糖类中仅次于葡萄糖,糖尿病患者在长期高血糖状态下,由于尿葡萄糖持续性滤出,致使 1,5-AG 重吸收减少,经尿液排出增多,从而导致血中 1,5-AG 水平降低。此外,研究表明 1,5-AG 在体内基本不被代谢,也无从头合成,在体内稳定存在,并且 75g 口服葡萄糖耐量试验(oral glucose tolerance test, OGTT)和 100g 馒头餐试验表明血清 1,5-AG 在临床上可进行非空腹检测,较为便利。因此,作为一种新型的血糖监测指标,目前已有较多研究探索 1,5-AG 用于糖尿病筛查和管理的价值及临床意义。1,5-AG 可准确而迅速地反映 1～2 周内的血糖控制情况,尤其是对餐后血糖波动的监测具有明显优势。2003 年美国食品药品监督管理局已批准检测血清 1,5-AG 的试剂盒上市。有研究表明,在糖尿病管理中,血清 1,5-AG 可作为辅助的血糖监测指标用于指导治疗方案的调整。近年,国内有学者建立了唾液 1,5-AG 的精确质谱检测方法,为今后糖尿病的无创监测和筛查提供了新的思路。但是,目前 1,5-AG 在糖尿病筛查、监测中的证据尚不充分,需要开展更多的临床研究。

六、血或尿酮体的检测

血酮体包括 β- 羟基丁酸、乙酰乙酸和丙酮,前两者是酮体的主要组成成分,分别占 78% 和 20%,丙酮仅占 2%。正常人血液中酮体含量极少,是人体利用脂肪的一种正常现象。糖尿病患者由于胰岛素相对或绝对缺乏导致利用葡萄糖减少,身体更多地利用脂肪就可以产生更多的酮体。血酮体检测主要是检测 β- 羟基丁酸,而尿酮体主要包括乙酰乙酸和丙酮。丙酮具有挥发性,可在患者呼出的气体中闻到烂苹果味道。在氧含量相对充足的情况下 β- 羟基丁酸可氧化为乙酰乙酸,而乙酰乙酸在缺氧的情况下可以还原成 β- 羟基丁酸,所以有时患者病情严重缺氧加重可导致更多的乙酰乙酸还原成 β- 羟基丁酸,尿酮体(主要包括乙酰乙酸和丙酮)反而会假性下降。另外,尿酮体的监测还易受留尿因素影响,并且饮水量的

高低也影响尿酮体的水平。目前国内已有个人用血酮体测试仪上市。

七、尿糖的监测

正常人尿中可以有微量葡萄糖,当血糖浓度升高超过肾糖阈(肾糖阈一般为血糖>8.88mmol/L,或>160mg/dL),或肾糖阈降低,将导致尿中出现较多的葡萄糖。若肾糖阈一定,则血糖越高尿糖越多,使用测定尿中葡萄糖浓度的方法可反映血糖浓度。

常用的尿糖测定方法有班氏法和试纸条法。尿糖试纸是尿糖患者用来检查自己尿糖情况的专用试纸。其原理是根据葡萄糖在葡萄糖氧化酶的催化作用下形成葡萄糖酸和过氧化氢,过氧化氢在过氧化氢酶的催化作用下形成水和原子氧,以及原子氧可以将某种无色的化合物氧化成有色的化合物,将上述两种酶和无色化合物固定在纸条上。在使用时只需将试纸涂有葡萄糖氧化酶试剂的一端浸入尿液中,按规定的时间取出,与试纸瓶中附的标准颜色对比,即可以知道为几个加号(+~++++)。该方法作为半定量的测定方法有时不够准确:譬如患者饮水量的多少会影响尿糖浓度,另外慢性肾脏病变(包括糖尿病肾脏病变)、怀孕或服用影响尿糖测定的药物(比如维生素C、抗氧化剂等)都会影响到尿糖的测定结果。

尿糖试纸使用时应注意试纸有效期,试纸浸入的时间和比较颜色的时间都要按规定严格执行,不然极易发生误差。值得提醒的是,不同厂家的试纸质量差别较大,尿糖测定法虽然简单易行且尿糖试纸价格也很便宜,但由于准确性较差,只能大致反映血糖的高低,目前已很少使用。

第三节 糖尿病血糖自我监测的未来展望

日复一日的扎针测血糖(CGM同样需要扎针进行仪器校正)是所有糖尿病患者的梦魇——扎针通常是在手指前部两侧采血,因手指神经末梢密集而感觉较痛、且手指经常使用易触碰或污染伤口而影响愈合。CGM也存在探头需要频繁更换、价格昂贵、佩戴不方便并且仍然是有创等问题有待解决。人们一直希望能诞生一种不用扎针的非侵入性测量血糖的技术。传感器技术的发展、新材料的诞生和电子技术的创新让新型非侵入性血糖检测设备在近20年来有了飞跃式进展。近年来可穿戴无创葡萄糖传感器纷纷问世,包括采用近红外、红外、拉曼等光谱技术,经皮透析技术,基于代谢热及多参数算法技术,以夹手指、夹耳垂等检测方式获取葡萄糖结果。基于采集的生物体液的类型,可穿戴无创葡萄糖传感器目前主要可以分为以下四种类型:用于检测间质液、汗液、泪液和唾液的葡萄糖传感器。基于泪液的隐形眼镜也在使用不同的技术进行研究,包括光学偏振、电化学传感、荧光等,但由于难以准确检测眼泪中的葡萄糖,因此没有进一步的进展。1,5-脱水葡萄糖醇(1,5-AG)可准确而迅速地反映1~2周内的血糖控制情况,尤其是对餐后血糖波动的监测具有明显优势,国内有学者建立了唾液1,5-AG的精确质谱检测方法,为今后糖尿病的无创监测和筛查提供了新的思路。用于检测唾液中葡萄糖的护齿板在2016年首次出现。同样在2016年,第一个多路汗液葡萄糖可穿戴贴片出现。2017年首次通过使用反离子电渗技术,以非常小的电流通过完整的皮肤将间质液标本收集到凝胶盘上进行测定。2018年则首次提出一个通过毛囊获取组织间液的有趣概念。2019年兼具比色和电化学传感器的可穿戴贴片问世。同年基于3D纸的微流控葡萄糖传感器和集成式汗液葡萄糖手表出现。2021年报道了第一个可以针对静止受试者的汗液基于触摸的葡萄糖生物传感器。

目前已经证实间质液、汗液、唾液和泪液的葡萄糖浓度与血液中的葡萄糖浓度之间有明确的相关性，它们也是无创追踪葡萄糖水平的主要几种生物体液，但各类无创装置仍存在许多科学家尚无法攻克的缺陷。另外，血糖自我评估的标准和法规只涉及设备的性能，对微创和无创检测设备真正被接受构成了巨大的挑战，因为它们的性能必须与 CGM 和SMBG 相媲美，并需要相关检测标准出台。无创葡萄糖监测系统的准确度及其提供的血糖数值变化的延迟性也是临床应用面临的巨大挑战。但目前较为一致的观点是基于金属纳米材料的可穿戴无创性传感器对葡萄糖水平进行监测是一个具有发展前景的研究领域。相信在不久的将来，与有创葡萄糖检测方法相比，无创葡萄糖检测方法将成为葡萄糖检测方法的主流。

糖尿病患者对反映血糖水平的指标进行自我监测是糖尿病管理不可或缺的部分，目前常用的各种监测方法各有其优势、特点和临床适用范围，医生和患者应根据患者各自的不同需求选择不同的自我监测方法，以全面了解患者血糖的动态变化，为临床决策提供依据。我们期待科学技术日新月异的发展给患者带来更简便精准的自我监测方法，最终提高糖尿病患者的综合管理水平。

（董凤芹）

主要参考文献

[1] 中华医学会糖尿病学分会. 中国持续葡萄糖监测临床应用指南（2021 年版）[J]. 中华糖尿病杂志，2021，13（10）：936-948.

[2] 中华医学会糖尿病学分会血糖监测学组. 中国扫描式葡萄糖监测技术临床应用专家共识[J]. 中华糖尿病杂志，2018，10（11）：697-700.

[3] American Diabetes Association. Standards of medical care in diabetes-2007[J]. Diabetes Care，2007，30（Suppl 1）：S4-S41.

[4] American Diabetes Association. Standards of medical care in diabetes-2008[J]. Diabetes Care，2008，31（Suppl 1）：S12-54.

[5] HANDELSMAN Y，BLOOMGARDEN Z T，GRUNBERGER G，et al. American Association of Clinical Endocrinologists and American College of Endocrinology：Clinical practice guidelines for developing a diabetes mellitus comprehensive care plan-2015[J]. Endocr Pract，2015，21（4）：413-437.

[6] American Diabetes Association. Glycemic Targets：In Standards of Medical Care in Diabetes-2017[J]. Diabetes Care，2017，40（Suppl 1）：S48-S56.

[7] American Diabetes Association. Diabetes Technology：Standards of Medical Care in Diabetes-2019[J]. Diabetes Care，2019，42（Suppl 1）：S71-S80.

[8] American Diabetes Association. Diabetes Technology：Standards of Medical Care in Diabetes-2021[J]. Diabetes Care，2021，44（Suppl 1）：S85-S99.

[9] GRUNBERGER G，SHERR J，ALLENDE M，et al. The use of advanced technology in the management of persons with diabetes mellitus[J]. Endocr Pract，2021，27（6）：505-537.

[10] 中国研究型医院学会护理分会. 成人围手术期血糖监测专家共识[J]. 中国糖尿病杂志，2021，29（2）：81-85.

[11] 国家老年医学中心. 中国老年糖尿病诊疗指南（2021年版）[J]. 中华糖尿病杂志，2021，13（1）：14-46.

[12] 中华医学会糖尿病学分会. 中国2型糖尿病防治指南（2020年版）[J]. 中华糖尿病杂志，2021，13（4）：315-408.

[13] KALRA S，SHAIKH S，PRIYA G，et al. Individualizing time-in-range goals in management of diabetes mellitus and role of insulin：Clinical insights from a multinational panel[J]. Diabetes Ther，2021，12（2）：465-485.

[14] KUDVA Y C，AHMANN A J，BERGENSTAL R M，et al. Approach to using trend arrows in the freestyle libre flash glucose monitoring systems in adults[J]. J Endocr Soc，2018，2（12）：1320-1337.

[15] KRÖGER J，REICHEL A，SIEGMUND T，et al. Clinical recommendations for the use of the ambulatory glucose profile in diabetes care[J]. J Diabetes Sci Technol，2020，14（3）：586-594.

[16] American Diabetes Association. Standards of medical care in diabetes-2022[J]. Diabetes Care 2022，45（Suppl 1）：S4-S7.

[17] SEYED A S，WESTMAN K，PIVODIC A，et al. The association between HbA_{1c} and time in hypoglycemia during CGM and self-monitoring of blood glucose in people with type 1 diabetes and multiple daily insulin injections：A randomized clinical trial（GOLD-4）[J]. Diabetes Care，2020，43（9）：2017-2024.

[18] JOHNSON S R，HOLMES-WALKER D J，CHEE M，et al. Universal subsidized continuous glucose monitoring funding for young people with type 1 diabetes：Uptake and outcomes over 2 years，a population-based study[J]. Diabetes Care，2022，45（2）：391-397.

[19] LANZINGER S，BEST F，BERGMANN T，et al. Dynamics of HbA_{1c}，BMI and rates of severe hypoglycemia in 4434 adults with type 1 or type 2 diabetes after initiation of continuous glucose monitoring [J]. Diabetes Technol Ther，2022，24（10）：763-769.

[20] 吴佳玲，程康耀，吕伟波. 自我血糖监测的国内外现状及影响因素研究进展[J]. 解放军护理杂志，2017，34（21）：35-39.

[21] PAN J，ZOU J，BAO Y，et al. Use of glycated albumin to distinguish occult diabetes mellitus from stress-induced hyperglycemia in Chinese orthopedic trauma patients[J]. J Trauma Acute Care Surg，2012，72（5）：1369-1374.

[22] BECK R W，BERGENSTAL R M，RIDDLESWORTH T D，et al. Validation of Time in Range as an Outcome Measure for Diabetes Clinical Trials[J]. Diabetes Care，2019，42（3）：400-405.

[23] JIAN C H，ZHAO A H，MA X J，et al. Diabetes Screening：Detection and Application of Saliva 1,5-Anhydroglucitol by Liquid Chromatography-Mass Spectrometry[J]. J Clin Endocrinol Metab，2020，105（6）：1759-1769.

[24] SAMSON S L，VELLANKI L，BLONDE L，et al. American Association of Clinical Endocrinology Consensus Statement：Comprehensive Type 2 Diabetes Management Algorithm-2023 Update[J]. Endocr Pract，2023，29（5）：305-340.

[25] SAHA T，DEL CANO R D，MAHATO K，et al. Wearable Electrochemical Glucose Sensors in Diabetes Management：A Comprehensive Review[J]. Chem Rev，2023，123（12）：7854-7889.

第十一章

糖尿病教育与管理

核 心 推 荐

1. 随着对糖尿病认识的不断深入，糖尿病教育管理的定义和理念也在不断更新和完善，从最早的糖尿病教育到糖尿病教育与管理，从糖尿病自我管理教育（diabetes self-management education，DSME）再向糖尿病自我管理教育与支持（diabetes self-management education and support，DSMES）延伸，DSME 和 DSMES 仅一字之差，却给糖尿病教育事业带来了翻天覆地的变化。

2. DSMES 是通过建立正确的"知 - 信 - 行"体系帮助糖尿病患者提高自我管理水平并提供持续支持，以改善不良的代谢水平、延缓并发症的发生发展，从而减轻疾病负担，提高患者的生活质量。对高危人群及早期诊断的糖尿病患者的教育和支持有助于减少未来糖尿病的发生风险，实现糖尿病逆转。

3. DSMES 的目标是提升血糖、血脂、血压、血尿酸等代谢指标的达标率，提升糖尿病患者自我管理能力，进而改善患者健康状况和生活质量。糖尿病教育与管理的背后是一个多学科照护团队，团队建设及措施的实行可采用线上线下相结合的方式。

4. DSMES 的内容涉及面广，涵盖糖尿病基本知识、并发症防治、饮食运动指导、血糖监测及护理技巧、心理支持、特殊人群及特殊状态处理等。由多学科团队协作，可通过糖尿病自我管理处方的形式实现，方式灵活多样，需定期评估、实施及调整。

5. 随着互联网和新兴科技的发展，加上人工智能（AI）技术的不断加入，为糖尿病教育和管理带来巨大改变，而与此同时，数智时代的到来也为糖尿病教育管理带来全新的机遇与挑战。

糖尿病是需要终生治疗的慢性、非感染性疾病，一经诊断就应该接受正规和系统的糖尿病教育，学习饮食、运动、药物和监测相结合的、复杂的自我管理，糖尿病的治疗效果不完全取决于医生的医疗水平及药物应用，而更多地依赖于患者的密切配合、持续的医疗照护及支持。如何学习掌握有效的自我管理，是糖尿病控制的关键，因此，糖尿病的控制不是传统意义上的治疗，而是系统的管理。糖尿病教育作为糖尿病治疗的最主要组成部分之一，发挥着越来越重要的作用。越来越多的研究证明，DSMES 能够提高糖尿病知识水平，进一步改善患者的自我管理行为，改善临床结局，减少医疗费用，改善生活质量。在国际糖尿病联盟（The International Diabetes Federation，IDF）、美国糖尿病学会（American Diabetes Association，ADA）和中华医学会糖尿病学分会（Chinese

Diabetes Society，CDS）等相关指南中均要求对糖尿病患者进行教育与管理，ADA 声明中提到："没有糖尿病自我管理教育的治疗是不能接受的。"由此可见，DSMES 在糖尿病治疗中起到举足轻重的作用。

第一节 糖尿病教育与管理的定义及变革

早在 1918 年，Joslin 即提出治疗效果最好的是受过糖尿病教育的患者，从此，人们开始重视糖尿病教育的重要作用。1977 年，欧洲糖尿病研究协会（European Association for the Study of Diabetes，EASD）成立新的研究小组，即糖尿病教育研究小组，自此 EASD 开始关注糖尿病教育。1983 年迈克尔·伯杰团队针对住院的 1 型糖尿病患者开发了第一个结构化的糖尿病教育项目，显著改善代谢状况、减少再住院人数，证实了将该教学和治疗方案大规模应用于其他医院的可行性，以提高糖尿病护理质量，降低医疗成本。之后，越来越多的循证医学证据显示，通过糖尿病患者有效的自我管理教育能够控制自身的血压、血糖、血脂等代谢指标，从而延缓和减少并发症的发生。

1995 年美国《糖尿病自我管理教育项目的国家标准》（以下简称"美国国家标准"）中首次提出用"糖尿病自我管理教育（diabetes self-management education，DSME）"的概念来代替"患者教育"，DSME 的过程包括对个人评估，目标设定，教育计划的制定、实施、评估和随访的整合。2000 年更新的美国国家标准中定义 DSME 为涉及糖尿病患者和教育工作者的一个互动、协作、持续的过程。这个过程包括①对个人特定教育需求的评估；②确定个人特定的糖尿病自我管理目标；③教育和行为干预，以帮助个人实现确定的自我管理目标；④评估个人达到确定的自我管理目标的进展情况。

2012 年美国糖尿病教育者协会（The American Association of Diabetes Educators，AADE）和美国糖尿病协会（American Diabetes Association，ADA）联合工作组再次更新美国国家标准，更改 DSME 为糖尿病自我管理教育与支持（diabetes self-management education and support，DSMES），将 DSMES 定义为促进处于糖尿病前期和糖尿病的患者获得自我护理所必需的知识、技能和能力的持续过程，并强调"糖尿病自我管理和支持标准"虽然应用于糖尿病，但也适用于对糖尿病前期患者的教育和支持。与之前的版本比较，DSMES 同样强调个性化原则，必须收集患者的病史、年龄、文化程度、健康信念和态度、糖尿病知识、糖尿病自我管理技能和行为、对糖尿病的情绪反应、学习准备程度、识字水平及计算能力、身体限制、家庭支持和经济状况等信息，评估每个患者的教育需求，再制定个性化的教育和支持计划；其次 DSMES 指出要关注自我管理过程中的障碍，如糖尿病患者合并慢性疾病（如抑郁症和慢性疼痛）以及一般社会心理问题，可能对糖尿病的自我管理造成重大影响。每一个糖尿病及处于糖尿病前期的患者，均需要参与糖尿病自我管理教育。经全面评估后，参与者和教育专家们将共同制定出个性化的教育和支持计划，制定计划的重点是引导行为改变，定期评估以确定是否需要额外的或不同的干预措施以及是否需要重新评估。

2017 年工作小组将 DSMES 定义为一个促进糖尿病前期和糖尿病自我管理的知识、技能和能力所需要的持续的过程，和在正式的自我管理培训之外，帮助糖尿病或糖尿病前期患者实施和维持管理其病情所需的活动。DSMES 的需求将由参与者确定，并由一个或多个团队成员进行评估，以确定需求和潜在的自我管理支持策略，共同制定个性化的 DSMES 计划，要兼顾糖尿病患者的治疗负担，并在个人能力的范围内考虑所有计划。在糖尿病诊断后的各个阶段都应实施 DSMES，无论处于哪个阶段，都要优先考虑患者的需求。DSMES 必须以患者为中心，重点关注参与者的优先事项和价值观。

2021 年 ADA、糖尿病护理和教育专家协会（Association of Diabetes Care & Education Specialists，ADCES）、营养和营养学学会（Academy of Nutrition and Dietetics，AND）、美国家庭医生学会（American Academy of Family Physicians，AAFP）、美国儿科学会（American Academy of Pediatrics，AAP）、美国护士协会（American Nurses Association，ANA）和美国药剂师协会（American Pharmacists Association，APhA）联合发布《成人 2 型糖尿病患者的糖尿病自我管理教育和支持的共识》，进一步强调了 DSMES 对于糖尿病管理的重要作用，指出 DSMES 的主要目的是通过多种方式来辅助糖尿病患者，使其提高必要知识技能和信心并以自身努力改善病情、提高生活质量。

2022 年的美国国家标准更新为一份通用文件，更易于理解并可由提供基层卫生保健的社区实施。该标准建议 DSMES 提供以人为本的服务，并考虑到不断增加的技术参与平台和系统以促进公共卫生的公平性。更新的美国国家标准鼓励 DSMES 团队要考虑到糖尿病患者的家庭和照顾者的日常需求，关注并解决与糖尿病患者一起生活和管理糖尿病的照顾者的情绪负担。为了最好地评估个性化需求，制定计划、定期评估和提高服务质量，DSMES 团队必须确定和了解目标人群的特征，包括种族、民族 / 文化背景、性别、年龄、地理位置、技术获取情况、文化教育水平、卫生知识普及程度和计算能力，人群对与糖尿病、相关并发症和共病相关风险的感知也是需要考虑的关键特征。

近年来，随着互联网技术和信息化不断普及，越来越多的人习惯于使用互联网进行交流、教学和学习，这给 DSMES 带来了前所未有的机遇。越来越多的循证医学证据支持通过虚拟、远程医疗、电话、短信和基于网络 / 移动电话应用程序提供 DSMES，加强糖尿病患者和 DSMES 团队之间的沟通，改善糖尿病自我管理行为及治疗的依从性，改善血糖控制达标率及相关结局。

第二节 糖尿病自我管理教育与支持的形式

糖尿病自我管理教育与支持（DSMES）的形式和手段有多种。

一、基于网络信息技术的糖尿病自我管理教育与支持

随着手机和互联网的普及，各种手机智能 APP 逐渐应用到糖尿病的治疗中并为患者的教育和管理提供了多种途径。通过网络，医护人员可以及时得知患者自身管理状况，糖尿病管理者可以根据患者的信息提供个体化诊疗计划，患者还可以通过语音、视频等与糖尿病管理者或病友进行互动，通过网络等多种形式使患者血糖得到良好控制。Presley 等研究发现，基于社区的 DSMES 能明显改善患者的血糖和糖化血红蛋白。智能手机的普及也使得糖尿病自我管理教育实施更加灵活个性，基于智能手机和短信的自我管理干预可对 2 型糖尿病患者的自我效能、自我护理活动和健康相关结果产生有益影响，但仍需进一步研究

来评估远程指导干预对糖尿病自我管理的成本效益。"E 糖书"是中华医学会糖尿病学分会糖尿病教育与管理学组专家参与研发的专业糖尿病管理工具,通过视频讲座、情景微电影和电子书等形式提升初诊 2 型糖尿病患者的自我管理水平并改善患者的血糖水平。

二、基于医护团队的糖尿病自我管理教育与支持

基于医护专业团队的 DSMES 主要是指由专科医生、护士、营养师以及运动指导师等组成团队为糖尿病患者进行全面干预管理,根据患者具体情况制定个体化治疗及管理方案,及时与患者沟通得到反馈并更改方案以达到改善病情、提高生活质量以及减少医疗开支等目的。专业的医护团队为糖尿病患者提供降糖方案、营养教育并进行体重管理等综合措施可明显改善患者的血糖水平以及体重。Lean 团队进行的多中心研究证实,由专业营养师或护士进行的包括饮食运动干预及定期会面等内容的常规初级保健计划可有效控制患者的体重和 HbA_{1c}。结构化教育亦可降低 1 型糖尿病患者严重低血糖的发生率,有效改善血糖控制。2003 年,英国国家卫生与临床优化研究所(National Institute for Health and Care Excellence,NICE)将糖尿病患者的结构化教育定义为:针对患者的治疗和心理需求,考虑患者的教育程度和文化背景,筛选重要的糖尿病教育内容,有计划、分等级地进行患者教育。

三、基于同伴的糖尿病自我管理教育与支持

基于同伴的 DSMES 主要指具有相似疾病或身体状况经历的人们在一起分享信息、观念、情感或行为技能。基于同伴的方式具有方式灵活、反馈及时以及成本较低等优点,也逐渐应用于糖尿病患者的自我管理中,弥补了医护人员由于条件限制给予患者支持的时间和范围的不足。基于同伴的 DSMES 对糖尿病患者的自我管理行为和血糖控制等影响显著,但仍存在病患同伴之间专业知识不足和对糖尿病自我管理理解陷入误区等问题,所以单独的同伴间的支持成效有限。因此,国内外多项研究将同伴 DSMES 和基于信息技术的 DSMES 相结合,在 1 型及 2 型糖尿病自我管理过程中均能发挥更有效作用。例如,通过微信群形式进行同伴支持的糖尿病患者血糖水平明显优于对照组。

四、基于社区的糖尿病自我管理教育与支持

基于社区的 DSMES 是一种综合性的方式,由卫生部门组织协调,在社区服务机构及综合性医院的共同参与下逐渐形成以社区为中心的一种糖尿病综合防治模式。Spencer 团队研究表明,由社区卫生工作者参与糖尿病自我管理教育计划,可明显改善糖尿病患者的社会支持和自我管理水平。而临床护理相关的同伴支持能够更大程度地减少糖尿病患者的痛苦。国内研究也证实了基于社区的糖尿病教育与支持可以提高患者的依从性,从而更好地降低空腹血糖和 HbA_{1c}。深圳是我国最早开展社区卫生健康服务的城市之一,社区构建和实施"深圳社区糖管家"人才培训体系,开展社区糖尿病主动筛查、规范社区一体化诊疗行为、推动社区糖尿病分级诊疗制度的落实等工作均为患者的血糖控制和糖尿病预防发挥着巨大的作用。社区 DSMES 既可为糖尿病患者提供便捷的社区服务,又可提高社区居民的自我管理意识,加强自我护理技能,在一定程度上降低糖尿病患者的病死率及严重糖尿病并发症发生风险。

由于各种原因,糖尿病患者中很少有人能完整地完成 DSMES。2017 年 AADE 对 4 696 余名糖尿病教育工作者进行的实践调查报告显示,只有 23% 的糖尿病教育参与者完成了

75% 或以上课程,可能由缺乏对糖尿病饮食和运动控制的了解、疾病的病耻感以及家庭支持缺乏等一系列原因所导致,所以如何提高 DSMES 的利用率可能是亟待解决的主要问题。

随着医疗和科学技术的发展,AI 技术和网络技术等新兴科技已经逐渐渗透到医疗行业,远程医疗和线上指导等方法已经逐渐成为医护人员和患者沟通交流的一种方式,也逐渐在部分地区应用到 DSMES 中,并取得了一些成果。DSMES 在我国发展至今,已经在线上线下以及不同地区进行了多年的探索和实践,相信在未来将探索研究出多种不同的方式,全面监控和辅助患者更好地管理糖尿病。

第三节　糖尿病自我管理教育与支持的临床获益及意义

一、糖尿病自我管理教育与支持的临床获益

我国糖尿病诊治面临的现状是:患病率逐年升高,但糖尿病知晓率低、血糖控制达标率低,并发症发生率高,给家庭和社会带来沉重的经济负担。糖尿病教育、医学营养治疗、运动治疗、血糖监测和药物治疗是糖尿病综合管理的"五驾马车",其中 DSMES 是重要的基础管理措施,是决定糖尿病管理成败的关键。

(一)改善糖尿病患者的代谢水平

糖尿病是一种以高血糖为特征的慢性代谢性疾病,往往伴随着其他代谢指标的异常,DSMES 作为实施慢性病管理策略的核心,对糖尿病患者的血糖、血脂、血压和体重指数等代谢指标具有明显的改善作用,可以明显降低空腹血糖、餐后 2 小时血糖及 HbA_{1c},提高血糖达标率,降低糖尿病相关并发症的发生风险。2 型糖尿病患者存在胰岛素抵抗,易诱发脂质代谢紊乱,且合并肥胖、高血压等代谢紊乱性疾病,不利于糖尿病控制;DSMES 可帮助患者降低血总胆固醇、甘油三酯及低密度脂蛋白,增加高密度脂蛋白,可降低收缩压、舒张压,减轻体重及降低 BMI。

(二)延缓糖尿病并发症的发生

对于糖尿病急性并发症,研究显示在 PDCA[计划(plan)、执行(do)、检查(check)、调整(action)]循环基础上,DSMES 能够部分缩短糖尿病酮症酸中毒患者酸中毒的纠正时间,并且改善血糖水平和提升护理满意度。

DSMES 在慢性并发症的防治中发挥着更显著的作用。糖尿病肾病的治疗是一个长期过程,患者治疗依从性较差,健康教育可以通过提高患者的糖尿病知识来提高治疗的依从性;糖尿病视网膜病变是眼部微血管病变,随着疾病进展会损伤视力,严重者会失明,持续健康教育有助于提高糖尿病视网膜病变患者的视力恢复率;糖尿病足是糖尿病的晚期并发症,具有较高的致残率及病死率,开展微信健康教育能够提升糖尿病患者对糖尿病足的知识、态度、行为水平,控制血糖达标。

(三)建立正确的"知-信-行"体系

所谓的"知-信-行"体系是将行为改变分为获取知识、转变态度和行为形成三个连续过程,基于"知-信-行"的糖尿病教育注重理论知识与实践的结合,以掌握知识、树立积极信念为基础,以改善不良行为为重点。

糖尿病自我管理教育从知识、信念、行为三个方面帮助患者获取糖尿病相关知识,树立

积极的降糖信念,形成健康的生活行为。社区作为初级保健场所,对糖尿病患者实施规范化的教育和管理,可以提高患者对糖尿病知识的知晓率,提高血糖控制达标率。糖尿病足由于病程长、治愈率低,患者容易产生紧张、焦虑及悲观情绪,健康信念大受打击,而健康信念模式能够提升糖尿病足患者的健康信念和自我管理效能,致使饮食和运动管理控制、遵医用药、血糖检测、足部护理、吸烟状况六个维度得分明显提高,从而延缓糖尿病的发展。

(四)提高糖尿病患者的生活质量

糖尿病引发的代谢紊乱及慢性并发症可造成机体多器官损伤及功能障碍,对患者的生活质量造成严重影响。采用生活质量综合评定问卷(GQOLI-74)对患者生活质量进行评分,发现应用以问题为导向的健康教育联合行为干预的患者在躯体功能、社会功能、心理功能及物质生活状态评分更高。采用糖尿病特异性生命质量测定量表(A-DQOL)对患者生活质量进行评分,结果显示,应用 5E(鼓励、教育、运动、工作、评估)护理管理模式配合人文关怀干预方式的患者在满意程度、影响程度和忧虑程度等方面评分更高,同时患者的自我效能得到提升,心理状态得到改善。

(五)消除糖尿病患者的负面情绪

血糖异常不仅对患者身体造成损伤,还能刺激应激反应,通过影响下丘脑 - 垂体 - 肾上腺轴功能并上行至中枢神经系统导致患者出现负性情绪状态。教育与支持可以改善患者的抑郁、焦虑等不良情绪,减轻心理压力以及情绪波动,改善睡眠质量,提高糖尿病患者的主观幸福感和自我效能感。

(六)减轻糖尿病诊治的疾病负担

DSMES 是减轻患者经济负担和医院成本的一种重要措施。不仅可以改善血糖控制,还可以减少住院费用和医院相关成本。同伴支持教育有助于平均住院费用的减少和平均住院时间的缩短,减少家庭负担、节省医保资金。

(七)改善糖尿病患者特殊人群的预后

糖尿病特殊人群,主要是老年糖尿病患者、妊娠期糖尿病患者、儿童及青春期糖尿病患者,临床实践中需要采取一些特别的措施对其进行护理干预。

DSMES 对老年糖尿病患者具有重要作用,能够改善老年糖尿病患者的遵医行为,降低并发症发生率;DSMES 有助于产妇掌握关于妊娠期糖尿病和分娩的相关知识,在一定程度上降低剖宫产的概率,减少产妇妊娠期高血压、胎膜早破、羊水过多、产后出血等并发症,还会降低巨大胎儿、早产儿、新生儿窒息、胎儿宫内窘迫等并发症的发生率;营养干预可以帮助糖尿病患儿家属了解糖尿病的饮食知识,减少血糖波动及低血糖的发生率。基于行为分阶段转变理论的动机性访谈干预能够提高 1 型糖尿病患儿的胰岛素笔注射技能和自我效能水平,不仅能减轻注射时产生的疼痛感、减少皮下脂肪增生等并发症、提高患儿的治疗依从性,还会增加胰岛素注射剂量的准确性,有利于患儿的血糖控制。

综上所述,DSMES 从多方面使糖尿病患者受益,包括改善代谢水平、降低并发症的发生、提高生活质量、消除负面情绪、减轻疾病负担、改善预后等。糖尿病的教育与管理模式值得进一步探究。

二、糖尿病自我管理教育与支持在糖尿病预防中的意义

近 30 年来,我国糖尿病患病率逐年增加,其中糖尿病前期占据着较高的比例,因此在 2

型糖尿病高危人群和糖尿病前期人群中开展糖尿病的预防显得尤为重要。DSMES 不仅在糖尿病治疗中发挥着重要作用，对于 2 型糖尿病高危人群和糖尿病前期患者的预防意义同样不可忽视。《中国 2 型糖尿病防治指南（2020 年版）》对糖尿病高危人群及糖尿病前期定义如下。

1. 成年高危人群　包括：①有糖尿病前期史；②年龄≥40 岁；③ BMI≥24kg/m^2 和 / 或向心性肥胖（男性腰围≥90cm，女性腰围≥85cm）；④一级亲属有糖尿病史；⑤缺乏体力活动者；⑥有巨大胎儿分娩史或有妊娠期糖尿病病史的女性；⑦有多囊卵巢综合征病史的女性；⑧有黑棘皮病者；⑨有高血压史，或正在接受降压治疗者；⑩高密度脂蛋白胆固醇 <0.90mmol/L 和 / 或三酰甘油 >2.22mmol/L，或正在接受调脂药治疗者；⑪有动脉粥样硬化性心血管疾病（ASCVD）史；⑫有类固醇类药物使用史；⑬长期接受抗精神病药物或抗抑郁症药物治疗；⑭中国糖尿病风险评分总分≥25 分。

2. 儿童和青少年高危人群　包括：BMI≥相应年龄、性别的第 85 百分位数，且合并以下 3 项危险因素中至少 1 项，即母亲妊娠时有糖尿病（包括妊娠期糖尿病），一级亲属或二级亲属有糖尿病史，存在与胰岛素抵抗相关的临床状态（如黑棘皮病、多囊卵巢综合征、高血压、血脂异常）。

糖尿病前期指血糖水平介于糖尿病和正常血糖间的一种状态，即空腹血糖 >6.1mmol/L，或餐后 2h 血糖 >7.8mmol/L，但未达到糖尿病的诊断标准。

2009 年 ADA 就"糖尿病缓解"定义召集相关临床专家进行讨论，并发布了第一份有关"糖尿病缓解"的专家共识，在此共识中，专家组提出相较于"治愈"，"缓解"一词能更贴切地描述糖尿病患者血糖改善的预后状态，依据 HbA$_{1c}$、空腹血糖以及停止治疗时长等条件制定了糖尿病缓解标准。2021 年 EASD/ADA 联合再次发布共识，修订并完善了 T2DM 缓解定义，增加了评估缓解的替代标准，针对缓解状态 T2DM 患者的随访予以相关推荐，并对"缓解""消除""逆转""治愈"这 4 个专业术语进行分析评估，最终建议仍然沿用"缓解"一词来描述糖尿病预后状态。2021 年发布的《2 型糖尿病缓解中国专家共识》，对 T2DM 缓解的定义采用 2021 年美国糖尿病学会（ADA）的"2 型糖尿病缓解的定义和解释"，介绍了强化生活方式干预、药物治疗、代谢手术三种治疗手段作为 T2DM 的缓解方法，早期缓解糖尿病维持时间越长，越能降低糖尿病并发症及全因死亡率。

对早期、高体重的 2 型糖尿病患者强化饮食干预，患者体重明显下降后，包括血糖在内的代谢指标均可逐步恢复正常，病情达到临床缓解状态，部分患者甚至可以多年不需要用降糖药。预防糖尿病的关键期是糖尿病前期。与一般健康教育策略相比，生活方式干预策略可以将糖尿病前期个体的血糖水平逆转至正常血糖，通过遵从一定的饮食计划或开具饮食处方，根据静息代谢率、体脂百分比和瘦体重进行临床配方，每周进行营养教育、高强度间歇训练（与其心血管调节相匹配）和以解决方案为中心的心理治疗课程，为期 12 周的个体化治疗干预后，成功缓解了 2 型糖尿病。由此可见，糖尿病自我管理教育与支持下，生活方式干预使糖尿病缓解成为可能。

第四节　糖尿病自我管理教育与支持的目标及团队建设

一、糖尿病自我管理教育与支持的目标

患者一旦确诊为糖尿病，即应接受糖尿病教育，教育的目的是使患者充分认识糖尿病

并掌握糖尿病的自我管理能力。DSMES 的总体目标是支持决策制定、自我管理行为、问题解决和与医疗团队积极合作。

（一）提升血糖等代谢指标的达标率

糖尿病治疗的近期目标是控制糖尿病症状，防止出现急性代谢并发症，远期目标是通过良好的代谢控制，预防糖尿病慢性并发症，提高糖尿病患者的生活质量，延长预期寿命。

1. 血糖管理 HbA_{1c} 是评估长期血糖控制水平的金标准，反映近 2~3 个月的平均血糖水平，在血糖控制和心血管风险评估中起着重要作用。因此，糖尿病控制目标之一就是使增高的 HbA_{1c} 水平恢复到个体化的目标，以减少或预防糖尿病并发症。无论是初诊初治还是持续干预治疗的糖尿病患者，都应该将血糖控制达标作为糖尿病管理的重中之重，进一步强化生活方式干预，合理选择有效安全的降糖药物，长期维持 HbA_{1c} 的控制达标并保持在糖尿病病程的始终。

2. 体重管理 BMI 是衡量体重的重要指标，不断增加的 BMI 可升高个体从糖尿病前期向糖尿病过渡的风险，血压升高、血脂紊乱、冠心病及其他心血管事件发生风险也升高。体重减轻可改善血糖、血压和血脂，延缓或预防并发症，特别是心血管事件。初诊糖尿病患者起始治疗应重视体重管理，将体重指标纳入糖尿病教育及监测内容，选用有益于体重控制的治疗方案及药物，在长期治疗中重视糖尿病患者体重达标管理。减轻体重和保持健康的体重是临床管理的核心部分。

3. 血脂管理 糖尿病患者常伴有血脂异常。血脂异常是动脉粥样硬化和冠心病的重要危险因素，在糖尿病肾病、视网膜病变、神经病变和糖尿病足等并发症的形成和进展中也起着重要作用。糖尿病教育和管理的目的是提高血脂异常管理水平，减少其 ASCVD 等慢性并发症的增加，改善预后。

4. 血压管理 高血压是导致心血管事件及中老年人 2 型糖尿病的危险因素。糖尿病患者血压的控制与糖尿病微血管并发症及大血管并发症发生密切相关。研究显示，降压治疗可以降低 2 型糖尿病患者的死亡率和心血管疾病发生率，控制血压可能是预防糖尿病并发症发生率及死亡率的潜在目标。

5. 血尿酸管理 增高的血清尿酸与胰岛 β 细胞功能障碍有关，加速了从糖尿病前期到 2 型糖尿病的进展。血尿酸水平也是 2 型糖尿病患者早期肾脏疾病的独立危险因素，可促进患者肾脏疾病的进展和恶化，增高的血清尿酸与糖尿病周围神经病变也有显著的相关性。2 型糖尿病患者应密切监测血清尿酸水平。

（二）提升糖尿病患者自我管理能力

1. 自我血糖监测 最终目标是让患者学会应用血糖仪测量血糖，包括空腹、三餐后 2 小时及睡前血糖。

2. 饮食管理 适当采用低碳水化合物饮食，改变饮食结构及质量，可以改善血糖并调节血脂。在 2 型糖尿病患者中，低血糖指数（GI）饮食在控制糖化血红蛋白和空腹血糖方面比高 GI 饮食更有效。参照理想体重及活动量为患者计算出个体化每日热量供给量，其中碳水化合物占 50%~60%，蛋白质占 15%~20%，肾功能不全者酌情减少蛋白质摄入。

3. 运动锻炼 经医学及运动体适能评估无禁忌证时，糖尿病患者应以每周至少积累 150 分钟的身体活动为目标，每周 2~3 天进行某种形式的阻力训练。定期运动不仅可以帮助患者实现其 HbA_{1c} 目标、脂质和身体成分目标，还可以使患者获得身体活动的所有其他益处。

（三）改善糖尿病患者健康状况和生活质量

血糖波动会对患者日常生活产生深远影响,包括情绪状态波动、认知功能变化以及参与日常活动等。生活质量是衡量患者身心健康的重要指标。

1. 改善情绪 青少年患 1 型糖尿病较多,患者年龄小,需每日多次胰岛素治疗,较难接受患糖尿病的事实,其情绪易不稳定,并会引起血糖波动。老年人 2 型糖尿病发病率更高,因身体机能下降、伴发疾病及并发症多见,更容易出现抑郁、焦虑等情绪障碍,从而导致血糖控制不佳。所以对待不同的患者,需要采取个性化的教育和管理,疏导心理压力,鼓励患者及家属积极参与到糖尿病患者的自我管理中,提高生活质量。

2. 降低危险因素 老年糖尿病患者易并发心脑血管疾病及糖尿病慢性并发症。同时,其健康饮食及运动常识缺乏,常导致营养不良、肌少症和跌倒风险增加。所以,需积极进行健康饮食及运动指导,降低心血管疾病及糖尿病慢性并发症发病率。

（四）培养糖尿病患者良好的生活习惯

DSMES 的目标也是加强患者的自主意识和责任感,使患者积极参与健康管理,提高识别、处理障碍及解决问题的能力。

1. 用药指导 最终目标使患者养成遵医用药的习惯:应用降糖药物的患者,在随访过程中不出现漏服情况;应用胰岛素降血糖的患者,应按要求注射胰岛素;用药过程中避免出现相关并发症。

2. 定期复诊 结合降糖目标,确定居家检测血糖的时间及频率,定期去医院检测糖尿病相关代谢指标,医生应询问患者的执行情况,对患者进行监督、鼓励和促进,回答患者的问题,并给予相关的指导,监护并预防并发症。

3. 日常行为 最终目标是帮助患者建立良好的行为习惯,做到戒烟限酒,定期锻炼,规律睡眠。

二、糖尿病自我管理教育与支持的团队建设

（一）团队建设及实施

随着糖尿病教育与管理目标的不断细化,适用及受益人群的不断扩大,糖尿病教育与管理不再仅针对 1 型和 2 型糖尿病患者,也覆盖到糖尿病高危人群、糖尿病前期患者、围手术期的糖尿病患者以及妊娠期糖尿病患者,而且包括这些人群各阶段的宣教与管理。面对如此庞大且复杂的适用人群,想要做好患者连续、规范及系统的宣教与管理,就需要良好的团队及团队建设。

所有的团队都是群体,但是只有有着共同目标、相互协作的正式群体才是团队。糖尿病教育与管理的团队是一个大群体,这一团队不仅包括医方,还包括患方及其亲属,以及与患者形成同伴支持的患者群体,即医护人员的糖尿病教育与管理、患者的糖尿病自我教育与管理以及同伴支持。医方的团队成员以内分泌科医务人员为主导(内分泌医师、糖尿病专科护士),还包括相关科室的医师如营养师、运动指导师、临床药师、心理医师、慢性并发症相关学科医师及护理人员;患方的团队成员由患者及其亲属、糖尿病同伴组成。为使糖尿病的教育与管理更加系统、规范、全面,团队各成员应各司其职、相互协作、相互支持,为完成同一目标而共同努力。

同伴支持教育模式是常规健康教育的补充,能够改善患者的自我管理行为及血糖控制,

是一种有效的糖尿病患者教育与管理方法。基于移动互联网通讯平台的同伴连带教育模式能明显改善患者的自我管理能力，促使其控制饮食、增加运动、遵从医嘱使用降糖药等来控制血糖和预防并发症，也明显降低患者的焦虑和抑郁症状，提高患者心理健康水平。采用智能管理 APP 的同伴教育模式能够改善患者的 BMI、腰围、血糖及糖化血红蛋白水平，有效帮助 2 型糖尿病患者控制血糖，促进其形成良好生活习惯，提高患者的自我管理水平。同时线上的方式也更为便捷高效，省时省力。

（二）团队建设的意义

1. DSMES 整个团队具有目标导向功能　团队精神的培养，使团队中的每个成员齐心协力，拧成一股绳，朝着一个目标努力。

2. 整个团队具有凝聚功能　任何组织群体都需要一种凝聚力。团队精神则通过对群体意识的培养，通过团队成员在长期的实践中形成的习惯、经验、动机、信仰等文化心理，在思想上进行交流，引导成员产生共同的使命感、归属感和认同感，反过来逐渐强化团队精神、奉献精神，产生一种强大的凝聚力。

3. 团队具有激励功能　开展团队模式的健康教育管理对 2 型糖尿病患者具有积极意义。无论是多学科糖尿病照护团队或联合家庭医生团队，抑或是同伴支持教育模式，均对于糖尿病患者的临床指标、自我管理能力、生活质量有改善作用。患者在这样的团队中感受到归属感、认同感，被理解、被支持以及被激励，围绕在患者周围的是正向积极的力量，因此患者会采取更加积极主动的行为，关注并重视自身健康状况，联合并带动其他患者与医护团队之间形成更加紧密、相互协作的局面。

4. 团队具有控制功能　团队成员的个体行为需要控制，群体行为也需要协调。团队精神所产生的控制功能，是通过团队内部所形成的一种观念的力量、氛围的影响，约束规范团队成员，达到管理与自我管理个体行为的目的。这种控制不是硬性强制力量，而是一种内化在观念意识上的转变，管理团队成员之间、团队之间的行为（包括短期及长期行为），进而达成短期目标、长期目标，使糖尿病健康教育管理应用更广泛，意义更深远！

第五节　糖尿病自我管理教育与支持的内容、时机及模式

一、糖尿病自我管理教育与支持的内容

在 IDF 提出的糖尿病综合管理五项要点中，糖尿病教育是重要的基础管理措施。教育的内容涵盖且不限于医学营养治疗、运动治疗、血糖监测和药物治疗四项要点，还包括糖尿病并发症防治、心理社会支持、护理指导、药学指导、特殊人群或特殊情况时的糖尿病管理等一系列内容。糖尿病教育充分整合多学科知识，以帮助糖尿病患者更全面地接受糖尿病相关知识教育，充分认识并掌握糖尿病自我管理技能。

糖尿病教育的基本内容包括：①糖尿病的自然进程。②糖尿病的临床表现。③糖尿病的危害及如何防治急慢性并发症。④个体化的治疗目标。⑤个体化的生活方式干预措施和饮食计划。⑥规律运动和运动处方。⑦饮食、运动、口服药、胰岛素治疗及规范的胰岛素注射技术。⑧血糖测定结果的意义和应采取的干预措施。⑨自我血糖监测（SMBG）、尿糖监测（当血糖监测无法实施时）和胰岛素注射等具体操作技巧。⑩口腔护理、足部护理、皮肤

护理的具体技巧。⑪特殊情况应对措施（如疾病、低血糖、应激和手术）。⑫糖尿病妇女受孕计划及监护。⑬糖尿病患者的社会心理适应。⑭糖尿病自我管理的重要性。

DSMES 可通过糖尿病自我管理处方的形式实施。自我管理处方的制定应以中国糖尿病领域专业指南为依据，结合患者的病程、病情和行为改变特点等，兼具科学性和个性化。

糖尿病自我管理处方的内容包括：综合评估、个性化控制目标、情绪管理、自我监测、饮食管理、运动管理、用药管理、胰岛素注射技术、糖尿病并发症筛查以及卫生资源支持。

（一）综合评估

在制定个性化自我管理方案之前，需要对患者进行综合、系统的评估，评估内容包括以下几点。

1．患者基本信息　如年龄、性别、身高、体重、糖尿病类型、教育、职业、经济状况、病程、病史、用药情况、糖尿病家族史等。

2．糖尿病相关临床指标评估　如血糖、糖化血红蛋白、血压、血脂等。

3．并发症评估　急性并发症，如低血糖、酮症酸中毒；慢性并发症，包括视网膜病变、心脑血管病变、糖尿病肾病、糖尿病神经病变、糖尿病足病等。

4．饮食习惯　包括食物摄取量、饮食种类、有无偏食、有无食物过敏及烹饪习惯等。

5．运动习惯　如日常活动量，运动的种类、时间及频率等。

6．生活方式　睡眠、休闲娱乐、烟酒嗜好等。

7．心理状态　如糖尿病生命质量（diabetes quality of life）测定量表、焦虑自评量表（self-rating anxiety scale）、抑郁自评量表（self-rating depression scale）等评估。

8．依从性评估　利用相关评估工具，如 Morisky 用药依从性量表、服药信念量表（beliefs about medical questionnaire）等，全面了解影响患者用药依从性的因素，如患者对药物作用的认识、对自身病情了解程度、对医嘱的理解程度、用药方案是否简单易行等。

9．注射技术评估（仅限注射治疗者）　使用药物及注射装置的种类、患者注射部位的皮肤状况、注射前的准备工作（剂量调节和检查、胰岛素摇匀方法、部位选择、装针头方式、皮肤消毒等）、注射的操作方式（捏皮方法、进针角度、推注方法、停留时长、拔针方法等）、注射部位的轮换、注射部位皮肤问题的处理、胰岛素的保存方法等。

评估人员在评估过程中需要与患者充分沟通，以免遗漏信息。评估方式和评估内容视患者的年龄、病程、接受情况等而异，避免引起患者的抵触心理，评估的结果需要完整记录并且存档，作为下一次随访及复诊评估的参考。

初步评估之后，可以根据患者的需要，随时间的推移及病程的进展，增加额外评估。

（二）个性化目标

2 型糖尿病患者常合并代谢综合征的一个或多个组分，如高血压、血脂异常、肥胖症等，因此糖尿病患者不仅要控制血糖，还要控制体重、降压、调脂，改善生活方式，只有全面达标，才能有效控制糖尿病。

目标设定注重个体化，遵循 SMART 目标：具体的（specific）、可衡量的（measurable）、可实现的（achievable）、现实的（realistic）、有时限的（time-bound），根据患者的年龄、病程、预期寿命、并发症或合并症情况等进行综合考虑。

1．控制目标

（1）毛细血管血糖：空腹与非空腹。

（2）糖化血红蛋白。

（3）血压。

（4）血脂：总胆固醇、高密度脂蛋白胆固醇、甘油三酯、低密度脂蛋白胆固醇。

（5）体重：BMI。

（6）尿白蛋白/尿肌酐比值。

2. 行为目标 除了糖尿病综合控制目标之外同时需要设定以行为改变为导向的个性化行为目标。

行为目标由患者和自我管理处方制定者共同商定，目标需具体、可测量、可实现，避免一次设定过多、过高目标。例如：饮食目标设定为"早餐加一盒 250ml 的牛奶"，运动目标设定为"每天晚饭后半小时散步 45 分钟"。

（三）管理计划

1. 情绪管理 糖尿病会给患者带来不同程度的情绪反应，如沮丧、易怒、多虑、孤独感、挫败感、内疚感等。研究显示，情绪因素可能是导致并发症增多的因素之一，而通过合理的糖尿病教育及心理干预能更好地改善情绪障碍及糖代谢状态。

心理干预计划：评估负面情绪产生的原因及临床表现，分析情绪因素在糖尿病的发生、发展与转归中的重要作用，提出改善情绪障碍的实用性建议，展开心理问题讨论，配合音乐治疗和放松训练。

在患者知情同意的情况下，可邀请其家属参与讨论。同伴支持对于负面情绪改善的影响也不可忽视，教育者可根据患者的性格特点等组织合适的患者小组开展相关活动。

2. 自我监测 对血糖等指标进行规律的自我监测，可反映治疗效果，指导治疗方案的及时调整，减缓和预防多种并发症发生。帮助患者理解定期监测的重要性以及如何监测。自我监测处方内容包括以下两点：

（1）监测内容：血糖、糖化血红蛋白、BMI、血压、血脂、尿微量白蛋白等。

（2）监测频次：根据患者的情况个性化制定。

3. 饮食管理 饮食管理旨在根据中国糖尿病患者的饮食特点，纠正患者的不良饮食习惯，帮助患者树立科学的饮食观念，学会并应用健康的饮食方法。饮食管理处方内容包括以下内容：

（1）糖尿病饮食治疗的基本原则：总热量控制、合理搭配饮食结构、体重管理、合理分餐、食物多样化、烹调方式、甜味剂等。

（2）个性化食谱：需要考虑患者的饮食习惯制定个性化食谱。

（3）食物量的衡量和估算：利用食物交换份、手掌法则、食物模型等方法和工具，帮助患者理解食物"份"的概念，学会并应用粗略估算食物大小的方法。

（4）饮食技巧：根据患者的饮食行为问题及饮食管理的疑惑，教给患者实用的饮食技巧，如外出就餐技巧，食物选择技巧，认识食物标签、血糖生成指数及血糖负荷指数表，掌握碳水化合物计算等。

4. 运动管理 运动锻炼在糖尿病患者的全面管理中占重要地位。规律运动可增加胰岛素敏感性，有助于控制血糖，减少心血管危险因素，减轻体重，提升幸福感。如有运动禁忌证，可能需要转诊至专业运动康复师咨询并获取专业建议。自我管理运动处方包括以下两点：

（1）个性化运动方案：运动方案设定原则为在保证安全的前提下，选择适合患者运动条件的运动形式,并尽量达到降糖或降脂效果。

1)设定运动目的:如增加机体糖代谢、脂代谢、增强骨骼肌力量、发展平衡能力等。

2)确定运动时机:如餐后1小时。

3)制定运动项目、运动时长、运动强度、运动频率(如5天/周)、运动时有效心率等计划。

提供工具帮助患者达到理想的运动效果,如不同运动能量消耗对照表、自觉疲劳程度(ratings of perceived exertion)量表等。

(2)运动注意事项:说明运动前、中、后的注意事项,确保患者运动的安全性;明确应避免参加的运动项目;运动时自我观察的指标(血糖、血压等)以及当指标出现异常时运动终止的标准(如低血糖症状、心慌胸闷)等。

5. 用药管理 主要为糖尿病患者用药依从性管理。用药不依从可降低糖尿病治疗的达标率,对健康造成不良影响,浪费卫生资源,是糖尿病控制中需要关注的重要问题。通过用药依从性评估和个性化的指导教育,可以有效地提高糖尿病患者的用药依从性,延缓并发症的发生,提高患者生存质量。

用药管理教育处方:制定合理的用药教育方案,如遵医嘱用药的重要性、药物的作用特点、为什么需要使用此用药方案、提醒用药的办法等。

6. 胰岛素及其他注射药物管理 胰岛素是目前糖尿病治疗最有效的药物之一,但患者对胰岛素注射技术掌握仍不足。近年来,胰高血糖素样肽-1类似物也开始广泛应用于临床,其不规范注射同样影响患者血糖达标情况。药物注射技术自我管理处方包括以下两点:

(1)注射技术教育:根据患者注射技术的问题实施个体化教育,需要考虑患者的经济能力、教育水平、年龄、影响操作的其他因素等。

(2)胰岛素泵使用教育:胰岛素泵治疗是采用胰岛素输入装置持续皮下输注胰岛素的方式,最大程度模拟胰岛素的生理性分泌模式,从而更好地控制血糖。泵治疗适用于1型糖尿病患者、需要短期胰岛素强化治疗的2型糖尿病以及妊娠期糖尿病等。

胰岛素泵治疗的教育内容包括:选择注射部位、胰岛素泵的安装、胰岛素泵报警的处理、意外血糖异常的原因排查(电池、泵故障、管路松动堵塞、储药器破裂、埋植部位硬结感染等)、胰岛素泵耗材使用及护理规范等。

7. 糖尿病并发症的筛查与防治(自我管理处方)

(1)预防和延缓并发症:对于尚未确诊糖尿病并发症的患者,自我管理处方需要包含预防和延缓糖尿病并发症的实用措施,如:糖尿病急慢性并发症的识别、糖尿病并发症筛查表(包括检查的项目、时间、频率、意义等)、并发症的预防措施等。

(2)并发症的自我管理与日常保健:对于已经患有糖尿病并发症的患者,根据患者的并发症类型提供自我管理处方,包括定期复查(包括复查项目、复查频次、在哪里复查、复查前注意事项等)、自我保健(如糖尿病足的日常护理、皮肤护理、牙齿护理等)、注意事项(如糖尿病肾病患者需要注意蛋白质的摄入、糖尿病视网膜病变的患者需要注意运动强度等)。

(四)卫生资源支持

糖尿病自我管理教育与支持团队应为患者提供以下几种形式的卫生资源支持。

(1)自我管理教育网站、应用程序(APP)及其他新媒体形式的学习资源推荐,如E糖书等。

（2）教育课堂,如课堂讲座或小组座谈。

（3）急救联系方式等。

二、糖尿病教育与管理的时机

DSMES 是促进糖尿病自我保健知识、技能和能力的一个持续性过程。糖尿病患者在诊断糖尿病之后的不同阶段均应该参与 DSMES。无论处于何种阶段,糖尿病患者都有自己的关注重点和需求。在糖尿病诊治全程中,存在评估、实施、调整 DSMES 的 4 个关键时间点:①新诊断糖尿病时;②每年进行健康评估和并发症防治时;③出现新的复杂因素影响自我管理时;④健康状态和照护发生改变时。

医护工作者应在最佳时机为糖尿病患者提供尽可能全面的糖尿病自我管理教育,并通过逐步建立定期随访和评估系统以对 DSMES 进行有效评估,确保所有患者都能进行咨询并得到及时的正确指导。DSMES 的四个关键时间点,也是对糖尿病自我管理处方进行评估、制定和修改的重要节点,四个关键时间点对医护工作者提出建议如下:

1. 确诊时 为新确诊的糖尿病患者制定自我管理处方之前,应进行全面的自我管理能力及其影响因素(如文化因素、健康信仰、经济状况、读写能力等)的评估,关注并解答糖尿病诊断相关问题同时给予情感支持。

自我管理处方内容包括个性化自我管理方案、治疗及自我管理的目标、突发情况的解决方法(如用药安全相关、低血糖处理等)、教育和支持的资源获取建议(如饮食指南、糖尿病学习网站、糖尿病论坛、医院的就诊和科室信息等)。

2. 年度评估时 对患者的自我管理、解决问题的能力进行审查与评估,关注和解决患者所面临的问题,积极根据患者的需要调整治疗方案。回顾评估糖尿病知识、技能及行为、体重的变化和管理、调整或强化自我管理的目标、增加并发症及生活质量改善相关的教育指导。

3. 出现影响自我管理新的复杂因素时 出现新的健康状况,如肾脏疾病、卒中及需要复杂药物;出现身体机能受限如视力受损、移动受限;出现情感因素如焦虑和抑郁;出现基本生活需求如食物获取和经济能力有限时。需要及时调整自我管理处方,调整内容包括个性化的行为改变及健康应对的策略,增加所需要的特殊自我护理技能,以延缓糖尿病并发症进展及预防新的并发症发生,必要时提供和抑郁相关的情感支持。

4. 管理方案发生改变时 生活环境改变如住院患者出院、年龄相关因素变化如出现认知功能和自我管理障碍等问题。此时在建立新的管理方案之前,自我管理处方需要包含:与糖尿病管理团队中的其他成员沟通,为患者制定糖尿病管理方案过渡计划,后期再制定新的管理方案和教育支持计划。

三、糖尿病自我管理教育与支持的模式

(一)教育和管理的形式

DSMES 的方式包括个体教育、集体教育、个体和集体教育相结合以及远程教育,可以是大课堂式、小组式,也可以是个体式。小组式或个体化的教育针对性更强。

1. DSMES 的方式

（1）个体教育:糖尿病教育者与患者进行一对一沟通和指导,适合一些需要重复练习的

技巧学习,如自我注射胰岛素、自我血糖监测(SMBG)。

(2)集体教育

1)小组教育:糖尿病教育者针对多个患者的共同问题同时与他们沟通并给予指导,每次教育时间为1小时左右,患者10~15人为佳。

2)大课堂教育:指以课堂授课的形式由医学专家或糖尿病专业护士为患者讲解糖尿病相关知识,每次课时1.5小时左右,患者人数在50~200人,主要针对对糖尿病缺乏认识的患者以及糖尿病高危人群。

(3)远程教育:通过手机应用程序和互联网平台开展远程教育,宣传糖尿病自我管理相关知识,提高患者的自我管理技能。

在制定健康教育目标时应重视患者的参与,在方案实施过程中,细化行为改变的目标,重视患者的反馈,以随时对方案做出调整。根据患者需求和不同的具体教育目标以及资源条件,可采取多种形式的教育,包括演讲、讨论、示教与反示教、场景模拟、角色扮演、电话咨询、联谊活动、媒体宣传等。

糖尿病的教育和指导应该是长期和及时的,特别是当血糖控制较差、需调整治疗方案时,或因出现并发症需进行胰岛素治疗时,必须给予具体的教育和指导。而且教育应尽可能标准化和结构化,并结合各地条件做到"因地制宜"。

2. 自我管理处方的形式 由于所选糖尿病自我管理教育方式的不同,自我管理处方的形式可根据各医疗机构的条件选择使用电子式或非电子式。

(1)电子式:借助网络智能糖尿病管理平台的患者信息收集模块、数据评估与智能分析模块、医务人员制定处方方案模块来实现处方制定。

患者的信息记录和储存实现电子化,医务人员填写和制定处方的方案也能够被存储,供后期的修改和优化。

智能化设计的软件系统可以辅助医务人员分析,智能生成相应的处方方案,节省医务人员处方制定时间等。

(2)非电子式:将处方必须要素制成固定模板,制定时只需填写并打印。纸质处方最好患者和医务人员各保留一份,便于处方执行的跟踪和优化。

(二)糖尿病自我管理教育与支持的流程和框架

应包含对教育对象的基本评估,确定需解决的问题,制定有针对性的目标及计划、实施方案以及效果评价。

(1)评估:收集资料,包括病情、知识、行为、心理。

(2)发现问题:找出患者在知识和行为上主要存在的问题。

(3)制定目标:确定经教育后患者在知识和行为上所能达到的目标。

(4)列出计划:根据患者情况(初诊、随诊),体现个体化和可行性。

(5)实施:采用具体教育方法和技巧对患者进行教育。

(6)效果评价:反馈频度、内容,制定下一步教育方案。

具体实施糖尿病管理教育过程中,自我管理处方的实施遵循以下流程(图11-1)。

实施自我管理处方的关键是与患者及其家属建立伙伴关系,在充分评估的基础上,帮助患者认识自身问题,制定一份适合患者的切实可行的目标、措施和行动计划,同时为患者提供可利用资源的长期支持。自我管理处方的实施流程如图11-1所示:①糖尿病教育者接受由其他医务人员转诊的患者。②教育者全面评估患者相关的知识与技能。③为患者制定自我管理处方和行动计划。④根据个体需要进行跟踪随访,填写患者自我管理行动反馈表。按照每3个月访视一次的频率,评估患者的行为改变情况。必要时调整行动目标和计划。

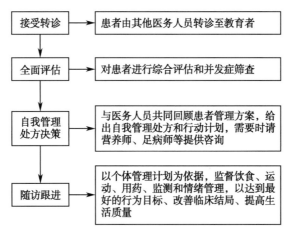

图 11-1　自我管理处方实施流程

(三)糖尿病自我管理教育和支持由多学科团队实施

DSMES 首要强调多学科团队,由内分泌科医师、营养师、糖尿病专科护士等共同为患者提供 DSMES。不同成员的角色分工不同,美国糖尿病学会建议所有糖尿病患者都需要做以下三个方面的评估和转诊:①营养教育:由注册营养师提供医学营养评估与治疗;②糖尿病教育:在 4 个关键时机由糖尿病教育护士对患者进行评估、提供和调整 DSMES;③心理健康咨询:必要情况下转诊至专业心理医师。此外,患者可能需要康复治疗和运动管理专家的指导。

每个糖尿病管理单位应有 1 名受过专门培训的糖尿病教育护士,设立专职糖尿病教育者的岗位,以保证教育的质量。共同照护模式是糖尿病管理模式中的一种高度有效形式。共同照护门诊的基本成员应包括专科医师、营养师、经认证的护理教育师及运动指导师。

DSMES 是一个持续的行为改变闭环,自我管理处方作为其实践工具和支持形式,需要多方团队与技术支持,联合实现规范化、系统化的糖尿病自我管理。

第六节　数智时代糖尿病教育与管理的机遇与挑战

随着社会信息化水平的快速发展和生活水平不断提高,人们对利用科技进步改善医疗服务水平的需求日益增加;近年来,移动互联网、大数据、人工智能、5G 等先进技术的出现和发展,数智时代的到来为我国乃至世界探索糖尿病管理模式提供了新的机遇与挑战。

一、智能化技术在糖尿病教育与管理中的应用现状

数字化时代的到来,让各种智能技术在医学领域的应用日益广泛,并取得了巨大的成果。其主要优势除了包括覆盖面广、成本低、效率高和多样性之外,还包括增加了全程、个体化和智能化慢性病管理的途径。

智能化技术，已经越来越多地与医学结合起来，并逐渐成为医学发展的重要推动力。智能技术在疾病诊断和预测、外科机器人、图像识别、虚拟医疗援助、药物研究和开发以及健康管理等方面具有独特的优势。与传统的教育方法相比，基于智能技术的教育具有成本低、易于实施、覆盖面广、医患互动灵活、避免重复劳动、减少医务人员工作量和提高效率等显著优点。目前应用于糖尿病教育与管理的智能技术主要集中在糖尿病生活方式指导、胰岛素注射指导、血糖监测、自我管理和并发症监测等方面。

（一）糖尿病患者的生活方式指导

饮食是导致慢性疾病的主要因素，而且在慢性疾病管理方面，饮食往往是主要的风险因素。早在20世纪90年代，一些学者就利用计算机设备（食物计量器）帮助21名糖尿病患者记录他们在一周内食物和饮料的种类和数量。该方法有助于了解患者的膳食类型和特点，为胰岛素个体化用量的选择提供依据，从而更好地管理血糖。Oka等使用深度学习和远程通信技术分析患者餐食的照片来自动评估营养摄入量，12个月的随机对照试验结果显示，糖化血红蛋白水平有所改善。这表明，通过自动AI支持的营养干预产生的结果类似于营养学家给予的面对面营养干预支持。因此，这些方法可以大大减轻人类专家队伍的负担，同时提高饮食指导对糖尿病患者的有效性。

适当的运动对于控制血糖和降低心血管事件的风险具有重要作用。既往大量研究一致表明，"缺乏身体活动是许多慢性病/疾病的主要原因"，"身体活动可以改善血糖控制，降低2型糖尿病患者患心血管疾病和死亡的风险"。因此，心血管健康对于血糖水平的成功管理至关重要，研究表明，体育活动可以"将2型糖尿病的风险降低约50%"。Everett等使用机器学习的决策支持系统，发现该系统能够促进使用者遵守体育活动和减肥目标，从而降低他们患糖尿病的风险。Jacobs等采用回归模型自动分析佩戴加速计和心脏监测器的患者的运动水平，并监测受试者在运动时血糖水平的变化。随着图像可视化技术的进步和可穿戴设备的广泛应用，我们相信智能化技术将在个性化生活方式指导中发挥关键作用，从而有助于糖尿病的治疗。

（二）胰岛素注射指导

对于1型糖尿病患者，终身使用胰岛素是目前唯一有效的治疗方法。美国糖尿病控制与并发症试验（DCCT）公布的数据表明，通过早期强化胰岛素治疗，糖化血红蛋白下降1.9%，并且可以显著降低并发症和死亡的风险。此外，最新的证据表明，大剂量的胰岛素可能与患者的不良心血管转归相关。因此，胰岛素是一把双刃剑，应该以安全有效的方式使用。

智能化技术已经广泛应用于胰岛素注射指导，以便为患者提供更好的胰岛素使用支持。一项多中心、随机对照研究中，Bergenstal等使用d-Nav胰岛素指导系统监测和预测血糖水平，可自动向患者提供下一次胰岛素剂量的适当建议，研究人员使用的数据包括葡萄糖读数（传感器读数或指尖血糖测量）、胰岛素剂量记录、膳食碳水化合物摄入量以及其他相关信息。结果显示，干预组糖化血红蛋白在6个月内比基线水平平均下降1.0%，与对照组相比差异显著。研究表明，d-Nav胰岛素指导系统可用于稳定血糖控制和优化2型糖尿病患者的胰岛素管理。智能化工具在胰岛素剂量自动计算中的巨大进步，将极大地改善接受胰岛素治疗的糖尿病患者的病情。

（三）血糖监测

大量的研究已经证实，采用智能算法结合胰岛素泵治疗的连续血糖监测（CGM）可以帮助患者更好地了解自己的血糖波动。与传统的血糖监测方法相比,CGM 能够提供全面的血糖图像,能够更好地检测隐匿性低血糖,是观察血糖波动和提高自我管理能力的极好手段。美国的某糖尿病管理系统(一个智能手机软件应用程序),已经被 FDA 批准,医生可以结合患者的血糖日记使用该系统,通过实时在线交流提供个性化的反馈和建议;患者可以使用该应用实时记录血糖水平,并上传饮食和药物治疗信息。Quinn 等使用该应用程序进行了一项涉及 2 型糖尿病患者的随机对照试验,发现使用智能手机应用程序管理糖尿病患者的糖化血红蛋白水平比单独接受药物治疗的对照组低 1.2%。在中国,Ling 等评估了某移动健康应用程序在 1 型糖尿病管理中的有效性,患者使用系统记录并上传糖尿病日记,患者及其同伴或家庭成员能够提供意见,分享自己的经验并与研究人员互动。结果表明,该程序可作为一种干预手段,促进 1 型糖尿病患者和家庭成员的积极沟通,并有助于支持糖尿病自我管理教育。由于互联网和智能化技术的快速发展,决策支持系统(DSS)已经被用于糖尿病治疗的管理。这个系统可以记录关于饮食、运动、药物使用和血糖水平的信息,并且可以与患者和医生的支持工具结合起来,以改善疾病的结果。智能化技术和在线应用程序在糖尿病管理中的应用正变得越来越有效。

(四)糖尿病并发症的监测

糖尿病最常见的并发症包括血管病变和周围神经病变。评估成人眼底视网膜照片的学者发现,通过深度学习算法检测糖尿病视网膜病变的灵敏度和特异度超过 93%。在对 2 740 名糖尿病患者的 9 939 张眼底照片的回顾性分析中,Takahashi 等证实深度学习可以用于评估糖尿病视网膜病变。基于他们的研究结果,Takahashi 等提出了一种新的 AI 疾病分级系统,可以用来对糖尿病视网膜病变的严重程度进行分级。研究人员开发了某手机应用程序,以用于对糖尿病足部图像进行标准化,通过评估不同从业人员提出的各种情景,开展了一项涉及 60 名患者的试验,以测试该程序的稳定性。采用 Jaccard 相似性指数(JSI)确认足部图像的可重复性,糖尿病足的 JSI 值为 0.89~0.91,对照组的 JSI 值为 0.93~0.94,表明该应用程序具有良好的稳定性。Kaabouch 等结合遗传算法,使用不对称分析来分析热图像,从而有助于早期发现足溃疡和评估皮肤完整性,该项研究发现,测试技术可以检测炎症和有效预测潜在的足溃疡。越来越多的智能评估系统将被应用于糖尿病慢性并发症的检测及评估。

二、智能化技术在糖尿病教育与管理中的机遇和挑战

数智时代的到来为糖尿病教育和管理带来了积极的影响,但同时也带来了一定的挑战。数字化和智能化工具在糖尿病管理中的应用领域正在迅速扩大,但是大数据时代为健康带来便利的同时,也带来了用户数据和个人信息泄露和被窃取的风险。信息安全是智能化时代面临的新挑战,当信息在网络上共享时,管理机构需要进一步加大监督和规范数据传输方法。此外,由于大多数相关研究缺乏足够的样本数,或未能确定测试干预的结果是否具有临床意义。针对这些问题,仍需要进一步努力促进人工智能在医学领域的迅速和有效应用。

尽管存在这些挑战,但人工智能的医学应用正以极快的速度发展,这些应用的前景和研究价值不容置否。未来糖尿病教育中智能化和数字化技术的综合和全面应用可以提供全程、个性化和智能化的教育,为患者提供终身指导和保护。

(张 楠 姜 天 章 秋)

主要参考文献

[1] FUNNELL M M, HAAS L B, et al. National standards for diabetes self-management education programs[J]. Diabetes Care, 1995, 18(1): 100-116.

[2] MENSING C, BOUCHER J, CYPRESS M, et al. National standards for diabetes self-management education. Task force to review and revise the national standards for diabetes self-management education programs[J]. Diabetes Care, 2000, 23(5): 682-689.

[3] FUNNELL M M, BROWN T L, CHILDS B P, et al. National standards for diabetes self-management education[J]. Diabetes Care, 2012, 35(Supplement 1): S101-S108.

[4] BECK J, GREENWOOD D A, BLANTON L, et al. 2017 National standards for diabetes self-management education and support[J]. Diabetes Care, 2017, 40(10): 1409-1419.

[5] DAVIS J, FISCHL A H, BECK J, et al. 2022 National standards for diabetes self-management education and support[J]. Sci Diabetes Self Manag Care, 2022, 48(1): 44-59.

[6] POWERS M A, BARDSLEY J K, CYPRESS M, et al. Diabetes self-management education and support in adults with type 2 diabetes: A consensus report of the American Diabetes Association, the Association of Diabetes Care and Education Specialists, the Academy of Nutrition and Dietetics, the American Academy of Family Physicians, the American Academy of PAs, the American Association of Nurse Practitioners, and the American Pharmacists Association[J]. Journal of the Academy of Nutrition and Dietetics, 2021, 121 (4), 773-788.

[7] MUHLHAUSER I, JRRGENS V, BERGER M, et al. Bicentric evaluation of a teaching and treatment programme for type 1(insulin-dependent)diabetic patients: improvement of metabolic control and other measures of diabetes care for up to 22 months[J]. Diabetologia, 1983, 25(6): 470-476.

[8] AMINUDDIN H B, JIAO N, JIANG Y, et al. Effectiveness of smartphone-based self-management interventions on self-efficacy, self-care activities, health-related quality of life and clinical outcomes in patients with type 2 diabetes: A systematic review and meta-analysis[J]. International Journal of Nursing Studies, 2021(116): 103286.

[9] YANCY W S, CROWLEY M J, DAR M S, et al. Comparison of Group Medical Visits Combined With Intensive Weight Management vs Group Medical Visits Alone for Glycemia in Patients With Type 2 Diabetes [J]. JAMA Intern Med, 2020, 180(1): 70-79.

[10] LEAN M E, LESLIE W S, BARNES A C, et al. Primary care-led weight management for remission of type 2 diabetes(DiRECT): An open-label, cluster-randomised trial[J]. The Lancet(British edition), 2018, 391 (10120): 541-551.

[11] EHRMANN D, KULZER B, SCHIPFER M, et al. Efficacy of an education program for people with diabetes and insulin pump treatment(INPUT): Results from a randomized controlled trial[J]. Diabetes Care, 2018, 41(12): 2453-2462.

[12] IQBAL A, HELLER S R. The role of structured education in the management of hypoglycaemia[J]. Diabetologia, 2018, 61(4): 751-760.

[13] Avery L. NICE guidance on the use of patient education models[J]. Journal of Diabetes Nursing, 2003, 7 (7): S258-S258.

[14] WANG W, MCGREEVEY W P, FU C, et al. Type 2 diabetes mellitus in China: A preventable economic burden[J]. Am J Manag Care, 2009, 15(9): 593-601.

[15] BOUDREAU F, MOREAU M, CÔTÉ J. Effectiveness of computer tailoring versus peer support web-based interventions in promoting physical activity among insufficiently active Canadian adults with type 2 diabetes: Protocol for a randomized controlled trial[J]. JMIR Res Protoc, 2016, 5(1): e20.

[16] 王卫星, 鞠昌萍, 蔡雪, 等. 基于微信为核心家属参与下的同伴支持教育对儿童青少年Ⅰ型糖尿病的效果研究[J]. 世界最新医学信息文摘, 2019, 19(83): 53, 63.

[17] SPENCER M S, KIEFFER E C, SINCO B, et al. Outcomes at 18 months from a community health worker and peer leader diabetes self-management program for latino adults[J]. Diabetes Care, 2018, 41(7): 1414-1422.

[18] 岳静. 社区糖尿病教育对提升糖尿病病人治疗依从性的价值[J]. 现代诊断与治疗, 2020, 31(20): 3320-3321, 3350.

[19] 阎德文. 糖尿病自我管理教育与支持深圳社区实践与思考[J]. 深圳中西医结合杂志, 2021, 31(15): 194-198.

[20] RINKER J, DICKINSON J K, LITCHMAN M L, et al. The 2017 diabetes educator and the diabetes self-management education national practice survey[J]. Diabetes Educ, 2018, 44(3): 260-268.

[21] 王超男, 刘小媛, 留文文, 等. PDCA循环基础上健康教育对糖尿病酮症酸中毒患者急救后的干预研究[J]. 中国基层医药, 2022, 29(3): 457-460.

[22] 陈晓霞, 吴慧, 陈春美. 健康信念教育模式对糖尿病足患者教育管理效果评价[J]. 中国校医, 2022, 36(01): 18-20, 25.

[23] 黄丽芬, 卢晓娟, 蓝鹏, 等. 以问题为导向的健康教育联合行为干预对2型糖尿病患者血糖及生活质量的影响[J]. 临床医学工程, 2022, 29(04): 569-570.

[24] 李冉, 刘军豪, 陈慧玲. 5E护理管理模式配合人文关怀对糖尿病足患者自我效能及并发症风险的影响[J]. 齐鲁护理杂志, 2021, 27(05): 25-28.

[25] TABAEI B P, HOWLAND R E, GONZALEZ J S, et al. Impact of a telephonic intervention to improve diabetes control on health care utilization and cost for adults in South Bronx, New York[J]. Diabetes Care, 2020, 43(4): 743-750.

[26] 中华医学会糖尿病学分会. 中国2型糖尿病防治指南(2020年版)[J]. 国际内分泌代谢杂志, 2021, 41(05): 482-548.

[27] BUSE J B, CAPRIO S, CEFALU W T, et al. How do we define cure of diabetes[J]. Diabetes Care, 2009, 32(11): 2133-2135.

[28] RIDDLE M C, CEFALU W T, EVANS P H, et al. Consensus report: Definition and interpretation of remission in type 2 diabetes[J]. Diabetes Care, 2021, 44(10): 2438-2444.

[29] 2型糖尿病缓解中国专家共识编写专家委员会. 2型糖尿病缓解专家共识[J]. 中国全科医学, 2021, 24(32): 4037-4048.

[30] COX N, GIBAS S, SALISBURY M, et al. Ketogenic diets potentially reverse Type Ⅱ diabetes and ameliorate clinical depression: A case study[J]. Diabetes Metab Syndr, 2019, 13(2): 1475-1479.

[31] FOROUHI N G, MISRA A, MOHAN V, et al. Dietary and nutritional approaches for prevention and management of type 2 diabetes[J]. BMJ, 2018(361): k2234.

[32] OJO O. Dietary intake and type 2 diabetes[J]. Nutrients，2019，11（9）：2177.

[33] SGRÒ P，EMERENZIANI G P，ANTINOZZI C，et al. Exercise as a drug for glucose management and prevention in type 2 diabetes mellitus[J]. Curr Opin Pharmacol，2021（59）：95-102.

[34] BARTON M，CARDILLO C. Exercise is medicine: key to cardiovascular disease and diabetes prevention[J]. Cardiovasc Res，2021，117（2）：360-363.

[35] 梁丹，车荣飞，范冠华. 基于新技术模式运用的同伴连带教育在糖尿病管理中的研究进展[J]. 中国健康教育，2021，37（02）：149-152.

[36] 杜以娜，周志庆，陶秀彬，等. 基于智能管理 APP 的同伴教育模式对 2 型糖尿病患者的干预效果观察[J]. 齐齐哈尔医学院学报，2020，41（21）：2750-2754.

[37] 中华医学会糖尿病学分会糖尿病教育与管理学组. 中国 2 型糖尿病自我管理处方专家共识（2017 年版）[J]. 中华糖尿病杂志，2017，9（12）：740-750.

[38] POWERS M A，BARDSLEY J，CYPRESS M，et al. Diabetes self-management education and support in type 2 diabetes: A joint position statement of the American Diabetes Association，the American Association of Diabetes Educators，and the Academy of Nutrition and Dietetics[J]. Diabetes Educ，2015（41）：417-430.

[39] BOVEND EERDT T J，BOTELL R E，WADE D T. Writing SMART rehabilitation goals and achieving goal attainment scaling: a practical guide. Clin Rehabil，2009（23）：352-361.

[40] American Diabetes Association. Lifestyle Management: Standards of Medical Care in Diabetes-2018[J]. Diabetes Care，2018，41（Suppl 1）：S38-S50.

[41] 中华医学会糖尿病学分会糖尿病护理及教育学组. 中国糖尿病护理及教育指南[EB/OL].（2017-05-28）[2023-01-01]. https://diab.cma.org.cn/x_uploadfiles/nursing.pdf .

[42] 李昂，张东辉，井路路，等. 糖尿病共同照护门诊阶段性管理成效及用药分析[J]. 中华糖尿病杂志，2018，10（7）：471-475.

[43] RIVELLESE A A，VENTURA M M，VESPASIANI G，et al. Evaluation of new computerized method for recording 7-day food intake in IDDM patients[J]. Diabetes Care，1991（14）：602-604.

[44] OKA R，NOMURA A，YASUGI A，et al. Study protocol for the effects of artificial intelligence（AI）-supported automated nutritional intervention on glycemic control in patients with type 2 diabetes mellitus[J]. Diab Therapy，2019（10）：1151-1161.

[45] HAMASAKI H. Daily physical activity and type 2 diabetes: A review[J]. World J Diabetes，2016，7（12）：243-251.

[46] EVERETT E，KANE B，YOO A，et al. A novel approach for fully automated，personalized health coaching for adults with prediabetes: Pilot clinical trial[J]. J Med Internet Res，2018（20）：e72.

[47] JACOBS P G，RESALAT N，E L YOUSSEF J，et al. Incorporating an exercise detection，grading，and hormone dosing algorithm into the artificial pancreas using accelerometry and heart rate[J]. J Diab Sci Technol，2015（9）：1175-1184.

[48] NATHAN D M，GENUTH S，LACHIN J，et al. The effect of intensive treatment of diabetes on the development and progression of long-term complications in insulin-dependent diabetes mellitus[J]. N Engl J Med，1993（329）：977-986.

[49] WHITE N H，CLEARY P A，DAHMS W，et al. Beneficial effects of intensive therapy of diabetes during

adolescence: Outcomes after the conclusion of the diabetes control and complications trial（DCCT）[J]. J Pediatr, 2001（139）: 804-812.

[50] BRAFFETT B H, DAGOGO-JACK S, BEBU I, et al. DCCT/EDIC Research Group. Association of Insulin Dose, Cardiometabolic Risk Factors, and Cardiovascular Disease in Type 1 Diabetes During 30 Years of Follow-up in the DCCT/EDIC Study[J]. Diabetes Care, 2019, 42（4）: 657-664.

[51] BERGENSTAL R M, JOHNSON M, PASSI R, et al. Automated insulin dosing guidance to optimise insulin management in patients with type 2 diabetes: A multicentre, randomised controlled trial[J]. Lancet, 2019（393）: 1138-1148.

[52] NIMRI R, BRATINA N, KORDONOURI O, et al. MD-Logic overnight type 1 diabetes control in home settings: a multicentre, multinational, single blind randomized trial[J]. Diab Obesity Metabol, 2017（19）: 553-561.

[53] University of Cambridge. World's first artificial pancreas App licensed for people with type 1 diabetes in UK[EB/OL].（2020-03-16）[2023-01-01]. https://www.cam.ac.uk/research/news/worlds-first-artificial-pancreas-app-licensed-for-people-with-type-1-diabetes-in-uk.

[54] QUINN C C, SHARDELL M D, TERRIN M L, et al. Cluster-randomized trial of a mobile phone personalized behavioral intervention for blood glucose control[J]. Diabetes Care, 2011（34）: 1934-1942.

[55] LING P, LUO S, YAN J, et al. The design and preliminary evaluation of a mobile health application TangTangQuan in management of type 1 diabetes in China[J]. Am Diabetes Assoc, 2018, 67（Supplement 1）: 860.

[56] GULSHAN V, PENG L, CORAM M, et al. Development and validation of a deep learning algorithm for detection of diabetic retinopathy in retinal fundus photographs[J]. JAMA, 2016（316）: 2402-2410.

[57] TAKAHASHI H, TAMPO H, ARAI Y, et al. Applying artificial intelligence to disease staging: Deep learning for improved staging of diabetic retinopathy[J]. PLoS ONE, 2017（12）: e0179790.

[58] YAP M H, CHATWIN K E, NG C C, et al. A new mobile application for standardizing diabetic foot images [J]. J Diabetes Sci Technol, 2018（12）: 169-173.

[59] KAABOUCH N, HU W C, CHEN Y, et al. Predicting neuropathic ulceration: analysis of static temperature distributions in thermal images[J]. J Biomed Optics, 2010（15）: 061715.

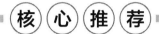

第十二章

肥胖与糖尿病

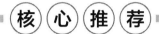
核心推荐

近年来，肥胖合并 2 型糖尿病患者日益增多，已成为我国 2 型糖尿病患者群体的主力军。本章介绍肥胖对 2 型糖尿病发生发展的不良影响；从肥胖与 2 型糖尿病共同发病基础探讨高胰岛素血症、胰岛素抵抗与胰岛功能障碍发生发展的病理机制与相互联系，从临床角度阐述了肥胖与糖尿病相互促进、相互作用的恶性循环。最后探讨了减重治疗在 2 型糖尿病患者预防与血糖控制中的地位和重要性，糖尿病缓解的可行性及规范减重的具体措施。

第一节 肥胖症流行病学

一、成人肥胖

肥胖症是机体脂肪堆积过多或分布异常所致的慢性代谢性疾病，由遗传和环境等多种因素诱发；其特征包括脂肪细胞的数量增多、体脂的异位分布、局部脂肪沉积。

肥胖症发病率逐年攀升，已成为一种全球性流行病。据 WHO 统计，2016 年全球超过 19 亿成人超重，其中超过 6.5 亿成人肥胖；18 岁及以上成人中有 39% 超重、13% 肥胖。WHO 肥胖标准为：BMI25～29.9kg/m² 为超重、BMI≥30kg/m² 为肥胖。中国肥胖工作组（WGOC）规定我国成人的肥胖标准为：BMI 24～27.9kg/m² 为超重，BMI≥28kg/m² 为肥胖。按此标准，《中国居民营养与慢性病状况报告（2020 年）》显示，我国城乡各年龄组居民有51% 的成年居民超重或肥胖，这是中国成人超重和肥胖患病率首次超过 50%，与既往数据相比，近 10 年来，我国成年人肥胖整体患病率增加约 3 倍。同时，超重和肥胖也是 2019 年我国第六大致死致残主要危险因素。预计到 2030 年，我国成人超重及肥胖患病率将达到61%。肥胖已成为中国亟须解决的重大公共卫生问题。

二、青少年肥胖

根据中国肥胖协作小组定义，7～18 岁青少年 BMI 大于同龄同性别群体参考值 85%分位为超重，大于 95% 分位为肥胖。1986 年，我国 7 岁以下儿童单纯性肥胖检出率仅为0.91%。2006 年，7 岁以下儿童的肥胖检出率为 3.19%。2005—2014 年，我国 7～18 岁儿童和青少年的超重率从 1.1% 上升至 12.1%，肥胖率从 0.1% 上升至 7.3%。至 2020 年，我国 6～17 岁、6 岁以下儿童青少年超重 / 肥胖发生率分别达到 19% 和 10.4%。过去 20 年变化趋势说明，我国儿童及青少年的肥胖问题亦十分严峻，肥胖增长趋势日益明显。

三、中国超重 / 肥胖人群的总体特征

2021 年，华中科技大学潘安教授团队在 Lancet Diabetes Endocrinol 杂志陆续发表"肥胖在中国"系列文章，分析了中国人群的肥胖流行病学特点。从空间特征来看，我国华北与东北地区，尤其是北京 - 天津一带，肥胖患病率最高；海南 - 广西一带东南沿海地区肥胖患病率最低，相差 8～9 倍。

从年龄特征看，包括儿童在内，我国各年龄段人群平均 BMI、超重 / 肥胖率都在持续增加。依据 WHO 超重 / 肥胖标准，我国儿童肥胖人数在 2015 年已居全球第一。随着年龄增长，超重 / 肥胖率呈现先升后降的趋势，可能与生存偏倚以及老年人肌少症患病率增加相关。

从性别特征看，成人男性超重 / 肥胖率追赶并已反超女性，但差距不大；儿童青少年中，男性超重 / 肥胖率持续高于女性。

城乡比例方面，城市人群超重 / 肥胖率始终高于农村，但此差距已在逐渐缩小，因为农村超重 / 肥胖率在快速增加。

另外，中国成人多为向心性肥胖（central obesity，CO），合并高血压病、2 型糖尿病、心血管疾病等代谢紊乱发生率较高。腰围作为向心性肥胖的判断指标，已推荐纳入肥胖症常规检测指标，但诊断切点仍未统一，国际糖尿病联盟对中国人群向心性肥胖定义标准（IDF-Chinese）：男性腰围≥90cm，女性腰围≥80cm；中国糖尿病学会 CDS 标准为：男性腰围≥90cm，女性腰围≥85cm。

第二节 肥胖与糖尿病的关联性

一、超重 / 肥胖促进 2 型糖尿病的发生与发展

超重和肥胖是 2 型糖尿病（type 2 diabetes mellitus，T2DM）、高血压病等多种代谢病的危险因素。丹麦一项人群队列研究发现，肥胖可引起 2 型糖尿病患病风险升高 5 倍以上（$HR=5.81$，95%CI：5.16～6.55），远大于遗传风险和不良生活方式的影响。我国一项 25 025 例样本队列研究表明，与体重正常者相比，男性超重和肥胖组糖尿病发病 HR 分别为 2.50（95%CI：2.04～3.07）和 4.59（95%CI：3.28～6.44）；女性超重和肥胖组糖尿病发病的 HR 分别为 2.54（95%CI：2.10～3.09）和 4.51（95%CI：3.44～5.91）。

相比欧美国家，向心性肥胖在中国肥胖人群中比例更高，其与 2 型糖尿病的关系更加密切。数据表明，腰围每增加 1cm，我国男性与女性糖尿病发病的 HR 为 1.06（95%CI：1.05～1.07）。男性腰围 90～94cm、95～99cm 和≥100cm 组糖尿病发病的 HR（95%CI）分别为：2.13（1.68～2.70）、2.71（2.01～3.65）和 3.33（2.41～4.59）；女性腰围 80～84cm、85～89cm 和≥90cm 组糖尿病发病的 HR（95%CI）分别为：1.77（1.38～2.26）、2.60（2.04～3.31）和 3.36（2.66～4.25）。另一项纳入 482 589 例中国人的前瞻性队列研究也有相似结果，对于男性，腰围每增加一个标准差，2 型糖尿病发病的 HR（95%CI）为 2.13（2.07～2.19），女性为 1.91

（1.87～1.95）。自1980年以来,中国整体肥胖的增加约占糖尿病负担增加的50%。

肥胖糖尿病（diabesity）指在超重/肥胖背景下发生2型糖尿病的疾病状态。近几十年以来,该患者群体持续增长,已成为我国2型糖尿病人群的主力军。中国2型糖尿病患者心血管疾病危险因素——血压、血脂、血糖的全国性评估研究（简称"3B研究"）纳入了730所医院25 817名2型糖尿病患者,结果显示,17%的患者合并肥胖,43%的患者合并超重;这些肥胖糖尿病患者比单纯糖尿病患者的代谢紊乱多且严重,更难达到血糖、血压、血脂的控制目标,也具有更高的心血管事件风险;超重/肥胖不仅能促进2型糖尿病的发生,更能加重2型糖尿病进展,导致糖尿病患者的预后不良。

二、肥胖糖尿病的成因——先有胰岛素抵抗还是先有胰岛素升高

长期以来,胰岛素抵抗被认为是肥胖促进2型糖尿病发生的重要机制,但胰岛素抵抗和胰岛素水平升高哪个先发生,即"鸡与蛋"的问题一直争论不休。既往大多学者认为,肥胖患者的肌肉、肝脏对胰岛素先产生抵抗,引起血糖水平升高,进而促进胰岛素水平增加,出现高胰岛素血症;久而久之,进入失代偿阶段,患者就会出现IGT和显性糖尿病。而后,越来越多的学者提出了相反的观点:即肥胖糖尿病人群是先发生β细胞的代偿性功能增强,导致高胰岛素血症,继而靶器官耐受,产生胰岛素抵抗。这种新的发现也为目前的糖尿病缓解理论提供了理论依据,也提示在肥胖和糖代谢早期,如果尽早减轻胰岛的负担,可以部分达到糖尿病的缓解,而减重在其中起了重要作用。因此,减重降糖并不矛盾,相辅相成并无先后之分。

（一）糖脂代谢的双循环假说

胰岛素分泌增加先于胰岛素抵抗这一理论的关键问题在于,驱动高胰岛素血症发生的机制尚不完全明了。2008年,Roy Taylor教授提出了T2DM发病经典的双循环假说,确立了脂肪溢出在高胰岛素血症发生中的关键驱动作用（图12-1）。该学说认为能量正平衡（营养过剩）首先引起人体肝脏脂肪堆积,导致过多的甘油三酯从肝脏溢出,通过极低密度脂蛋白在胰腺等部位沉积,继而胰岛β细胞发生功能代偿、早期相胰岛素分泌减少、餐后血糖升高、基础胰岛素水平继发升高以降低餐后血糖。之后,高水平胰岛素进一步促进脂质合成,更多脂肪向肝外输出,机体进入了肥胖—脂肪肝—脂肪溢出—高胰岛素血症—脂肪合成增加—肥胖的恶性循环,最后导致胰岛细胞失代偿,胰岛功能衰竭,胰岛素分泌下降。此过程中,肝脏脂肪堆积与肝外输出,胰腺脂肪沉积和β细胞功能障碍形成了肥胖、糖尿病发生发展的不同阶段。

动物研究也发现,胰腺过度沉积的脂肪酸会导致亲环蛋白D（CypD）介导的"质子泄漏"现象,质子泄漏能够促进具有正常葡萄糖水平的糖尿病前肥胖小鼠β细胞功能障碍并过量产生胰岛素,这与双循环理论不谋而合。另一项研究将人胰腺细胞分离,并暴露于模拟肥胖患者高脂肪酸环境,发生脂肪酸可刺激胰腺过度分泌胰岛素,且高血糖对这一过程不是必需的,间接证明了脂肪酸诱导的高胰岛素血症早于胰岛素抵抗的出现。其他临床研究也发现在肥胖非糖尿病人群中血糖正常情况下,肥胖患者游离脂肪酸水平明显升高,并明显增加了空腹胰岛素分泌。Stephan van Vliet等通过葡萄糖钳夹实验,巧妙地对比了16个胰岛素敏感性一致的肥胖和非肥胖个体,结果发现,在胰岛素敏感性同等的条件下,肥胖者的基础和餐后胰岛素分泌率比瘦者高50%以上。说明了肥胖人群中胰岛素分泌增加与脂肪增加的密切关系,但这并非胰岛素抵抗的补偿性反应。动物实验和人体研究的证据,使双循环假说的理论得到进一步支持。

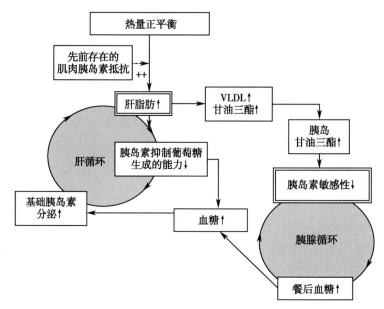

图 12-1　2 型糖尿病发病的双循环假说

对于脂肪溢出在 T2DM 发生中的始动作用，Shulman 等在 *Nature* 发表文章指出，营养过剩使脂肪分解增加，在胰腺等异位沉积，脂解增强进而导致胰岛素代偿性升高抑制脂解、促进肝糖原异生，保障机体继续将葡萄糖作为主要能量来源。导致高血糖的根本原因是肝糖异生增加。1,2-DAG-nPKC 是此过程中重要的分子通路。

事实上，抑制脂解是胰岛素最敏感的代谢作用。实验表明，刺激葡萄糖在肝脏和肌肉摄取需要比正常高 6 倍的胰岛素浓度，而抑制脂解只需 2 倍。因此，当空腹胰岛素水平接近正常上限、或轻微升高，均足以实质上抑制脂分解；形成肥胖、脂肪异位、胰岛损伤、高胰岛素、脂肪合成增加的恶性循环。

（二）肥胖症糖尿病拓展了 2 型糖尿病的发病机制

脂肪溢出引起 β 细胞功能障碍和高胰岛素血症，继而引起胰岛素抵抗的糖尿病发病机制模型得到了较为完整的证据支持。2020 年，Nathalie Esser 等系统阐述了传统与新的 T2DM 发病模型之间的区别。在新模型中，胰岛细胞功能障碍首先发生，刺激分泌高水平胰岛素；而肌肉、脂肪、肝脏等组织被迫下调其胰岛素敏感性，以避免低血糖。新的模型已得到了较多学者的支持。

在此基础上，Johnson 教授也提出了肥胖症患者特征性的 2 型糖尿病逐级发病理论（图 12-2）。其认为不同个体有着不同的遗传基础和相应的发病机制。对于胰岛细胞功能障碍遗传风险高的人群，可能在环境的二次打击后先出现高胰岛素血症，继而引发肥胖和胰岛素抵抗；而在肥胖易感的人群，可能在环境的二次打击后先出现肥胖和脂肪异位，进而引起高胰岛素血症和胰岛素抵抗。

总之，先有胰岛素抵抗还是先有胰岛素水平升高，这一鸡与蛋的辩论可能无法在短期终止。但在争论中，模型的不断更新和完善，使我们对于肥胖促进 2 型糖尿病发生的机制有了更全面、更科学的认识。肥胖、脂肪溢出、β 细胞功能代偿和失代偿、高胰岛素血症、胰岛素抵抗、2 型糖尿病之间是互相交错、因果互动的作用过程，一旦启动即会进入相互促进的恶性循环，如不加干预，糖脂代谢的紊乱则会愈演愈烈。

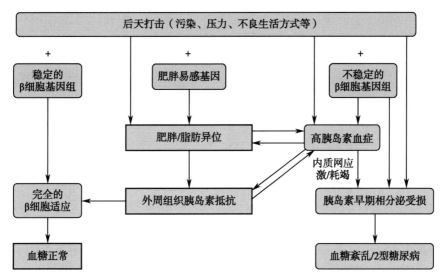

图 12-2　个体化、多阶段的 2 型糖尿病发病理论

三、干预肥胖糖尿病，减重抗炎是关键

（一）减重减脂，打破肥胖与 2 型糖尿病的恶性循环

从早期的双循环假说，到现在的个体化 - 多阶段的糖尿病发病模型，肥胖与 T2DM 的恶性循环过程愈发清晰。从某种程度上说，二者共因异质，互为因果；肥胖通过脂肪毒性促进了糖尿病发生，糖尿病也通过胰岛素促进了肥胖。而要打破肥胖与糖尿病的恶性循环，关键在限制机体的能量摄入，从源头减少肝脂肪合成和溢出。这一理论的正确性已在诸多临床研究中得到了检验。

2019 年，DiRECT 研究 2 年结果发表。其将 298 例超重 / 肥胖的 2 型糖尿病患者分为 2 组，干预组暂停使用抗糖尿病药物和抗高血压药物，进行能量限制的流质饮食（日能量 825～853kcal，持续 12～20 周），再进行 2～8 周的阶段性饮食调整；而对照组按照指南进行治疗。随访 2 年，53 名（36%）干预组的患者和 5 名（3%）对照组的患者实现了糖尿病完全缓解（OR=25.82）。而且，在减重 15kg 以上人群中，糖尿病完全缓解率达到 86%。

后续分析发现，T2DM 缓解与肝胰脂肪减少、甘油三酯水平下降密切相关，且在干预数月后观察到了早期相胰岛素分泌恢复；12 个月后也观察到了 β 细胞功能恢复。这充分说明能量限制可以从源头打破肥胖与糖尿病的恶性循环，诱导 T2DM 缓解。DiRECT 研究从临床和病理生理角度，再次支持了双循环为基础的糖尿病发病模型，为糖尿病患者带来了疾病缓解的希望。正如 Roy Taylor 教授所说，2008 年前没有人相信 T2DM 能完全缓解，而 2018 年美国糖尿病协会则认同了这一观点并将其写入指南。

（二）减少肝胰腺脂肪沉积更为重要

随之而来，体重管理在 2 型糖尿病治疗中的地位越来越高。2019 年 Lingvay 等 4 位糖尿病学专家更是在柳叶刀杂志正刊发文，将减重列为糖尿病患者的首要治疗目标。但需要强调的是，减重不是单纯追求体重下降的多少，而更应关注肝脂肪的合成和输出是否减少。基于在人类和实验动物中的大量研究，内脏脂肪细胞显示出较高的基础脂解率，对脂肪动员激素高度敏感，使得游离脂肪酸（FFA）充满门脉循环，转运至肝脏和胰腺中蓄积，导致胰岛素抵抗和β细胞功能障碍。所以，减少肝脏和胰腺等内脏脂肪，才是治疗肥胖糖尿病的根本。

（三）减重减脂，对正常体重的2型糖尿病患者同样适用

大量临床研究证实，无论患者胖瘦或BMI如何，只要脂肪含量超过自身阈值，就会发生2型糖尿病。减重后，2型糖尿病患者胰腺脂肪明显减少，胰腺内分泌细胞中的脂滴明显减少，β细胞功能改善；而非糖尿病人群则没有变化；也间接支持了个体脂肪阈值的假说。这一理论也在ReTune研究的初步结果中得到了支持，研究设计与DiRECT研究相似，不同的是仅纳入BMI<27kg/m²的T2DM患者。分析发现，体重正常的糖尿病患者，其外表较瘦的同时，"内在很胖"，肝脂肪含量达到非糖尿病人群的2.5倍。在低热量饮食8周后，这些受试者体重显著降低，肝脏和胰腺多余的脂肪沉积减少；并有70%（14/20）的患者实现了糖尿病完全缓解。而在非糖尿病人群中，脂肪含量的变化却并不显著。这一结果说明，无论胖瘦，减重减脂都应该成为大部分T2DM一线治疗策略。外表"苗条"的T2DM患者也有肝脏和胰腺脂肪沉积，也需要减脂。这对我国T2DM患者更为重要，因为我国人群BMI普遍低于西方人群。

（四）抑制慢性低度炎症，一举多得，异病同治

慢性低度炎症（chronic low-grade inflammation），或称代谢性炎症（metabolic inflammation/metflammation），参与了动脉粥样硬化、2型糖尿病、非酒精性脂肪肝、肥胖等多种代谢性疾病的发生发展，为肥胖糖尿病患者的重要病理生理改变。

研究显示，炎性单核巨噬细胞不仅能侵入血管内膜形成泡沫样细胞导致动脉粥样硬化，亦可侵袭胰岛、脂肪细胞和肝脏，通过诱发组织炎症和细胞功能障碍参与相关疾病的进展。巨噬细胞、T细胞等数种免疫细胞均参与了慢性炎症反应，其中巨噬细胞促炎极化在形成胰岛素抵抗的病理过程中起关键作用。巨噬细胞、肿瘤坏死因子-1α（TNF-1α）、白细胞介素6（IL-6）等促炎介质均参与了损害胰岛素信号转导、抑制胰岛素敏感性。而视黄醇结合蛋白4（RBP-4）是它们潜在的上游分子。实验表明，RBP-4与Toll样受体4（TLR-4）复合物结合后，可启动下游的NF-kappa B炎症通路，促使IL-6、TNF-1α、白细胞介素-1β（IL-1β）等炎症因子分泌，诱导胰岛素抵抗。而使用免疫抑制剂阻断，可以显著减少RBP-4诱导的炎症和胰岛素抵抗。

临床中，肥胖、糖尿病、脂肪肝和动脉粥样硬化常在患者中聚集并发，正因其有着共同的炎性致病土壤。而消除炎症状态、抗炎减负，是减轻体重、改善血糖控制和防治心血管并发症的共同手段。CANTOS等临床研究发现，IL-1β拮抗剂卡那单抗（Canakinumab）、TNF-α抑制剂依那西普（Etanercept）等炎症拮抗剂已显示出改善胰岛素抵抗和血糖控制、改善动脉粥样硬化、降低心血管不良事件发生、改善患者预后的多种效果。多项研究显示，DPP-4i、GLP-1RA、SGLT2i等降糖药物，也可通过改善慢性炎症从而达到减重、降糖、改善胰岛素抵抗的多重作用。所以，抗感染治疗是肥胖、糖尿病等代谢疾病极具潜力的治疗方向，有望达到一举多得、异病同治的临床效果。

第三节　超重/肥胖对2型糖尿病的危害

一、超重/肥胖与2型糖尿病患者预后

2型糖尿病如不及时干预，长期的高血糖状态将形成大血管、微血管和神经系统并发

症,损害心、脑、肾、眼、足、皮肤等多个部位和器官;具体并发症高达 100 多种。眼底病变、冠心病、神经病变等并发症一旦形成,往往致盲致残,易引发猝死,对患者的生理和心理带来双重打击,生活质量严重低下。

当肥胖与 2 型糖尿病共同发生时,其危害更加严重。美国一项 78 万人参与的研究显示,肥胖可增加 T2DM 的终身风险。随着 BMI 的增加,患者预期寿命变短,心脑血管相关死亡风险增加。肥胖是影响我国 T2DM 患者伤残调整寿命年(DALY)和死亡的主要原因。高 BMI 对 DALY 的贡献最大,达到 40%。对于糖尿病死亡风险,吸烟的贡献达到 8.2%,而 BMI 的贡献达到 29%,可见肥胖合并糖尿病使相关并发症进展,极大地增加了患者的死亡风险。

二、体重与 2 型糖尿病死亡风险

肥胖主要通过增加糖尿病患者的心脑血管风险影响患者的寿命。一项纳入 21 项队列研究的 meta 分析显示,BMI 每增加 $5kg/m^2$,2 型糖尿病患者的心血管事件风险就增加 12%。反之,减重和控制 BMI 可以使患者的死亡风险降低,增加额外寿命。但需注意的是,体重并非越低越好。

诸多临床研究都观察到体重与 T2DM 患者死亡风险呈现 U 型曲线,当体重低于某一阈值,反而会增加患者的死亡风险。ORIGIN 研究的数据表明,相比正常体重和重度肥胖的个体,超重和轻度肥胖(BMI $25\sim35kg/m^2$)的 T2DM 人群预后较好。另一项随访 10 年的前瞻性临床研究纳入我国 5 个城市和 5 个农村地区共 512 869 例样本,结果显示,BMI 相对较低的 2 型糖尿病人群,将 BMI 降至 $22.5\sim24.9kg/m^2$ 似乎是最佳范围,其全因死亡和心血管相关死亡风险最低。

第四节 非酒精性脂肪肝与糖尿病

一、脂肪肝使 2 型糖尿病患者预后恶化

非酒精性脂肪性肝病(nonalcoholic fatty liver disease,NAFLD)是指除酒精和其他明确的肝损伤因素所致的肝细胞内脂肪过度沉积为主要特征的临床病理综合征,是与胰岛素抵抗和遗传易感性密切相关的获得性代谢应激性肝损伤,目前也有专家倾向将其改称为代谢相关脂肪性肝病(MAFLD,metabolic-assoicated fatty liver),更能体现肥胖和脂肪肝的相关性及代谢特征和内分泌发病机制。

NAFLD 是一种排除性诊断,需要排除肝脂肪变性的继发原因(如病毒性肝炎、自身免疫性肝炎、肝豆状核变性等疾病)。但这种诊断使得机制探讨和干预较为局限。为此,2020 年初经过亚洲及欧洲 15 个国家 30 名脂肪肝研究专家的倡议及讨论,将 NAFLD 更名为 MAFLD,MAFLD 更容易被临床医师认可,在临床上更具有实用性和指导性,在超重或肥胖、2 型糖尿病或代谢功能障碍的基础上,有肝脏脂肪变性的血清学、影像学或组织学证据即可诊断。2021 年 5 月,中华医学会肝病学分会在 *Journal of Hepatology* 杂志发表声明,认可了代谢相关脂肪性肝病(MAFLD)的提出和诊疗,并推荐其诊断标准的临床应用。

MAFLD 呈现与病毒性肝病的类似进展过程,存在肝脂肪变性、肝炎、肝硬化、肝细胞

肝癌的演变轨迹。当 MAFLD 与 2 型糖尿病同时存在时，会明显增加患者的预后不良风险。二者不仅具有共同的危险因素，且互为常见的并发症或靶器官损伤。2 型糖尿病加速 MAFLD 的病情进展；而 MAFLD 也会进一步导致糖脂代谢紊乱，使心血管疾病以及微血管并发症的发生风险增加。一项横断面研究显示，我国正常人群、糖尿病前期和 2 型糖尿病人群中，MAFLD 的患病率分别为 23.0%、44.0% 和 55.3%，糖尿病人群 MAFLD 的发病率约为非糖尿病人群的 2 倍。这与西方国家数据相仿，有研究报道 2 型糖尿病患者中 NAFLD 的全球患病率为 55.5%；非酒精性脂肪性肝炎（non-alcoholic steatohepatitis，NASH）在 2 型糖尿病人群中的全球患病率达 37.3%。NAFLD 合并 2 型糖尿病患者，晚期肝纤维化患病率高达 17.0%。

二、代谢相关脂肪性肝病与 2 型糖尿病的共因性及相互作用

MAFLD 与 2 型糖尿病的共因性主要体现在遗传机制与生活方式。一方面，*PNPLA3*、*TM6SF2*、*MBOAT7*、*GCKR*、*HSD17B13* 等参与脂代谢的基因不仅与 MAFLD 的易感性有关，还与 2 型糖尿病的发生发展密切相关。而不健康的生活方式，如缺乏运动、高碳水低膳食纤维饮食、超重肥胖等，是 MAFLD 和 2 型糖尿病的共同危险因素。

MAFLD 与 2 型糖尿病的相互作用则主要体现在二者的病理过程互相交错。糖尿病患者普遍存在体内胰岛素抵抗，胰岛素抵抗刺激原始 β 细胞过量分泌胰岛素，高水平的胰岛素强烈抑制脂解，并促进肝脏在内的全身脂肪高速合成，效率增加近 220%，从而诱导肝脏、肌肉等器官发生脂肪变性。

另一方面，肝脏和肌肉脂肪的增加又反过来加重胰岛素抵抗，使糖尿病病情恶化。肝内甘油二酯的增加可介导蛋白激酶 C-ε（PKC-ε）相关通路激活从而抑制肝脏响应胰岛素信号，促进肝脏胰岛素抵抗。相同的机制也能促进肌肉胰岛素抵抗，使葡萄糖转入肌肉合成肌糖原的能力下降近 60%，更多的葡萄糖被输送到肝脏，使肝内脂肪合成有增无减。

三、代谢相关脂肪性肝病合并 2 型糖尿病的筛查

2 型糖尿病患者应常规筛查 MAFLD 以尽早干预。对于肝脏脂肪变性，超声简便易行，但只能检出中度和重度脂肪堆积（组织学脂肪变性大于 30%）。肝脏磁共振 MRI 更加敏感，可进行"脂肪含量"的较准确评价。对于脂肪性肝炎和肝纤维化，肝酶难以反映病变程度；肝组织活检在临床工作中难以普及。相比之下，NFS 纤维化评分（NAFLD fibrosis score）和 FIB-4 指数可简便估算肝脏纤维化程度。当 NFS> 0.676 时有 67% 的灵敏度和 97% 的特异度提示肝脏出现进展性纤维化。当 FIB-4 指数 <1.45 时，大概率可以排除肝进展性纤维化；FIB-4 指数 >3.25，则倾向考虑出现进展性纤维化。NFS 和 FIB-4 指数对临床肝进展性纤维化的判断准确度不亚于磁共振实时弹性成像。

四、代谢相关脂肪性肝病合并 2 型糖尿病患者的心血管风险评估

MAFLD 与心血管疾病（Cardiovascular Disease）风险具有强烈相关性，心血管疾病是 MAFLD 患者的首要死亡原因。因此，应对 MAFLD 患者进行心血管相关危险因素进行评估，如 ECG 和（或）颈动脉内中膜厚度（IMT）等测定。另外，可用 Framingham 危险评分评估心血管风险。结合年龄、吸烟史、动脉粥样硬化和心脑血管病变家族史以及代谢综合征

各组分情况,对 MAFLD 患者的心血管风险进行全面评估。

五、代谢相关脂肪性肝病合并 2 型糖尿病的治疗策略

减重也是治疗 MAFLD 的核心手段。指南推荐 MAFLD 患者积极运动,配合生活方式和饮食调整进行减重,减重目标为体质量减轻 7%~10%。临床研究显示,减重 5%,患者的脂肪性肝炎改善率达 58%;而减重 10%,脂肪性肝炎改善率可达 90%。吡格列酮与二甲双胍联合治疗可为 MAFLD 合并 T2DM 患者带来较大临床获益。合并超重肥胖时,推荐使用 GLP-1RA。而单独针对 MAFLD 的药物,如维生素 E、奥贝胆酸等,其长期使用的安全性不足、在 T2DM 中使用的证据不确切,故目前不建议其常规用于 MAFLD 合并 T2DM 的治疗。对于存在脂肪肝炎的患者,可考虑使用 1~2 种护肝药。

如传统生活方式和药物治疗效果一般,可考虑代谢手术治疗。多项临床研究显示,代谢手术的减重效果持久,对 MAFLD 及 T2DM 长期治疗效果非常明显。除了减轻肝脂肪变程度、改善肝纤维化评分,更能逆转 MAFLD 的肝纤维化病理学演变。最近一项采用肝活检的前瞻性研究表明,减重术后 1 年时肝纤维化程度开始改善,并且在术后 5 年内持续缓解;术后 5 年,患者脂肪性肝炎和肝纤维化的改善率分别达 84% 和 70.2%。另外,减重代谢手术还可大幅降低 MAFLD 患者的远期癌症风险。

第五节　肥胖症三级预防

一、控制肥胖症的危险因素

肥胖症的一级预防以控制全人群、全方位和全生命周期的肥胖症危险因素为目标,旨在从政府、社会、家庭和个人层面做出努力,避免肥胖的发生。

(一)遗传因素

遗传因素可占肥胖发病因素的 40%~80%。全基因组关联分析(GWAS)已识别超过 200 个与肥胖相关的基因位点,如 *Leptin*、*FTO* 等。对于肥胖风险高的家族,应考虑行基因检测,以识别和预防子代的肥胖风险。

(二)膳食因素

当前,中国居民的膳食中,动物源性食品,精制谷物,深加工食品、含糖饮料和油炸食品等高糖高脂食品逐渐增加。因此,政府应加大管控,限制肥胖高风险食物的制作销售。个体应了解食物构成和热量,做到均衡饮食、健康饮食。

(三)生活方式与行为因素

久坐少动、吸烟、饮酒、睡眠及生物钟节律紊乱极大增加肥胖发生风险。社会应积极倡导体育运动。个人运动量和强度应与身体状况匹配,循序渐进、逐渐递增,最终目标应为每周运动 150 分钟以上,每周运动 3~5 天。

(四)心理因素

心理压力和焦虑抑郁也是中国居民超重肥胖的危险因素之一。消极情绪可导致饮食行为异常等不良生活方式,继而增加肥胖风险;而良好的心态会促进个体的积极运动和代谢平衡。

（五）生命早期危险因素

母亲孕前及孕期的生活方式也会影响到胎儿的内分泌和代谢系统，继而使其在儿童和青少年期发生肥胖。研究表明，孕前高 BMI 和孕期过度摄食、体重过度增加是引起巨大胎儿和儿童肥胖的重要危险因素。因此，应倡导母亲孕期适量增加饮食，保持轻体力活动，从而避免增加子代肥胖风险。

（六）环境驱动因素

环境污染、城市化、食品系统与环境、城市规划与建筑环境等也是中国居民肥胖发生率增加的影响因素。已烯雌酚、双酚 A 等环境内分泌干扰物暴露可增加人类肥胖发生风险。

（七）社会文化因素

一些传统观念可能潜在加剧中国肥胖流行。比如将"吃得多""能吃""富态"和身体好等同；鼓励孕妇在妊娠期及产后期间"食补"，加上"坐月子"导致久坐少动，造成母亲营养过剩、体重过度增加，分娩巨大胎儿和产后体重长期滞留的风险也会增加。

（八）政策因素

国家城市化政策、农业发展政策、财政政策（如食品定价和税收）、购买补贴政策均可能影响食品生产、膳食营养和居民消费选择。欧美国家已限制向儿童销售不健康食品，对含糖饮料征税。

二、预防肥胖相关并发症的发生

二级预防主要针对肥胖症早期患者，此时，患者尚未出现 2 型糖尿病和心血管病等肥胖相关并发症。对早期患者及时诊断和治疗，通过营养、药物、针灸等方式进行减重治疗，仍可以使肥胖症得到治愈，避免各种并发症带来的高额医疗支出、预期寿命短缩和生活质量下降。

三、延缓肥胖相关并发症的进展

三级预防主要针对已经出现肥胖相关并发症的患者。此时的目标不仅是通过药物、减重手术等措施减轻体重，更重要的是规律监测和治疗并存的 2 型糖尿病或心血管病等肥胖并发症，延缓并发症进展，改善患者预后，提高生活质量，避免残疾和功能障碍。

四、肥胖症的临床干预措施

（一）多学科、中心化的肥胖诊疗模式

肥胖的发生是多因素所致，因此肥胖的干预也需要多种手段，包括教育、饮食、运动、生活方式和心理干预、中医疗法（包括针灸、埋线）、药物、代谢减重手术。研究表明，多学科联合治疗是最成功的减重方法，能帮助患者维持减重动机和减重效果。中心化管理理念是指由内分泌科医师、减重外科医师、营养师、中医师、个案管理师、运动医学和心理学等专家组成的团队组成的减重代谢中心，实施"一体化，一门关"的管理模式，打破了传统的学科划分，从患者需求出发，专业医务人员紧密协作，实现从诊断评估到全方位、全流程、个体化、终身化的综合诊疗服务；可以与患者充分沟通，取得患者积极配合，能大大提高治疗效果，值得临床推广。

（二）营养干预

营养干预的核心原则是使患者的能量代谢负平衡。分别给予超重和肥胖个体 85% 和

80% 平衡能量的摄入标准。另外，推荐每日能量摄入平均降低 30%～50% 或降低 500kcal，或每日能量摄入限制在 1 000～1 500kcal 的限制饮食能量。保持每日蛋白质供能比为 20%～25%、脂肪供能比为 20%～30%、碳水化合物供能比为 45%～60%。具体方法包括限能量平衡膳食、高蛋白膳食、间歇式断食膳食、营养代餐、低碳水化合物膳食等。

（三）运动干预

不同年龄人群，应采取不同的运动方法，患者应在专业医师的指导下制定运动处方，根据个性化原则和循序渐进原则，提高运动收益。

推荐儿童青少年每周进行中高强度、全身性有氧运动至少 150 分钟，每天运动 30～60 分钟，每周运动 4～7 天；抗阻训练 3～4 次 / 周，隔天进行。成年人每周进行中等强度有氧运动至少 150 分钟，最好每天运动 30～90 分钟，每周运动 3～7 天，总共达到每周 200～300 分钟；抗阻训练 2～3 次 / 周，隔天进行。

（四）认知和行为干预

认知行为干预的目的在于改变患者对肥胖和体重控制的观点和知识，建立信念，采取有效减轻并维持健康体重的行为措施。认知行为干预需在专业人士的指导下进行，可采取饮食日记、营养教育 APP 或小程序等自我管理方式，逐步学会识别食物的特性、选择健康的食物、进行科学的饮食搭配、强化认知技巧、控制进餐过程等。

（五）药物干预

在中国，由于在儿童应用的安全性缺乏相关研究，减重药物主要是在成人中应用。目前，脂肪酶抑制剂奥利司他已获批为非处方减重药物。处方药物 GLP-1RA，如利拉鲁肽、司美格鲁肽等，已在国外获批用于肥胖症治疗，但在中国尚无该适应证，只能用于合并 2 型糖尿病的超重肥胖患者。

相信不久的未来，随着临床适应证的扩展和新型降糖或减重药物得以问世（如 GLP-1+GIP 双激动剂），针对肥胖的药物治疗会有更多选择。

（六）代谢手术治疗

代谢手术是能够长期缓解肥胖，防止体重反弹，预防和缓解肥胖相关并发症的最有效措施。代谢手术"减重降糖降脂降压"的多重效果，已得到内外科医师的广泛认可及推广，在国内较大的医学中心，年手术量可达千余例。

目前主流的手术有袖状胃切除术（sleeve gastrectomy，SG）、Rounx-en-Y 胃旁路术（Roux-en-Y gastric bypass，RYGB）等。减重手术后 10 年，患者仍保持 20%～25% 的总体重减少，同时还能使约 50% 的 2 型糖尿病、高血压、脂肪肝等代谢紊乱得到 10 年以上的长期缓解。

《中国肥胖及 2 型糖尿病外科治疗指南（2019 版）》推荐国内 16～65 岁 BMI>32.5kg/m^2 的肥胖人群行手术治疗。对于 27.5kg/m^2≤BMI<32.5kg/m^2 人群，如经生活方式改变和内科治疗难以控制，且至少符合 2 项代谢综合征的指标，综合评估后可考虑手术。男性腰围≥90cm、女性腰围≥85cm 者，也可酌情提高手术推荐等级。对于儿童和老年肥胖患者，需经多学科讨论，综合评估可行性及风险，充分知情同意后开展手术。

（七）中医药和针灸治疗

传统中医药和针灸疗法是减重措施的重要补充，其强调整体观和辨证论治，具有一定优势。"降糖调脂方"等复方或中成药，已在大型临床研究中显示出了较为可靠的减重、降糖、降脂效果。

五、肥胖相关并发症的治疗

（一）阻塞性睡眠呼吸暂停

肥胖患者阻塞性睡眠呼吸暂停（obstructive sleep apnea，OSA）的发病率高达 50%～70%，患者由于夜间打鼾、呼吸暂停、轻至重度低氧血症，引起日间困倦及头痛、乏力等症状；不仅生活质量低，远期患 2 型糖尿病、心脑血管病甚至猝死的风险也大大增加。

OSA 的治疗包括生活方式调整、无创气道正压通气、氧疗和外科手术；其中减重代谢手术是较为有效的治疗措施。据报道，OSA 患者术后 1 年，疾病缓解率达 59.2%；随着体重减轻，相关症状能被完全逆转，生活质量明显提升。

但由于睡眠监测并不是国内所有医疗中心的术前常规检测项目，OSA 的检出率严重不足。所以，推广使用多导睡眠图（polysomnography，PSG）进行肥胖人群的 OSA 筛查十分必要。另外，肥胖人群也常发生肥胖低通气综合征（obesity hypoventilation syndrome，OHS），其不一定存在睡眠呼吸紊乱，患者白天发生低氧血症及高碳酸血症，与 OSA 是相互独立的两种疾病，临床工作中应注意鉴别。

（二）高尿酸血症

高尿酸血症（hyperuricaemia，HUA）是嘌呤代谢紊乱引起的代谢异常综合征，无论男女，只要血液中的尿酸含量>420μmol/L（7mg/dl），即可诊断为高尿酸血症。其与多种代谢紊乱存在相关性，尤其是与肥胖的关系最为密切。

临床研究观察到，血尿酸升高可有效预测肥胖，在 HUA 患者中，70% 以上的人群存在超重或肥胖；而别嘌呤醇治疗可使体重显著减轻，并与能量摄入无关。二者存在相互促进的恶性循环过程。肥胖可以通过脂肪分解的酸性产物抑制尿酸排出，通过瘦素、脂联素等影响尿酸代谢；反之，高尿酸也通过促进脂肪细胞炎症反应导致其功能障碍，进一步加重肥胖。

对于肥胖伴 HUA 患者，体重增加是其痛风发作的独立危险因素。故除了低嘌呤饮食、多饮水、应用降尿酸药物外，更需积极进行减重治疗。减轻体重不仅可以预防痛风、降低痛风发作频率，还可显著提高尿酸控制的达标率。

另外，虽然 HUA 多发于男性，但女性 HUA 患者的疾病负担往往更重，且比男性更可能伴有高血压、2 型糖尿病、肾功能不全、卒中和肥胖，更要积极控制尿酸水平。

（三）多囊卵巢综合征

女性多囊卵巢综合征（polycystic ovarian syndrome，PCOS）是肥胖相关不孕不育的重要原因。PCOS 是一种复杂的生殖与代谢疾病，发病的重要机制之一是胰岛素抵抗，可显著增加高雄激素、肥胖、代谢综合征、心血管疾病及子宫内膜癌的发病风险。

PCOS 的治疗主要包括生活方式调整、调整月经周期、调整高雄激素血症和代谢紊乱等，减重代谢手术是有效的治疗措施之一。研究显示，传统生活方式调整和药物治疗对 PCOS 患者的月经改善率只有 20%～50%。而减重手术后月经不调缓解率可达 90% 以上，患者快则 3 周内，慢则 3 月内月经来潮，受孕及生育率也极大提高。

（四）男性肥胖相关性腺功能减退

肥胖相关性腺功能减退症（male obesity-associated secondary hypogonadism，MOSH）以体重超重肥胖、性功能障碍、雄激素水平低下、雌激素水平升高为特征，可伴有骨质减少、疲劳、注意力下降等不适。数据显示，MOSH 在肥胖人群发病率为 45%～64%。

MOSH 的治疗包括生活方式调整、减重、睾酮补充等方面,其中减重是关键环节。体重减轻可以通过减少雌激素的转化生成、改善胰岛素抵抗等机制改善下丘脑性腺轴功能,刺激雄激素的分泌。研究显示,减重代谢手术后,87% 的男性 MOSH 患者性激素水平可恢复正常,性功能得到明显改善。

(五)其他肥胖相关代谢紊乱

肥胖亦可并发 2 型糖尿病、高脂血症、非酒精性脂肪肝等多种代谢紊乱,具体干预措施可参阅本书相关章节内容。

第六节　2 型糖尿病患者的体重管理

一、减重是多数 2 型糖尿病患者的首要治疗目标

近几十年来,2 型糖尿病的管理理念经历了"疾病控制 - 强化降糖""个体化治疗""多重风险因素综合管理""强调心血管结局""治糖先治胖"等不同阶段。DiRECT 系列临床研究结果显示,病程<6 年的 T2DM 患者减重后,疾病完全缓解率达 46%。当减重>15kg 时,完全缓解率高达 86%。这说明以减重为目标,主攻 2 型糖尿病的上游,可以很大程度上消除 T2DM 的驱动因素。2021 年,得克萨斯大学 Ildiko Lingvay 教授等 4 位糖尿病专家在柳叶刀杂志正刊发表文章,提出将体重减轻≥15% 作为大部分 T2DM 患者的初始主要治疗目标,可诱导患者的疾病缓解,并显著改善其代谢状况。

欧洲糖尿病研究协会(EASD)、美国糖尿病协会(ADA)、Joslin 糖尿病中心等知名糖尿病组织随即对此观点给予了积极回应。虽然各位专家对于"15%"这一减重目标不完全认同,认为体重减轻≥15% 的减重目标有待商榷,因为 5%~7% 的适度减重即可带来获益,15% 减重目标对于某些患者来说可能无法实现,但"治糖先治胖"这一观点得到了各学会的一致支持。

二、不同驱动因素的减重治疗优先级不同

对于肥胖相关的 2 型糖尿病患者,多具有一个或多个胰岛素抵抗的特征,包括向心性肥胖、腰围增加、黑棘皮病、多囊卵巢综合征、呼吸睡眠暂停综合征、高血压、高甘油三酯血症、非酒精性脂肪肝、高胰岛素血症等。以减重为主的控糖治疗,为此类患者带来的获益最多。尤其是 5 年以下短病程患者,有望达到糖尿病的缓解。

胰岛 β 细胞功能障碍引起的单纯高血糖的 2 型糖尿病患者,其处于胰岛功能下降、胰岛素分泌绝对不足的病理状态。首要治疗目标更应该为患者血糖水平的降低,以保护患者的胰岛功能。在此基础上,适当的减重将有助于减少胰岛素等药物的使用量,但无法达到缓解的需求。

对于已经出现动脉粥样硬化、冠心病、心力衰竭或慢性肾脏病的 2 型糖尿病患者,首要治疗目标则是降低患者相关死亡风险;应优先使用能够改善患者预后的药物如 SGLT2i 或 GLP-1RA。在此基础上,适当减重有助于提高患者预期寿命。

三、适当减重获益,过度减重预后不良

值得关注的是,有研究发现,在糖尿病患者中,超重或轻度肥胖人群(尤其是老年患者)

较体重正常人群可能具有更好的预后。有学者将该现象称之为"肥胖悖论"。进一步分析发现，这些研究均采用 BMI 作为定义与诊断肥胖的标准，忽视了脂肪分布、代谢紊乱对体重和预后的影响。而多项证据显示，腹型肥胖（内脏性肥胖）与临床预后和死亡的关系更为密切，腰围、腰臀比、内脏脂肪和死亡之间并没有所谓的"悖论"。高 BMI 赋予的保护作用仅限于肌肉质量正常或升高的患者。这表明单纯以 BMI 作为肥胖的评价指标不够全面和客观，通过 MRI、DEXA 及 Fibrocan 等先进技术技术量化脂肪分布，制定基于减少体脂含量和内脏脂肪的目标更具有临床意义。在没有更明确证据的指导前，对中国 2 型糖尿病人群，BMI 在 $22.5 \sim 24.9 \mathrm{kg/m^2}$（随年龄递增）似乎是最佳范围。

四、2 型糖尿病患者减重的目标和原则

减重不仅是控制体重和 BMI 本身，更重要的是改善内分泌代谢，比如：①减少体内过量的脂肪沉积和炎性脂肪，降低体脂率，减少异位脂肪沉积，增加骨骼肌的质量；体重正常但存在向心型肥胖的患者以减少内脏脂肪的沉积为主，关注腰围的改变。②减重必须循序渐进，长期维持，防止反弹。轻微的体重减轻（如 3%～5%）即可带来具有临床意义的健康获益；对于大多数患者，建议 3～6 个月减轻体重的 5%～10%；一些患者可以制定更为严格的减重目标（如 10%～15%）。达到预定目标者应制定长期（≥1 年）的减重维持计划。③使能量代谢处于负平衡状态是实现长期、有效减重的关键。因此，无论是否使用具有减重作用的药物，饮食和运动的结合都至关重要。

五、2 型糖尿病患者的减重措施

（一）生活方式干预是基础手段

减重初期，建议由专业团队对患者在 6 个月内进行至少 14 次综合的生活方式干预指导。包括健康科普、营养干预、运动处方、心理辅导等。荟萃分析显示，低热量饮食可使内脏脂肪减少 13%。有氧运动后，体重减轻 5% 可使内脏脂肪显著减少 21%。

（二）使用兼具减重作用的降糖药物或减重药物

1. 兼具减重作用的降糖药物 包括二甲双胍、DPP-4i、GLP-1RA、SGLT2i、α- 糖苷酶抑制剂。这些药物在有效发挥降糖作用的同时，可不同程度地减轻体重，部分药物还可带来心血管和肾脏获益。临床医生可根据患者的具体特征选择不同的联合治疗方案。

2. 减重药物 减重药物可作为 T2DM 患者减重的辅助手段。目前我国唯一批准的减重药物是奥利司他（脂肪酶抑制剂）。GLP-1RA 利拉鲁肽 3.0mg/d 和司美格鲁肽 2.4mg/ 周已经被多个国家正式批准作为减重药物，但在我国尚无减重适应证。

（三）代谢手术

代谢手术是能够长期缓解 2 型糖尿病，改善 2 型糖尿病患者预后的有效手段，机制明确，效果明显，证据充分，是治疗肥胖合并 2 型糖尿病的最有效手段，但目前医学领域和公众的认识不足，认为减重手术就是限制了能量的摄入，忽视了其内在的内分泌代谢改善作用和其独特的中枢作用，目前减重手术已慢慢过渡到代谢手术的范畴。目前主流的手术方法有袖状胃切除术（sleeve gastrectomy，SG）、Rounx-en-Y 胃旁路术（Roux-en-Y gastric bypass，RYGB）等。研究报道，减重手术后 10 年，仍有约 50% 的 2 型糖尿病等代谢紊乱得到长期缓解。目前指南推荐 16～65 岁，BMI>27.5kg/m² 的 2 型糖尿病人群可以选择代谢手

术手术治疗，随着对手术机制的不断了解，手术指征也在逐渐扩大，儿童，老年及其他代谢疾病（如 PCOS、OSAS、MAFLD 等）的手术治疗适应证也在完善之中。

（贾许杨 曲 伸）

主要参考文献

[1] 王友发，孙明晓，薛宏，等.《中国肥胖预防和控制蓝皮书》解读及中国肥胖预防控制措施建议[J]. 中华预防医学杂志，2019，53（9）：7.

[2] PAN X F，WANG L，PAN A. Epidemiology and determinants of obesity in China[J]. Lancet Diabetes Endocrinol，2021，9（6）：373-392.

[3] LIMIN W，BIN Z，ZHENPING Z，et al. Body-mass index and obesity in urban and rural China：findings from consecutive nationally representative surveys during 2004-2018[J]. Lancet，2021，398（10294）：53-63.

[4] SCHNURR T M，JAKUPOVI H，CARRASQUILLA G D，et al. Obesity，unfavourable lifestyle and genetic risk of type 2 diabetes：a case-cohort study[J]. Diabetologia，2020，63（7）：1324-1332.

[5] 王超. 中国成人超重和肥胖及主要危险因素对糖尿病发病的影响[D]. 北京：北京协和医学院，2014.

[6] 薛海峰. 中国成人腹型肥胖与糖尿病发病关系的前瞻性队列研究[D]. 北京：北京协和医学院，2014.

[7] BRAGG F，TANG K，GUO Y，et al. Associations of general and central adiposity with incident diabetes in Chinese men and women[J]. Diabetes Care，2018，41（3）：494-502.

[8] PETERSEN M C，SHULMAN G I. Mechanisms of insulin action and insulin resistance[J]. Physiol Rev，2018，98（4）：2133-2223.

[9] CZECH M P. Insulin action and resistance in obesity and type 2 diabetes[J]. Nat Med，2017，23（7）：804-814.

[10] TAYLOR R. Pathogenesis of type 2 diabetes：tracing the reverse route from cure to cause[J]. Diabetologia，2008，51（10）：1781-1789.

[11] TADDEO E P，ALSABEEH N，BAGHDASARIAN S，et al. Mitochondrial proton leak regulated by cyclophilin D elevates insulin secretion in islets at non-stimulatory glucose levels[J]. Diabetes，2020，69（2）：131-145.

[12] FRYK E，OLAUSSON J，MOSSBERG K，et al. Hyperinsulinemia and insulin resistance in the obese may develop as part of a homeostatic response to elevated free fatty acids：A mechanistic case-control and a population-based cohort study[J]. EBioMedicine，2021（65）：103264.

[13] RODEN M，SHULMAN G I. The integrative biology of type 2 diabetes[J]. Nature，2019，576（7785）：51-60.

[14] KOLB H，STUMVOLL M，KRAMER W，et al. Insulin translates unfavourable lifestyle into obesity[J]. BMC Med，2018，16（1）：232.

[15] ESSER N，UTZSCHNEIDER K M，KAHN S E. Early beta cell dysfunction vs insulin hypersecretion as the primary event in the pathogenesis of dysglycaemia[J]. Diabetologia，2020，63（10）：2007-2021.

[16] JOHNSON J D. On the causal relationships between hyperinsulinaemia，insulin resistance，obesity and dysglycaemia in type 2 diabetes[J]. Diabetologia，2021，64（10）：2138-2146.

[17] AL-MRABEH A，ZHYZHNEUSKAYA S V，PETERS C，et al. Hepatic lipoprotein export and remission of human type 2 diabetes after weight loss[J]. Cell Metabolism，2020，31（2）：233-249，e234.

[18] ZHYZHNEUSKAYA S V，AL-MRABEH A，PETERS C，et al. Time course of normalization of functional β-cell capacity in the diabetes remission clinical trial after weight loss in type 2 diabetes[J]. Diabetes Care，2020，43（4）：813-820.

[19] LINGVAY I，SUMITHRAN P，COHEN R，et al. Obesity management as a primary treatment goal for type 2 diabetes：time to reframe the conversation[J]. Lancet，2022，399（10322）：394-405.

[20] RAZ I，ELDOR R，CERNEA S，et al. Diabetes：insulin resistance and derangements in lipid metabolism. Cure through intervention in fat transport and storage[J]. Diabetes/metabolism research and reviews，2005，21（1）：3-14.

[21] PELLO O M，SILVESTRE C，PIZZOL M D，et al. A glimpse on the phenomenon of macrophage polarization during atherosclerosis.[J]. Immunobiology，2011，216（11）：1172-1176.

[22] 胡仁明，谢颖，鹿斌，等. 2 型糖尿病患者高发"代谢性炎症综合征"[J]. 中华内分泌代谢杂志，2016，32（1）：27-32.

[23] JI Y，SUN S，XU A，et al. Activation of natural killer T cells promotes M2 Macrophage polarization in adipose tissue and improves systemic glucose tolerance via interleukin-4（IL-4）/STAT6 protein signaling axis in obesity[J]. Journal of Biological Chemistry，2012，287（17）：13561-13571.

[24] LADEFOGED M，BUSCHARD K，HANSEN A M K. Increased expression of toll-like receptor 4 and inflammatory cytokines，interleukin-6 in particular，in islets from a mouse model of obesity and type 2 diabetes[J]. Apmis，2013，121（6）：531-538.

[25] EVERETT B M，DONATH M Y，PRADHAN A D，et al. Anti-inflammatory therapy with canakinumab for the prevention and management of diabetes[J]. Journal of the American College of Cardiology，2018，71（21）：2392-2401.

[26] VERMA S，MATHEW V，FARKOUH M. Targeting inflammation in the prevention and treatment of type 2 diabetes：Insights from CANTOS[J]. Journal of the American College of Cardiology，2018，71（21）：2402-2404.

[27] DAS A K，KALRA S，TIWASKAR M，et al. Expert group consensus opinion：role of anti-inflammatory agents in the management of type-2 diabetes（T2D）[J]. The Journal of the Association of Physicians of India，2019，67（12）：65-74.

[28] SHIRAISHI D，FUJIWARA Y，KOMOHARA Y，et al. Glucagon-like peptide-1（GLP-1）induces M2 polarization of human macrophages via STAT3 activation[J]. Biochem Biophys Res Commun，2012，425（2）：304-308.

[29] ZHUGE F，NI Y，NAGASHIMADA M，et al. DPP-4 inhibition by linagliptin attenuates obesity-related inflammation and insulin resistance by regulating M1/M2 macrophage polarization[J]. diabetes，2016，65（10）：2966-2979.

[30] 孙宏斌. 代谢性炎症相关疾病的药物干预[J]. 药学进展，2017，41（10）：721-726.

[31] 赵富利，亓民，刘辉. 利拉鲁肽联合二甲双胍治疗 2 型糖尿病伴肥胖患者疗效及对微炎症状态的影响[J]. 中国现代医学杂志，2015，25（15）：43-46.

[32] NARAYAN K，BOYLE J P，THOMPSON T J，et al. Effect of BMI on lifetime risk for diabetes in the US[J]. Diabetes Care，2007，30（6）：1562-1566.

[33] LIU M，LIU S W，WANG L J，et al. Burden of diabetes，hyperglycaemia in China from to 2016：Findings

from the 1990 to 2016，global burden of disease study［J］. Diabetes Metab，2019，45（3）：286-293.

[34] ZHAO Y，QIE R，HAN M，et al. Association of BMI with cardiovascular disease incidence and mortality in patients with type 2 diabetes mellitus：A systematic review and dose-response meta-analysis of cohort studies［J］. Nutrition，Metabolism and Cardiovascular Diseases，2021，31（7）：1976-1984.

[35] IONA A，BRAGG F，GUO Y，et al. Adiposity and risks of vascular and non-vascular mortality among Chinese adults with type 2 diabetes：a 10-year prospective study［J］. BMJ Open Diabetes Res Care，2022，10（1）：e002489.

[36] 胡漂，孔东明，朱仲鑫. 1990-2019 年中国人群非酒精性脂肪肝疾病负担分析［J］. 中国预防医学杂志，2022，23（04）：260-264.

[37] YOUNOSSI Z M，GOLABI P，DE AVILA L，et al. The global epidemiology of NAFLD and NASH in patients with type 2 diabetes：A systematic review and meta-analysis［J］. J Hepatol，2019，71（4）：793-801.

[38] LASSAILLY G，CAIAZZO R，NTANDJA-WANDJI L C，et al. Bariatric surgery provides long-term resolution of nonalcoholic steatohepatitis and regression of fibrosis［J］. Gastroenterology，2020，159（4）：1290-1301.

[39] LUDVIK B，GIORGINO F，JÓDAR E，et al. Once-weekly tirzepatide versus once-daily insulin degludec as add-on to metformin with or without SGLT2 inhibitors in patients with type 2 diabetes（SURPASS-3）：A randomised，open-label，parallel-group，phase 3 trial［J］. Lancet，2021，398（10300）：583-598.

[40] 中国医师协会睡眠医学专业委员会. 成人阻塞性睡眠呼吸暂停多学科诊疗指南［J］. 中华医学杂志，2018，98（24）：1902-1914.

[41] CURRIE A C，KAUR V，CAREY I，et al. Obstructive sleep apnea remission following bariatric surgery：a national registry cohort study［J］. Surgery for Obesity and Related Diseases，2021，17（9）：1576-1582.

[42] SHI L，MEIJGAARD J V. Substantial decline in sugar-sweetened beverage consumption among California's children and adolescents［J］. International Journal of General Medicine，2010，3（4）：221-224.

[43] MADERO M，CASTELLANOS F E，JALAL D，et al. A pilot study on the impact of a low fructose diet and allopurinol on clinic blood pressure among overweight and prehypertensive subjects：A randomized placebo controlled trial［J］. Journal of the American Society of Hypertension，2015，9（11）：837-844.

[44] BO S，GAMBINO R，DURAZZO M，et al. Associations between serum uric acid and adipokines，markers of inflammation，and endothelial dysfunction［J］. Journal of Endocrinological Investigation，2008，31（6）：499-504.

[45] BALDWIN W，MCRAE S，MAREK G，et al. Hyperuricemia as a mediator of the proinflammatory endocrine imbalance in the adipose tissue in a murine model of the metabolic syndrome［J］. Diabetes，2011，60（4）：1258-1269.

[46] SAUTIN Y Y，NAKAGAWA T，ZHARIKOV S，et al. Adverse effects of the classic antioxidant uric acid in adipocytes：NADPH oxidase-mediated oxidative/nitrosative stress［J］. American Journal of Physiology，2007，293（2）：584-596.

[47] 王洪莎，郭蔚莹. 高尿酸血症与高血糖，高血压及肥胖的关系［J］. 中国老年学杂志，2016（22）：5729-5732.

[48] 中华医学会内分泌学分会. 中国高尿酸血症与痛风诊疗指南（2019）［J］. 中华内分泌代谢杂志，2020，036（001）：1-13.

[49] NIELSEN S M，BARTELS E M，HENRIKSEN M，et al. Weight loss for overweight and obese individuals with gout: a systematic review of longitudinal studies［J］. Annals of the Rheumatic Diseases，2017，76（11）：1870-1882.

[50] LLULL L，LAREDO C，RENÚ A，et al. Uric Acid Therapy Improves Clinical Outcome in Women With Acute Ischemic Stroke［J］. Stroke，2015，46（8）：2162-2167.

[51] PATEL A V，GAFFO A L. Managing gout in women: Current perspectives［J］. J Inflamm Res，2022（15）：1591-1598.

[52] 中华医学会妇产科学分会内分泌学组及指南专家组. 多囊卵巢综合征中国诊疗指南［J］. 中华妇产科杂志，2018，53（01）：2-6.

第十三章

糖尿病前期防治

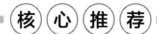

糖尿病前期是指正常血糖与糖尿病之间的高血糖状态，是发生糖尿病的重要危险因素。糖尿病前期患者罹患心血管疾病和肿瘤的风险明显增加。糖尿病前期包括空腹血糖受损、糖耐量减低以及糖化血红蛋白轻度升高的混合状态，其诊断标准尚未完全统一。2018年流行病学调查数据显示，中国糖尿病前期患病率为38.1%（美国糖尿病协会诊断标准）。糖尿病前期的干预目标是通过适当的干预措施使血糖逆转为正常，或维持在糖尿病前期状态，从而预防或延缓患者进展为糖尿病。干预原则是依据发生糖尿病的风险高低进行分层管理。生活方式管理是糖尿病前期干预的基石，药物和代谢手术可以更有效控制糖尿病前期进展，甚至可以缓解糖尿病前期状态。糖尿病前期的筛查及干预为2型糖尿病的防治工作开启了大门。

第一节　糖尿病前期的定义及诊断

糖尿病前期（prediabetes）是指正常血糖与糖尿病之间的中间高血糖状态，是糖尿病发病前的过渡阶段，是罹患糖尿病的高风险状态。糖尿病前期包括空腹血糖受损（impaired fasting glucose，IFG）、糖耐量减低（impaired glucose tolerance，IGT）以及两者的混合状态（IFG+IGT），其诊断标准随着时间的推移而变化，目前仍不统一。此外糖化血红蛋白轻度升高但是未达糖尿病诊断标准者也被美国糖尿病协会定义为糖尿病前期。

从20世纪70年代开始，国内外学者不断对IFG、IGT及糖尿病前期的概念进行探索。1979年美国国家糖尿病数据组（NDDG）在评估了3项结局为糖尿病视网膜病变的前瞻性研究后，发布了一套糖尿病诊断标准（空腹血糖≥7.8mmol/L或口服葡萄糖耐量试验2小时血糖≥11.1mmol/L），同时制定了IGT这一分类，认为2小时血糖水平在7.8～11.0mmol/L的个体存在糖耐量减低，以区分正常和糖尿病之间的状态，并表明这一人群罹患糖尿病的风险增加。美国糖尿病协会（ADA）在其第一届专家委员会会议之后接受了IGT这一诊断。1985年世界卫生组织（WHO）也正式提出了IGT的概念。1997年美国糖尿病协会提出IFG的概念，用于描述空腹血糖在正常上限和糖尿病下限之间的一种中间状态，即空腹血糖水平在6.1～6.9mmol/L为IFG，类似于IGT状态。1999年WHO接受IFG这一概念并正式修改了糖尿病诊断标准（即WHO 1999标准）。2003年美国糖尿病协会诊疗指南正式提出"糖尿病前期"这一概念,并将空腹血糖低限值从 6.1mmol/L 改为 5.6mmol/L。2009 年国际专家委员会(IEC)建议将 HbA_{1c} 水平为 6.0%～6.4%(42～47mmol/mol)的人群列为高危群体,应该接受预防糖尿病的咨询。2010 年根据对美国国家健康与营养调查(NHANES)数据的受试者操作特征(ROC)曲线分析,ADA 推荐 HbA_{1c} 为 5.7%～6.4%(39～47mmol/mol)的人群为未来发生糖尿病的高风险群体,应将其纳入糖尿病前期范畴。2011 年世界卫生组织批准使用 HbA_{1c} 作为糖尿病诊断指标,但以证据不足为由,未批准使用 HbA_{1c} 诊断糖尿病前期。目前常用的糖尿病前期的诊断标准见表 13-1。中华医学会糖尿病学分会建议糖尿病前期的诊断标准参照 1999 年 WHO 标准。而加拿大糖尿病学会临床实践指南(DCCPG)和英国国家卫生与临床优化研究所(NICE)的糖尿病前期诊断指标空腹血糖和 OGTT 2h 血糖的切点值采用 WHO 标准,但认为 HbA_{1c} 6.0～6.4% 可以诊断糖尿病前期。

表 13-1 糖尿病前期诊断标准

机构	空腹血糖	OGTT 2h 血糖	HbA_{1c}
ADA	5.6～6.9mmol/L (100～125mg/dl)	7.8～11.0mmol/L (140～199mg/dl)	5.7%～6.4% (39～47mmol/mol)
WHO	6.1～6.9mmol/L (110～125mg/dl)	7.8～11.0mmol/L (140～199mg/dl)	

第二节 糖尿病前期流行病学和危险因素

无论发达国家还是发展中国家,人群平均血糖水平都在不断上升。来自 199 个国家和地区 1980—2008 年间 270 万成年人的健康调查数据分析显示,2008 年年龄标化的平均空腹血糖(FPG)男性为 5.5mmol/L,女性为 5.4mmol/L,比 1980 年的血糖水平上升了 0.1mmol/L。人群平均血糖水平升高导致糖尿病前期患病率剧增,尽管在一些人群中 IGT 患者并没有增加,这可能与肥胖对空腹血糖水平的影响作用超过 2 小时血糖,以及糖尿病检测技术的改进有关。近期有学者分析了美国国家健康与营养调查研究(NHANES)数据库从 2005 年到 2020 年 3 月糖尿病前期的流行趋势。从 2005—2006 年到 2017—2020 年 3 月有 17 405 人检测空腹血糖(FPG)和 HbA_{1c},其中 2005—2006 到 2015—2016 有 10 803 人检测了 OGTT 2h 血糖(2h PG)。在空腹样本亚组中,基于 FPG/HbA_{1c} 定义的糖尿病前期年龄调整患病率从 2005—2006 年的 32.1% 上升到 2007—2008 年的 39.6%,然后在 2017—2020 年 3 月稳定到 38.6%。在 OGTT 样本亚组中,以 FPG/HbA_{1c}/2h PG 定义的糖尿病前期年龄调整患病率从 2005—2006 年的 37.8% 上升到 2007—2008 年的 46.7%,然后在 2015—2016 年稳定在 44.2%。研究发现 FPG 和 HbA_{1c} 结合可以检测出绝大多数糖尿病前期病例。当没有 OGTT 数据时,FPG 和 HbA_{1c} 结合可作为糖尿病前期监测的一个可行方法。

近十余年来,国内多次大型糖尿病流行病学调查显示,糖尿病前期患病率呈增长趋势。2007—2008 年全国流行病学调查显示,糖尿病前期患病率为 15.15%,约 1.48 亿人(WHO 1999 标准)。2010 年全国流行病学调查显示,糖尿病前期患病率高达 50.1%(ADA 2010 标准)。2013 年全国流行病学调查显示,糖尿病前期患病率为 35.7%(ADA 2010 标准)。2015—2017 年全国 31 个省(自治区、直辖市)的横断面数据调查提示,糖尿病前期患病率为

35.2%（ADA 2010 标准）。2018 年全国流行病学调查数据显示，糖尿病前期患病率为 38.1%（ADA 2010 标准）。2010 年之后流行病学调查数据中糖尿病前期患病率明显升高，主要是因为采用 ADA 诊断标准，增加了 HbA$_{1c}$ 作为诊断指标和 IFG 的诊断切点值下调以及 HbA$_{1c}$检测方法不同所致。但是来自统一数据源的流行病学调查数据显示人群糖尿病前期患病率仍呈上升趋势（2013 年的 35.7% vs.2018 年的 38.1%），还没到平台期。

2021 年国际糖尿病联盟（IDF）地图显示，全球普通人群中 IFG 患者数量估计为 3.19 亿（6.2%），即每 18 位成年人中，就有 1 位是 IFG 患者。按照这个趋势，预计 2030 年 IFG 数量将达 3.69 亿（6.5%），2045 年将突破 4.41 亿（6.9%）。全球 5.41 亿成年人（10.6%）伴有 IGT，即每 9 位成人中，就有 1 位 IGT 患者，预计 2030 年 IGT 患者达 6.22 亿（11.0%），2045 年估计会增长到 7.3 亿（11.4%）。与 2019 年（第九版）IDF 数据相比，2021 年全球 20～79 岁人群中 IGT 人数增长 167 万。IDF 糖尿病地图还显示，2021 年我国约有 1.7 亿成年人伴有 IGT（13.4%），相比 2011 年增长近 6 倍。2021 年我国约有 2 700 万成年人伴有 IFG（2.2%），2045 年这一数字或增长至约 3 000 万。2021 年 IDF 糖尿病地图还显示 IFG 患病率在老年人群中较高，在 60～64 岁人群中达到高峰，为 8.1%。IGT 的患病率随着年龄的增长而增加。IGT 在低收入国家按年龄调整的患病率最高，中高收入国家最低。而 IFG 年龄调整患病率在高收入国家、中等收入国家和低收入国家之间十分相似。IFG 和 IGT 的患病率还存在种族或地域之间的差异，这种情况在老年人群中更常见。2021 年 IDF 糖尿病地图还显示 IGT 患病率在西太平洋区域最高，东南亚区域最低；IFG 患病率在南美洲和中美洲最高，在西太平洋最低。此外，IFG 在男性中比在女性中更普遍，其原因仍不清楚。

诱发糖尿病前期的危险因素与 2 型糖尿病相类似，包括不可改变的危险因素和可改变的危险因素。不可改变的危险因素包括增龄（35 岁以上）、妊娠期糖尿病史、糖尿病一级亲属等。可改变的危险因素有超重肥胖、不健康饮食习惯、体力活动减少或静坐过多、吸烟、睡眠不佳、高血压、代谢综合征、多囊卵巢综合征，以及可引起高血糖的药物（比如糖皮质激素）等。

第三节　糖尿病前期的危害

一、糖尿病

糖尿病前期是糖尿病的最主要危险因素，每年有 5%～10% 的糖尿病前期患者转为糖尿病，但转归率会因人群特征和糖尿病前期的类型和定义而异。IGT 与肌肉胰岛素抵抗和胰岛素分泌缺陷有关，导致 OGTT 期间葡萄糖处置能力降低。IGT 患者糖尿病累积发病率从 1 年后的 13% 到 20 年后的 60% 不等，IGT 与 OGTT 2h 血糖正常个体发生糖尿病的风险比为 4.48。IFG 与胰岛素分泌受损和胰岛素抑制肝脏葡萄糖输出受损有关。IFG（ADA 5.6～6.9mmol/L 标准）患者糖尿病累积发病率从 2 年后的 2% 到 12 年后的 31%，发生糖尿病的风险比为 4.3；IFG（WHO 6.1～6.9mmol/L 标准）患者糖尿病累积发生率从 2 年后的 11% 到 12 年后的 31%，发生糖尿病的风险比为 5.5。Richter 和他的同事报道了 HbA$_{1c}$5.7%～6.4% 的 4 年累积糖尿病发病率为 14%，10 年为 31%，而发展为糖尿病的风险比为 5.55。对于 HbA$_{1c}$6.0%～6.4% 的糖尿病前期患者，3 年的糖尿病累积发病率为 7%，15 年为 29%，而发展为糖尿病的风险比为 10.10。来自巴西成年人健康纵向研究报告显示，平均 3.7 年期间，HbA_{1c} 5.7%～6.4% 和 HbA_{1c} 6.0%～6.4% 人群糖尿病发病率相似。在 Hoorn 研究 6 年的随访中，64.5% 的空腹血糖受损和负荷后血糖水平受损的参与者进展为糖尿病。来自毛里求斯的数据表明，在 11 年的时间里，基线 IGT 患者中 30% 恢复正常，35% 保持 IGT，5% 转为 IFG，30% 发展为糖尿病。在一项前瞻性研究的系统综述和荟萃分析中，单独 IGT 患者（4%～6%）或单独 IFG 患者（6%～9%）进展为糖尿病的年发病率低于同时患有 IFG 和 IGT 的患者（15%～19%）。在中国大庆糖尿病预防研究（CDQDPS）中，IGT 患者 20 年期间的糖尿病累积发病率高于 90%。

二、大血管病变

与糖尿病前期相关的大血管并发症有心血管疾病、脑卒中和周围血管疾病。这些疾病主要与 2 型糖尿病相关，但疾病的开始和进展被广泛认为发生在糖尿病前期。此外，糖尿病前期与多种代谢异常有关，包括肥胖、血脂异常和高血压，这使糖尿病前期患者发生大血管疾病的风险增加。澳大利亚糖尿病、肥胖和生活方式研究（AusDiab）支持轻度或中度高血糖对血管风险的影响，因为在空腹或 OGTT 2h 血糖水平低于糖尿病诊断阈值的高血糖人群中，冠状动脉疾病的发病率增高。与冠状动脉疾病相比，脑血管疾病和主动脉瘤的确定性较低。与正常血糖个体相比，糖尿病前期发生心血管疾病的风险增加了 10%～40%。一项针对巴黎 45～55 岁男性的前瞻性队列研究表明，与正常血糖受试者相比，存在 IGT 的人群心血管疾病死亡率是血糖正常人群的 2 倍。在一项包含 53 个队列研究的荟萃分析发现，糖尿病前期状态的人群心血管疾病、冠心病和脑卒中的风险增加。IGT 患者比 IFG 患者有更高的风险。DECODE 欧洲队列研究发现，冠状动脉死亡和总心血管死亡风险增加与 IGT 相关，与 FPG 水平无关。Ford 等从 1997 年到 2008 年进行了 18 项研究，并得出结论，无论糖尿病前期的类型（IFG 或 IGT）或定义 IFG 的标准是什么，糖尿病前期患者相比正常人群一般都会增加 20% 的心血管疾病风险。与糖代谢正常受试者相比，糖尿病前期患者发生脑血管疾病的风险增加，包括短暂性脑缺血发作、卒中和卒中复发。外周动脉疾病患者的糖尿病前期患病率较高，约占 26%～28%，然而，确切的机制仍有待完全阐明。

一项涉及 111 765 名成年人的中国全国性前瞻性队列研究显示，与糖代谢正常个体相比，糖尿病前期或糖尿病患者需要有 5 个或以上理想心血管健康指标（ideal cardiovascular health metric，ICVHM）才没有明显的心血管事件额外风险。只有 1 个或更少 ICVHM 的糖尿病前期患者，多变量调整的心血管疾病风险比为 1.34（95%CI：1.16～1.55）。理想心血管健康指标包括从未吸烟或戒烟超过 12 个月，BMI<23kg/m²，达到目标的体育活动（每周至少 150 分钟中等强度体育活动或 75 分钟高强度体育活动或 150 分钟中等强度和高强度体育活动组合），水果和蔬菜摄入量每天至少 4.5 杯，总胆固醇低于 200mg/dl，血压低于 120/80mmHg，以及理想的 HbA_{1c} 水平（糖尿病前期个体 HbA_{1c}<5.7% 或糖尿病患者 HbA_{1c}<6.5%）。

三、微血管病变

1. 肾脏病变　有证据显示糖尿病前期与以尿白蛋白排泄率（AER）和估计的肾小球滤过率（eGFR）等指标定义的早期肾病和慢性肾脏疾病的风险增加相关，提示某些肾脏改变可能在糖尿病发病前就已经存在。一项来自挪威的 1 261 名非糖尿病中年人群的前瞻性队列研究发现，糖尿病前期是肾小球高滤过和白蛋白尿增加的独立危险因素，提示血糖水平升高引起的肾脏损伤的病理过程早在糖尿病诊断之前就开始了。一些研究报告认为糖尿病前期患者发生早期肾病和慢性肾病的风险增加，但是这种相关性的原因尚不清楚。在一项系统综述和荟萃分析中，Echouffo-Tcheugui 等得出结论，糖尿病前期与慢性肾病风险的增加相关。因此，对糖尿病前期患者进行慢性肾脏疾病筛查，以及对慢性肾脏疾病患者进行积极的糖尿病前期干预可能是必要的。

2. 神经病变 神经传导研究表明，10%～18% 的患者在诊断糖尿病时已出现神经病变，提示周围神经损伤发生在疾病的早期阶段，轻微血糖异常时。大约 11%～25% 的糖尿病前期患者有周围神经病变。糖尿病前期和感觉运动神经病变的研究表明，糖耐量减低和早期糖尿病神经病变可能涉及小的脱髓鞘纤维。远端表皮神经纤维密度、定量的肌肉运动测试、总汗液量和臂 - 脚出汗反应、深腱反射和温度感觉是感觉运动神经病变的敏感标记，而密歇根神经病变筛查仪、校准音叉、经典神经传导试验等可能不能捕捉糖尿病前期患者的神经病变。另有研究表明糖尿病前期与自主神经病变密切相关，表现为心率变异性降低、男性勃起功能障碍。越来越多的证据显示糖耐量减低患者的特发性多神经病变（如特发性感觉 / 疼痛神经病变和感觉 / 仅小纤维神经病变）发生风险增加。

3. 视网膜病变 糖尿病前期可能与糖尿病视网膜病变的风险增加有关，检测方法不同，结果会有所不同。一项对超过 5 000 名皮马印第安人的研究显示，通过直接检眼镜检查确定的视网膜病变与糖尿病前期状态相关。在糖尿病预防计划（DPP）中，IGT 患者中 7.9% 存在视网膜病变，这与德国的古滕贝格健康研究（Gutenberg health study）结果相似，后者在糖尿病前期受试者中观察到 8.1% 的视网膜病变患病率。澳大利亚糖尿病、肥胖和生活方式（AusDiab）研究报告中，IGT 和空腹血糖受损的非糖尿病患者中，视网膜病变占 6.7%。2022 年一项系统回顾显示，与糖耐量正常者相比，糖尿病前期患者的视网膜病变患病率增加。

四、肿瘤

与非糖尿病患者相比，糖尿病患者的癌症发病率升高 20%～25%，与癌症部位有关。此外，与没有糖尿病的癌症患者相比，进一步发展为癌症的糖尿病患者的早期和晚期死亡率都有所增加。糖尿病前期和代谢综合征患者也与患癌和死于癌症的风险增加有关。来自 16 项前瞻性队列研究 891 426 名参与者的数据显示，糖尿病前期与整体癌症风险增加相关 [相对危险度（relative risk，RR）=1.15，95%CI：1.06～1.23]。不同类型糖尿病前期与癌症风险的相关性无显著差异。在一项特定部位的癌症分析中，糖尿病前期与胃癌 / 结直肠癌、肝癌、胰腺癌、乳腺癌和子宫内膜癌的风险增加显著相关（均 P<0.05），但与支气管 / 肺癌、前列腺癌、卵巢癌、肾癌或膀胱癌无关。另有研究显示空腹血糖与肝癌呈非线性相关，空腹血糖超过 6.5mmol/L，肝癌发病风险明显增加。糖尿病及糖尿病前期与癌症相关的可能机制包括炎性细胞因子、慢性氧化应激、晚期糖基化终末产物的积累、活性氧类（reactive oxygen species，ROS）的增加和脱氧核糖核酸（deoxyribonucleic acid，DNA）的氧化损伤。此外，代偿性高胰岛素血症导致的胰岛素抵抗和胰岛素样生长因子 -1（insulin-like growth factor-1，IGF-1）水平的升高可能促进癌细胞的增殖，遗传因素也可能发挥重要作用。

新近发表的一篇伞形评价（umbrella review）从 16 篇文章中确定了 95 个荟萃分析，对成人糖尿病前期和糖尿病相关并发症发生风险的前瞻性研究进行了系统综述。在一般人群中，糖尿病前期与全因死亡率、心血管结局、冠心病、脑卒中、心力衰竭、房颤和慢性肾病的发病率以及总癌症、总肝癌、肝细胞癌、乳腺癌和全因痴呆的发病率风险增加 6%～101% 相关，证据等级为中等。就全因死亡风险而言，IGT 定义的糖尿病前期的风险相关性强于 IFG 或 HbA_{1c} 定义的糖尿病前期，这表明 OGTT 在识别高危人群方面具有更高的效用。

第四节　糖尿病前期干预

一、糖尿病前期干预的目标和原则

糖尿病前期个体的干预目标是通过适当的干预方法使其血糖逆转为正常，至少是维持在糖尿病前期，从而预防或延缓其进展为糖尿病。干预原则应依据发生糖尿病的风险高低进行分层管理：①较高风险人群指 IFG+IGT 人群（无论是否合并其他的糖尿病危险因素），或者单纯 IFG 或 IGT 合并一种及以上的其他糖尿病危险因素者；②较低风险人群指单纯的 IFG 或 IGT 人群。生活方式干预应作为预防糖尿病的基石并贯穿于糖尿病前期干预的始终。

二、生活方式干预对糖尿病前期的影响

对于糖尿病前期患者，生活方式干预的主要目的是通过合理膳食和适度运动来预防或延缓糖尿病及其并发症的发生发展。生活方式干预能够预防糖尿病前期患者进展为糖尿病，并延缓糖尿病相关并发症的发生发展，以及心血管死亡和全因死亡风险，这些结果已经得到充分的验证。中国大庆糖尿病预防研究是全世界第一个证明生活方式干预可以预防糖尿病的研究，该研究表明，采用中等强度的生活方式干预，持续 6 年，IGT 患者发生糖尿病的风险下降 40% 左右；随后芬兰糖尿病预防研究（DPS）显示，强化生活方式干预 4 年，糖尿病发病风险可下降 58%；美国糖尿病预防计划（DPP）证实，强化生活方式干预 3 年，糖尿病发病风险下降 58%。这三个糖尿病预防的里程碑研究还证明生活方式干预具有长期的后效应。大庆研究 30 年随访结果发现，6 年生活方式干预可以使 IGT 人群糖尿病发病风险降低 39%，心血管事件发生风险降低 26%，微血管并发症风险降低 35%，心血管死亡下降 33%，全因死亡下降 26%，糖尿病罹患时间推迟 3.96 年，预期寿命平均延长 1.44 年。美国 DPP 结局研究（DPPOS）21 年的随访显示，生活方式干预能够继续降低糖尿病发病风险，但是未能降低主要终点（首次发生非致死性心梗、脑卒中、心血管死亡）和其他心血管结局（包括主要终点、因心力衰竭或不稳定性心绞痛住院、冠状动脉或外周血管血运重建、血管造影诊断冠心病、心电图诊断隐匿性心梗）的发生风险。研究者认为，这一结果可能与 IGT 和早期 2 型糖尿病患者本身心血管风险较低、延长随访期间应用降脂和降压药物，以及研究期间生活方式干预较弱有关，影响了生活方式干预措施对心血管的保护作用。DPP 和 DPS 研究还发现，与年轻患者相比，生活方式干预能更有效地降低老年 IGT 患者的糖尿病发病风险，可能与老年患者的依从性更高有关。

合理膳食是生活方式干预的重要组成，如何设计膳食对糖尿病前期人群更有利呢？Ley 等对前瞻性队列研究数据的荟萃分析发现，红肉、米饭和含糖饮料与糖尿病发病呈正相关，而绿叶蔬菜、乳制品、全谷物、咖啡、富含花青素的水果、酸奶、坚果、豆类、镁、维生

素 D、不饱和脂肪酸与 2 型糖尿病发病呈负相关。Ley 等开展的随机对照试验同样发现，摄入蔬菜、水果和全谷物产品且含较少饱和脂肪酸的食物对预防 2 型糖尿病是有益的。前瞻性队列研究发现以植物性饮食为主的模式，如地中海饮食、DASH 饮食和素食饮食模式与 2 型糖尿病发病风险较低有关。在 PREDIMED 试验中，心血管风险高危人群选择富含坚果或特级初榨橄榄油的地中海饮食，2 型糖尿病发病率显著降低，这与体重减轻或身体活动无关，表明饮食模式的干预在预防 2 型糖尿病中的作用可能独立于体重变化。在 SLIM 和 Newcastle 研究中，坚持健康饮食也与较低的 2 型糖尿病发病风险相关。总而言之，饮食中少食用红肉、加工的肉类、糖和含糖饮料，多食用蔬菜、水果、豆类和全谷物制品对预防 2 型糖尿病有益。另外，研究发现进餐的频率和时间也可能对 2 型糖尿病发病有影响，不吃早餐可以增加 2 型糖尿病患病风险。有规律地吃早餐、主餐之间不吃零食是降低 2 型糖尿病风险的一种方式。DPS 和 EDIPS-Newcastle 研究建议改善饮食质量，减少脂肪，尤其是饱和脂肪的摄入，总脂肪摄入量需<30% 且饱和脂肪摄入量<10%。《中国成人糖尿病前期干预的专家共识》建议，烹饪时尽量采用植物油，保证不饱和脂肪酸的摄入（不饱和脂肪酸可能增加外周组织对胰岛素的敏感性，能够降低 2 型糖尿病的风险），适当进食粗粮等富含膳食纤维的食物，且应记录每日摄入总热量。每日总热量摄入的 45%～60% 应来自碳水化合物，15%～20% 应来自蛋白质，25%～35% 应来自脂肪。体重正常者按照饮食估算食谱，一日至少三餐，定时定量，主食、副食摄入量较均匀地分布在三餐中，一般按 1/5、2/5、2/5 或者 1/3、1/3、1/3 分配。肥胖者主食、副食摄入量需减少 10% 以上，同时加强体育锻炼。建议糖尿病前期个体限盐限酒：每日摄入盐不超过 6g；一般不推荐饮酒，如果饮酒需限制饮酒量，而且要把酒的热量算入到每日总热量里（每克酒精可提供 7kcal 的热量），男性一天的酒精摄入量不超过 25g，女性不超过 15g（15g 酒精相当于 350ml 啤酒、150ml 葡萄酒或 45ml 蒸馏酒），每周饮酒不超过 2 次。李光伟教授基于大庆研究，提出简单易记的"500111"糖尿病防治法则：每天运动半小时，一周要运动 5 天；不喝含糖饮料；晚饭后不再吃东西；肥胖个体每顿饭要少吃 1 两主食；蔬菜每天至少要吃 1 斤；每周外出就餐最多 1 次。

根据对 2 型糖尿病危险因素的观察性研究以及体重减轻对葡萄糖代谢的显著有益影响，减轻体重被认为是预防 2 型糖尿病的重要方式。PREDIMED-plus 试验显示，超重 / 肥胖的代谢综合征患者采用地中海式饮食和适度运动，可显著减轻体重，改善葡萄糖代谢、降低血清甘油三酯浓度、提高高密度脂蛋白、胆固醇和减少炎症因子。这些结果证实，包括身体活动在内的多因素方法在预防和治疗葡萄糖代谢紊乱方面是有效的。芬兰 DPS 研究证实，体重减轻>5%，每天至少 30 分钟中等体力活动或相当活动量，可预防或延缓 2 型糖尿病及其并发症的发生发展。美国 DPP 研究发现，体重每减轻 1kg，糖尿病风险降低 16%。749 名 IGT 患者参与的 EDIPSRCT 研究，评估持续性体重减轻对预防糖尿病的重要性，数据来自 DPS、SLIM 和 Newcastle 三项研究，分析发现 3 年内持续体重减轻 5% 以上的个体患 2 型糖尿病的风险降低 89%。在 Lean 等开展的 2 型糖尿病患者体重管理项目中，有 36 例（24%）糖尿病患者减重 15kg 以上，其中 31 例（86%）患者达到糖尿病缓解。在整个研究中，体重干预组 68 名（46%）患者和对照组 6 名（4%）患者实现糖尿病缓解。Malmo 等开展的 6 年可行性研究中，对 181 名 IGT 与 41 名早期 2 型糖尿病的瑞典男性患者（平均 BMI 为 27.0kg/m^2）开展前瞻性研究，观察饮食和体育锻炼对 2 型糖尿病的预防作用。分配到生活方式干预组的患者接受物理治疗师监督的体育训练（包括健身操、步行、慢跑、足球和羽毛球，每周 2 次，每次 60 分钟），由医生和营养师提供饮食建议（增加膳食纤维和不饱和脂肪酸的摄入，减少糖和能量摄入）。最终接受生活方式干预的患者体重下降了 2.3%～3.7%，未接受生活方式干预患者体重增加了 0.5%～1.7%。经过 6 年的随访，生活方式干预组中 75.8% 的 IGT 患者恢复到正常糖耐量，53.8% 早期 2 型糖尿病患者的糖尿病得到缓解，血糖的改善伴随着血压、血脂和高胰岛素血症的有利变化，以及葡萄糖刺激的早时相胰岛素分泌能力的恢复。美国糖尿病运动指南指出，体育锻炼在预防糖尿病中起着非常重要的作用，应作为改变生活方式的一部分，推荐至少每周进行 150 分钟中等至高强度的体育运动（推荐有氧运动联合抗阻运动），预防糖尿病发生。步行是最常见的有氧运动之一，2022 年发表在 Diabetes Care 上的研究发现，糖尿病前期和糖尿病患者每日步行步数增加与全因死亡风险下降相关。在糖尿病前期患者中，与平均每天步行 3 779 步的受试者相比，平均每天步行 10 678 步者全因死亡率降低 75%，该研究认为每日步行 10 000 步可能是使糖尿病前期和糖尿病患者全因死亡风险下降的最优步数。《中国成人糖尿病前期干预的专家共识》建议，对于超重或肥胖者，需使 BMI 达到或接近 24kg/m², 或 3～6 个月内使初始体重至少下降 5%，并长期维持，同时每日饮食总热量减少 400～500kcal，饱和脂肪酸摄入占脂肪酸总摄入量的 30% 以下，推荐有氧运动和抗阻运动的联合运动干预，多样的运动形式也避免了运动干预的单一性，有利于增强个体对运动干预的依从性。同时，当患者获得适当的工具并得到临床医生的支持时，他们更有可能参与健康行为。例如，实时动态血糖监测系统（real-time continuous glucose monitoring，RT-CGM）目前已被证明可以通过帮助糖尿病患者了解食物和活动后的血糖反应，为糖尿病患者提供关于食物选择和体力活动的即时反馈，可增强对血糖的控制。此外，有经济条件或健康需求者可选择健康管理机构、俱乐部、小组管理或家庭互助等多种形式，以提高生活方式干预的效果。值得注意的是，有些糖尿病前期个体同时已伴有高血压、ASCVD 等合并症或并发症，其运动干预应该在专业人员指导下采用个体化的运动处方。

三、药物干预对糖尿病前期的影响

对于生活方式干预依从性差，但有意愿预防、经济条件允许，且经医生判断能够从药物干预中获益的人群，可以考虑药物干预。ADA 指南建议，对于糖尿病前期人群，特别是 BMI>35kg/m²、年龄>60 岁、有妊娠期糖尿病史的女性，无论生活方式干预能否降低 HbA$_{1c}$ 值，均可考虑使用二甲双胍预防糖尿病。临床试验显示，降糖药物二甲双胍、α- 糖苷酶抑制剂、噻唑烷二酮类药物、胰高糖素样肽 -1（GLP-1）受体激动剂以及减重药奥利司他等均可降低糖尿病前期人群发生糖尿病的风险。其中二甲双胍和阿卡波糖在糖尿病前期人群中长期应用的安全性证据较为充分，而其他药物长期应用时则需要全面考虑费用、不良反应、耐受性等因素。

1. 二甲双胍 二甲双胍能够降低 BMI 和血脂水平，已有数十年治疗糖尿病的历史，且没有严重的不良反应（有轻微的胃肠道副作用）。在针对 IGT 患者的试验中发现，二甲双胍可使 2 型糖尿病风险降低 45%。二甲双胍降低糖尿病风险的效果与印度糖尿病预防计划（IDPP-1）研究中的生活方式干预相似，而在美国 DPP 中，其效果不如生活方式干预。目前认为，与 FPG 水平较低且体型偏瘦的人群相比，基线 BMI 较高和 FPG 较高的糖尿病前期患者使用二甲双胍的益处更大。

2. α- 葡萄糖苷酶抑制剂 STOP-NIDDM 试验是一项多中心的随机对照研究，IGT 患者被随机分为阿卡波糖组和安慰剂组，经过 3 年的随访，阿卡波糖组 IGT 患者糖尿病的相对风险较对照组降低了 25%。阿卡波糖是目前唯一在我国获得 IGT 适应证的药物。日本对另一种 α- 葡萄糖苷酶抑制剂伏格列波糖的研究显示，在为期 48 周的随访中，IGT 高危个体的糖尿病患病风险降低了 40%。

3. 格列酮类药物 格列酮类药物，如罗格列酮和吡格列酮，通过 PPAR-γ 受体增加外周组织对胰岛素敏感性起作用。在 DREAM 研究中，来自 21 个国家的 IFG 和 IGT 患者被随机分配到安慰剂组与罗格列酮组。患者平均年龄 55 岁，平均 BMI 为 $31.0kg/m^2$。经过 3 年的随访，罗格列酮组 50.5% 的患者达到 NGT，而安慰剂组为 30.3%。然而，停药三个月后罗格列酮的效果不再持续，并且罗格列酮也与显著的体重增加（与安慰剂组相比增加 2kg）和心力衰竭风险增加有关。CANOE 随机双盲安慰剂对照研究将 IGT 患者随机分为二甲双胍联合罗格列酮组或安慰剂组，中位随访时间为 3.9 年，接受二甲双胍联合罗格列酮治疗的患者中有 80% 发生了从 IGT 到 NGT 的逆转，而安慰剂组为 53%。在 ACT NOW 研究中，将 IGT 患者随机分为吡格列酮组与安慰剂组，经过 2.4 年随访后，吡格列酮组 48% 的 IGT 患者恢复到 NGT，而安慰剂组的这一比例为 28%，并且吡格列酮能够改善舒张压，防止颈动脉内膜中层增厚。然而，停用吡格列酮约 11 个月后，NGT 的比例下降到 23%，表明药物疗效下降。在印度糖尿病预防计划 2（IDPP-2）的随访研究中，IGT 患者随机分为生活方式联合吡格列酮组与生活方式联合安慰剂组，发现吡格列酮的干预未提供除生活方式改变以外的额外获益。有研究认为吡格列酮与膀胱癌之间可能存在联系，因此有膀胱癌史或不明原因血尿患者慎用吡格列酮。

4. 奥利司他 XENDOS 研究是一项随机双盲试验，将 3 305 名肥胖患者随机分为生活方式干预联合安慰剂组和生活方式干预联合奥利司他组。受试者入选时 79% 为 NGT，21% 为 IGT。结果显示，与生活方式干预联合安慰剂相比，生活方式联合奥利司他可使糖尿病风险降低 37%。奥利司他在 IGT 和 NGT 亚组中有体重减轻效应。然而，2 型糖尿病发病率降低与 IGT 患者相关，在入选 NGT 的患者中，奥利司他和安慰剂治疗组在 4 年内从 NGT 进展到 IGT 的比例相似（27.6% 和 30.5%），目前认为，奥利司他预防效果主要局限于 IGT 患者。

5. 利拉鲁肽 多中心随机对照试验评估了利拉鲁肽联合干预生活方式对减轻体重的安全性和有效性。在 56 周的随访中，接受利拉鲁肽加生活方式干预组的糖尿病前期患者中有 69% 恢复到 NGT，而安慰剂加生活方式干预组的这一比例为 36%。经过三年的随访，实现糖尿病前期缓解的患者持续存在（利拉鲁肽组实现缓解的比例为 66%，安慰剂组实现缓解的比例为 36%）。然而，缓解状态并未持续，部分患者在停用利拉鲁肽 3 个月后，再次进入糖尿病前期。利拉鲁肽最常见的副作用是恶心和呕吐。

6. 甘精胰岛素 甘精胰岛素早期干预减少终点事件（ORIGIN）试验，一项纳入 12 000 例患者的大型多中心研究，旨在研究糖尿病前期或糖尿病患者早期用甘精胰岛素能否预防心血管疾病，以及在糖尿病前期亚组患者中，甘精胰岛素是否有助于延缓疾病进展。尽管该研究在对心血管风险的影响方面得出的结果为阴性，但显示了在 1 500 例糖尿病前期且早期接受胰岛素治疗的患者中，甘精胰岛素确实有助于延缓糖尿病前期进展至真正的糖尿病，但是甘精胰岛素同时带来低血糖和体重增加等不良反应。

必须注意的是，用于预防糖尿病的药物均有不良反应（有时为重度），尝试停药会导致血糖反弹，停药后缺乏持续的效果，而改变生活方式可获得持续益处，二者形成对比。马尔默研究发现,对生活方式干预阶段完成后,12 年的随访报告显示,接受过生活方式干预的 IGT 患者的死亡率下降。DPP、DPS 和大庆研究都显示,停止生活方式干预的 10～30 年后,生活方式干预组的 2 型糖尿病发病率持续下降。因此,生活方式干预应作为糖尿病预防的一线方法贯穿于糖尿病前期干预的始终。

四、手术干预对糖尿病前期的影响

代谢手术可减轻体重,根据研究人群、手术类型和随访时间长短的不同,减重幅度为 25%～95%。代谢手术后,糖尿病和其他合并症(如高血压和血脂异常)得到改善。代谢手术是预防糖尿病前期和肥胖患者发生 2 型糖尿病的有效方法。肥胖伴 IFG 患者经腹腔镜下可调节胃束带术后 4 年发生糖尿病风险下降 75%。瑞典肥胖人群(SOS)研究是一项纳入 4 047 例肥胖患者的前瞻性、匹配的手术干预研究,研究结果发现,与正常空腹血糖(NFG)患者相比,代谢手术对于基线 IFG 患者有更明显的预防糖尿病作用。需治疗人数(NNT)是避免 1 例不良结局(糖尿病)发生需要治疗的病例数,IFG 患者在代谢手术后 10 年内 NNT 仅为 1.3,而 NFG 患者 NNT 为 7.0。换句话说,对于 13 例接受代谢手术的 IFG 患者,10 例个体在至少 10 年内可预防 2 型糖尿病;70 例接受代谢手术的 NFG 患者,仅 10 例个体在至少 10 年内可预防 2 型糖尿病。后续观察发现,代谢手术后 15 年发生 2 型糖尿病的风险降低 90%。代谢手术可以通过多种机制(包括体重减轻、改善胰岛素敏感性、炎性细胞因子的改变等)逆转或预防 2 型糖尿病。其他研究结果也一致显示代谢手术对 2 型糖尿病缓解的有效性。

五、不同干预方式之间的比较

中国大庆研究纳入 577 例 IGT 患者,随机分配至对照组、单纯运动组、单纯饮食组和饮食加运动组,随访 6 年。与对照组相比,单纯饮食组、单纯运动组和饮食加运动组的糖尿病风险分别降低了 33%、47% 和 38%,干预组之间无显著差异。美国 DPP 研究中,27 个中心的 3 234 名 IGT 患者被随机分为生活方式干预组、二甲双胍组或对照组,平均随访时间 2.8 年。与对照组相比,生活方式干预组患 2 型糖尿病的风险降低 58%,二甲双胍组糖尿病风险降低 31%,生活方式干预比二甲双胍更有效预防糖尿病发生。其他随机对照试验的结果(DPS、IDPP-1 和 IDPP-2)显示,生活方式干预后从糖尿病前期进展为 2 型糖尿病的风险显著降低。IDPP-1 研究中,经过 3 年随访,生活方式干预组 2 型糖尿病发生风险降低 28.5%,二甲双胍组为 26.4%,生活方式干预联合二甲双胍组为 28.2%。IDPP-2 评估了生活方式干预联合吡格列酮对降低糖尿病风险的效果,与 IDPP-1 结果相似,药物加生活方式干预并无叠加效应。2022 年 Galaviz KI 等发表在 American Journal of Preventive Medicine 的文章对生活方式及药物逆转糖尿病前期的效果进行荟萃分析,共纳入 27 项生活方式干预研究,整体中位随访时间为 1.6 年,生活方式干预后糖尿病前期逆转率比对照组高 18%。经评估,生活方式干预改善血糖的证据强度为强。纳入的 25 项药物研究,涉及药物包括 GLP-1RA、α- 糖苷酶抑制剂和胰岛素增敏剂,整体中位随访时间为 2.7 年。研究发现,与安慰剂组相比,GLP-1RA 组血糖恢复正常比例高 47%,α- 糖苷酶抑制剂组高 29%,胰岛素增敏剂组高 23%,这些药物研究的证据强度为中等。简而言之,该研究发现生活方式干预可以提高 18% 的糖尿病前期逆转率,其证据强度为强;不同药物干预对于逆转糖尿病前期的作用并不一致,其中 GLP-1RA 可提高 47% 的糖尿病前期逆转率,药物研究的证据强度为中等。虽然生活方式和药物干预都可以有效地逆转糖尿病前期,但是认为生活方式干预的证据级别更强。生活方式干预的效果优于药物干预且证据强度高的原因可能与生活干预养成习惯后更容易坚持相关。

因此,建议糖尿病前期患者通过饮食控制和运动降低糖尿病的发生风险,糖尿病预防保健人员应对糖尿病前期患者定期随访及给予社会心理支持,以确保患者的生活方式改变能够长期坚持;定期检查血糖,每年评估一次糖代谢状态;同时密切关注其他心血管危险因素(如吸烟、高血压、血脂异常等),并给予适当的干预措施。具体目标为:①使超重或肥胖个体 BMI 降低到或接近 24kg/m², 或体重至少下降 7%;②每日饮食总热量减少 400~500kcal, 超重或肥胖者应减少 500~750kcal;③饱和脂肪酸摄入占总脂肪酸摄入的 30% 以下,每人每天摄入食用盐不超过 5g;④每周至少保持 150 分钟中等强度体力活动;⑤经过强化生活方式干预 6 个月效果不佳者,可以考虑药物干预。

六、个性化干预展望

处于糖尿病前期状态提示患糖尿病的风险增加。但是,目前糖尿病前期的定义既不能反映糖尿病病理生理学的亚表型,也不能预测未来的代谢轨迹。一篇发表在 Nature Medicine 的文章报道了德国学者对 899 名糖尿病前期人群进行的聚类研究,通过对 25 年来收集的口服葡萄糖耐量试验、血脂水平、MRI 测量体脂分布、肝脏脂肪含量和遗传风险等代谢数据进行分析,他们共识别出 6 种不同的病理生理亚型:第 1 亚型患糖尿病风险低;第 2 亚型患糖尿病风险很低;第 3 亚型患糖尿病风险中高、β 细胞衰竭;第 4 亚型患糖尿病风险低、肥胖;第 5 亚型患糖尿病风险高、胰岛素抵抗、脂肪肝;第 6 亚型患糖尿病风险高、内脏脂肪多、肾病。该分类方法在英国 6 810 人的白厅 2 号队列(Whitehall II cohort)研究中得到验证。

针对糖尿病前期人群的不同病生理分型,可以采取精准的干预措施。对于糖尿病风险极高的第 5 亚型,可从强化饮食和生活方式干预中获益,重要的是减重和减少肝脏脂肪。第 3 亚型则可通过标准的有氧运动和限制热量摄入来减少内脏脂肪。第 6 种亚型,需要预防胰岛素抵抗,应该定期检查,观察各项相关指标的变化,以降低慢性肾病和死亡风险。难以实现减重目标者,可以考虑通过手术等方式治疗。对糖尿病前期人群进行识别与分组有利于更好地预防糖尿病及其并发症的发生,但是科研人员仍需要进行进一步的前瞻性研究去深入探索这种分类方法在人群中的适用性以及临床应用价值。

(周嘉强)

主要参考文献

[1] PILLER C. Dubious diagnosis[J]. Science, 2019, 363(6431): 1026-1031.

[2] TABÁK A G, HERDER C, RATHMANN W, et al. Prediabetes: a high-risk state for diabetes development [J]. Lancet, 2012, 379(9833): 2279-2290.

[3] DAVIDSON M B. Historical review of the diagnosis of prediabetes/intermediate hyperglycemia: Case for the international criteria[J]. Diabetes research and clinical practice, 2022(185): 109219.

[4] COLAGIURI S. Definition and classification of diabetes and prediabetes and emerging data on phenotypes[J].

Endocrinology and metabolism clinics of North America，2021，50（3）：319-336.

[5] XIA P F，TIAN Y X，GENG T T，et al. Trends in prevalence and awareness of prediabetes among adults in the U S，2005-2020[J]. Diabetes Care，2022，45（2）：e21-e23.

[6] YANG W，LU J，WENG J，et al. Prevalence of diabetes among men and women in China[J]. New England Journal of Medicine，2010，362（12）：1090-1101.

[7] XU Y，WANG L，HE J，et al. Prevalence and control of diabetes in Chinese adults[J]. JAMA，2013，310 （9）：948-959.

[8] WANG L，GAO P，ZHANG M，et al. Prevalence and ethnic pattern of diabetes and prediabetes in China in 2013[J]. JAMA，2017，317（24）：2515-2523.

[9] LI Y，TENG D，SHI X，et al. Prevalence of diabetes recorded in mainland China using 2018 diagnostic criteria from the American Diabetes Association: national cross sectional study[J]. BMJ，2020（369）：m997.

[10] WANG L，PENG W，ZHAO Z，et al. Prevalence and treatment of diabetes in China，2013-2018[J]. JAMA，2021，326（24）：2498-2506.

[11] MAGLIANO D J，BOYKO E J，IDF Diabetes Atlas 10th Edition Scientific Committee. IDF Diabetes Atlas [R/OL]. [2023-01-01]. Https: //Diabetesatlas.Org/.

[12] American Diabetes Association Professional Practice Committee. Classification and diagnosis of diabetes: standards of medical care in diabetes-2022[J]. Diabetes Care，2022，45（Suppl 1）：S17-S38.

[13] COLAGIURI S. Definition and classification of diabetes and prediabetes and emerging data on phenotypes[J]. Endocrinology and metabolism clinics of North America，2021，50（3）：319-336.

[14] MAHAT R K，SINGH N，ARORA M，et al. Health risks and interventions in prediabetes: A review[J]. Diabetes & metabolic syndrome，2019，13（4）：2803-2811.

[15] KLEINHERENBRINK W，OSEI E，DEN HERTOG H M，et al. Prediabetes and macrovascular disease: Review of the association，influence on outcome and effect of treatment[J]. European journal of internal medicine，2018（55）：6-11.

[16] WANG T，LU J，SU Q，et al. Ideal cardiovascular health metrics and major cardiovascular events in patients with prediabetes and diabetes[J]. JAMA cardiology，2019，4（9）：874-883.

[17] BELL K，SHAW J E，MAPLE-BROWN L，et al. A position statement on screening and management of prediabetes in adults in primary care in Australia[J]. Diabetes research and clinical practice，2020（164）：108188.

[18] SCAPPATICCIO L，MAIORINO M I，BELLASTELLA G，et al. Insights into the relationships between diabetes，prediabetes，and cancer[J]. Endocrine，2017，56（2）：231-239.

[19] BUYSSCHAERT M，MEDINA J L，BERGMAN M，et al. Prediabetes and associated disorders[J]. Endocrine，2015，48（2）：371-393.

[20] HUANG Y，CAI X，QIU M，et al. Prediabetes and the risk of cancer: a meta-analysis[J]. Diabetologia，2014，57（11）：2261-2269.

[21] SCHLESINGER S，NEUENSCHWANDER M，BARBARESKO J，et al. Prediabetes and risk of mortality，diabetes-related complications and comorbidities: umbrella review of meta-analyses of prospective studies [J]. Diabetologia，2022，65（2）：275-285.

[22] 中华医学会内分泌学分会, 中华医学会糖尿病学分会, 中国医师协会内分泌代谢科医师分会, 等. 中国成人糖尿病前期干预的专家共识[J]. 中华内分泌代谢杂志, 2020, 36(5): 371-380.

[23] GONG Q, ZHANG P, WANG J, et al. Morbidity and mortality after lifestyle intervention for people with impaired glucose tolerance: 30-year results of the Da Qing diabetes prevention outcome study[J]. Diabetes & endocrinology, 2019, 7(6): 452-461.

[24] GOLDBERG R B, ORCHARD T J, CRANDALL J P, et al. Effects of long-term metformin and lifestyle interventions on cardiovascular events in the diabetes prevention program and its outcome study[J]. Circulation, 2022, 145(22): 1632-1641.

[25] LEY S H, HAMDY O, MOHAN V, et al. Prevention and management of type 2 diabetes: Dietary components and nutritional strategies[J]. Lancet, 2014, 383(9933): 1999-2007.

[26] SALAS-SALVADO J, BULLO M, BABIO N, et al. Reduction in the incidence of type 2 diabetes with the Mediterranean diet results of the PREDIMED-Reus nutrition intervention randomized trial[J]. Diabetes Care, 2011, 34(1): 14-19.

[27] PENN L, WHITE M, LINDSTROM J, et al. Importance of weight loss maintenance and risk prediction in the prevention of type 2 diabetes: Analysis of European diabetes prevention study RCT[J]. Plos One, 2013, 8(2): e57143.

[28] UUSITUPA M, LINDI V, LOUHERANTA A, et al. Long-term improvement in insulin sensitivity by changing lifestyles of people with impaired glucose tolerance: 4-year results from the Finnish diabetes prevention study[J]. Diabetes, 2003, 52(10): 2532-2538.

[29] HAMMAN R F, HORTON E, BARRETT-CONNNOR E, et al. Factors affecting the decline in incidence of diabetes in the diabetes prevention program outcomes study (DPPOS)[J]. Diabetes, 2015, 64(3): 989-998.

[30] SALAS-SALVADO J, DIAZ-LOPEZ A, RUIZ-CANELA M, et al. Effect of a lifestyle intervention program with energy-restricted mediterranean diet and exercise on weight loss and cardiovascular risk factors: One-year results of the PREDIMED-Plus trial[J]. Diabetes Care, 2019, 42(5): 777-788.

[31] LEAN M E J, LESLIE W S, BARNES A C, et al. Primary care-led weight management for remission of type 2 diabetes (DiRECT): An open-label, cluster-randomised trial[J]. Lancet, 2018, 391(10120): 541-551.

[32] ERIKSSON K F, LINDGÄRDE F. Prevention of type 2 (non-insulin-dependent) diabetes mellitus by diet and physical exercise. The 6-year Malmo feasibility study[J]. Diabetologia, 1991, 34(12): 891-898.

[33] DEL POZO-CRUZ J, ALVAREZ-BARBOSA F, GALLARDO-GOMEZ D, et al. Optimal number of steps per day to prevent all-cause mortality in people with prediabetes and diabetes[J]. Diabetes Care, 2022, 45(9): 2156-2158.

[34] EHRHARDT N, AL ZAGHAL E. Behavior modification in prediabetes and diabetes: Potential use of real-time continuous glucose monitoring[J]. Journal of diabetes science and technology, 2019, 13(2): 271-275.

[35] KNOWLER W C, BARRETT-CONNOR E, FOWLER S E, et al. Reduction in the incidence of type 2 diabetes with lifestyle intervention or metformin[J]. New England Journal of Medicine, 2002, 346(6): 393-403.

[36] ARMATO J P, DEFRONZO R A, ABDUL-GHANI M, et al. Successful treatment of prediabetes in clinical

practice using physiological assessment（STOP DIABETES）[J]. Lancet Diabetes & Endocrinology, 2018, 6（10）: 781-789.

[37] LILLY M, GODWIN M. Treating prediabetes with metformin systematic review and meta-analysis[J]. Canadian Family Physician, 2009, 55（4）: 363-369.

[38] RAMACHANDRAN A, SNEHALATHA C, MARY S, et al. The Indian diabetes prevention programme shows that lifestyle modification and metformin prevent type 2 diabetes in Asian Indian subjects with impaired glucose tolerance（IDPP-1）[J]. Diabetologia, 2006, 49（2）: 289-297.

[39] BRAY G A, CHATELLIER A, DUNCAN C, et al. 10-year follow-up of diabetes incidence and weight loss in the diabetes prevention program outcomes study[J]. Lancet, 2009, 374（9702）: 1677-1686.

[40] CHIASSON J L, JOSSE R G, GOMIS R, et al. Acarbose for prevention of type 2 diabetes mellitus: The STOPNIDDM randomised trial[J]. Lancet, 2002, 359（9323）: 2072-2077.

[41] KAWAMORI R, TAJIMA N, IWAMOTO Y, et al. Voglibose for prevention of type 2 diabetes mellitus: a randomised, double-blind trial in Japanese individuals with impaired glucose tolerance[J]. Lancet, 2009, 373（9675）: 1607-1614.

[42] DAGENAIS G R, GERSTEIN H C, HOLMAN R, et al. Effects of ramipril and rosiglitazone on cardiovascular and renal outcomes in people with impaired glucose tolerance or impaired fasting glucose: Results of the diabetes reduction assessment with ramipril and rosiglitazone medication（DREAM）trial[J]. Diabetes Care, 2008, 31（5）: 1007-1014.

[43] ZINMAN B, HARRIS S B, NEUMAN J, et al. Low-dose combination therapy with rosiglitazone and metformin to prevent type 2 diabetes mellitus（CANOE trial）: A double-blind randomised controlled study[J]. Lancet, 2010, 376（9735）: 103-111.

[44] TRIPATHY D, SCHWENKE D C, BANERJI M, et al. Diabetes incidence and glucose tolerance after termination of pioglitazone therapy: Results from ACT NOW[J]. Journal of Clinical Endocrinology & Metabolism, 2016, 101（5）: 2056-2062.

[45] PICCINNI C, MOTOLA D, MARCHESINI G, et al. Assessing the association of pioglitazone use and bladder cancer through drug adverse event reporting[J]. Diabetes Care, 2011, 34（6）: 1369-1371.

[46] TORGERSON J S, HAUPTMAN J, BOLDRIN M N, et al. XENical in the prevention of diabetes in obese subjects（XENDOS）study: A randomized study of orlistat as an adjunct to lifestyle changes for the prevention of type 2 diabetes in obese patients[J]. Diabetes Care, 2004, 27（1）: 155-161.

[47] PI-SUNYER X, ASTRUP A, FUJIOKA K, et al. A randomized, controlled trial of 3.0mg of liraglutide in weight management[J]. New England Journal of Medicine, 2015, 373（1）: 11-22.

[48] Origin Trial Investigators, GERSTEIN H C, BOSCH J, et al. Basal insulin and cardiovascular and other outcomes in dysglycemia[J]. The New England journal of medicine, 2012, 367（4）: 319-328.

[49] ERIKSSON K F, LINDGARDE F. No excess 12-year mortality in men with impaired glucose tolerance who participated in the Malmo preventive trial with diet and exercise[J]. Diabetologia, 1998, 41（9）: 1010-1016.

[50] LINDSTROM J, ILANNE-PARIKKA P, PELTONEN M, et al. Sustained reduction in the incidence of type 2 diabetes by lifestyle intervention: follow-up of the Finnish diabetes prevention study[J]. Lancet, 2006, 368（9548）: 1673-1679.

[51] GONG Q, GREGG E W, WANG J, et al. Long-term effects of a randomised trial of a 6-year lifestyle intervention in impaired glucose tolerance on diabetes-related microvascular complications: The China Da Qing Diabetes Prevention Outcome Study[J]. Diabetologia, 2011, 54(2): 300-307.

[52] SJÖSTRÖM L. Review of the key results from the Swedish obese subjects(SOS)trial: a prospective controlled intervention study of bariatric surgery[J]. Journal of internal medicine, 2013, 273(3): 219-234.

[53] CARLSSON L M S, PELTONEN M, AHLIN S, et al. Bariatric surgery and prevention of type 2 diabetes in Swedish obese subjects[J]. New England Journal of Medicine, 2012, 367(8): 695-704.

[54] SJÖSTRÖM L, LINDROOS A K, PELTONEN M, et al. Lifestyle, diabetes, and cardiovascular risk factors 10 years after bariatric surgery[J]. New England Journal of Medicine, 2004, 351(26): 2683-2693.

[55] PAN X R, LI G W, HU Y H, et al. Effects of diet and exercise in preventing NIDDM in people with impaired glucose tolerance. The Da Qing IGT and Diabetes Study[J]. Diabetes Care, 1997, 20(4): 537-544.

[56] RAMACHANDRAN A, SNEHALATHA C, MARY S, et al. Pioglitazone does not enhance the effectiveness of lifestyle modification in preventing conversion of impaired glucose tolerance to diabetes in Asian Indians: results of the Indian diabetes prevention programme-2(IDPP-2)[J]. Diabetologia, 2009, 52(6): 1019-1026.

[57] GALAVIZ K I, WEBER M B, SUVADA K B S, et al. Interventions for reversing prediabetes: A systematic review and meta-analysis[J]. American Journal of Preventive Medicine, 2022, 62(4): 614-625.

[58] WAGNER R, HENI M, TABÁK A G, et al. Pathophysiology-based subphenotyping of individuals at elevated risk for type 2 diabetes[J]. Nature medicine, 2021, 27(1): 49-57.

第十四章

妊娠期高血糖预防

核 心 推 荐

1. 建议妊娠期高血糖高危人群在第一次产检即检查血糖,之后定期检查;所有未被诊断为糖尿病的孕妇应于孕 24～28 周行一步法 75g OGTT 筛查。

2. 妊娠期高血糖的预防主要包括孕前、孕期系统的生活方式干预。

3. 所有糖尿病妇女若计划妊娠,推荐孕期自我血糖监测(SMBG);生活方式改变是妊娠期高血糖治疗的基础,如血糖不能达标应加用胰岛素等药物治疗;产后 4～12 周应再次评估糖代谢状态。

第一节 妊娠期高血糖的病因、流行病学及危害

一、妊娠期高血糖的病因

妊娠期高血糖(hyper-glycemia in pregnancy,HIP)包括糖尿病合并妊娠与妊娠期间首次发现的高血糖,是最常见妊娠期代谢相关并发症。通常将 HIP 分为妊娠前糖尿病(PGDM)、妊娠期糖尿病(GDM)和妊娠期显性糖尿病(ODM),HIP 中 GDM 占 75%～90%,可发生在孕期任何时间,预计不会在产后持续。据国际糖尿病联盟(International Diabetes Federation,IDF)估计,2021 年我国 HIP 患病率为 8.6%,仅一年中受到 HIP 影响的活产数高达 870 余万,治疗费用超过 1 653 亿美元,健康总支出超过 3 085 亿。国际著名的宫内高血糖与不良结局(hyperglycemia and adverse pregnancy outcomes,HAPO)研究以及病例对照研究均提示,孕期任何程度的血糖升高都与围产期母婴不良结局密切相关,也都将增加子代远期胰岛素抵抗及代谢相关并发症风险。

妊娠对母体新陈代谢产生很大影响,通常会使胰岛素敏感性发生变化。妊娠中、晚期垂体和胎盘分泌的多种激素导致生理性胰岛素抵抗不断加重,孕妇体内胰岛素分泌代偿性增加至非孕期的 2～3 倍,以代偿生理性胰岛素抵抗,大部分患者血糖值总体变化不明显。当胰岛 β 细胞功能障碍使胰岛素分泌不能满足孕期对胰岛素的需求时,则导致孕期高血糖。尽管认为胰岛素抵抗是妊娠期高血糖发生的关键因素,在妊娠期间,伴随着胰岛素抵抗的出现,妊娠期高血糖患者与非妊娠期高血糖妇女相比,胰岛素分泌并无增加,提示存在一定的胰岛 β 细胞功能障碍。有研究显示,与 2 型糖尿病相关的基因多态性(大部分影响胰岛素

分泌而非胰岛素抵抗）也存在于有妊娠期高血糖史的妇女。

二、妊娠期高血糖的流行病学和危害

在全球范围内，HIP 患病率在过去几十年间持续增长。根据国际糖尿病联盟（IDF）数据，2021 年全球近 1/6 孕妇受 HIP 影响，全球年龄调整的 HIP 发生率约为 15.2%，非洲为 11.4%，北美为 20.7%，东南亚为 28%，西太平洋地区 12.4%。随着经济的发展、生活水平提高以及对 HIP 筛查的日益关注，中国 HIP 发生率急剧上升。根据天津的 GDM 筛查（WHO 1999 年诊断标准）的数据显示，从 1999 年到 2012 年，GDM 患病率增加了近 3.5 倍。根据 2011 年国际糖尿病和妊娠研究协会（IADPSG）诊断标准，2013 年北京 15 家医院 15 194 名孕妇中 GDM 的患病率高达 19.7%。包括 25 项横断面研究或回顾性研究，共 79 064 名妊娠妇女在内的最新系统综述和荟萃分析显示，根据 IADPSG 标准，中国大陆 GDM 的整体患病率为 14.8%（95%*CI*：12.8%～16.7%）。虽然 GDM 的患病率因诊断标准的不同而不同，但在过去几年中呈上升趋势。由于中国幅员辽阔、人口众多，不同地区和民族的 GDM 患病率存在差异（表 14-1），我国东部、南部、西部、西北地区 GDM 患病率呈现由高到低变化。中国 GDM 患病率上升的部分原因是既定的危险因素增加，例如高龄产妇、孕前超重或肥胖、妊娠期体重过度增加。2015 年 10 月我国实施"二孩政策"后，既往 GDM 史成为妊娠期发生 GDM 的高危因素。

表 14-1 中国不同城市和地区的 GDM 患病率

城市/地区	年份	诊断标准	患病率/%
天津	1999	WHO 1999	2.3
	2008	WHO 1999	6.8
	2012	WHO 1999	8.1
新疆	2013	IADPSG 2011	5.12
北京	2013	IADPSG 2011	19.7
青岛（山东）	2016	IADPSG 2011	21.8
临沂（山东）	2016	IADPSG 2011	21.82
广东	2017	IADPSG 2011	22.94
厦门（福建）	2018	IADPSG 2011	17.6
通州（北京）	2018	IADPSG 2011	24.24
成都（四川）	2019	IADPSG 2011	8.3

HIP 与巨大胎儿、早产、先兆子痫、剖宫产术等不良妊娠结局明确相关，且远期母儿肥胖、代谢综合征、心血管事件的发生风险增高。最近纳入 156 项研究、共 750 万次妊娠的荟萃分析结果显示，在未使用胰岛素的亚组中，校正混杂因素后，与非 GDM 女性相比，GDM（WHO 1999 或 IADPSG 2011）女性剖宫产术（*OR*=1.16）风险更高，其胎儿出现早产（*OR*=1.51）、1 分钟 Apgar 评分低（*OR*=1.43）、巨大胎儿（*OR*=1.70）和大于胎龄儿（*OR*=1.57）的风险更高。在使用胰岛素的亚组中，校正混杂因素后，GDM 女性的胎儿出现大于胎龄儿（*OR*=1.61）、呼吸窘迫综合征（*OR*=1.57）、新生儿黄疸（*OR*=1.28）、入住 NICU（*OR*=2.29）的风险显著高于非 GDM 女性。在未报告使用胰岛素的亚组中，校正混杂因素后，与非 GDM 女性相比，GDM 女性发生子痫前期（*OR*=1.46）、引产（*OR*=1.88）、剖宫产（*OR*=1.38）和胎膜早破（*OR*=1.13）的风险均更高，其胎儿出现先天性畸形（*OR*=1.18）、早产（*OR*=1.51）、巨大胎

儿（*OR*=1.48）、新生儿低血糖（*OR*=11.71）和入住 NICU（*OR*=2.28）风险更高。高血糖与妊娠不良结局（HAPO）研究证明，孕期胰岛素水平升高与胎儿生长过快具有很强的相关性。一般认为，妊娠期高血糖妇女分娩后，患 2 型糖尿病概率明显增高，部分产妇 5 年内 2 型糖尿病的发病率高达 50%。GDM 对中国公共卫生的影响越来越明显，从长远看，其可能导致母亲及其子女患慢性非传染性疾病（如肥胖、2 型糖尿病、代谢综合征等）的风险增加。

第二节　妊娠期高血糖的筛查、诊断、分类和模型预测

一、妊娠期高血糖的分类和诊断

1. 妊娠期糖尿病（GDM）　GDM 是指妊娠期间发生的糖代谢异常，但血糖未达到显性糖尿病水平，占妊娠期高血糖的 75%～90%。诊断标准为孕期任何时间行 75g 口服葡萄糖耐量试验（OGTT），5.1mmol/L ≤空腹血糖≤7.0mmol/L，OGTT 1h 血糖 >10.0mmol/L，8.5mmol/L≤OGTT 2h 血糖 <11.1mmol/L，任 1 个点血糖达到上述标准即诊断 GDM。由于空腹血糖随孕期进展逐渐下降，孕早期单纯空腹血糖≥5.1mmol/L 不能诊断 GDM，但这些孕妇为 GDM 的高危人群，需要随访。

2. 妊娠期显性糖尿病（ODM）　ODM 也称为妊娠期间的糖尿病，指孕期任何时间被发现达到非孕人群糖尿病诊断标准，约占孕期高血糖的 8.5%。

3. 孕前糖尿病（PGDM）　PGDM 指孕前诊断的 1 型糖尿病（T1DM）、2 型糖尿病（T2DM）或特殊类型糖尿病，约占孕期高血糖的 7.9%。

二、妊娠期高血糖的筛查

1. 高危人群筛查　妊娠期高血糖危险人群包括有 GDM 史、巨大胎儿分娩史、肥胖、多囊卵巢综合征（PCOS）、一级亲属糖尿病家族史、孕早期空腹尿糖反复阳性、原因不明的多次自然流产史、胎儿畸形及死胎史、新生儿呼吸窘迫综合征分娩史、慢性高血压、高脂血症、年龄 >45 岁等。妊娠期高危人群第一次产检即应检查血糖，如达到非孕人群糖尿病诊断标准，可诊断 ODM。具有 GDM 高危因素，如第一次产检血糖正常，应定期检测血糖，必要时及早行 OGTT。如果血糖持续正常，也必须于孕 24～28 周行 75g OGTT，必要时孕晚期再评估。不推荐妊娠期常规用 HbA$_{1c}$ 进行糖尿病筛查。

2. 非高危人群筛查　建议所有未曾评估血糖的孕妇于孕 24～28 周行 75g OGTT 评估糖代谢状态。

三、妊娠期糖尿病预测模型

GDM 增加了母儿短期和长期并发症风险。目前临床诊断 GDM 是依据孕 24～28 周 75g OGTT 的结果，但此时距预产期不到 4 个月时间，干预时间较短，收效有限。因此，若能在孕早期预测 GDM 并及时干预，对降低 GDM 发生风险具有重要意义。2020 年以色列威兹曼科学研究所 Ran D. Balicer 和拉宾医学中心 Arnon Wiznitzer 研究组合作，使用机器学习方法分析了色列 588 622 例妊娠的回顾性数据，提出了基于全国电子健康记录（EHR）的 GDM 预测模型。根据 EHR 建立的模型预测 GDM 的准确性的 AUROC（受试

者工作曲线下面积)为 0.85,优于根据 NIH 颁布的 GDM 危险因素构建的风险模型评估准确性(AUROC = 0.682),且该模型强调了孕前 OGTT 对预测效果的重要性。最后他们仅根据患者可以回答的九个问题设计了一个更简单的模型,而准确性仅适度降低(AUROC = 0.80),该预测模型值得外部推广和验证。随后,我国研究者利用中国医院电子健康记录数据提取了受试者妊娠前三个月的 73 个变量数据,基于机器学习的特征选取了其中 17 个变量进行 GDM 早期预测,结果显示,学习集和测试集分别包括 16 819 名和 14 992 名受试者,应用 73 个变量时,深度神经网络模型获得了较高的判别能力,预测 GDM 的 AUROC 为 0.80;为了便于临床应用,从 17 个变量中选取 7 个变量建立的 logistic 回归模型也获得了有效的判别 GDM 能力(AUROC = 0.77)。与 BMI 为 17～18kg/m² 的受试者相比,BMI≤17kg/m² 与 GDM 风险增加相关(前者的 GDM 发病率为 8.7%,后者的 GDM 发病率为 11.8%,$P = 0.0935$)。总三碘甲状腺原氨酸(TT$_3$)、血清总甲状腺素(TT$_4$)对 GDM 的预测优于血清游离三碘甲状腺原氨酸(FT$_3$)、血清游离甲状腺素(FT$_4$)。脂蛋白(a)[Lp(a)]被证明有良好的预测价值(AUROC = 0.66)。使用机器学习模型在预测中国妊娠早期 GDM 时获得了很高的准确性。另一项利用孕早期孕妇数据拟合 GDM 风险预测模型的研究,认为中国孕妇的 GDM 风险可通过母亲年龄、孕前体重指数(BMI)、空腹血糖和甘油三酯水平来预测,上述因素构建的模型预测准确性 AUROC 为 0.766(95%CI: 0.731～0.801)。

第三节　妊娠期糖尿病预防

　　生活方式干预,包括饮食和体育锻炼干预是 GDM 预防和干预的有效一线防御策略。早期识别 GDM 的危险因素有助于采取预防措施,避免发生 GDM 和不良的围产期结局。

一、妊娠期糖尿病的危险因素

　　1. 母体因素　母体因素包括高龄产妇、孕前超重或肥胖、妊娠期体重增加过多、饮食模式、吸烟、被动吸烟、经产妇。

　　高龄产妇是 GDM 的一个重要危险因素,特别是产妇年龄在 35 岁及以上。高龄女性 GDM 的发生率为 26.7%(95% CI: 23.2%～30.2%),而年轻孕妇的发生率仅为 13.4%(95% CI: 11.0%～15.7%)。对超过 1.2 亿名妇女的队列研究进行系统回顾和荟萃分析表明,年龄 ≥40 岁、35～39 岁、30～34 岁、25～29 岁和 <20 岁的女性,GDM 发生的 OR 和 95% CI 分别为 4.86(95% CI: 3.78～6.24)、3.54(95% CI: 2.88～4.34)、2.73(95% CI: 2.28～3.27)、1.69(95% CI: 1.49～1.93)和 0.60(95% CI: 0.50～0.72),GDM 风险和母亲年龄呈线性相关。对于亚洲女性来说,产妇年龄从 18 岁起每增加 1 年,其患 GDM 的风险就会增加 12.74%。中国大陆五个选定省份的 16 家医院横断面研究显示,与 18～25 岁女性相比,36～45 岁女性患 GDM 的风险接近前者的 4 倍($OR = 3.98$, 95% CI: 1.41～11.28)。高龄孕妇胰岛素敏感性和胰岛 β 细胞功能降低,增加了妊娠期糖脂代谢异常的风险。

　　孕期超重或肥胖是 GDM 的既定危险因素,可显著增加 GDM 风险。GDM 风险随着孕前 BMI 的增加而上升。在亚洲女性中,BMI ≥ 30kg/m² 的女性 GDM 患病率最高(13.78%),其次是 BMI 25～29kg/m²(10.22%)者,最后是 BMI 20～24kg/m²(6.09%)者。中国西部和东部地区 GDM 患病率与孕前 BMI 的相关性也呈明显上升趋势,其中在西部,超重、正常体重和体重不足个体的 GDM 患病率分别为 27.9%、18.4% 和 10.8%；在东部，孕前 BMI ≥ 24kg/m²、18.5～23.9kg/m² 和 < 18.5kg/m² 者，GDM 患病率分别为 45.7%、17.8% 和 6.0%。一项对亚洲 84 项研究的荟萃分析发现，孕前 BMI ≥ 25kg/m² 可使 GDM 风险增加 3 倍以上（$OR = 3.27$，$95\% \ CI$: 2.81～3.80）。

妊娠期体重增加是 GDM 主要和可改变的危险因素之一。妊娠期体重增加率高，特别是在妊娠早期，可能会增加 GDM 的风险。来自北大一院的研究显示，与较低的妊娠期体重增加率（每周 < 0.28kg）相比，每周 ≥ 0.28kg 的体重增加率与 GDM 风险增加相关（$OR = 2.03$，$95\% \ CI$: 1.15～3.59）。中国西南地区的另一项前瞻性研究表明，与体重增加在美国国家科学院医学研究院（IOM）建议范围内的孕妇相比，妊娠前三个月的体重增加超过 IOM 建议，会增加体重不足孕妇（$OR = 2.50$，$95\% \ CI$: 1.11～5.66）、体重正常孕妇（$OR = 1.40$，$95\% \ CI$: 1.02～1.91）和超重／肥胖孕妇（$OR = 3.02$，$95\% \ CI$: 1.12～8.14）的 GDM 风险，这表明妊娠早期体重过度增加与 GDM 风险增加有关，且在孕前高 BMI 孕妇中更显著。

孕期生活方式也与 GDM 风险有关。一项针对 30 871 名孕妇的纵向或队列研究的系统回顾和荟萃分析表明，频繁食用马铃薯、肉类／加工肉类和动物来源的蛋白质（能量百分比）与 GDM 风险增加有关。来自中国前瞻性出生队列研究的证据表明，以鱼、肉和蛋为特征的高蛋白饮食模式与更高的 GDM 风险相关。而另一项中国北方的前瞻性队列研究表明，与谨慎模式（深色蔬菜和深海鱼）相比，西方模式（乳制品、烘焙／油炸食品和白肉）（$OR = 4.40$，$95\% \ CI$: 1.58～12.22）和传统模式（浅色蔬菜、细粒、红肉和块茎）（$OR = 4.88$，$95\% \ CI$: 1.79～13.32）与 GDM 风险增加有关。此外，中国的前瞻性队列研究表明，甜食和海鲜模式与 GDM 风险增加独立相关（$RR = 1.23$，$95\% \ CI$: 1.02～1.49）。据报道，久坐不动的生活方式也是我国孕妇 GDM 的危险因素。天津一项横断面研调查报告显示，与每天在家坐小于 2 小时的孕妇相比，每天在家坐 2～4 小时（$OR = 1.59$，$95\% \ CI$: 1.18～2.15）和 >4 小时（$OR = 1.73$，$95\% \ CI$: 1.22～2.43）与 GDM 风险显著增加相关。

2. 疾病史　妊娠期糖尿病危险因素的疾病史包括糖尿病史、既往 GDM 史，巨大胎儿分娩史、多囊卵巢综合征。

既往妊娠合并 GDM 史是后续妊娠发生 GDM 的主要危险因素之一。据估计，在受 GDM 影响的初次妊娠后，大约 30%～69% 的后续妊娠会发生 GDM。一项针对亚洲 84 项研究的荟萃分析显示，与没有 GDM 病史的孕妇相比，有 GDM 病史的孕妇更容易发生 GDM。

多囊卵巢综合征（PCOS）是 GDM 的重要危险因素。在患有 PCOS 的孕妇中，合并肥胖、胰岛素抵抗和高雄激素血症等因素均显著增加 GDM 风险。一项针对 2 389 名中国孕妇的回顾性队列研究报告称，妊娠早期 PCOS 女性患 GDM 的风险增加了 1.5 倍（$OR = 1.55$，$95\% \ CI$: 1.14～2.09）。一组从首次诊断 PCOS 到新生儿出生的中国数据表明，PCOS 本身是发生 GDM 的独立危险因素，与体重和年龄无关。

3. 糖尿病家族史　一级亲属的糖尿病家族史与发生 GDM 的风险增加独立相关。在中国进行的几项研究表明，一级亲属中有糖尿病家族史的孕妇发生 GDM 的风险是无糖尿病家族史孕妇的 1.48～3.60 倍。一项对北京 15 家医院 15 194 名孕妇开展的研究表明，糖尿病家族史与 GDM 的风险相关（$OR = 1.48$，$95\% \ CI$: 1.254～1.748）。青岛一项包括 4 959 名女性的横断面调查表明，父亲糖尿病史（$OR = 2.54$，$95\% \ CI$: 1.38～4.67）和母亲糖尿病史（$OR = 3.60$，$95\% \ CI$: 2.16～5.98）均增加孕妇 GDM 风险。北京两家医院对 276 名 GDM 女性和 276 名非 GDM 女性进行的配对病例对照研究显示,一级亲属的糖尿病家族史是中国女性 GDM 的重要危险因素($OR = 3.07$,95% CI:$1.44 \sim 6.55$)。

二、妊娠期糖尿病预防

David Barker 提出的健康与疾病的发育起源(DOHaD)概念已被广泛接受,根据该理论,早期的宫内环境条件对成年期长期健康和慢性非传染性疾病的发展具有深远的影响。GDM 为改善母婴健康提供了独特的机会。大量研究表明,预防和干预 GDM 可以降低围产期和长期疾病的风险。因此,重点关注中国 GDM 的预防和干预具有重要意义。

生活方式干预,包括饮食干预和体育锻炼,是 GDM 预防和干预的有效一线预防策略,它还可以减少高危个体向 GDM 的进展,鼓励所有女性在孕期保持良好的饮食和生活习惯。一项欧洲多中心随机对照试验(RCT)连续纳入 BMI $\geqslant$ 29kg/m^2 的孕妇的研究结果表明,健康饮食干预与体育锻炼相结合可减少妊娠期体重增加,但对空腹血糖降低无影响。相比之下,芬兰和中国人群的随机对照试验均支持妊娠早期生活方式干预对预防 GDM 的有效性。芬兰妊娠期糖尿病预防研究(RADIEL)报告称,适度的个体化生活方式干预可降低高危孕妇的 GDM 发病率达 39%。一项包含 47 项 RCT 和 15 745 名参与者的荟萃分析和荟萃回归分析表明,孕期饮食和运动可以预防 GDM($RR = 0.77$,95% CI:$0.69 \sim 0.87$)。另一项针对 11 487 名孕妇的 29 项 RCT 的荟萃分析显示,饮食或体育活动可使 GDM 风险降低 18%。另一项关于降低 GDM 发病率干预措施的 RCT 系统评价和荟萃分析报告称,在亚洲妇女中,饮食和体育锻炼可将 GDM 风险分别降低 62%($RR = 0.38$,95% CI:$0.24 \sim 0.59$)和 32%($RR = 0.68$,95% CI:$0.54 \sim 0.86$)。

孕早期开始的饮食干预,如地中海饮食(MedDiet)、停止高血压饮食方法(DASH)和健康饮食替代指数(AHEI)能降低 15%~38% GDM 风险。相比之下,经常食用马铃薯、肉类/加工肉类和动物来源的蛋白质(能量百分比)与 GDM 风险增加有关。来自中国的一项病例对照研究显示,维生素模式饮食(富含维生素 A、胡萝卜素、维生素 B$_2$、维生素 B$_6$、维生素 C、膳食纤维、叶酸、钙和钾的饮食)减少中国妇女 GDM 发生。中国前瞻性出生研究队列研究表明,在中国妇女中,蔬菜、水果和大米摄入量较高的饮食模式与较低的 GDM 发生率相关。基于护士健康研究 II 和同济母婴健康队列的研究表明,高碳水化合物摄入量(高水稻-小麦-水果评分)与较低的 GDM 风险相关,而动物来源的高蛋白和脂肪、低碳水化合物摄入与更高的 GDM 风险有关。此外,研究表明,以植物蛋白为基础的饮食模式也可能降低 GDM 的风险,蔬菜模式与 GDM 风险降低相关($RR = 0.79$,95% CI:$0.64 \sim 0.97$),而动物来源的高蛋白和脂肪则增加 GDM 风险。由此表明,应促进以植物蛋白和谷类食物为基础的多样化饮食,以促进怀孕期间的健康管理和 GDM 预防。这些发现可能为中国孕妇制定预防 GDM 的膳食指南和建议提供科学依据。

体育锻炼是预防和管理 GDM 的一种非侵入性治疗选择。一项针对 30 871 名孕妇的纵向和队列研究的系统回顾和荟萃分析表明,与无体育活动妇女相比,妊娠前或妊娠早期体育活动分别能降低 GDM 发生率 30% 和 21%。在怀孕前进行 >90 分钟/周的体育活动能降低 46% 的 GDM 风险。在北京大学第一医院进行的一项前瞻性随机临床试验表明,在妊娠早期开始每周 3 次、每次至少 30 分钟的有监督的固定自行车运动可将超重和肥胖孕妇的 GDM 风险降低 45.8%。来自中国天津的一项横断面研究显示,在中国孕妇中,孕期增加体力活动与降低 GDM 风险相关（$OR = 0.81$，$95\% CI$：$0.67\sim0.97$）。另一项关于实践干预的荟萃分析指出，孕早期进行体育锻炼有助于将 GDM 的发病率降低约 24%（$OR = 0.76$，$95\% CI$：$0.70\sim0.83$）。孕期体育锻炼对母亲和胎儿的健康都有益处，包括避免孕产妇体重过度增加、将胎儿体重保持在正常范围内、预防妊娠并发症以及降低巨大胎儿的风险。

因此，系统地实施生活方式干预，包括增加身体活动和改善饮食是预防 GDM 的关键。保持健康的生活方式和均衡的饮食不仅在短期内有益，而且对母亲及其后代的长期健康也有益。然而，尽管休闲体育活动有所增加，饮食行为有所改善，但中国受 GDM 影响的孕妇比例仍在持续增加，这表明需要对 GDM 高危人群进行更有针对性的干预。此外，在中国，育龄妇女通常不接受定期体检，也不知道自己的血糖水平，有时高血糖状态在受孕时已经存在。因此，所有育龄女性，尤其是糖尿病高危人群和有妊娠期糖尿病史的女性，应在孕前进行孕前咨询，并在孕前评估自身血糖水平，尽可能将血糖水平维持在正常水平到受孕。此外，就 GDM 的特定危险因素进行咨询也很重要，应该对他们进行生活方式干预教育，以预防 GDM 和其他不良围产期结局。

第四节　围妊娠期高血糖的管理

妊娠前和妊娠期的规范管理可以降低高血糖母儿近期和远期并发症，并成为全生命周期理念下预防糖尿病的关键环节。发表在 NEJM 上的澳大利亚 ACHOIS 和美国 MFMU 研究均明确表明，GDM 经支持治疗可显著改善妊娠结局，可使新生儿体重从 3.48kg 降低至 3.33kg，分娩巨大胎儿（出生体重 > 4kg）的概率从 21% 降低至 10%。严重围产期并发症发生率显著降低，且子痫前期的发生率从 18% 降低至 12%。

一、计划妊娠的糖尿病患者孕前管理

1. 孕前咨询　糖尿病妇女非计划妊娠可增加胎儿畸形的风险。计划妊娠前应回顾糖尿病病程、急性和慢性并发症、糖尿病治疗药物使用情况、其他伴随疾病和治疗情况、遗传史、月经史、生育史、节育史、疫苗接种史。对暂时不适宜妊娠的人群应同时提供避孕咨询，并了解家庭和单位支持情况。

2. 计划妊娠前需完善代谢和并发症评估　完善妊娠前血糖水平、HbA_{1c}、甲状腺功能、肝肾功能、血压、血脂、体重等指标；完善眼底、尿微量白蛋白／肌酐比值、心电图、超声心动图、动脉血管 B 超等，以评估糖尿病视网膜病变、糖尿病肾病和心血管病变等。妊娠可加重糖尿病视网膜病变，糖尿病妇女计划妊娠或明确妊娠时应进行一次眼科检查。增殖性糖尿病视网膜病变采取激光治疗可减少妊娠期糖尿病视网膜病变加重风险。妊娠可加重已有的糖尿病肾脏损害，较严重的肾功能不全妇女 [如血清肌酐 > 265μmol/L 或肌酐清除率 < 50ml/（min·1.73m²）] 不建议妊娠，因妊娠可对部分患者的肾功能造成永久性损害，且肾功能不全影响胎儿发育。肾功能正常者，如果妊娠期血糖控制理想，妊娠对肾功能影响较小。

3. 关于孕前用药　对二甲双胍无法控制的高血糖应及时加用或改用胰岛素治疗。停用二甲双胍以外的其他所有降糖药物。对二甲双胍治疗的育龄期 2 型糖尿病患者以及因严重的胰岛素抵抗应用二甲双胍的 PCOS 患者，可在服用二甲双胍的基础上怀孕。停用血管紧张素转换酶抑制剂（ACEI）、血管紧张素 II 受体阻滞剂（ARB）、β- 受体阻滞剂和利尿剂降

压药,改为拉贝洛尔或二氢吡啶类钙通道阻滞剂控制血压。停用他汀及贝特类调脂药物。

4. 孕前综合管理

(1)加强糖尿病相关知识教育,戒烟。推荐计划妊娠前每日至少服用400μg叶酸或含叶酸的多种维生素。每周150min中等强度运动(如快走)被证明可改善胰岛素敏感性。鼓励孕前适当运动,包括有氧运动及抗阻运动。孕前规律运动可使GDM风险下降51%。体重超标者减轻体重。

(2)血糖控制目标:在不出现低血糖的前提下,空腹和餐后血糖尽量接近正常,建议$HbA_{1c} < 6.5\%$再妊娠,以降低胎儿先天性畸形的发生率。应用胰岛素治疗者$HbA_{1c} < 7.0\%$,餐前血糖控制在3.9~6.5mmol/L,餐后血糖在8.5mmol/L以下。

(3)血压控制目标:血压控制在130/80mmHg以下。

(4)心功能建议达到能够耐受平板运动试验的水平。

(5)妊娠合并PGDM增加子痫前期的发生风险,美国糖尿病学会推荐妊娠12周开始服用小剂量阿司匹林以降低子痫前期的发生风险。

二、妊娠期高血糖患者的综合管理

1. 饮食指导 应根据孕前BMI和妊娠期体重增长速度,结合个人饮食爱好制定个体化、合理的膳食方案。推荐谷物、豆制品、坚果、水果、蔬菜摄入,减少精加工食品的膳食方案,保证维生素和矿物质摄入。有计划地增加富含铁、叶酸、钙、维生素D、碘等食物(如瘦肉、家禽、鱼虾、奶制品、新鲜水果和蔬菜等),建议营养师参与医学营养治疗。妊娠期间的饮食原则为既能保证孕妇和胎儿营养需要,又能维持血糖在正常范围,而且不发生饥饿性酮症。根据国际糖尿病联盟和美国内分泌分会等推荐,不建议孕前超重或和肥胖的妊娠合并糖尿病妇女在整个妊娠期过度限制能量和减重。伴孕前和孕期肥胖者应适当减少能量摄入(减少30%),但妊娠早期不低于1 600kcal/d,妊娠中晚期适当增加。尽可能选择升糖指数(glycemic index,GI)不高的食物。碳水化合物每日摄入不低于175g(主食4两以上),占总热量的50%~60%为宜;蛋白质不少于70g;限制高饱和脂肪酸和反式脂肪酸摄入,如动物油脂、红肉类、全脂奶制品、椰奶等,减少油炸食品摄入;每日摄入25~30g膳食纤维。应实行多餐分餐制,每日分5~6餐(3次正餐和2~3次加餐),早、中、晚餐能量控制在每日摄入总能量的10%~15%、30%、30%;每次加餐的能量可以占5%~10%。随孕周调整每日热量摄入,孕中晚期需增加200~300kcal/d热量。孕妇每日各类食物推荐见表14-2。

表14-2 妊娠期高血糖孕妇每日各类食物的推荐摄入量和交换份数

食物种类	推荐每日能量摄入总量 /kcal(食物交换份数)			
谷薯类	800(9)	900(10)	920(10)	1 000(11)
蔬菜类	90(1)	90(1)	140(1.5)	200(2)
水果类	90(1)	90(1)	90(1)	100(1)
奶制品	180(2)	270(3)	270(3)	270(3)
肉蛋豆类	270(3)	270(3)	360(4)	360(4)
油、坚果类	170(2)	180(2)	220(2.5)	270(3)
合计	1 600(18)	1 800(20)	2 000(22)	2 200(24)

2. 运动指导 妊娠早期规律运动可使 GDM 风险下降 48%,且运动强度越大,对 GDM 的预防作用越明显。妊娠早期开始每周规律自行车运动,超重和肥胖孕妇 GDM 发生风险下降 45.8%,并可有效控制孕期超重和肥胖妇女孕期体重增长,减轻妊娠期胰岛素抵抗的程度。荟萃分析显示,对于妊娠前 BMI 正常的孕妇,运动也可显著降低 GDM 的发生风险 ($RR = 0.60,95\% CI: 0.36\sim0.98$)。GDM 孕妇接受规范的饮食指导后,规律运动的孕妇中需要胰岛素治疗的比例明显减少,胰岛素治疗起始的时间明显延迟、胰岛素剂量明显减少。且妊娠中晚期规律运动能减少巨大胎儿和剖宫产术的发生率。无运动禁忌的孕妇,一周中至少 5 天每天进行 30 分钟中等强度的运动[即运动时心率达到 40%～59% 最大心率范围,计算方法为:220- 年龄(岁)]。妊娠前无规律运动的妇女,妊娠期运动时应由低强度开始,循序渐进。有氧运动及抗阻运动是妊娠期可接受的运动形式,二者结合的混合运动模式比单独进行有氧运动更能改善妊娠结局。推荐的运动形式包括步行、快走、游泳、踩单车、瑜伽、慢跑和运动训练。应避免仰卧位运动和易引起摔倒、碰撞和外伤的运动(如仰卧起坐、篮球、拳击、滑雪、冲浪等),潜水、跳伞及引起体温过高的运动(高温瑜伽和普拉提)。运动时应有充足的水分供给,运动过程中有任何不适均应停止运动并就医。此外,对于使用胰岛素治疗的孕妇,需警惕运动引起低血糖。避免清晨空腹未注射胰岛素前进行运动。血糖 < 3.3mmol/L 或 > 13.9mmol/L 的孕妇应停止运动并检测尿酮体。运动的禁忌证包括:严重心脏和呼吸道疾病、子宫颈机能不全、多胎妊娠(三胎及以上)、前置胎盘(妊娠 28 周后)、持续阴道出血、先兆流产、胎膜早破、妊娠期高血压控制不佳、子痫、胎儿生长受限、重度贫血等。

3. 血糖监测和控制目标 血糖控制稳定或不需要胰岛素治疗的 GDM 妇女,每周至少测定 1 次全天 4 个时间点(空腹 + 三餐后 2h)血糖。其他患者酌情增加测定次数,如睡前胰岛素应用初期、夜间低血糖发作、增加睡前胰岛素剂量但 FPG 仍控制不佳的情况下加测夜间血糖。而在血糖控制良好的情况下,GDM 孕妇的血糖监测频率可以适当调整,但应至少每 2～3 天监测空腹和三餐后血糖。建议妊娠期高血糖妇女使用微量血糖仪进行自我血糖监测(SMBG),包括空腹和餐后血糖水平。PGDM、胰岛素注射的妇女还应监测餐前血糖。推荐 GDM 或 PGDM 孕妇的妊娠期血糖控制目标为餐前及空腹血糖 < 5.3mmol/L,餐后 1h 血糖 < 7.8mmol/L 或餐后 2h 血糖 < 6.7mmol/L。持续血糖监测(CGM)适用于血糖欠佳的 PGDM,尤其是 1 型糖尿病患者。CGM 有助于 HbA_{1c} 达标、降低 1 型糖尿病孕妇巨大胎儿和新生儿低血糖的发生风险,但 CGM 不能代替 SMBG 以实现最佳的餐前和餐后血糖控制目标。基于 CGM 计算的葡萄糖目标范围时间(TIR)成为重要的血糖控制目标,孕期 T1DM 患者力求 TIR > 70%,T2DM 及 GDM 患者 TIR⩾ 90%。尽可能减少葡萄糖低于目标范围时间(TBR)及葡萄糖高于目标范围时间(TAR)。HbA_{1c} 可用于 GDM 的首次评估。PGDM 孕妇在妊娠早、中、晚期至少各监测 1 次 HbA_{1c}。妊娠期无低血糖风险者 HbA_{1c} 控制在 6% 以内为最佳,若有低血糖风险,HbA_{1c} 的控制目标可适当放宽至 7.0%。因孕中晚期红细胞转换速度加快,以及受妊娠期贫血的影响,HbA_{1c} 常常被低估,对 GDM 的应用价值有限。孕期应尽量避免低血糖,T1DM 低血糖风险最高,其次为 T2DM 和 ODM,GDM 低血糖最少。孕期血糖 < 3.3mmol/L 需调整治疗方案,给予即刻处理。

4. 血压监测和治疗 妊娠期高血压疾病主要包括妊娠期高血压及原发性高血压合并妊娠,当收缩压 > 140mmHg 和 / 或舒张压 > 90mmHg 时应考虑降压药治疗。常用口服降压药包括拉贝洛尔(每次 50～150mg,3～4 次 /d)、二氢吡啶类钙通道阻滞剂、α 受体阻滞剂酚妥拉明。孕期不推荐使用 ACEI 和 ARB 类降压药。降压过程中需与产科医师密切合作,判断有无子痫前期或更重的妊娠期高血压状态。PGDM 孕妇应在妊娠期行心电图和超声心动图检查,关注心血管情况。

5. 肾功能监测 5%～10%PGDM 孕妇并发糖尿病肾病,妊娠合并糖尿病肾病孕妇发生不良产科并发症的风险明显增高(早产、子痫、子宫胎盘功能不全)。妊娠可造成暂时性肾功能减退,有研究显示,血肌酐 >133μmol/L 或大量蛋白尿(>3.0g/24h)的孕妇可能进展为终末期肾病。PGDM 伴发糖尿病肾病妇女妊娠期应密切监测肾功能,每次产前检查监测尿常规和尿微量蛋白 / 肌酐比值、血清肌酐水平。

6. 孕期体重管理 孕期肥胖及孕期体重增加过多均为 GDM 的高危因素。需从孕早期即制定孕期增重计划,结合基础体质指数(BMI),了解孕期允许增加的体重。控制能量摄入有助于维持血糖水平和妊娠期适宜体重增长,同时有助于降低巨大胎儿风险。但过分限制能量摄入(少于 1 500kcal/d)会发生酮症,对胎儿和孕妇产生不良影响。孕早期推荐能量摄入不低于 1 600kcal/d(1kcal = 4.184kJ),妊娠中晚期推荐能量摄入 1 800～2 000kcal/d。伴孕前肥胖者应适当减少能量摄入,但孕早期不低于 1 600kcal/d,妊娠中晚期适当增加(1 600～1 800kcal/d)。孕期应规律产检,监测体重变化,保证合理的体重增长(表 14-3)。

表 14-3 根据孕前 BMI 制定的孕期体重增长计划

孕前 BMI	总增长范围 /kg	孕早期增长 /kg	妊娠中晚期周体重增长中位数(范围)/kg
低体重(<18.5kg/m²)	11.0～16.0	≤ 2.0	0.46(0.37～0.56)
正常体重(18.5～23.9kg/m²)	8.0～14.0	≤ 2.0	0.37(0.26～0.48)
超重(24.0～27.9kg/m²)	7.0～11.0	≤ 2.0	0.30(0.22～0.37)
肥胖(≥ 28kg/m²)	<9.0	≤ 2.0	≤ 0.30

7. 孕期降糖药物

(1)胰岛素

1)可用于孕期的胰岛素类型:包括所有的人胰岛素(短效、中效、预混人胰岛素)、胰岛素类似物(门冬胰岛素、赖脯胰岛素、地特胰岛素及德谷胰岛素)。

2)妊娠期胰岛素应用方案:对于空腹和餐后血糖均升高的患者,推荐三餐前短效 / 速效胰岛素联合中效 / 地特 / 德谷胰岛素治疗。由于孕期胎盘引起的胰岛素抵抗导致餐后血糖升高更为显著,预混胰岛素应用存在局限性,不作为常规推荐。

(2)二甲双胍:除二甲双胍外,其他口服降糖药物均不推荐应用于孕期。多项二甲双胍和胰岛素在妊娠期应用的头对头比较研究或荟萃分析提示,使用二甲双胍在控制餐后血糖、减少孕妇体重增加以及降低新生儿严重低血糖发生率方面有益处。孕期二甲双胍暴露并不增加胎儿任何先天性畸形风险。在服用二甲双胍基础上怀孕的妇女,怀孕后是否停用二甲双胍,需视血糖和患者意愿综合判断,酌情继续使用或加用二甲双胍。由于我国尚无二甲双胍在孕期应用的适应证,需在知情同意下使用,不推荐妊娠期单独使用二甲双胍,需在胰岛素基础上联合应用。

8. 妊娠期其他管理

(1)妊娠期高血糖孕妇应监测血脂,妊娠期血脂水平较非妊娠期升高,是母亲优先向胎儿供给营养的适应性改变，但血脂异常升高与不良妊娠结局相关。荟萃分析结果显示，与非 GDM 孕妇相比，GDM 孕妇整个妊娠期甘油三酯水平均显著升高，妊娠中、晚期高密度脂蛋白胆固醇水平显著降低。胰岛素抵抗严重的 GDM 孕妇出现血脂紊乱更严重。血脂异常与不良妊娠结局相关。基于中国人群的研究显示，孕妇高甘油三酯会增加 GDM、子痫前期、妊娠期肝内胆汁淤积症、大于胎龄儿及巨大胎儿的风险，而相对低水平的高密度脂蛋白胆固醇会增 GDM 及巨大胎儿的风险。

（2）妊娠期高血糖孕妇应加强甲状腺功能的监测，监测频率目前暂无统一标准，有条件者可在妊娠的早、中期各检测 1 次。糖尿病孕妇妊娠期甲状腺功能异常的发生率是非糖尿病孕妇的 3 倍，尤其是妊娠前 3 个月和产后 1 年内。高达 25% 的 T1DM 孕妇可能会出现产后甲状腺功能障碍，这是由于甲状腺自身抗体增高的孕妇产后自身免疫过程的反弹效应。与非糖尿病孕妇比较，T1DM 孕妇在妊娠期甲状腺过氧化物酶抗体（TPOAb）阳性率更高，且妊娠早期血清促甲状腺素水平升高也与 GDM 风险增加有关。

（3）妊娠期高血糖孕妇出现不明原因的恶心、呕吐、乏力等症状并伴高血糖时，要高度警惕糖尿病酮症酸中毒（DKA）的发生，需及时监测血、尿酮体水平。妊娠期尿酮体升高与能量摄入不足，如饥饿、妊娠剧吐或高血糖所致 DKA 有关，因此当出现上述症状或 GDM 饮食管理后体重不增时应及时检测尿酮体。随机血糖 >11.1mmol/L 时应及时监测尿酮体和血酮体，出现酮症时建议行血气分析明确诊断。DKA 一经确诊，应启动多学科会诊，静脉补液和小剂量胰岛素持续静脉泵入治疗 DKA。

9. 妊娠期高血糖产后管理

（1）妊娠期高血糖对母儿两代人的影响不因妊娠终止而结束。

（2）产后 GDM 停用胰岛素，PGDM 和 ODM 胰岛素减少 1/3。

（3）鼓励母乳喂养。

（4）PGDM 产后管理同普通人群。ODM 产后需重新评估糖尿病类型和糖代谢状态，GDM 需进行短期和长期随访相关代谢风险。

（5）GDM 随访：产后 4～12 周再行 75g OGTT 评价糖代谢状态。长期随访为 GDM 产后 1 年再行 75g OGTT 评价糖代谢状态。后期随访间隔为无高危因素者每 1～3 年筛查一次 OGTT。

（郑芬萍）

主要参考文献

[1] MAGLIANO D J, BOYKO E J, COMMITTEE IDFDATES. IDF Diabetes Atlas〔M〕. Brussels：International Diabetes Federation，2021.

[2] LOWE W L, SCHOLTENS D M, LOWE L P, et al. Association of gestational diabetes with maternal disorders of glucose metabolism and childhood adiposity〔J〕. JAMA，2018，320（10）：1005-1016.

[3] LANDON M B, SPONG C Y, THOM E, et al. A multicenter, randomized trial of treatment for mild gestational diabetes〔J〕. N Engl J Med，2009，361（14）：1339-1348.

[4] BUTLER A E, CAO-MINH L, GALASSO R, et al. Adaptive changes in pancreatic beta cell fractional area and beta cell turnover in human pregnancy〔J〕. Diabetologia，2010，53（10）：2167-2176.

[5] LI M，RAHMAN M L，WU J, et al. Genetic factors and risk of type 2 diabetes among women with a history

of gestational diabetes: Findings from two independent populations[J]. BMJ Open Diabetes Res Care, 2020, 8(1): e000850.

[6] YANG X, HSU-HAGE B, ZHANG H, et al. Gestational diabetes mellitus in women of single gravidity in Tianjin City, China[J]. Diabetes Care, 2002, 25(5): 847-851.

[7] YANG H, WEI Y, GAO X, et al. Risk factors for gestational diabetes mellitus in Chinese women: a prospective study of 16 286 pregnant women in China[J]. Diabet Med, 2009, 26(11): 1099-1104.

[8] LENG J, SHAO P, ZHANG C, et al. Prevalence of gestational diabetes mellitus and its risk factors in Chinese pregnant women: a prospective population-based study in Tianjin, China[J]. PLoS One, 2015, 10 (3): e0121029.

[9] ZHU W W, YANG H X, WANG C, et al. High Prevalence of gestational diabetes mellitus in Beijing: Effect of maternal birth weight and other risk factors[J]. Chin Med J(Engl), 2017, 130(9): 1019-1025.

[10] YE W, LUO C, HUANG J, et al. Gestational diabetes mellitus and adverse pregnancy outcomes: systematic review and meta-analysis[J]. BMJ, 2022(377): e067946.

[11] 中华医学会糖尿病学分会. 中国 2 型糖尿病防治指南(2020 版)[J]. 中华糖尿病杂志, 2021, 13(4): 317-411.

[12] ARTZI N S, SHILO S, HADAR E, et al. Prediction of gestational diabetes based on nationwide electronic health records[J]. Nat Med, 2020, 26(1): 71-76.

[13] WU Y T, ZHANG C J, MOL B W, et al. Early prediction of gestational diabetes mellitus in the Chinese population via advanced machine learning[J]. J Clin Endocrinol Metab, 2021, 106(3): e1191-e1205.

[14] ZHENG T, YE W, WANG X, et al. A simple model to predict risk of gestational diabetes mellitus from 8 to 20 weeks of gestation in Chinese women[J]. BMC Pregnancy Childbirth, 2019, 19(1): 252.

[15] LI Y, REN X, HE L, et al. Maternal age and the risk of gestational diabetes mellitus: A systematic review and meta-analysis of over 120 million participants[J]. Diabetes Res Clin Pract, 2020(162): 108044.

[16] XU X, LIU Y, LIU D, et al. Prevalence and determinants of gestational diabetes mellitus: A cross-sectional study in China[J]. Int J Environ Res Public Health, 2017, 14(12).

[17] WU L, HAN L, ZHAN Y, et al. Prevalence of gestational diabetes mellitus and associated risk factors in pregnant Chinese women: A cross-sectional study in Huangdao, Qingdao, China[J]. Asia Pac J Clin Nutr, 2018, 27(2): 383-388.

[18] SOLOMON C G, WILLETT W C, CAREY V J, et al. A prospective study of pregravid determinants of gestational diabetes mellitus[J]. JAMA, 1997, 278(13): 1078-1083.

[19] MAK J K L, LEE A H, PHAM N M, et al. Gestational diabetes incidence and delivery outcomes in Western China: A prospective cohort study[J]. Birth, 2019, 46(1): 166-172.

[20] LEE K W, CHING S M, RAMACHANDRAN V, et al. Prevalence and risk factors of gestational diabetes mellitus in Asia: A systematic review and meta-analysis[J]. BMC Pregnancy Childbirth, 2018, 18(1): 494.

[21] LIU Z, AO D, YANG H, et al. Gestational weight gain and risk of gestational diabetes mellitus among Chinese women[J]. Chin Med J(Engl), 2014, 127(7): 1255-1260.

[22] LAN X, ZHANG Y Q, DONG H L, et al. Excessive gestational weight gain in the first trimester is associated with risk of gestational diabetes mellitus: A prospective study from Southwest China[J]. Public

Health Nutr，2020，23（3）：394-401.

[23] MIJATOVIC-VUKAS J，CAPLING L，CHENG S，et al. Associations of diet and physical activity with risk for gestational diabetes mellitus：A systematic review and meta-analysis［J］. Nutrients，2018，10（6）：698.

[24] HU J，OKEN E，ARIS I M，et al. Dietary patterns during pregnancy are associated with the risk of gestational diabetes mellitus：Evidence from a Chinese prospective birth cohort study［J］. Nutrients，2019，11（2）：405.

[25] DU H Y，JIANG H，O K，et al. Association of dietary pattern during pregnancy and gestational diabetes mellitus：A prospective cohort study in northern China［J］. Biomed Environ Sci，2017，30（12）：887-897.

[26] HE J R，YUAN M Y，CHEN N N，et al. Maternal dietary patterns and gestational diabetes mellitus：A large prospective cohort study in China［J］. Br J Nutr，2015，113（8）：1292-1300.

[27] LENG J，LIU G，ZHANG C，et al. Physical activity，sedentary behaviors and risk of gestational diabetes mellitus：A population-based cross-sectional study in Tianjin，China［J］. Eur J Endocrinol，2016，174（6）：763-773.

[28] MACNEILL S，DODDS L，HAMILTON D C，et al. Rates and risk factors for recurrence of gestational diabetes［J］. Diabetes Care，2001，24（4）：659-662.

[29] WANG Y Y，LIU Y，LI C，et al. Frequency and risk factors for recurrent gestational diabetes mellitus in primiparous women：A case control study［J］. BMC Endocr Disord，2019，19（1）：22.

[30] WANG N，LU W，XU Y，et al. Recurrence of diet-treated gestational diabetes in primiparous women in northern Zhejiang，China：Epidemiology，risk factors and implications［J］. J Obstet Gynaecol Res，2018，44（8）：1391-1396.

[31] AZZIZ R，CARMINA E，CHEN Z，et al. Polycystic ovary syndrome［J］. Nat Rev Dis Primers，2016（2）：16057.

[32] XIAO Q，CUI Y Y，LU J，et al. Risk for Gestational Diabetes Mellitus and Adverse Birth Outcomes in Chinese Women with Polycystic Ovary Syndrome［J］. Int J Endocrinol，2016（2016）：5787104.

[33] WANG Y，ZHAO X，ZHAO H，et al. Risks for gestational diabetes mellitus and pregnancy-induced hypertension are increased in polycystic ovary syndrome［J］. Biomed Res Int，2013（2013）：182582.

[34] WANG Y，LUO B. Risk factors analysis of gestational diabetes mellitus based on International association of diabetes pregnancy study groups criteria［J］. Nan Fang Yi Ke Da Xue Xue Bao，2019，39（5）：572-578.

[35] CARROLL X，LIANG X，ZHANG W，et al. Socioeconomic，environmental and lifestyle factors associated with gestational diabetes mellitus：A matched case-control study in Beijing，China［J］. Sci Rep，2018，8（1）：8103.

[36] BARKER D J. Developmental origins of adult health and disease［J］. J Epidemiol Community Health，2004，58（2）：114-115.

[37] SARAVANAN P，Diabetes in Pregnancy Working Groug，Maternal Medicine Clinical Study Groug，et al. Gestational diabetes：Opportunities for improving maternal and child health［J］. Lancet Diabetes Endocrinol，2020，8（9）：793-800.

[38] SIMMONS D，DEVLIEGER R，VAN ASSCHE A，et al. Effect of physical activity and/or healthy eating on GDM risk：The DALI lifestyle study［J］. J Clin Endocrinol Metab，2017，102（3）：903-913.

[39] KOIVUSALO S B，RONO K，KLEMETTI M M，et al. Gestational diabetes mellitus can be prevented

by lifestyle intervention：The Finnish gestational diabetes prevention study（RADIEL）：A randomized controlled trial［J］. Diabetes Care，2016，39（1）：24-30.

[40] WANG C，WEI Y，ZHANG X，et al. Effect of regular exercise commenced in early pregnancy on the incidence of gestational diabetes mellitus in overweight and obese pregnant women：A randomized controlled trial［J］. Diabetes Care，2016，39（10）：e163-164.

[41] WANG C，WEI Y，ZHANG X，et al. A randomized clinical trial of exercise during pregnancy to prevent gestational diabetes mellitus and improve pregnancy outcome in overweight and obese pregnant women［J］. Am J Obstet Gynecol，2017，216（4）：340-351.

[42] GUO X Y，SHU J，FU X H，et al. Improving the effectiveness of lifestyle interventions for gestational diabetes prevention：A meta-analysis and meta-regression［J］. BJOG，2019，126（3）：311-320.

[43] SONG C，LI J，LENG J，et al. Lifestyle intervention can reduce the risk of gestational diabetes：A meta-analysis of randomized controlled trials［J］. Obes Rev，2016，17（10）：960-969.

[44] BENNETT C J，WALKER R E，BLUMFIELD M L，et al. Interventions designed to reduce excessive gestational weight gain can reduce the incidence of gestational diabetes mellitus：A systematic review and meta-analysis of randomised controlled trials［J］. Diabetes Res Clin Pract，2018（141）：69-79.

[45] CHEN Q，FENG Y，YANG H，et al. A vitamin pattern diet is associated with decreased risk of gestational diabetes mellitus in Chinese women：Results from a case control study in Taiyuan，China［J］. J Diabetes Res，2019（2019）：5232308.

[46] ZHOU X，CHEN R，ZHONG C，et al. Maternal dietary pattern characterised by high protein and low carbohydrate intake in pregnancy is associated with a higher risk of gestational diabetes mellitus in Chinese women：A prospective cohort study［J］. Br J Nutr，2018，120（9）：1045-1055.

[47] BAO W，BOWERS K，TOBIAS D K，et al. Prepregnancy low-carbohydrate dietary pattern and risk of gestational diabetes mellitus：A prospective cohort study［J］. Am J Clin Nutr，2014，99（6）：1378-1384.

[48] TOBIAS D K，ZHANG C，VAN DAM R M，et al. Physical activity before and during pregnancy and risk of gestational diabetes mellitus：A meta-analysis［J］. Diabetes Care，2011，34（1）：223-229.

[49] CROWTHER C A，HILLER J E，MOSS J R，et al. Effect of treatment of gestational diabetes mellitus on pregnancy outcomes［J］. N Engl J Med，2005，352（24）：2477-2486.

[50] LANDON M B，HAUTH J C，LEVENO K J，et al. Maternal and perinatal outcomes associated with a trial of labor after prior cesarean delivery［J］. N Engl J Med，2004，351（25）：2581-2589.

[51] KNOWLER W C，BARRETT-CONNOR E，FOWLER S E，et al. Reduction in the incidence of type 2 diabetes with lifestyle intervention or metformin［J］. N Engl J Med，2002，346（6）：393-403.

[52] KLEINWECHTER H，SCHAFER-GRAF U，BUHRER C，et al. Gestational diabetes mellitus（GDM）diagnosis，therapy and follow-up care：Practice Guideline of the German Diabetes Association（DDG）and the German Association for Gynaecologyand Obstetrics（DGGG）［J］. Exp Clin Endocrinol Diabetes，2014，122（7）：395-405.

[53] BLUMER I，HADAR E，HADDEN D R，et al. Diabetes and pregnancy：An endocrine society clinical practice guideline［J］. J Clin Endocrinol Metab，2013，98（11）：4227-4249.

[54] 中华医学会妇产科学分会产科学组. 妊娠期高血糖诊治指南（2022）【第一部分】［J］. 中华妇产科杂志，2022，57（1）：1-10.

[55] MING W K，DING W，ZHANG C J P，et al. The effect of exercise during pregnancy on gestational diabetes mellitus in normal-weight women：A systematic review and meta-analysis［J］. BMC Pregnancy Childbirth，2018，18（1）：440.

[56] DE BARROS M C，LOPES M A，FRANCISCO R P，et al. Resistance exercise and glycemic control in women with gestational diabetes mellitus［J］. Am J Obstet Gynecol，2010，203（6）：e551-e556.

[57] BRANKSTON G N，MITCHELL B F，RYAN E A，et al. Resistance exercise decreases the need for insulin in overweight women with gestational diabetes mellitus［J］. Am J Obstet Gynecol，2004，190（1）：188-193.

[58] ACOG Committee. Opinion No. 650：Physical activity and exercise during pregnancy and the postpartum period［J］. Obstet Gynecol，2015，126（6）：e135-e142.

[59] SINGH R，PATTISAPU A，EMERY M S. US physical activity guidelines：Current state，impact and future directions［J］. Trends Cardiovasc Med，2020，30（7）：407-412.

[60] ROWAN J A，HAGUE W M，GAO W，et al. Metformin versus insulin for the treatment of gestational diabetes［J］. N Engl J Med，2008，358（19）：2003-2015.

[61] MURPHY C，RASHID W，HENDERSON C E. Gestational diabetes mellitus and frequency of blood glucose monitoring：A randomized controlled trial［J］. Obstet Gynecol，2017，130（5）：1158.

[62] FEIG D S，DONOVAN L E，CORCOY R，et al. Continuous glucose monitoring in pregnant women with type 1 diabetes（CONCEPTT）：A multicentre international randomised controlled trial［J］. Lancet，2017，390（10110）：2347-2359.

[63] FELDMAN A Z，BROWN F M. Management of type 1 diabetes in pregnancy［J］. Curr Diab Rep，2016，16（8）：76.

[64] American Diabetes Association. Classification and diagnosis of diabetes：standards of medical care in diabetes-2020［J］. Diabetes Care，2020，43（Suppl 1）：S14-S31.

[65] 中华医学会妇产科学分会妊娠期高血压疾病学组. 妊娠期高血压疾病诊治指南（2020）［J］. 中华妇产科杂志，2020，55（4）：227-238.

[66] HOD M，KAPUR A，SACKS D A，et al. The International Federation of Gynecology and Obstetrics（FIGO）initiative on gestational diabetes mellitus：A pragmatic guide for diagnosis，management，and care［J］. Int J Gynaecol Obstet，2015，131（Suppl 3）：S173-S211.

[67] RYCKMAN K K，SPRACKLEN C N，SMITH C J，et al. Maternal lipid levels during pregnancy and gestational diabetes：A systematic review and meta-analysis［J］. BJOG，2015，122（5）：643-651.

[68] BENHALIMA K，VAN CROMBRUGGE P，MOYSON C，et al. Characteristics and pregnancy outcomes across gestational diabetes mellitus subtypes based on insulin resistance［J］. Diabetologia，2019，62（11）：2118-2128.

[69] SHEN H，LIU X，CHEN Y，et al. Associations of lipid levels during gestation with hypertensive disorders of pregnancy and gestational diabetes mellitus：A prospective longitudinal cohort study［J］. BMJ Open，2016，6（12）：e013509.

[70] ROTI E，UBERTI E. Post-partum thyroiditis：a clinical update［J］. Eur J Endocrinol，2002，146（3）：275-279.

[71] TUDELA C M，CASEY B M，MCINTIRE D D，et al. Relationship of subclinical thyroid disease to the incidence of gestational diabetes［J］. Obstet Gynecol，2012，119（5）：983-988.

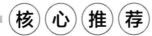

第十五章　糖尿病慢性并发症预防

核心推荐

　　糖尿病慢性并发症是糖尿病患者致残、致死的最重要原因,干预的主要方法是积极有效的早期预防,防大于治。

　　针对糖尿病慢性并发症高危人群进行筛查,有助于糖尿病慢性并发症的早期发现、早期诊断、早期治疗,是提高糖尿病慢性并发症疗效的关键。

　　针对糖尿病患者评估慢性并发症的相关危险因素,并对多重危险因素采取综合管理、分级诊疗和多学科合作,可预防糖尿病慢性并发症的发生,延缓病情进展。

第一节　糖尿病慢性并发症概述

　　随着人口老龄化和全球范围内糖尿病患病率持续增长,糖尿病慢性并发症所带来的社会负担日益凸显。糖尿病慢性并发症可累及全身各重要器官,可单独或多种并发症同时或先后出现(表15-1)。糖尿病慢性并发症主要包括大血管病变、微血管病变和糖尿病足。糖尿病大血管病变主要是指糖尿病心血管病变,包括了动脉粥样硬化性心血管疾病(ASCVD)和心力衰竭(HF)。糖尿病微血管病变是糖尿病特有的一类并发症,包括糖尿病肾脏病、糖尿病视网膜病变、糖尿病神经病变。糖尿病神经病变主要包括糖尿病周围神经病变(远端对称性多发性神经病变为主要病变类型)和自主神经病变。糖尿病足则是糖尿病血管、神经病变、机械外力等共同作用的结果。这一系列并发症是糖尿病患者致残、致死的最重要原因,并已成为全社会重大公共卫生问题。

表 15-1　糖尿病慢性并发症分类

并发症分类	并发症具体类型	分类或分期
糖尿病大血管病变(糖尿病心血管病变为主)	动脉粥样硬化性心血管疾病	冠状动脉粥样硬化性心脏病,脑血管疾病,周围血管疾病
	心力衰竭	保留有射血功能的心衰,射血功能降低的心衰
糖尿病微血管病变	糖尿病肾脏病	早期肾病,临床肾病,肾功能不全,尿毒症
	糖尿病视网膜病变	非增殖型糖尿病视网膜病变,增殖型糖尿病视网膜病变
	糖尿病神经病变	远端对称性多发性神经病变为主(糖尿病周围神经病变)
		自主神经病变
糖尿病足		神经性溃疡,缺血性溃疡,神经缺血性溃疡

糖尿病慢性并发症是隐藏在糖尿病背后的"杀手",长期高血糖状态会引起广泛的组织损伤。在微血管并发症方面,糖尿病视网膜病变和糖尿病肾脏病分别是导致成人致盲和终末期肾病的首要原因。在大血管并发症方面,糖尿病心脑血管病变使患者心血管死亡和脑卒中风险增加 2～4 倍,糖尿病死亡患者中 80% 死于各种心脑血管事件。我国 50 岁以上糖尿病患者中,下肢动脉病变(PAD)患病率达 23.8%,其中约 15% 患者最终会发生足部溃疡。而糖尿病足则是非创伤性下肢截肢的首位原因,2010 年的调查显示,我国三甲医院中糖尿病足所致截肢占全部截肢的 27.3%,占非创伤性截肢的 56.5%。之后的调查发现,我国糖尿病足溃疡患者截肢(包括大截肢和小截肢)后的 5 年死亡率高达 40%。

关于糖尿病的流行状况,全球大多数国家都会进行定期大规模的流行病学调查并得出较为明确的结论。但对糖尿病相关并发症的患病情况,并不是所有国家都有确切的统计数据。评估糖尿病并发症系统和基于人群的研究主要集中在欧洲、北美等相对高收入国家。包括我国在内的发展中国家,由于既往对糖尿病并发症评估和随访缺少标准化的指导等多种原因,糖尿病并发症患病率调研结果存在较大的偏倚,准确性尚有待进一步提高。截至目前,我国针对糖尿病相关并发症较为全面的调查主要是中华医学会糖尿病学分会对1999—2000 年全国内分泌科住院患者糖尿病慢性并发症的回顾性研究。数据显示,糖尿病慢性并发症总患病率高达 73.2%,其中糖尿病眼病(包括白内障、非增殖型视网膜病变和失明)的患病率为 34.3%,糖尿病肾脏病(包括早期肾病、临床肾病、肾功能不全、尿毒症)的患病率为 33.6%,糖尿病神经病变(包括感觉神经病变、运动神经病变、自主神经病变)的患病率为 60.3%,糖尿病患者心血管并发症患病率为 15.9%,脑血管并发症为 12.2%,糖尿病足的患病率为 5.0%。之后,肖海鹏等学者针对中国三级医院糖尿病住院患者开展了大型横断面研究,考察糖尿病慢性并发症的发生比例,结果显示,2017 年 T1DM 和 T2DM 住院患者微血管并发症的比例分别为 31.6% 和 21.0%,大血管并发症的比例分别为 13.2% 和 18.4%,较 2013 年显著上升;经多因素回归分析发现,合并高血压和高脂血症是 T1DM 或 T2DM 住院患者微血管和大血管并发症的共同危险因素。

20 世纪 60 年代开始,临床科学家便开始针对糖尿病并发症开展大量前瞻性的随访干预研究,最长随访时间达三十余年。其中糖尿病控制与并发症试验(DCCT)、英国糖尿病前瞻性研究(UKPDS)、退伍军人糖尿病研究(VADT)和大庆研究作为目前糖尿病并发症防控领域具有跨时代意义的经典研究,对糖尿病预防与控制产生了深远的影响。

糖尿病控制与并发症试验(DCCT)是一项里程碑式的研究,其结果显示了严格控制血糖对控制 1 型糖尿病和减少其并发症的重要性。在糖尿病一、二级预防方面,强化血糖控制能有效降低糖尿病视网膜病变为代表的糖尿病微血管并发症。基于 DCCT 的研究人群,研究者进一步开展了研究后的长时间随访——糖尿病控制与并发症的流行病学(EDIC)研究。结果显示,经过 DCCT 研究阶段平均 6.5 年的强化降糖治疗,从开始入组 DCCT 的 1 型糖尿病患者随访 27 年后仍可有效降低患者的糖尿病视网膜病变、肾病和神经病变,还可以有效降低全因死亡率。

英国糖尿病前瞻性研究(UKPDS)是一项多中心、前瞻性、随机干预试验,该研究旨在探讨与常规降糖治疗相比,应用强化血糖控制对 2 型糖尿病患者微血管与大血管并发症发生率的影响。经过 10 年的随访后,与常规组相比,强化组任何糖尿病相关终点(微血管病变、心肌梗死和全因死亡率)事件的风险降低 12%,任何糖尿病相关死亡率降低 10%,全因死亡率降低 6%。强化降糖治疗能使糖尿病相关的终点事件的发生危险下降。此后,对 UKPDS 幸存者队列进行的为期 10 年的干预后随访的结果显示,10 年的延长随访研究结束时,原强化降糖组患者糖尿病终点事件发生率降低 9%(微血管事件减少了 24%,心肌梗死减少 15%,全因死亡率降低 13%)。除血糖外,严格控制血压是否能改善 2 型糖尿病患者的大血管和微血管并发症也是研究者关心的问题。血压严格控制组的糖尿病并发症风险和死亡风险显著下降。

为进一步探讨与标准治疗相比,强化降糖治疗是否可以减少 2 型糖尿病患者的大血管事件,退伍军人糖尿病研究(VADT)被寄予期望。但结果显示,与标准治疗相比,强化降糖并没有显著降低全因死亡和心血管死亡风险。后续的 ACCORD 和 ADVANCE 两项研究均未发现强化控制血糖对减少心血管疾病(cardiovascular disease,CVD)事件有益。尽管如此,这并不能否定强化降糖的益处,而是应该制定个体化的 HbA_{1c} 目标值,并根据患者的基线特征及临床需求来选择降糖方案,有多项 RCT 研究证明不同的降糖药物对心血管及微血管病变结局的影响是有区别的。此外,须进一步提倡对高血糖以外的危险因素(血压、血脂、生活方式、不良饮食习惯等)进行综合的预防性干预和个体化治疗。

糖尿病及其并发症给社会、家庭、个人带来沉重的经济和医疗负担。在我国,近 10 年来糖尿病导致的经济损失高达 3.8 万亿元,其中 80% 用于慢性并发症治疗。患 2 种及以上并发症的糖尿病患者每年直接、间接和无形经济负担较无并发症的糖尿病患者分别高出 5 303 元、1 593 元和 801 元。近年来,我国糖尿病患者人数快速增长,但血糖控制水平不佳,慢性并发症的流行趋势严峻,将对我国医疗卫生服务系统造成巨大经济负担。

如何改善糖尿病及其并发症的结局并减少由此带来的疾病和经济负担?积极有效的早期预防与干预应放在首位。以美国 1990—2010 年的 20 年间糖尿病并发症患病率变化为例,经过对糖尿病及其相关并发症的积极防控,糖尿病相关并发症的整体发病率在 20 年间下降了大约 50%。其中,大血管疾病下降尤为明显,特别是急性心肌梗死(AMI)下降超过 60%;脑卒中、高血糖死亡和截肢下降超过 50%;终末期肾病(end-stage renal disease,ESRD)下降幅度略低,仅 30%。因此,可以看出针对糖尿病患者早期的积极干预策略大大降低了并发症的防治成本,减轻经济负担,改善患者生存质量,延长生存时间,具有良好的效益比。

在过去 30 年中,中国糖尿病患病人数迅猛增长,未来的 10 年将是糖尿病慢性并发症的井喷期,这对个人、家庭及社会都会造成巨大的负担。因此,深入分析糖尿病并发症的流行现状,充分认识其危害性,积极干预危险因素,广泛开展高危人群的筛查,协同制定有效的预防策略,是有效延缓糖尿病慢性并发症发生、发展的重要手段,具有重大的社会意义。

第二节　糖尿病心血管并发症的预防

一、糖尿病心血管疾病的流行病学及发病机制

糖尿病患者的心血管疾病(CVD)主要包括动脉粥样硬化性心血管疾病(ASCVD)和心力衰竭(HF)。ASCVD 包含冠状动脉粥样硬化性心脏病(CAD)、脑血管疾病和周围血管疾病。糖尿病患者 HF 分为保留有射血功能的心衰(HFpEF)和射血功能降低的心衰(HFrEF)。ASCVD 也经常与 HF 并存,而且心肌梗死常常是 HFrEF 的主要原因。

一项全球非干预性横断面研究（CAPTURE 研究）评估当代 T2DM 患者的心血管疾病现状（收集 2018 年 12 月到 2019 年 12 月期间 13 国 9 823 名 2 型糖尿病患者），结果显示在 T2DM 患者中，总 CVD 患病率为 34.8%，其中 85.8% 为 ASCVD，即在总 T2DM 人群中 ASCVD 比例将近 31.8%。冠心病在 ASCVD 疾病谱中最为常见，约占总 T2DM 人群 17.7%。另外，颈动脉疾病、脑血管疾病和心衰占总 T2DM 人群比例分别为 8.4%、7.2% 和 2.4%。可以说，CAPTURE 研究揭示了一个严峻的 T2DM 生存现状：3 位 T2DM 患者中有 1 位患有心血管疾病，10 位合并心血管疾病的 T2DM 患者中有 9 位患有 ASCVD。CAPTURE 研究的中国亚组数据显示：33.9% 的 T2DM 患者合并有心血管疾病。其中，94.9% 的患者合并动脉粥样硬化性心血管病，这一比例远高于全球水平。

T2DM 患者患有 CVD 给患者带来了重大经济负担。荟萃分析显示，心血管疾病治疗费用占 2 型糖尿病直接总治疗费用的 20%～49%。与无 CVD 的 T2DM 患者相比，CVD、冠状动脉疾病、心力衰竭和脑卒中患者的年平均费用分别高出 112%、107%、59% 和 322%。平均而言，与治疗无 CVD 的 T2DM 患者相比，治疗合并 CVD 的 T2DM 患者成本增加 3 418～9 705 美元。

CVD 是 T1DM 和 T2DM 患者死亡的主要原因。在 T2DM 患者死因中，CVD 死亡占比高达 52%。与非糖尿病人群相比，T2DM 患者因 CVD 死亡的风险升高 2～6 倍，其中 ASCVD 是糖尿病的主要死亡原因，而 HF 是导致糖尿病患者死亡的另一个主要 CVD 事件。

多种发病机制参与了糖尿病患者 ASCVD 的发展过程，胰岛素抵抗、高胰岛素血症和高血糖导致游离脂肪酸水平增加、糖基化产物生成增加等，并参与蛋白激酶 C 激活、氧化应激及线粒体功能紊乱、表观遗传修饰异常等病理过程。糖尿病患者的氧化型低密度脂蛋白的循环浓度相对升高，并沉积在内皮下。单核巨噬细胞吞噬脂质变成泡沫细胞，产生大量的蛋白酶和炎性介质。针对炎症反应、氧化应激等损伤，平滑肌细胞分泌胶原物质形成纤维帽，使得动脉粥样硬化斑块变得相对稳定，但是这种斑块的内向生长会使得血管的管腔狭窄变得更为严重。当动脉粥样硬化进展到一定时期时，动脉粥样斑块变得脆弱，不稳定的粥样斑块纤维帽又因血管炎症反应加剧、血小板聚集形成血栓，导致粥样斑块体积增大、破裂、斑块内出血等，最终发生心血管事件。

二、糖尿病心血管疾病危险因素及高危人群的筛查

糖尿病的心血管疾病是多因素的，控制相关危险因素可大大减少心血管事件。2015 年美国心脏协会和美国糖尿病协会根据预防 2 型糖尿病心血管疾病的最新进展，发表科学声明，强调改变糖尿病心血管疾病的各种危险因素的重要性。

糖尿病心血管疾病危险因素包括血糖控制情况、血糖波动、年龄、吸烟、大量饮酒、高血压、血脂异常、肥胖（腹型肥胖）、肾脏损害、蛋白尿、CVD 病史（包括心房颤动）以及早发 CVD 家族史。

超重、肥胖和不良 CVD 结局相关。肥胖使心血管疾病风险增加 2 倍，而糖尿病伴代谢综合征使心血管疾病风险增加 5 倍。肥胖引起低心排血量、高外周阻力、左心室壁增厚和左室收缩功能减弱，进而促进 CVD 发生发展。肥胖对高血压、血脂异常、内皮功能和炎症有间接的负面影响。

吸烟增加 T2DM 中冠心病、心衰、外周动脉疾病、脑卒中和心血管死亡的风险。吸烟与

更严重的血脂异常、促炎标志物和血糖指标相关。

糖尿病前期阶段常伴随有增加的心血管疾病危险因素,且与 CVD 及相关死亡风险增加相关,因此建议在糖尿病前期就进行针对心血管可调控的危险因素进行筛查和干预。对于 T2DM 患者,糖尿病的诊断一经确认,应该至少每年对 CVD 的危险因素进行一次评估。评估内容包括,年龄、吸烟、高血压、血脂异常、肥胖(腹型肥胖)、肾脏损害、蛋白尿、CVD 病史(包括心房颤动)以及早发 CVD 家族史等。可以采用中国缺血性心血管疾病风险评估模型或者 Framingham 风险评估模型预测 10 年 CVD 发生风险。对于无症状 T2DM 患者,并不建议常规筛查 CAD。如果 ASCVD 危险因素已经获得有效干预,常规筛查 CAD 并不能改善结局。但如果出现非典型心脏症状(比如无法解释的呼吸困难、胸部不适),血管性疾病的症状或体征(比如颈动脉杂音、短暂性脑缺血发作,脑卒中、跛行或周围血管疾病)或心电图异常(比如 Q 波),需要考虑筛查 CAD。

三、糖尿病患者心血管疾病的预防措施

对于糖尿病患者,心血管疾病是致死致残的主要原因。大量 RCT 研究已经证明,通过采用循证医学建议控制或改善 T2DM 患者的多种 CVD 危险因素,可显著降低心血管事件发生风险,并且推荐对多种 CVD 危险因素进行综合性管理。

(一)血糖控制

糖尿病患者血糖控制的合理目标是 $HbA_{1c}<7\%$。目前临床证据表明,对新诊断的 T2DM 患者进行早期强化血糖控制可减少远期的 CVD 风险。英国前瞻性糖尿病研究(UKPDS)研究结果显示,HbA_{1c} 每下降 1%,可使所有糖尿病相关终点风险(猝死、由于高血糖或低血糖而导致的死亡、致死或非致死性心肌梗死、心绞痛、心力衰竭,致死或非致死性脑卒中,肾功能衰竭,截肢,玻璃体积血,视网膜光凝治疗,单眼失明或白内摘除术)和糖尿病相关死亡风险降低 21%,心肌梗死风险降低 14%。随后 10 年的随访也发现,进行强化血糖控制的人群的远期心梗及全因死亡的风险均显著降低。以 T1DM 患者为对象的 DCCT/EDIC 研究也发现,与 HbA_{1c} 目标控制在 9% 相比,HbA_{1c} 目标控制在 7% 可显著降低非致死性死亡、脑卒中及 CVD 死亡风险。

但既往的几项关于血糖强化控制对 CVD 的获益证据仍存在一定争议。如 UKPDS 的随访研究中发现,在年龄较大的,具有更长糖尿病病程,伴随多种 CVD 风险因素或 CVD 的患者中,随访 3.5~5.6 年后,并未发现强化血糖控制可改善患者的 CVD 结局。一项纳入 5 项前瞻性 RCT 研究的荟萃分析显示,对于 T2DM 患者,与标准治疗方法相比,强化血糖控制方法将平均 HbA_{1c} 控制在 7% 以下,可显著降低非致死性心肌梗死和冠心病的风险,但无法降低脑卒中和全因死亡的风险。由于死亡率升高(CVD 死亡率也轻度升高),ACCORD 研究甚至提前终止了血糖强化治疗方案。研究发现,接受血糖强化治疗的糖尿病患者,其低血糖的发生导致心血管事件及死亡风险显著升高。DIGAMI2 前瞻性研究纳入 1 253 例发生低血糖的 T2DM 患者,结果显示,严重低血糖是急性心肌梗死的强化风险因素。

因此,T2DM 患者的血糖控制方案需要个体化。对于血糖控制欠佳、易发生低血糖的高危人群,如高龄、预期寿命较短、糖尿病病程长、合并慢性并发症、已知低血糖发作史、合并进展的动脉粥样硬化患者来说,可能无法从积极的血糖控制方案中获益,建议将 HbA_{1c} 控制目标设定为 <8%。

事实上，血糖控制是否能改善心血管的结局与降血糖方案的选择也密不可分。近年来，新的降血糖药物对 CVD 结局的影响改写了糖尿病的治疗流程。一系列临床研究显示，SGLT2 抑制剂可使 3P- 主要心血管不良事件（3P-MACE，包括 CVD 死亡、非致死性心肌梗死、非致死性卒中）的风险降低 14%，还可有效降低 T2DM 患者的心力衰竭住院风险。临床研究的荟萃分析显示，GLP-1RA 降低 3P-MACE 风险 12%，降低 CVD 死亡风险 12%，减少致死性和非致死性卒中 16%，减少致死性或非致死性心肌梗死 9%，降低全因死亡风险 12%，减少因心力衰竭住院 9%。因此，对于 ASCVD 或 ASCVD 合并高危因素[年龄≥55 岁伴 2 个或多个其他危险因素（包括肥胖、高血压、血脂异常或蛋白尿）]的患者，无论 HbA_{1c} 水平如何，也无论是否使用二甲双胍，均推荐使用仅有 CVD 获益的 GLP-1RA 或 SGLT2i。

（二）控制危险因素

1. 生活方式干预 良好的生活方式使成年 T2DM 患者心血管危险因素显著降低。T2DM 的生活方式管理包括糖尿病自我管理教育和支持、医学营养治疗、体育活动、戒烟、减重和心理社会护理。在患 T2DM 的成年人中，坚持健康的生活方式与心血管疾病发生率和心血管疾病死亡率的显著降低相关。

（1）戒烟：鉴于烟草作为一种可干预的重要危险因素，目前的指南建议在每次保健访问时评估患者烟草的使用情况，并建议所有使用烟草的成年人戒烟，包括采取行为干预措施和辅助戒烟的药理学疗法，包括尼古丁替代疗法、安非他酮或伐伦克林。需要注意的是，在刚戒烟的几年间，体重及血糖可能会升高。因此在这期间需要日常检测血糖，并进行生活方式的干预。另外，尽管有些患者在刚戒烟的几年间体重会有增加，但最近的研究发现，体重增加并不会削弱戒烟所带来的心血管获益。

（2）减重：减重可减少 T2DM 患者的其他 CVD 危险因素，也可以减少通过药物治疗 CVD 危险因素。对于 BMI≥27kg/m² 的 T2DM 患者，减重药物可作为饮食、体育活动和行为治疗的辅助药物。在中国目前，仅奥利司他获批可用于肥胖治疗；GLP-1 受体激动剂、钠 - 葡萄糖协同转运蛋白 2（sodium glucose cotransporter 2，SGLT-2）抑制剂被建议用于肥胖或超重的糖尿病患者。

对于 BMI≥32.5kg/m²，有或无合并症的 T2DM 患者，可行代谢手术。大量随机对照（非盲）临床试验、匹配研究和 meta 分析的现有文献表明，与各种生活方式或医疗干预相比，代谢手术在 T2DM 和肥胖患者中实现了更好的血糖控制和心血管危险因素的降低，包括体重、空腹血糖、糖化血红蛋白、BP 和甘油三酯。在非随机观察研究、匹配队列研究和 meta 分析中观察到心血管疾病、心血管疾病死亡率和全因死亡率改善。值得注意的是，目前大多数研究都是在 SGLT2 抑制剂和 GLP-1 受体激动剂被证实在 T2DM 患者中降低 CVD 事件风险而广泛使用之前进行的。

（3）体育活动：增加身体活动和锻炼已被证明可以改善 T2DM 患者的血糖控制、血脂、血压、胰岛素敏感性和炎症生物标志物。在 T2DM 患者中，体育活动也与较低的 CVD 风险和死亡率相关。

建议大多数 T2DM 成人每周进行≥150 分钟的中等到高强度有氧活动，至少 3 天，连续不运动不超过 2 天。建议每周进行 2～3 次不连续的抗阻力训练，减少久坐时间，每 30 分钟间断一次久坐，每周进行 2～3 次柔韧性和平衡性训练。

（4）医学营养治疗：尽管饮食干预对 T2DM 患者心血管疾病结局的影响尚未得到广泛研究。但是对于患有 T2DM 的成年人，量身定制的营养计划是降低心血管风险的关键组成部分，建议采用心脏健康的饮食模式来改善血糖控制，在实现体重减轻同时，改善其他 ASCVD 的危险因素。

2. 血压控制 严格控制血压不仅可以显著降低糖尿病患者大血管病变的发生风险，还可以显著降低无明显血管并发症的糖尿病患者发生 CVD 事件的风险。糖尿病患者首次就诊时及随访过程每次常规体检中都需要监测血压。所有糖尿病合并高血压患者都需要进行日常血压监测。家庭血压监测或 24 小时动态血压监测有助于识别"白大褂高血压"。除了诊断或排除高血压的诊断，家庭血压监测还有助于监测降压药物的疗效。

随机临床试验（RCT）已经明确证实将血压控制在 140/90mmHg 以下可减少糖尿病患者 CVD 事件及微血管并发症。因此，糖尿病患者至少要将血压控制在 140/90mmHg 以下。对于已经临床诊断 CVD 的 T2DM 合并高血压患者（尤其是脑卒中）或 10 年 ASCVD 风险 ≥15% 的患者，最好将血压控制在 130/80mmHg 以下。对于 ASCVD 风险 <15% 的糖尿病合并高血压患者，血压目标可定在 <140/90mmHg。对于妊娠合并糖尿病及高血压（妊娠前诊断）患者，建议将血压控制在 ≤135/85mmHg，以减少妊娠期间血压进行性升高和胎儿生长发育受损的风险。老年或伴有严重冠心病的糖尿病患者，或合并慢性肾脏病、身体虚弱的患者，血压控制目标可放宽至 <140/90mmHg。以避免强化降压治疗出现副作用，如低血压、晕厥、跌倒、急性肾损伤及电解质异常。

3. 血脂控制 血脂控制对于糖尿病患者预防 CVD 具有重要作用。一项覆盖 18 000 余人，14 项 RCT 研究数据的荟萃分析研究发现，LDL-C 每降低 1mmol/L（39mg/dl），可减少 9% 全因死亡和 13% 血管相关性死亡。因此，LDL-C 是血脂控制中的首要目标。糖尿病患者每年至少应检查 1 次血脂。如果已经开始进行降脂治疗，在首次给药及调整药物剂量后 4~12 周复查血脂水平，之后每年复查 1 次以监测药物疗效和提高依从性。

药物选择上，他汀类药物可作为降低 LDL-C 和心血管保护作用的首选用药，不同的他汀类药物剂量对应不同强度的降脂目标。对于糖尿病患者，不同年龄及 ASCVD 风险需要考虑不同的他汀方案。在 T2DM 患者还未发生 ASCVD 时，初级预防的具体措施如下：① 20~39 岁且合并 ASCVD 风险因素，建议起始他汀类药物治疗加以生活方式干预；② 40~75 岁且无 ASCVD，建议进行中等强度他汀类药物治疗加以生活方式干预；③ 50~70 岁或合并多个 ASCVD 风险因素，可使用高强度他汀治疗方案；④无论年龄，若 10 年 ASCVD 风险 ≥20%，可在最大耐受量他汀药物的基础上加用依折麦布，以使 LDL-C 降低 50% 或更多。

若 T2DM 已发生 ASCVD，应进行高强度他汀治疗加以生活方式干预，如果使用他汀类药物达到最大耐受量时 LDL-C 仍 ≥70mg/dl（1.8mmol/L），需考虑另外加用药物降低 LDL-C，如依折麦布或前蛋白转化酶枯草溶菌素 9（PSCK9）抑制剂。如果患者无法耐受应该给予的他汀剂量，则应该给予最大可耐受的他汀剂量。对于 >75 岁并已经在进行他汀类药物治疗的患者，应该继续他汀类药物的治疗，未进行他汀类治疗的患者，在充分评估潜在获益和风险后，考虑开始使用他汀类药物治疗。需要注意的是，妊娠期间不可使用他汀类药物治疗。

4. 抗血小板治疗 阿司匹林对 CVD 事件二级预防的有效性已成为共识，但近年多项临床研究均表明,阿司匹林在对 CVD 的一级预防中获益较小,并且可能增加出血风险,提示在 T2DM 患者 CVD 事件一级预防中,对于阿司匹林的使用应慎重。

对于 T2DM 合并 CVD 风险升高的患者,在与患者充分讨论获益及相应出血风险后,可考虑使用阿司匹林(75~162mg/d)。对于低危人群,非侵入性的影像检查,如冠脉钙化评分等,可能有助于进一步调整阿司匹林治疗。对于 50 岁及以上的糖尿病患者,无论男性还是女性,如果至少合并一项主要 CVD 危险因素(ASCVD 的早发家族史、高血压、高脂血症、吸烟或慢性肾脏病 / 蛋白尿)并且无出血风险的,建议使用阿司匹林进行一级预防。对于 70 岁以上的老年人,无论有无糖尿病,阿司匹林治疗所带来的风险都高于获益,因此阿司匹林的使用需要非常谨慎,通常不推荐使用。对于 16 岁以下的患者,由于阿司匹林可能导致脑病合并内脏脂肪变性综合征(Reye syndrome,RS,又称瑞氏综合征)的风险升高,通常禁止使用。

对于糖尿病合并 ASCVD 病史的患者,建议使用阿司匹林(75~162mg/d)来作为二级预防。如果患者对阿司匹林过敏,则需使用氯吡格雷(75mg/d)。糖尿病患者在发作急性冠脉综合征的 1 年内有理由使用双抗血小板治疗(低剂量阿司匹林和一种 P2Y12 受体拮抗剂)。对于糖尿病且在 1~3 年内发生过心肌梗死或合并稳定性 CAD 的患者,与单用阿司匹林相比,在阿司匹林的基础上加用 P2Y12 受体拮抗剂可显著降低缺血性心血管事件的发生风险。但是主要出血事件的发生风险也会增高。另外,对于糖尿病合并植入冠脉支架的患者,早期停用阿司匹林和持续进行双抗治疗相比,似乎可降低出血风险,而且不会增加死亡和缺血性时间的风险。对于之前进行过经皮冠脉介入术(percutaneous coronary intervention,PCI)、高梗死风险以及低出血风险的患者,需要考虑长期使用双抗血小板治疗以预防主要心血管不良事件。对于患稳定性冠心病和 / 或周围动脉疾病以及具有低出血风险的糖尿病患者,需要考虑使用阿司匹林和低剂量利伐沙班来预防下肢及心血管不良事件。

第三节　糖尿病神经系统并发症的预防

一、糖尿病神经病变的流行病学及发病机制

糖尿病神经病变是糖尿病最常见的慢性并发症,是一组临床表现多样的异质性疾病。主要包括远端对称性多发性神经病变(DSPN)和自主神经病变。糖尿病神经病变的发病机制十分复杂且尚未完全阐明,代谢因素(如高血糖及血脂异常)起到了重要作用,慢性高血糖环境刺激糖酵解,激活多元醇、己糖胺、蛋白激酶 C 途径,导致活性氧(ROS)生成过多,二酰基甘油(DAG)堆积,继而造成线粒体损伤、氧化应激、炎症及基因表达的改变等。这些代谢性及炎症性损伤最终导致细胞内损伤,神经功能紊乱等。

糖尿病神经病变中 DSPN 最为常见,通常也称为糖尿病周围神经病变。国外报道通过临床诊断的 DSPN 患病率约 45%,我国一项多中心研究发现 DSPN 患病率约为 53%。糖尿病神经病变是排他性诊断,高达 50% 的糖尿病周围神经病变可表现为无症状性,如若不及时识别糖尿病周围神经病变,从而疏忽了预防性足部护理,则患足发生损伤的风险增加。目前中国糖尿病患者糖尿病周围神经病变的筛查和治疗率均较低:已知糖尿病患者中仅有31.75% 曾行糖尿病周围神经病变检查,2/3 糖尿病周围神经病变的患者未曾接受任何治疗。

因此,需要在中国糖尿病患者中积极、规律地筛查糖尿病周围神经病变,对糖尿病周围神经病变进行早期识别并及早给予有效的干预治疗,减轻因 DSPN 带来的不适,减少糖尿病足部溃疡的发生率。

二、糖尿病周围神经病变的危险因素及高危人群的筛查

糖尿病病程长、血糖控制欠佳、高龄、较高的身高均可能与 DSPN 相关,其他因素如血脂异常、血压、体重、吸烟也可能参与了 DSPN 的发病。

2 型糖尿病患者确诊时或 1 型糖尿病患者确诊后 5 年,至少每年须进行 1 次糖尿病周围神经病变的筛查。糖尿病周围神经病变的诊断根据受累感觉纤维的类型而异。最常见的早期症状主要是由于小神经纤维受累而表现出的疼痛及感觉迟钝(烧灼感或刺痛感等不适感觉)。大神经纤维受累可能引起麻木及保护性感觉丧失(LOPS)。LOPS 提示远端感觉运动多神经病的存在,且是糖尿病足部溃疡的风险因素。糖尿病远端对称性多发神经病变的评估需包括病史的详细采集及温度觉、针刺痛觉检查(小神经纤维功能)和 128Hz 音叉评估振动觉(大神经纤维功能)。所有患者均须每年进行 10g 尼龙丝检查以筛查足部溃疡或截肢的高危足。

用于评估小神经纤维及大神经纤维功能及保护性感觉的临床检查如下:

(1)小神经纤维功能:针刺痛觉及温度觉检查。

(2)大神经纤维功能:振动觉及 10g 尼龙丝检查。

(3)保护性感觉:10g 尼龙丝检查。

这些检查不仅用于筛查目前已有的功能障碍,还可用于预测今后发生并发症的风险。

所有糖尿病合并周围神经病变的患者,均须仔细鉴别非糖尿病引起的周围神经病变,包括毒素(如酒精)、神经毒性药物、维生素 B_{12} 缺乏、甲状腺功能减退症、肾脏疾病、恶性肿瘤(如多发性骨髓瘤、支气管肺癌等),感染(如 HIV 感染等)、慢性炎症性脱髓鞘性神经病、遗传性神经病变以及血管炎。

三、糖尿病周围神经病变的预防策略

即便近年来对于糖尿病周围神经病变的发病机制有了更加深入的了解,但临床上针对潜在神经损伤尚无特异有效的治疗方法。因此,目前糖尿病周围神经病变的预防主要在于控制血糖及生活方式的干预。疾病早期阶段即开始控制血糖,使得血糖控制处于近似正常水平,可有效预防 1 型糖尿病患者发生周围神经病变及自主神经病变。DCCT 研究表明优化血糖控制可以减少 1 型糖尿病患者 DSPN 的发生率;但是该研究亦表明强化血糖控制并不能完全改善 DSPN 的风险。而另一项针对 1 型糖尿病的小型纵向观察性研究表明,接近正常的血糖控制可以预防 DSPN 的发生。接受胰腺移植的 1 型糖尿病患者,近似正常的血糖控制可以阻止 DSPN 进展,并且可以逆转某些神经性缺陷。

2 型糖尿病患者中血糖控制处于近似正常水平的益处并不如 1 型糖尿病显著,如 ACCORD、UKPDS、VADT 等大型研究均未提示强化血糖治疗可以延缓 DSPN 进展。然而这些研究均不以 DSPN 作为主要终点事件,且评判 DSPN 的检测手段不统一且不敏感,因此得出的结论尚有待更进一步的研究证实。尽管 2 型糖尿病血糖控制接近正常对于神经病变的获益证据不如 1 型糖尿病强,但一些研究仍证实 2 型糖尿病患者控制血糖可轻度延缓

糖尿病神经并发症的进展，但无法逆转神经元缺失。如有些使用神经传导研究的试验显示，强化血糖控制的 2 型糖尿病患者神经功能有显著改善。

除了合理的血糖控制，健康的生活方式也可以降低 DSPN 的发病风险，延缓 DSPN 的进展。体重管理、饮食干预及运动（有氧和／或抗阻训练）对于改善糖尿病周围神经病变具有益处。因此，推荐糖尿病前期、代谢综合征及 2 型糖尿病患者进行生活方式干预，合理控制各项风险因素，以预防 DSPN 的发生发展。此外还应关注有无合并潜在的心血管危险因素如甘油三酯水平升高、体重指数增加、高血压及吸烟等，这些因素与 DSPN 的发生发展也可能具有相关性。

四、糖尿病自主神经病变

糖尿病自主神经病变起病隐匿，需要进行仔细的病史采集及体格检查方可识别。主要临床表现为无症状性低血糖、静息性心动过速、直立性低血压、胃轻瘫、便秘、腹泻、神经源性膀胱、勃起功能障碍等。糖尿病自主神经病变的发生受到多重因素的影响，其中高血糖是最关键的因素。与 DSPN 相似，合理的血糖控制、生活方式干预也有利于预防糖尿病自主神经病变的发生。本节着重阐述直立性低血压、糖尿病胃轻瘫、糖尿病性神经源性膀胱、糖尿病勃起功能障碍的临床特点及特殊的防治措施。

（一）直立性低血压

直立性低血压是心血管自主神经病变的主要表现之一。直立性低血压的防控目的主要在于减少体位性症状，而不仅仅是恢复正常血压。非药物的预防方式包括保证必要的食盐摄入，避免使用可造成低血压的药物，以及在腹部或腿部加用加压腹带或增压袜。另外也鼓励患者进行运动锻炼来避免体位变化所带来的不适应以及容量过饱和。在药物治疗上，由于直立性低血压的患者在仰卧位时血压较高，因此建议患者在卧床时使用短效的可影响压力感受器的药物，如胍法辛、可乐定、短效钙通道阻滞剂（如伊拉地平），或短效 β 受体阻滞剂（如阿替洛尔或酒石酸美托洛尔）。如果患者无法耐受上述用药，也可考虑使用依那普利。FDA 批准米多君和屈昔多巴用于治疗直立性低血压。

（二）糖尿病胃轻瘫

糖尿病性胃轻瘫（diabetic gastroparesis，DGP）是一种常见的糖尿病胃肠道自主神经病变，随着糖尿病发病率的持续增长而呈上升趋势。据文献报道，T2DM 患者中胃排空延迟者占 30%～50%。在饮食调整上建议 DGP 患者使用低纤维、低脂饮食，少量多次。营养液的比例可更高一些。小颗粒的食物可能也可改善主要症状。阿片类药物、抗胆碱药、三环类抗抑郁药、GLP-1RA、普兰林肽、以及 DPP-4 抑制剂可能会对胃动力有不良影响，不建议在胃轻瘫患者中使用。严重的胃轻瘫患者需要药物治疗。美国 FDA 仅批准甲氧氯普胺用于治疗胃轻瘫，但 FDA 并不推荐甲氧氯普胺用于胃轻瘫超过 12 个月的患者。多潘立酮（美国以外的国家可获得）和红霉素短期使用具有一定作用。我国基础研究发现电针可能通过调节凋亡相关因子的表达而抑制胃窦卡哈尔间质细胞的凋亡。FDA 目前批准手术植入胃肠道电刺激仪器，但其疗效可变性很大，使用比较受限。

（三）糖尿病神经源性膀胱

糖尿病神经源性膀胱（DNB）是一种常见的糖尿病泌尿生殖道自主神经病变，主要由于自主神经尤其是副交感神经障碍，导致排尿反射异常和膀胱功能障碍。据报道，DNB 在糖尿病患者中的发病率为 27%～85%,且女性多于男性。DNB 的主要表现为尿无力和尿潴留,可明显增加泌尿系统感染的风险,还会导致输尿管扩张、肾盂肾炎、肾功能损害等。在生活方式干预上,进行腹部肌肉收缩和体位前倾锻炼,腹部膀胱区按摩及诱导定时排尿等训练,能有效促进 DNB 膀胱功能的恢复。另外,研究发现 DNB 患者采用电兴奋疗法的效果可能优于单纯进行膀胱排尿功能训练。其他 DNB 治疗方法也很多,包括营养神经、抗氧化应激、改善胆碱能神经突触传递、电刺激、导尿、手术及中医药等。

(四)糖尿病勃起功能障碍

糖尿病勃起功能障碍(DMED)主要是由糖尿病引起的高糖毒性及其相关血管、神经及内分泌病变,加之社会和心理等因素共同作用起病,同时肥胖、高血压、血脂异常、吸烟、饮酒等因素也参与了 DMED 的发生发展。可采用国际勃起功能问卷 5(IIEF-5)进行初步筛选,这份问卷还可用于评估 DMED 的严重程度及疗效评价。基础治疗包括改善生活方式(减重、戒烟等),控制心血管疾病危险因素(高血压、高脂血症等);积极治疗糖尿病并发症和伴发疾病,并且可以辅以心理治疗。除了治疗性腺功能减退,治疗勃起功能障碍包括使用磷酸二酯酶 5 抑制剂作为一线治疗,此类药物可通过增加阴茎海绵体平滑肌内磷酸鸟苷浓度,松弛平滑肌,增加动脉扩张,改善阴茎勃起障碍。二线治疗为尿道内注射前列地尔。三线治疗可采用阴茎假体植入。这些措施或许无法改变其病理机制及自然进程,但可改善患者生活质量。

第四节 糖尿病肾脏病的预防

一、糖尿病肾脏病的流行病学及发病机制

糖尿病肾脏病(DKD)是指糖尿病所致的慢性肾脏病(CKD),是糖尿病微血管并发症之一,病变可累及肾小球、肾小管、肾间质及肾血管等。主要表现为持续存在的白蛋白尿[尿微量白蛋白/肌酐比值(UACR)≥30mg/g]和/或估算的肾小球滤过率(eGFR)下降[eGFR<60mL/(min·1.73m^2)],且持续超过 3 个月。国外研究表明 20%～40% 的糖尿病患者罹患 DKD。我国一项荟萃分析显示,2 型糖尿病患者 DKD 患病率为 21.8%。DKD 在 1 型糖尿病患者多数发生于发病 10 年后,但在 2 型糖尿病患者初诊断时即可出现。DKD 可进展为终末期肾病(ESRD),患者最终需要透析治疗或肾移植治疗。随着近年来糖尿病患病率的急剧增加,由糖尿病引起的 ESRD 的患病人数显著升高。全球范围内,ESRD 患者合并糖尿病的比例由 2000 年的 19% 增至 2015 年的 29.7%,由糖尿病引起的新发 ESRD 比例由 2000 年的 22.1% 增至 2015 年的 31.3%,在糖尿病患者中 ESRD 全球年发病人数由 2000 年的 375.8/100 万增加至 2015 年的 1 016/100 万。在 1 型或者 2 型糖尿病患者中,慢性肾脏病的出现会显著增加心血管疾病发生风险及医疗费用支出。

DKD 发病机制复杂,包括了肾脏损伤的血流动力学及非血流动力学机制。在 DKD 的经典发病机制中,在疾病的早期进展阶段主要由于高血糖致肾小球内高压力以及单个肾单位高滤过。大多数 DKD 患者在肾功能下降前出现白蛋白滤过率的升高,最终进展为终末期肾病。动物以及人体中最早能被检测出来引起 DKD 的异常改变之一就是单个肾单位高滤过。这些血流动力学的改变与肾小球壁内张力及应切力的升高相关,从而导致促炎性细

胞因子、白蛋白尿及肾脏疾病的进展。除外上述血流动力学因素，许多非血流动力学因素也对 DKD 的进展亦具有重要作用，包括蛋白激酶 C-β、氧化应激的介质、晚期糖基化终末产物（AGE）活化、AGE 受体（RAGE）以及炎症细胞因子及趋化因子等。然而，DKD 发病机制复杂，仍有待进一步研究，深入阐明。

二、糖尿病肾脏病的危险因素及高危人群的筛查

（一）DKD 的危险因素

DKD 的常见危险因素主要是高血糖、高血压、血脂异常、超重或肥胖等。血糖的良好控制可以降低糖尿病微血管并发症风险，其中包括 DKD 和糖尿病眼病；血压控制与预防 DKD 的发生密切相关；血脂异常是 DKD 另一重要危险因素，以他汀为基础的低密度脂蛋白胆固醇（LDL-C）的管理亦与白蛋白尿的风险降低相关。

（二）DKD 高危人群的筛查

1. 筛查时机 《中国糖尿病肾脏病防治指南（2021 年版）》推荐，1 型糖尿病患者病程在 5 年以上应进行 UACR 检测和 eGFR 评估，2 型糖尿病患者在确诊时就应进行 UACR 检测和 eGFR 评估以早期发现 DKD；之后每年应至少筛查 1 次 DKD。

2. 筛查指标

（1）尿白蛋白：DKD 筛查推荐采用随机尿测定 UACR 筛查白蛋白尿，该方案简便可行，依从性高。

（2）eGFR：《中国糖尿病肾脏病防治指南（2021 年版）》推荐成人把血清肌酐代入 CKD-EPI 公式计算 eGFR。eGFR 持续低于 60ml/(min·1.73m^2) 时，可称为 eGFR 下降。

（3）其他指标：包括胱抑素 C、β2- 微球蛋白、α1- 微球蛋白、视黄醇结合蛋白、中性粒细胞明胶酶相关脂质运载蛋白、肾损伤分子 -1 等肾小管损害标志物。

三、糖尿病肾脏病的预防策略

DKD 患者发生微血管并发症及大血管并发症的风险较非 DKD 患者显著升高。在 2 型糖尿病患者中，肾功能及白蛋白尿均是患者心血管事件（CV）结局的独立预测因子。微量白蛋白尿患者相较正常白蛋白尿患者，CV 死亡率增加 1.76 倍；大量白蛋白尿患者相较正常白蛋白尿患者，CV 死亡率增加 2.96 倍。因此对 DKD 进行早期筛查、早期诊断、早期治疗，规范化综合管理，能有效改善患者预后。

应对糖尿病患者尤其是 DKD 高危人群规律监测尿白蛋白及 eGFR，以及时诊断 CKD，监测 CKD 进展，检测叠加的肾脏疾病如急性肾损伤，评估 CKD 并发症风险，评估 DKD 预后，准确调整药物剂量以及决定是否转诊至肾内科。研究表明，在任意水平的 eGFR，尿白蛋白的程度均与心血管疾病、CKD 进展及死亡风险相关，因此在确诊 DKD 后，应根据尿白蛋白的水平及 eGFR 进行 DKD 临床分期，继而根据临床分期评估 DKD 进展风险并确定患者复查频率。

而对于尚未发生 DKD 的患者，各项危险因素如高血糖、高血压、血脂异常、超重或肥胖等的管理显得尤为重要。研究表明，通过干预危险因素可预防 DKD 的发生。而对于已发生 DKD 的患者，需要进行定期随访，积极采取措施延缓 DKD 进展。DKD 的预防策略尤其需注意以下要点。

（一）营养

1. 蛋白质摄入 对于尚未进行透析治疗的 DKD 患者,低蛋白饮食是延缓 DKD 进展的重要手段,推荐蛋白质摄入量为 0.8g/(kg·d)。高水平膳食蛋白质摄入与尿白蛋白增加、肾功能下降速度加快、CVD 死亡风险升高相关。而对于透析患者,由于营养不良的发生率高,蛋白质摄入量可适当增加至 1.0～1.2g/(kg·d)。

2. 钠、钾摄入 建议 DKD 患者钠摄入量 <2 300mg/d,每日钠摄入量的减少有助于合理控制血压,降低心血管事件风险。限制钾的摄入则有助于控制血清钾浓度,减少诱发心血管事件的机会。

（二）血糖控制目标

目前仍推荐将 HbA_{1c} 作为 DKD 患者长期血糖控制情况的评估方式,当 HbA_{1c} 不准确或患者低血糖风险较高时,可选用 SMBG 或 CGM 进行评估。研究表明,无论在 1 型糖尿病还是 2 型糖尿病患者中,早期强化降糖均可延缓白蛋白尿及 eGFR 下降的发生及发展。然而 ACCORD 研究显示强化降糖可增加 2 型糖尿病合并 CKD 患者的低血糖事件、CVD 及死亡风险。因此,应根据 DKD 患者的年龄、糖尿病病程、并发症、预期寿命以及低血糖风险等制定个体化血糖控制目标。

（三）降糖药物的选择

对于 2 型糖尿病合并 CKD 的患者,在降糖药物的选择上需考虑到 eGFR 下降所带来的药物剂量调整问题以及降低 CKD 进展、CVD 及低血糖风险的需求。2 型糖尿病合并 DKD 的患者需优先选择有肾脏获益证据的药物,并根据 eGFR 进行药物剂量的调整。近年来研究表明钠 - 葡萄糖共转运蛋白 2 抑制剂(SGLT2i)和胰高糖素样肽 -1 受体激动剂(GLP-1RA)具有心血管和肾脏获益。无论血糖控制如何,T2DM 合并 DKD 且 eGFR≥20ml/(min·1.73m^2)的患者在没有禁忌证情况下均应使用 SGLT2i,此类药物延缓 CKD 进展及降低心力衰竭风险独立于血糖控制;若存在禁忌证则推荐使用 GLP-1RA。

（四）血压控制

高血压是 CKD 进展的强风险因子,优化血压控制并降低血压变异性可以降低 CKD 的风险或减缓其发展,ACEI 或 ARB 类药物治疗可以降低合并 CKD 的 1 型糖尿病或 2 型糖尿病患者进展至 ESRD 的风险。应根据患者并发症及可耐受情况进行个体化血压控制。总体而言,DKD 患者(特别是伴有白蛋白尿)血压控制目标为 <130/80mmHg,舒张压不低于 70mmHg。DKD 伴高血压患者推荐首选 ACEI 或 ARB 类药物治疗。第三代盐皮质激素受体拮抗剂非奈利酮(Finerenone),因其具有更高的选择性和亲和力,不仅可以降低 CKD 患者的白蛋白尿,在与 RAAS 阻断剂联合使用的情况下,还可以显著降低主要肾脏复合终点,改善心血管预后。但对于血压正常、尿白蛋白 / 肌酐比值正常、肾小球滤过率正常的糖尿病患者,不建议 ACEI 或 ARB 类药物作为慢性肾脏病的一级预防措施。

（五）血脂控制目标

《中国糖尿病肾脏病防治指南(2021 年版)》推荐 DKD 患者以 LDL-C 作为血脂控制的主要目标,LDL-C 目标值 <2.6mmol/L,其中 ASCVD 极高危患者 LDL-C 应 <1.8mmol/L,首选他汀类药物。

第五节 糖尿病视网膜病变的预防

糖尿病视网膜病变(diabetic retinopathy,DR)作为糖尿病最常见的微血管并发症之一,是目前全世界范围内青壮年劳动人群首要致盲原因。随着全球各国糖尿病患者逐年增加,DR 疾病负担日益加重,不仅严重威胁糖尿病患者的生存质量,同时带来严重的社会经济负担。分析 DR 的流行趋势,早期识别相关危险因素,加强高危人群筛查,制定有效的预防策略,将有助于减少 DR 带来的危害。

一、糖尿病视网膜病变的流行病学及发病机制

众所周知,DR 是成年人中可预防性失明的最常见原因。许多国家均开展了 DR 流行病学调查,部分同时进行潜在危险因素的风险评估。具有代表性的研究包括以下几项:澳大利亚蓝山眼病研究(BMES),以拉美人为研究对象的 LALES 研究,以白种人为研究对象的美国威斯康星糖尿病视网膜病变研究(WESDR),比较不同种族 DR 患病率的 PVER 研究。上述调查结果发现 DR 的总患病率在 17.6%~50.3% 之间。中国大陆具有代表性的流行病学研究包括:邯郸眼病研究、中国北京眼病研究和上海北新泾眼病研究等。上述调查结果显示我国 DR 患病率为 16%~43.1%。一项 1990—2020 年中国居民 DR 流行病学的 meta 分析显示,糖尿病人群中 DR 的患病率为 22.4%,非增殖型糖尿病视网膜病变(NPDR)患病率为 20.2%,增殖型糖尿病视网膜病变(PDR)患病率为 2.3%。邯郸眼科研究结果提示,糖尿病黄斑水肿(DME)与临床有意义的黄斑水肿(CSME)在糖尿病患者中的患病率分别为 5.2% 和 3.5%。上述以人群为基础的流行病学研究提示了 DR 患病率存在显著的种族和地域的差异。我国是一个幅员辽阔、人口众多的大国,糖尿病人群基数庞大,因此了解我国的 DR 流行病学状况和发病趋势对 DR 防治和卫生政策制定有重要意义。

DR 作为糖尿病慢性并发症之一,病变特点为:慢性持续性高血糖导致视网膜微血管渗漏和阻塞,从而引起一系列的眼底病变,如微血管瘤、硬性渗出、棉絮斑、出血、新生血管、玻璃体增殖、黄斑水肿甚至视网膜脱离。从发病机制来看,多因素联合作用,多种机制相互协同,共同参与 DR 的发生、发展。目前较为明确的机制包括糖脂代谢紊乱,多元醇通路活性增加、晚期糖基化终末产物的生成增加,慢性炎症及氧化应激反应,小胶质细胞异常活化,促新生血管的生长因子增多,局部 RAS 系统异常等。

二、糖尿病视网膜病变的危险因素及高危人群的筛查

虽然上述错综复杂的发病机制给 DR 防治带来了困难,但目前认为 DR 危险因素的筛查和防控仍然对延缓 DR 的发生发展起到关键性作用。DR 的主要常见的危险因素包括显著的高血糖和血糖波动,较长的糖尿病病程、高血压、高脂血症、遗传因素、性别、年龄、肥胖、体力活动、吸烟、饮酒、短眼轴等。其中,高血糖是 DR 或 DME 首要危险因素,也是关键可改变的危险因素。WESDR 等研究结果提示,相比较于伴 DR 的糖尿病患者,不伴 DR 的糖尿病患者的平均糖化血红蛋白显著下降,即血糖控制不佳的患者发生视网膜病变的风险更高。作为不可改变的重要危险因素之一,遗传因素影响着 DR 的发展和进程。目前认为,遗传因素包括易感基因和表观遗传学。易感基因包括醛糖还原酶基因、血管内皮生长

因子（VEGF）基因、糖基化终末产物受体基因等；而表观遗传学包括 DNA 甲基化、组蛋白修饰、非编码 RNA、染色体重塑等。尽管遗传因素在 DR 的发病过程中存在着复杂机制，但筛选易感性基因有助于特定 DR 高危人群的预测与防控。

DR 的早发现、早治疗可显著降低失明的风险，部分 DR 或 DME 患者可以无症状，因此必须重视且积极开展 DR 筛查并采取必要干预措施。DR 传统眼部检查项目主要包括视力、眼压、房角、虹膜、晶体和眼底等。临床常用的眼底镜检查包括直接眼底镜、间接眼底镜、裂隙灯附加前置，要求有经验的眼科医师采用检眼镜进行散瞳眼底检查。更为详细全面的 DR 常用的筛查评估工具包括散瞳 / 免散瞳眼底照相，荧光素眼底血管造影检查，光学相干断层扫描（OCT），光学相干断层扫描血管成像（OCTA），眼超声检查等。需要指出的是，20 世纪 70 年代以来，眼底视觉电生理检测发现在 DR 出现症状和体征之前已有异常波形变化，表明视网膜病变神经组织结构的病变先于眼底血管病变，这也为选择合适的筛查手段、发现 DR 早期病变提供依据。近年来，随着数字化信息技术的发展，人工智能（AI）在 DR 的筛查和分级诊断方面展现出了巨大潜力。通过结合深度学习系统（DLS），人工智能（AI）自动眼底筛查技术诊断 DR 的敏感性和特异性得到显著提高。通过与远程医疗和移动设备的结合，AI 筛查 DR 的作用能被进一步放大，为 DR 筛查带来了便利，使 DR 的筛查不受地域的限制，可以覆盖到更多的患者。

在具备上述综合筛查手段的前提下，选择合理的筛查时机和筛查频率对于 DR 的早期发现和医疗资源合理应用至关重要。在筛查时机方面，针对 2 型糖尿病群体，指南建议在确诊后即刻进行 DR 筛查。针对 1 型糖尿病群体，我国指南建议青春期前或青春期诊断的患者在青春期后（12 岁后）启动眼底筛查，建议青春期后诊断的患者在病程 5 年内，必须进行第 1 次 DR 筛查。已确诊糖尿病的患者，妊娠期间视网膜病变有发生、发展的风险，应于计划妊娠和妊娠早期进行全面眼科检查。在筛查频率方面，建议 2 型糖尿病无 DR 者每 2 年至少检查 1 次，1 型糖尿病患者在初次筛查 DR 后每年至少复查 1 次。如筛查发现 DR 后，随访复查间隔时间缩短，轻度 NPDR 患者每年 1 次，中度 NPDR 患者每 3~6 个月 1 次，重度 NPDR 患者及 PDR 患者应每 3 个月 1 次。妊娠糖尿病患者应在妊娠前或第 1 次产检、妊娠后每 3 个月及产后 1 年内进行眼科检查。随访过程中，如 DR 病情恶化进展，须将患者转诊至眼科，给予更全面的评估、处理及随访。

三、糖尿病视网膜病变的预防策略

DR 是可防、可控、可避免致盲眼病中的首位疾病，而早期筛查诊断和有效防治对延缓病变进展、减少视力丧失至关重要。DR 防控体系的建设，需要在多维度、多层次制定个体化的防控措施。目前看来，DR 的防治策略包括疾病综合管理及分级诊疗两大要素，而学科合作贯穿其中，交叉融合。

疾病综合管理方面，内科与眼科的专科协作以及患者的主动参与是首要条件。DR 综合管理的首要任务是健康教育。医务人员通过对糖尿病患者及其家属的健康教育，能充分调动患者的主观能动性，使其掌握 DR 危险因素的相关知识，鼓励患者坚持健康的生活方式，遵循有效的随访计划，进而达到 DR 早防早治的目的。另外，降血糖、降血压及调节血脂是防治 DR 的基本治疗措施。其中良好的血糖控制与 DR 的发生发展的关系尤为紧密。DCCT 研究发现血糖强化控制能降低 1 型糖尿病患者视网膜病变发生率高达 76%，并能延缓 54% 早期视网膜病变进展为晚期视网膜病变。UKPDS 研究发现，血糖强化控制延缓了

21% 的 2 型糖尿病患者视网膜病变的进展风险,减少了 29% 的患者接受激光光凝治疗。两大研究后续结果发现,严格控制血糖并保持糖化血红蛋白(HbA$_{1c}$)低于 7% 才能有效预防或延缓 DR 的进程。由此可见,强化血糖控制对糖尿病视网膜病变具有重要的防控意义。但需要注意,在控制血糖时应密切监测以预防低血糖以及降低心血管事件发生风险,对于有心血管疾病的老年患者,血糖控制标准可适当放宽。

由于不同地域医疗条件的限制,很多地区 DR 早期筛查防治的需求往往未能得到满足,为此全国防盲技术指导组牵头制定了《糖尿病视网膜病变分级诊疗服务技术方案》。其内容要求:基层卫生医疗机构的全科医师和医院的内科医师,需与眼科医师一起组成综合的医疗服务团队,明确各级医疗机构中医务人员的职责,构建内科与眼科之间的双向转诊和分级诊疗体系,以达到对 DR 患者的有效防护。该方案有助于将有限的医疗资源最大化利用,对 DR 防控有重要的现实意义。

DR 患病率高且危害严重,预防与控制工作任重道远。糖尿病患者 DR 的早筛查早防控需要建立在适合我国国情的疾病综合管理及分级诊疗模式之上。对于 DR 患者,需要进行定期随诊,在控制高危因素的同时,通过相关专科合作,进行科学规范的药物或手术治疗。我们相信在国家政策支持下,通过全体医务人员、社会各界人士的共同努力,有中国特色的 DR 预防与控制体系一定能被构建好,让更多的糖尿病患者摆脱 DR 带来的不良后果,延长生命周期,提高生活质量。

第六节 糖尿病足的预防

一、糖尿病足的流行病学

糖尿病足是一个严重的公共卫生问题,2017 年发表的一项荟萃分析显示,全球糖尿病足溃疡(DFU)患病率为 6.3%,糖尿病足患病率男性(4.5%)高于女性(3.5%),2 型糖尿病患者足溃疡患病率(6.4%)高于 1 型糖尿病(5.5%)。我国 50 岁以上糖尿病患者中,糖尿病足溃疡发病率为 8.1%,年复发率为 31.6%,年死亡率为 14.4%,总截肢率 19.03%,其中大截肢 2.14%,小截肢 16.88%。确切的有关糖尿病足发病率和患病率的数据仍很有限,根据现有文献报告的数据,往往低估糖尿病足的发病率、患病率和截肢率。糖尿病患者一生中有 15%~25% 的风险发生糖尿病足溃疡。因此随着糖尿病人口的持续增加,预计 DFU 患者数量将大幅增加。

糖尿病足是最严重、治疗花费最大的糖尿病慢性并发症之一。2022 年发表的荟萃分析显示全球糖尿病足患者生存率为 1 年 86.9%,3 年 66.9%,5 年 50.9%,其生存率甚至比除肺癌、胰腺癌等以外的大多数癌症的还要低。欧洲五国(法国、西班牙、意大利、德国和英国)一项系统回顾分析显示糖尿病足的管理成本高于缺血性心脏病。在中国,2012 年的多中心调查数据显示糖尿病足患者日均住院费用达 955 元。糖尿病足给患者带来了巨大的痛苦和经济负担,也给患者家庭、医护人员和整个社会带来了沉重负担。

二、糖尿病高危足的筛查

并不是所有的糖尿病患者都有足溃疡的风险。高危足指的是目前没有活动性足溃疡,但有周围神经病变的糖尿病患者，伴或不伴有足畸形或外周动脉疾病，或有足溃疡史或截趾/截肢史。识别高危足是糖尿病足预防的一个重要组成部分，研究表明，通过筛查发现高危患者和以预防措施为重点的多学科团队管理，糖尿病足截肢率可以减少40%~85%。

为了早期识别高危足，即使无任何症状，医护人员接诊时也应让所有糖尿病患者都脱掉鞋子和袜子，进行详细的足部检查。

高危足患者足部筛查的重点因素包括：①外周血管病变（PAD）：所有糖尿病患者（即使是没有足部溃疡的患者）至少每年应该通过询问病史和触诊动脉搏动来检查其外周动脉。ABI目前是评估PAD的首选，结合趾臂指数（TBI）、胫前或胫后动脉的多普勒超声和经皮氧分压检测将提高PAD的诊断准确性。②周围神经病变：采用10g尼龙丝压力觉检测和针刺痛觉、温度觉、振动觉和踝反射的检测，有助于早期发现保护性感觉丧失（LOPS）。③足部畸形检查：主要涉及拇外翻、足趾畸形（爪样趾、锤状趾、槌状趾）、夏科氏足、胼胝等。

除此之外，导致糖尿病足的危险因素如高龄、糖尿病病程超过10年、吸烟史、低收入和低教育程度、既往截肢或截趾史、高血压、肥胖、脂代谢紊乱、糖尿病肾病和糖尿病视网膜病变等也属于糖尿病高危足筛查的重点内容。

三、糖尿病足预防策略

糖尿病足干预的主要方法是预防，防大于治。以患者教育和定期足部周围血管疾病和神经病变评估以及风险分层为形式的预防策略是糖尿病足管理的基础。

（一）患者教育

泛美卫生组织（PAHO）报告在美洲抗击非传染性疾病中三项关键的节省成本的卫生服务干预措施分别是：教育糖尿病患者如何识别和治疗轻微的足部损伤、使用适当的鞋类，以及糖尿病足医疗护理专业团队。

尽管目前普遍认为足部护理教育可以减少新溃疡的发生，但证明教育干预可以用于糖尿病足一级预防的证据相对薄弱。对于糖尿病患者新发足溃疡的高质量研究报告数量有限，尽管一些观察性研究是有价值的，但最主要确凿受益的研究证据只能由随机对照试验（RCT）提供，虽然目前只有少量RCT研究结果发表，但没有发现患者教育在一级预防糖尿病足方面有高质量的获益证据。

糖尿病足溃疡愈合后12个月内的复发率高，约为40%，因此糖尿病足经过治疗，即使创面愈合，也应被视为糖尿病足缓解而不是治愈。在疾病管理方面，糖尿病足类似于恶性肿瘤。为有效预防糖尿病足的复发，处于足病缓解期的患者应接受与癌症治疗后处于缓解期的患者相同的长期随访、筛查。目前研究显示，通过患者教育减少糖尿病足愈合后溃疡再发的二级预防的证据相当充分，提示精准地管理最有可能再发糖尿病足的糖尿病足愈合患者，可以让有限的医疗资源得到充分的利用。

糖尿病患者足部护理教育的具体建议如下：①每天检查双脚，包括脚趾之间的区域；②每天用常温水洗脚，仔细擦干，特别是脚趾之间；③干燥的皮肤使用润滑油或面霜，但不能在脚趾之间使用；④指甲剪整齐；⑤不要使用化学药剂或石膏去除鸡眼和老茧，必须由专业人员进行去除；⑥穿合适的袜子和鞋子，在穿之前要检查鞋子里面有没有异物；⑦避免赤脚走路；⑧确保有经验的医护人员定期检查足部；⑨如果出现水泡、割伤、划痕或疼痛，请立即就医。

在提供具体建议的同时,要考虑患者的文化习俗和宗教信仰以及社会和家庭支持。

最佳的足部自我护理可以降低糖尿病足风险 50%～60%,糖尿病患者应充分了解风险因素,积极进行足部自我护理,承担预防足部溃疡的主要责任。

(二)糖尿病足危险因素的定期评估和风险分层

尽管许多危险因素与糖尿病足的发生有关,但哪些因素占主导地位,学术界尚未达成共识。目前常用风险分层方法评估患者目前发生糖尿病足或将来发生截肢的风险,并以此来指导随后的预防性筛查频率和管理。大量的回顾性和前瞻性研究表明,糖尿病足的危险因素有多种定义风险分类系统。其中国际糖尿病足工作组(IWGDF)2019 风险分层系统及相应的足部筛查频率(表 15-2)较为常用,PAD 或 LOPS 的复杂因素使大多数糖尿病足溃疡在疾病的早期阶段无症状,因此应根据风险分层定期筛查足部。

表 15-2 IWGDF 2019 风险分层系统及相应的足部筛查频率

级别	风险分层	特征	筛查频率
0	非常低	没有 LOPS 和 PAD	一年一次
1	低	患 LOPS 或 PAD	每 6～12 个月一次
2	中	患 LOPS 和 PAD 或患足部畸形和 PAD 或 LOPS	每 3～6 个月一次
3	高	患 LOPS 或 PAD,并且有以下一项或多项:①活动性足部溃疡史;②截趾/截肢史;③终末期肾病	每 1～3 个月一次

(三)根据糖尿病足风险分层进行分级糖尿病足预防管理

对于患糖尿病足风险非常低或低的患者,强调足部护理的重要性,并告知他们可能进展到中或高风险。加强通过治疗可以干预的危险因素的管理,如血糖、血压、血脂;以及自我管理可以干预的风险因素,如肥胖、吸烟。

建议有中度或高度糖尿病足风险的人就诊于糖尿病足专业诊疗医疗团队。①评估足部问题:皮肤是否完整;是否有足部真菌感染、胼胝和足畸形;足部皮肤的温度和颜色。②提供足部皮肤和指甲护理方面的建议。③评估足部的生物力学状态,以决定是否需要提供减压鞋或减压装置或矫形减压器进行减压治疗。④评估下肢血管状况。⑤评估患者的心血管疾病风险、肾脏疾病风险等,必要时与其他相关学科共同管理。⑥建议有胼胝和足畸形的患者接受预防性足科服务,进行基本的指甲和皮肤护理,由接受过糖尿病足专业培训的医护人员去除胼胝,胼胝修复后使用减压鞋具进行减压治疗。

四、糖尿病足预防最新进展和未来展望

近年来,技术创新使信息通信技术(ICT)工具成为糖尿病足自我管理干预措施的一个组成部分。目前已经使用的 ICT 工具包括视频、PPT、电话、计步器、红外体温计、智能温度记录垫、压力敏感传感器鞋垫、智能手表、手机 APP 等,涉及 4 种糖尿病足预防干预措施:患者教育、多维度足部健康项目、远程温度监测和压敏鞋垫系统。多维度足部健康项目指包含两种或两种以上的干预措施,如患者教育、健康评估、咨询、测皮温、计步器等。远程温度监测指患者每天站在远程温度记录垫上 20 秒,足部温度的扫描数据自动上传,如患者两侧足部对应部位之间的温度差异 >2.2℃,将提醒患者和医务人员对患者进行及时的检查和必要的干预,以预防或延缓糖尿病足的发生发展。压力敏感传感器鞋垫,患者在日常生活

中使用，持续测量足底压力，在检测到异常压力时通过与鞋垫系统相连的智能手表收到警报，并发出减压指令。

研究显示，ICT 工具的干预措施通常有效，可显著降低糖尿病足复发、改善自我护理行为／认知和减少糖尿病足风险因素，并可以使患者更好地参与预防糖尿病足。

（朱　虹　陈　雄　虞伟慧　胡　珣）

主要参考文献

[1] 中华医学会糖尿病学分会. 中国 2 型糖尿病防治指南（2020 年版）[J]. 中华糖尿病杂志，2021，13（4）：315-409.

[2] CHRISHOLM D J. The diabetes control and complications trial（dcct）. A milestone in diabetes management [J]. The Medical Journal of Australia，1993，159（11-12）：721-723.

[3] Writing Group for the DCCT/EDIC Research Group，ORCHARD T J，NATHAN D M，et al. Association between 7 years of intensive treatment of type 1 diabetes and long-term mortality[J]. JAMA，2015，313（1）：45-53.

[4] STRATTON I M，ADLER A I，NEIL H A，et al. Association of glycaemia with macrovascular and microvascular complications of type 2 diabetes（UKPDS 35）：Prospective observational study[J]. BMJ，2000，321（7258）：405-412.

[5] HAYWARD R A，REAVEN P D，WIITALA W L，et al. Follow-up of glycemic control and cardiovascular outcomes in type 2 diabetes[J]. The New England Journal of Medicine，2015，372（23）：2197-2206.

[6] 郑宏庭，隆敏，徐勇，等. 糖尿病并发症发生机制及诊治关键技术研究[J]. 中国科技成果，2020，21（19）：68-69.

[7] GREGG E W，LI Y，WANG J，et al. Changes in diabetes-related complications in the united states，1990-2010[J]. The New England Journal of Medicine，2014，370（16）：1514-1523.

[8] MOSENZON O，ALGUWAIHES A，LEON J L A，et al. CAPTURE：A multinational，cross-sectional study of cardiovascular disease prevalence in adults with type 2 diabetes across 13 countries[J]. Cardiovascular Diabetology，2021，20（1）：154.

[9] EINARSON T R，ACS A，LUDWIG C，et al. Economic burden of cardiovascular disease in type 2 diabetes：A systematic review[J]. Value in Health，2018，21（7）：881-890.

[10] SHAH A D，LANGENBERG C，RAPSOMANIKI E，et al. Type 2 diabetes and incidence of cardiovascular diseases：A cohort study in 19 million people[J]. The Lancet Diabetes & Endocrinology，2015，3（2）：105-113.

[11] HOLMAN R R，PAUL S K，BETHEL M A，et al. 10-year follow-up of intensive glucose control in type 2 diabetes[J]. The New England Journal of Medicine，2008，359（15）：1577-1589.

[12] THE Diabetes Control and Complications Trial（DCCT）/Epidemiology of Diabetes Interventions and Complications（EDIC）Study Research Group. Intensive diabetes treatment and cardiovascular outcomes in type 1 diabetes：The DCCT/EDIC study 30-year follow-up[J]. Diabetes Care，2016，39（5）：686-693.

[13] RAY K K，SESHASAI S R K，WIJESURIYA S，et al. Effect of intensive control of glucose on cardiovascular outcomes and death in patients with diabetes mellitus：A meta-analysis of randomised controlled trials[J]. The Lancet，2009，373（9677）：1765-1772.

[14] MELLBIN L G, MALMBERG K, WALDENSTROM A, et al. Prognostic implications of hypoglycaemic episodes during hospitalisation for myocardial infarction in patients with type 2 diabetes: A report from the DIGAMI 2 trial[J]. Heart, 2009, 95(9): 721-727.

[15] EMDIN C A, RAHIMI K, NEAL B, et al. Blood pressure lowering in type 2 diabetes: A systematic review and meta-analysis[J]. JAMA, 2015, 313(6): 603.

[16] Cholesterol Treatment Trialists' (CTT) Collaborators. Efficacy of cholesterol-lowering therapy in 18 686 people with diabetes in 14 randomised trials of statins: A meta-analysis[J]. The Lancet, 2008, 371(9607): 117-125.

[17] GRUNDY S M, STONE N J, BAILEY A L, et al. 2018 AHA/ACC/AACVPR/AAPA/ABC/ACPM/ADA/ AGS/APHA/ASPC/NLA/PCNA guideline on the management of blood cholesterol: Executive summary[J]. Journal of the American College of Cardiology, 2019, 73(24): 3168-3209.

[18] DAI L, ZUO Y, YOU Q, et al. Efficacy and safety of bempedoic acid in patients with hypercholesterolemia: A systematic review and meta-analysis of randomized controlled trials[J]. European Journal of Preventive Cardiology, 2021, 28(8): 825-833.

[19] FELDMAN E L, NAVE K-A, JENSEN T S, et al. New horizons in diabetic neuropathy: Mechanisms, bioenergetics, and pain[J]. Neuron, 2017, 93(6): 1296-1313.

[20] American Diabetes Association Professional Practice Committee. Retinopathy, neuropathy, and foot care: Standards of medical care in diabetes-2022[J]. Diabetes Care, 2022, 45(Supplement 1): S185-S194.

[21] American Diabetes Association Professional Practice Committee. Chronic kidney disease and risk management: Standards of medical care in diabetes-2022[J]. Diabetes Care, 2022, 45(Supplement 1): S175-S184.

[22] MARTIN C L, ALBERS J W, POP-BUSUI R, et al. Neuropathy and related findings in the diabetes control and complications trial/epidemiology of diabetes interventions and complications study[J]. Diabetes Care, 2014, 37(1): 31-38.

[23] ISMAIL-BEIGI F, CRAVEN T, BANERJI M A, et al. Effect of intensive treatment of hyperglycaemia on microvascular outcomes in type 2 diabetes: An analysis of the accord randomised trial[J]. The Lancet, 2010, 376(9739): 419-430.

[24] JORDAN J, FANCIULLI A, TANK J, et al. Management of supine hypertension in patients with neurogenic orthostatic hypotension: Scientific statement of the American autonomic society, European federation of autonomic societies, and the European society of hypertension[J]. Journal of Hypertension, 2019, 37(8): 1541-1546.

[25] 肖小娟, 魏星, 赵莎彤, 等. 电针对糖尿病胃轻瘫大鼠胃窦 Cajal 间质细胞凋亡的影响[J]. 中华糖尿病杂志, 2022, 14(4): 360-366.

[26] 刘就娣, 张帆. 糖尿病神经源性膀胱的治疗进展[J]. 国际内分泌代谢杂志, 2012(3): 177-179+183.

[27] 中华医学会糖尿病学分会微血管并发症学组. 中国糖尿病肾脏病防治指南(2021 年版)[J]. 中华糖尿病杂志, 2021, 13(8): 762-784.

[28] LYTVYN Y, BJORNSTAD P, VAN RAALTE D H, et al. The new biology of diabetic kidney disease-Mechanisms and therapeutic implications[J]. Endocrine Reviews, 2020, 41(2): 202-231.

[29] TOYAMA T, FURUICHI K, NINOMIYA T, et al. The impacts of albuminuria and low eGFR on the risk

of cardiovascular death, all-cause mortality, and renal events in diabetic patients: Meta-analysis[J]. PLoS ONE, 2013, 8(8): e71810.

[30] FOX C S, MATSUSHITA K, WOODWARD M, et al. Associations of kidney disease measures with mortality and end-stage renal disease in individuals with and without diabetes: A meta-analysis[J]. The Lancet, 2012, 380(9854): 1662-1673.

[31] PERKINS B A, BEBU I, DE BOER I H, et al. Risk factors for kidney disease in type 1 diabetes[J]. Diabetes Care, 2019, 42(5): 883-890.

[32] PAPADEMETRIOU V, LOVATO L, DOUMAS M, et al. Chronic kidney disease and intensive glycemic control increase cardiovascular risk in patients with type 2 diabetes[J]. Kidney International, 2015, 87(3): 649-659.

[33] 邓宇轩, 叶雯青, 孙艳婷, 等. 中国糖尿病视网膜病变患病率的荟萃分析[J]. 中华医学杂志, 2020, 100(48): 3846-3852.

[34] KLEIN R, KLEIN B E, MOSS S E, et al. Glycosylated hemoglobin predicts the incidence and progression of diabetic retinopathy[J]. JAMA, 1988, 260(19): 2864-2871.

[35] 中华医学会糖尿病学分会视网膜病变学组. 糖尿病相关眼病防治多学科中国专家共识(2021年版)[J]. 中华糖尿病杂志, 2021, 13(11): 1026-1042.

[36] NATHAN D M, GENUTH S, LACHIN J, et al. The effect of intensive treatment of diabetes on the development and progression of long-term complications in insulin-dependent diabetes mellitus[J]. New England Journal of Medicine, 1993, 329(14): 977-986.

[37] UK Prospective Diabetes Study (UKPDS) Group. Intensive blood-glucose control with sulphonylureas or insulin compared with conventional treatment and risk of complications in patients with type 2 diabetes (UKPDS 33)[J]. Lancet, 1998, 352(9131): 837-853.

[38] Writing Team for the Diabetes Control and Complications Trial/Epidemiology of Diabetes Interventions and Complications Research Group. Effect of intensive therapy on the microvascular complications of type 1 diabetes mellitus[J]. JAMA, 2002, 287(19): 2563-2569.

[39] Diabetes Control and Complications Trial/Epidemiology of Diabetes Interventions and Complications Research Group, LACHIN J M, GENUTH S, et al. Retinopathy and nephropathy in patients with type 1 diabetes four years after a trial of intensive therapy[J]. The New England Journal of Medicine, 2000, 342(6): 381-389.

[40] 王宁利, 胡爱莲, 汤欣, 等. 糖尿病视网膜病变分级诊疗服务技术方案[J]. 中华全科医师杂志, 2017, 16(8): 589-593.

[41] ZHANG P, LU J, JING Y, et al. Global epidemiology of diabetic foot ulceration: A systematic review and meta-analysis[J]. Annals of Medicine, 2017, 49(2): 106-116.

[42] CHEN L H, SUN S Y, GAO Y Y, et al. Global mortality of diabetic foot ulcer: A systematic review and meta-analysis of observational studies[J]. Diabetes, Obesity & Metabolism, 2022, 25(1): 36-45.

[43] TCHERO H, KANGAMBEGA P, LIN L, et al. Cost of diabetic foot in franceFrance, spainSpain, italyItaly, germany Germany and united United kingdomKingdom: a A systematic review[J]. Annales D'endocrinologie, 2018, 79(2): 67-74.

[44] SCHAPER N C, APELQVIST J, BAKKER K. Reducing lower leg amputations in diabetes: A challenge for

patients，healthcare providers and the healthcare system［J］. Diabetologia，2012，55（7）：1869-1872.

[45] VAN NETTEN J J，PRICE P E，LAVERY L A，et al. Prevention of foot ulcers in the at-risk patient with diabetes：A systematic review［J］. Diabetes/Metabolism Research and Reviews，2016，32（Suppl 1）：84-98.

[46] ARMSTRONG D G，BOULTON A J M，BUS S A. Diabetic foot ulcers and their recurrence［J］. The New England Journal of Medicine，2017，376（24）：2367-2375.

[47] SCHAPER N C，VAN NETTEN J J，APELQVIST J，et al. Practical guidelines on the prevention and management of diabetic foot disease（IWGDF 2019 update）［J］. Diabetes/Metabolism Research and Reviews，2020，36（Suppl 1）：e3266.

[48] OBILOR H N，ACHORE M，WOO K. Use of information communication technology tools in diabetic foot ulcer prevention programs：A scoping review［J］. Canadian Journal of Diabetes，2022，46（5）：535-548.

第十六章

糖尿病中医预防

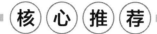

纵观世界医学史，中医对糖尿病（消渴）的认识最早，论述甚详，两千年来形成了自己独特的、完整的理论体系；尤以《素问·奇病论》的论述为代表，含义深刻，甚至已有糖尿病前期（脾瘅）的概念。而且，"预防为先"的思想一直贯穿其始终。

首次提出建立健全"糖尿病'治未病'五级防治体系"。根据糖尿病的发病特点，结合中医、西医的思维方法和科学手段，分一般人群（无病）、高危人群（未病）、糖尿病前期（欲病）、糖尿病期（已病）、糖尿病并发症期（变病）五个不同阶段，予以中医药辨证施治和／或中西医结合治疗，辅以中医非药物疗法，建立一个全人群、全疾病周期的糖尿病"治未病"五级防治体系。

基于文献大数据研究，突出"未病先防、已病防变"的理念，对国医大师、院士在糖尿病前期、糖尿病期和糖尿病并发症期（部分）辨证施治的理论和实践进行阐述。

中医非药物疗法在糖尿病预防上也有一定的作用，其所提倡的顺时养生，从生活起居、精神、饮食、运动等方面，调节机体的生理活动，才是糖尿病预防之根本。

中医的"消渴病"与西医的"糖尿病"，从临床特征和疾病对应上看，在中西医疾病谱匹配度中是最高的。中医药对糖尿病的认识已有数千年的历史，在长期的临床实践中积累了极为丰富的经验和十分宝贵的文献。近几十年来，尤其是20世纪80年代以后，我国对中医药继承与发展和中西医结合十分重视，中医药糖尿病防治和研究工作进展迅速。

第一节　消渴病与糖尿病

中医对消渴病的理论基础源于《黄帝内经》（下称《内经》）。"消渴"之名首见于《内经》，方治始自《金匮要略》，证候分类始于《诸病源候论》，体系形成和发展于唐宋，成熟于明清，历代医家对消渴的辨证论治著述宏富。据不完全统计，仅先秦到元，记载消渴病的书目就有60余部，其中仅单卷或单章论述消渴病的书目就有40多部。这充分说明我国传统医学对糖尿病的系统认识远远早于西方医学。

《内经》成书于春秋战国时期，是我国现存最早的医学典籍，包括《素问》和《灵枢》两部分，它不仅是中医学理论体系的奠基之作，同时也是历代临床上指导疾病诊断、治疗、预防和养生的圭臬。《素问·奇病论》记载："帝曰：有病口甘者，病名为何？何以得之？岐伯曰：

此五气之溢也,名曰脾瘅。夫五味入口,藏于胃,脾为之行其精气,津液在脾,故令人口甘也。此肥美之所发也。此人必数食甘美而多肥也。肥者令人内热,甘者令人中满,故其气上溢,转为消渴。治之以兰,除陈气也。"《素问·通评虚实论》又说:"凡治消瘅仆击,偏枯痿厥,气满发逆,肥贵人,则高粱之疾也。"

认真剖析这两段经典论述,至少可以发现十条重要信息:一是《素问》中的论述是最早关于消渴(糖尿病)的记载,被后人无数次引用、释义和研究,奠定了中医对糖尿病认识的历史地位;二是《素问》中最早记载了关于消渴(糖尿病)前期——脾瘅的认识,且记载了其进一步发展会转为消渴病(糖尿病);三是其中对于往往病有口甘、因数食甘美而多肥发病的记载,指出了饮食、肥胖与糖尿病的关系;四是其中提出了五味入口到五气之溢之间的病理生理学问题;五是其中提出了胃主收纳、脾主行其精气,津液在脾的脏器功能定位与协同问题;六是其中为消渴(糖尿病)前期取名脾瘅,指出病在脾,内热中满为其病机,重点突出了脾;七是其中提出了治疗上可以用兰除陈气;八是其中指出了五气之溢与陈气的关联问题;九是其中指出肥胖与消瘅(糖尿病并发症期)的因果关系;十是其中指出了消瘅(糖尿病并发症期)会出现卒中等一系列心脑血管并发症。这十条信息几乎涵盖了中国两千多年前对2型糖尿病的病因、发病机制、临床表现、药物治疗和主要并发症的深刻认识,对进一步深入研究和揭示糖尿病中西医之间的"共同密码"极有帮助。

历代中医书籍中,消渴以及与消渴相关的称谓,如"消瘅""肺消""鬲消""消中""肾热病""漏风""风消""食亦"等十余种,绝大部分应该属于糖尿病或糖尿病急慢性并发症范畴。《外台秘要·消中消渴肾消方》引《古今录验方》云:"渴而饮水多,小便数,……甜者,皆是消渴病也。"但也夹杂有尿崩症、精神性多饮多食症、甲状腺功能亢进症、醛固酮增多症等疾病。如"饮一溲二,死不治"的记载就与尿崩症症状十分相似。而且,糖尿病的诊断单凭症状及尿糖极不可靠,50%以上的糖尿病患者并无明显症状。无明显症状的糖尿病临床上容易漏诊,也不易诊为消渴病。因此,消渴病不完全等同于糖尿病,糖尿病也非完全纳入消渴病范畴;但这是一对中医和西医在疾病认知上具有高匹配度的疾病。1990年8月卫生部药政局发布的《新药(中药)治疗消渴病(糖尿病)临床研究的技术指导原则》直接将西医的糖尿病与中医的消渴病作为同义词使用,并以林兰提出的糖尿病三型辨证(阴虚热盛、气阴两虚、阴阳两虚)为证型标准,三型顺序代表了糖尿病早、中、晚三个不同发展阶段。

第二节 糖尿病"治未病"防治体系

《周易·象传》中说:"水在火上,既济,君子以思患而豫防之。"早在两千多年前,也许受先秦诸子百家预防思想的影响,《内经》提出了富有原始创新的"治未病"思想。《素问·四气调神大论》第一次提出了"治未病"概念,"是故圣人不治已病治未病,不治已乱治未乱,此之谓也。"《灵枢·逆顺篇》又写道:"故曰:上工治未病,不治已病,此之谓也。"这些叙述开启了"治未病"理论之先河,而且把疾病预防的重要性放在治疗之上,尊治未病者为"圣人""上工",赋予疾病预防非常高的地位。"治未病"思想是中医学的基本特征,其理论核心就是预防为先,也是中国最早的预防医学理论。

何为"治未病"?战国时期韩非的《扁鹊见蔡桓公》故事就很能说明道理。而今,类似故事在临床上依然非常多见，2 型糖尿病患者早期无明显临床症状，恰犹如齐桓侯之"寡人无疾"。2008 年，杨文英教授等在全国 14 个省市进行的糖尿病流行病学调查显示，我国 20 岁以上的成年糖尿病患者中，未诊断率为 60.7%。而先后 4 次糖尿病流行病学调查的数据显示糖尿病的知晓率分别为 40%、30.1%、36.5% 和 43.3%。近年研究发现，糖尿病微血管并发症不仅在临床糖尿病时期出现，在糖尿病前期人群中，其患病率已升高。糖耐量受损（IGT）的人群中，视网膜病变及微量白蛋白尿的患病率分别达 10% 和 16%，其发生率是正常糖耐量人群的 3～4 倍。

邓铁涛指出，中医学"治未病"是超前的科学的理论，它不是一般的经验医学。"治未病"工程是未来医学研究的发展方向，是医学发展的最高境界。当前，"治未病"思想有了更丰富的含义，形成了未病先防，已病防变，瘥后防复的理论体系。

在此，我们提出要加强糖尿病"治未病"的顶层设计，建立健全"糖尿病'治未病'五级防治体系"。根据糖尿病的发病特点，结合中医、西医的思维方法和科学手段、分一般人群（无病）、高危人群（未病）、糖尿病前期（欲病）、糖尿病期（已病）、糖尿病并发症期（变病）五个不同阶段，辨证施治和 / 或中西医结合治疗，辅以中医非药物疗法，建立起一个有效的全人群、全疾病周期的糖尿病"治未病"五级防治体系。

一、一般人群（无病）

把一般人群纳入糖尿病"治未病"体系，进一步将预防的关口前移，强调糖尿病源头防控，这也完全符合中医"治未病"思想。汉·刘安《淮南子·说山训》："良医者，常治无病之病，故无病；圣人者，常治无患之患，故无患也。"而倡导一般人群遵循顺时养生，就是顺应四时气候、阴阳变化规律，从生活起居、精神、饮食、运动等方面，来调节机体的生理活动。唐代孙思邈的"治未病"思想认为，养生要以养性为本，性命双修；"治未病"须重视饮食调养、饮食疗法的应用；提倡"治未病"要常欲小劳，配合适当的导引、按摩、吐纳气息，却疾强身，从而使人们达到形神统一、形与神俱的健康境界。这与现代公共卫生提出的"零级预防"，还不完全一致。"零级预防"概念是借助外部干预，强调政府为主体，通过制定法规、政策或指南，并采取措施防止疾病的发生；"顺时养生"思想则重在内修养生，突出自我为主体，通过遵循时令规律、天时变化来调养，来维护体内的阴阳平衡，而达到预防疾病的目的。我们认为，"顺时养生"思想加上"零级预防"措施，将是糖尿病防控体系真正的"健康长城"，也是个体达到"无病无患"境界的必修之功。

二、高危人群（未病）

糖尿病高危人群是指存在一个或多个糖尿病危险因素的个体所组成的人群。首先，就是有糖尿病家族史者；其次就是《黄帝内经》所指的"数食甘美而多肥"之人。此类人群是糖尿病预防控制的关键切入点，要牢固树立"未病先防"的理念，积极采用中医非药物疗法，针对可改变的危险因素采取行动，例如改变不健康的饮食结构，加强合适的体育运动，戒烟限酒，尽可能地减少糖尿病患病的可能性。第四章介绍的中国大庆研究、DPS、DPP 研究等 2 型糖尿病一级预防试验结果已清晰表明，通过健康教育和生活方式的有效干预，可以很好地预防和 / 或延缓糖尿病及其心血管事件的发生。

三、糖尿病前期（欲病）

唐代孙思邈在《千金要方·诊候第四》中提出了"上医医未病之病，中医医欲病之病，下医医已病之病"的"治未病"观点。对糖尿病而言，"欲病之病"就是指空腹血糖受损和／或糖耐量受损，即糖尿病前期，也就是中医的"脾瘅"概念。《素问·八正神明论篇》所言"上工救其萌芽"，糖尿病前期正是糖尿病的萌芽状态，只要干预措施得当，就"能止之于始萌，绝之于未形"（韩愈语）。关键是如何发现在"萌芽"，干预在"萌芽"，中止在"萌芽"！

四、糖尿病期（已病）

东汉张仲景的《金匮要略·脏腑经络先后病脉证》开篇写道，"问曰：上工治未病，何也？师曰：夫治未病者，见肝之病，知肝传脾，当先实脾，四季脾旺不受邪，即勿补之。"这是治未病的另一题中之义。若肝木受病，应补脾土，预防肝木实乘脾土虚；就是说，当疾病已经发生时，及时早诊早治，防止病理演化加重，甚至并发症的发生。明代张景岳《类经》："祸始于微，危因于易，能预此者，谓之治未病，不能预此者，谓之治已病，知命者其谨于微而已矣。"对于糖尿病而言，这"祸始于微"、"谨于微"的"微"很值得研究。这防"微"杜渐与现代预防医学的二级预防理念完全一致，是指糖尿病早期，需早发现、早诊断、早治疗，不让其出现眼底微血管瘤之"微"，尿中微量蛋白尿之"微"。一般来说，疾病的转变是由表入里，由轻变重，由简单到复杂的过程，因而，在防治疾病的过程中必须掌握疾病的发生、发展规律及其转变途径，及时扭转病情，向好的方向发展。此期应根据病程长短，发现早晚等而各有复杂变化，单独中医用药恐难控制，应以中西医结合治疗为佳。

五、糖尿病并发症期（变病）

《素问.脏气法时论》："其变病，刺郄中血者。"清朝姚止庵注："变病，谓与初起之病不同。"据检索，"变病"的概念鲜有使用和研究。今把"变病"概念引入糖尿病并发症防治里来，可能是第一次。此期，现代医家趋向于认同与古代的"消瘅"一致。《素问·阴阳应象大论》记载，"故善治者治皮毛，其次治肌肤，其次治筋脉，其次治六腑，其次治五脏。治五脏者，半死半生也。"这是说，疾病是不断变化的，依次递进的，机体某一部位发生病变，若不及时治疗，必然要向相邻的部位或有关脏器发生传变。当糖尿病发生严重脏器并发症时，正如文中所述，"半死半生也"！所以，此期与三级预防的目标一致，就是减缓已发生的糖尿病并发症的进展、降低致残率和死亡率，并改善患者的生存质量。

以上五级分法，是根据糖尿病病因和病理生理特点，基于《黄帝内经》《金匮要略》等"治未病"思想，借鉴历代医家对消渴病的研究和叙述，结合现代预防医学的"零级"和三级预防理论而提出的，分"无、未、欲、已、变"五个阶段，科学、实用、清晰、好记，值得进一步研究探讨。

第三节　糖尿病前期

"糖尿病前期"这一术语在 2001 年由美国糖尿病协会（ADA）首次提出。因此，中医脾瘅与西医糖尿病前期相对应进行临床研究也就是近二三十年的事，其间突出的学术成就至少有以下三个方面。

一、糖尿病前期中医研究学术流派不断发展

当代名医们传承了历代消渴病(脾瘅)辨证论治理论和前辈们的宝贵经验,结合自己长期临床诊疗的实践,形成了各具特色的糖尿病(包括糖尿病前期)中医诊疗体系,并继续不断地发展和完善。这里仅略举几位国医大师有关糖尿病前期(脾瘅)的学术思想和临床实践。

吕仁和主张将消渴病分为脾瘅(糖尿病前期)、消渴(糖尿病期)、消瘅(糖尿病并发症期)三期进行辨证论治。他认为,《黄帝内经》论述的脾瘅即为脾热。脾瘅的形成多与患者喜食甘肥醇酒、煎炸炙煿之物的偏好有关,而肥胖是脾瘅的核心症状。吕教授提出脾瘅期的治疗原则是恢复脾运、减轻体重。临床上可在辨证论治的基础上分别从饮食、运动及患者心理教育三方面进行治疗,即吕氏"二五八方案"中的辨证施膳、辨证施动、辨证施教三项基本措施。又将脾瘅期分为三个证候论治:阴虚肝旺证,拟养阴柔肝(生地、元参、麦冬、赤芍、白芍、何首乌、栀子、黄连);阴虚阳亢证,拟滋阴潜阳(生地、元参、麦冬、黄芩、黄檗、知母、牛膝、石决明、珍珠母、葛根、天花粉);气阴两虚证,拟益气养阴(沙参、麦冬、五味子、生地黄、黄精、玉竹、赤芍、首乌藤、地骨皮)。

张伯礼认为糖尿病前期以湿热证为主,湿热为患是标,脾虚失司才是发病之由。病机总属本虚标实,以脾虚为本,湿热、痰浊、肝郁、气滞为标,虚实夹杂、标本并存。他主张调畅中焦气机不一定要治气,而在运转枢机,辛开苦降即是常用有效之法,其中以半夏、黄连最为常用。治其标者,为湿热,当清热燥湿健脾,湿热去则脾气运。

王琦建立了"治未病"的中医体质辨识理论与技术。他指出,中医体质辨识有三个关键科学问题:第一是体质可分论。他发现中国人体质可分为:平和质、气虚质、阳虚质、阴虚质、痰湿质、湿热质、血瘀质、气郁质、特禀质9种体质类型。第二是体病相关论。某些疾病,甚至是一类疾病的发生与人的体质因素与类型有关,如高血压、糖尿病、高脂血症、卒中属于痰湿体质较多,成为发生这些疾病的"共同土壤"。中医体质学强调异病同治、异病同防,实现了从单一疾病防治向同一类疾病防治的跨越。第三是体质可调论。人的体质既具有稳定性,又具有可变性,通过干预可以使人的体质偏颇失衡状态得到改善与调整,从而恢复健康。张玉修等检索到中医体质分布研究文献12篇,累计单纯体质病例2 443例,并用频数法进行分析,发现糖尿病前期人群中医体质分布结果为:平和质占22.80%,偏颇体质占77.19%。偏颇体质中排名前三位的是阴虚质占21.12%、痰湿质占18.17%、气虚质占14.24%。根据王琦提出的"调体拒邪、调体防病、调体防变"中医体质三级预防学说,分别从疾病的不同阶段入手,通过调节体质逆转疾病发展过程。

仝小林和其团队几十年来对脾瘅进行了一系列全面、系统和创新性的研究,涉及脾瘅的历史源流、脾瘅与肥胖、脾瘅与糖尿病前期、脾瘅与代谢综合征等,以中西医交互的视角深入细致地诠释了两千多年前《黄帝内经•素问》中有关脾瘅的经典论述。他主编的《脾瘅新论——代谢综合征的中医认识及治疗》,大胆地赋予了脾瘅概念以"代谢综合征"之新义,提出"郁、热、虚、损"四个发展阶段,针对有关病理机制,创造性地提出"态靶因果"的治疗思想。而且,他还通过系统梳理代谢综合征各组分的中医发病机理,认为代谢综合征归属"膏浊"范畴,中土壅滞,影响肝木疏泄,易致土壅木郁,故提出"土壅木郁"是其基本病机的新观点。从肥胖到代谢综合征,脂代谢紊乱或脂肪肝是极为常见的,治疗当从肝入手,主要方剂选用大柴胡汤和茵陈蒿汤等经方,收到良好的临床疗效。

二、糖尿病前期中医研究临床循证方兴未艾

长期以来,中医糖尿病的研究多以个案报道、经验总结为主,疗效难以被广泛认可,无法形成统一共识。21世纪初,中医药研究引入循证医学,为糖尿病前期中医药防治临床疗效评价提供了科学有效的方法。

依托"十一五"国家科技支撑计划的项目"2型糖尿病前期中医综合治疗方案研究",是国内第一个关于中药干预糖耐量异常的大型循证临床研究试验。Lian等开展的REDUCES研究将420例糖耐量异常患者随机双盲分为天芪降糖胶囊组和安慰剂组,疗程12个月。全部患者均进行生活方式干预,每3个月进行口服葡萄糖耐量测定。主要终点为最终糖耐量异常转换为2型糖尿病比例。结果420例糖耐量异常患者中389例完成了试验(天芪组198例,安慰剂组191例)。天芪组36例(18.18%)、安慰剂组56例(29.32%)转化为2型糖尿病,两组间差异有统计学意义($P=0.001$);天芪组125例(63.13%)安慰剂组89例(46.6%)转化为糖耐量正常,两组间差异有统计学意义($P=0.001$)。Cox回归模型分析显示,天芪降糖胶囊使糖耐量异常向糖尿病转化的风险降低了32.1%,且未出现严重不良事件。Pang等一项纳入1 072例糖耐量异常患者的meta分析表明该药降低糖耐量异常患者糖尿病发生风险45%。天芪降糖胶囊(由黄芪、天花粉、女贞子、石斛、人参、地骨皮、黄连、山茱萸、墨旱莲、五倍子组成)具有益气养阴、清热生津的功效,适用于糖尿病前期气阴两虚证。

Wang H等一项纳入400例糖尿病前期患者的多中心、随机、双盲、安慰剂对照研究中,服用金芪降糖片12个月降低糖尿病发生风险42%。研究者将400例糖尿病前期患者分为金芪降糖片组和安慰剂组,分别治疗12个月,再随访12个月,发现金芪降糖片组糖尿病发生率为16.5%,低于安慰剂组(28.9%);金芪降糖片组从糖尿病前期转为糖尿病的风险比安慰剂组低58%,金芪降糖片血糖恢复正常的概率是安慰剂组的1.41倍。金芪降糖片由黄连、黄芪和金银花3味中药配伍而成,具有清热泻火、补中益气的功效,适用于糖尿病前期气虚内热者,属阴阳两虚者慎用。

以上两种中成药作为"中医药防治糖尿病的循证证据"写入《中国2型糖尿病防治指南(2020年版)》"降低糖尿病发生风险"的章节中。

虽然,近年来涉及糖尿病前期的中医药防治研究不少,但还是存在一些问题:①由于中医学术流派的发展各具特色,文献中记载的中医证型、方药等缺乏统一标准;②多为小范围临床观察研究,缺乏大样本的实验数据及动物研究的理论支持;③糖尿病前期的临床实践指南较为宽泛,缺乏有针对性的临床指导;④目前中医药治疗糖尿病前期的文献较多,但高级别证据的文献尚不足。

三、糖尿病前期中医研究临床指南相继出台

糖尿病前期(脾瘅)的病因多与禀赋不足、过食肥甘、情志刺激、运动失调、过度劳累等有关,内热中满是主要病机,病位在脾,与心肝肾密切相关。但病因多样,病机复杂,其临床证型也不尽相同,从中医角度更难有统一标准。因此近十几年国内专家们按照国际惯例做法,积极探索和发布的指南、共识或标准在一定程度上对防治起到较好的指导和规范作用。2007年中华中医药学会发布的《糖尿病中医防治指南》中第一次将"糖尿病前期"列为一章叙述,分为三型论治:①气滞痰阻证,治以理气化痰,主方越鞠丸加减;②脾虚痰湿证,治以

健脾化痰，主方以六君子汤加减；③阴虚气滞证，主方以二至丸合四逆散加减。2014年方朝晖等发表了《脾瘅（糖尿病前期）中医综合防治方案及其临床研究》，筛选754名糖尿病高危人群，按《糖尿病中医防治指南》（2007版）辨证分型，开展中医综合治疗方案干预糖尿病前期的随机、平行对照、前瞻性临床研究。研究结果发现，36.2%糖尿病高危人群因饮食失节发生脾瘅（糖尿病前期），病位在脾胃占43.6%；中医综合防治方案干预脾瘅（糖尿病前期），中医综合干预治疗组42.15%餐后血糖恢复为正常水平，总有效率优于对照组。

仝小林主编的《糖尿病中医药临床循证实践指南（2016版）》将糖尿病前期分为五型论治：①脾胃壅滞证，治以行气导滞，主方以厚朴三物汤加减；②肝郁气滞证，治以疏肝解郁，主方以四逆散加减，可用越鞠丸（Ⅱa弱推荐）；③湿热蕴脾证，治以清热化湿，主方以半夏泻心汤加减，可用糖脂平胶囊（Ⅰb强推荐）、金芪降糖片（Ⅱa弱推荐）；④脾虚痰湿证，治以健脾化痰，主方以六君子汤加减，可用参术调脾颗粒（Ⅰb强推荐）；⑤气阴两虚证，治法以益气养阴，主方以玉液汤加减，可用天芪降糖胶囊（Ⅰb强推荐）、芪药消渴胶囊（Ⅱa弱推荐）。

中华中医药学会于2019年1月发布《中医糖尿病临床诊疗指南》（团体标准），其最后一章为"糖调节异常"，将其分为六型论治：①气滞痰阻证，治以行气化痰，推荐方药：导痰汤加减（证据分级：Ⅱ级；推荐级别：C级）；②脾虚痰湿证，治以健脾化湿，推荐方药：六君子汤加减（证据分级：Ⅱ级；推荐级别：C级）；③肝脾不和证，治以疏肝健脾，推荐方药：逍遥散加减（证据分级：Ⅱ级；推荐级别：C级）；④阴虚燥热证，治以养阴清热，推荐方药：二冬汤加减（证据分级：Ⅱ级；推荐级别：C级）等；⑤气阴两虚证，治以益气养阴，推荐方药：生脉散加减（证据分级：Ⅱ级；推荐级别：C级）等；⑥兼血瘀证，治以行气活血，推荐方药：桃红四物汤加减（证据分级：V级；推荐级别：E级）等。

作为中医药优势病种的糖尿病前期，这十多年来研究活跃度明显增高，临床研究成效明显，既保持了中医药辨证施治的基本特色，又引入了循证中医药学，讲究科学证据的专家共识，增加了指南的权威性和指导性。但也不难看出，糖尿病前期的分型、治则和方剂等在各指南或共识/标准等之间存在较大的差异，尤其是证候分类的一致性较差。一方面可以说是随着时间的推移，科学认识在不断深化；另一方面也反映出目前高质量循证证据不足，专家共识等研究结果还不够成熟，未能基本固化下来。同时，要加强对于中医证候分类标准的方法学研究。

《中国2型糖尿病防治指南（2020年版）》的修订过程中，中华医学会糖尿病学分会遵循"循证证据＋中医优势＋疗效特色"的原则进行更新和修订；按照糖尿病前期、糖尿病期及并发症期分期论述，增加了针灸等非药物治疗方法。该指南彰显了中医药在我国糖尿病治疗体系中的临床作用和价值，体现了在"中西医并重"的国家战略指导下，我国特有的现代医学与传统医学协调发展的糖尿病防治模式正在逐步形成。

第四节　糖尿病及并发症期

近现代中医药糖尿病临床研究以施今墨、祝谌予等泰斗级老前辈开其先河，众国医大师、院士和国家级名老中医们开枝散叶，继承、创新、发扬了各学派之精髓，加上近年来国家和地方政府对中医药的十分重视和大力扶持，糖尿病中医药防治呈现了一派欣欣向荣的景象。

早在20世纪30年代，施今墨（1881—1969年）就认为"古人所谓之消渴病，即近世之糖尿病也"。在治疗中施今墨不完全从阴虚燥热立论，他认为糖尿病以气阴两虚证为多，主张健脾益气，毓阴清热，斟酌主次，随证而治。施今墨善用"对药"，治疗消渴病著名的对药有：黄芪伍山药、苍术配玄参、黄芩配黄连、丹参配葛根、知母配黄檗，认为其有降低血糖、减除尿糖之功，为后人一组或多组对药组成的复方药进一步研究提供依据。吕景山继承和发扬了施今墨的糖尿病"对药"，其《施今墨对药》著作再版多次并译注流传海内外，并主编《糖尿病证治挈要》一书，介绍了糖尿病"对药"56对。田会东等基于网络药理学对"苍术-玄参"药的抗2型糖尿病作用机制进行研究，发现苍术-玄参中的活性物质主要通过作用于 PTGS2、DPP4、PTGS1、NR3C2 等靶点协同治疗2型糖尿病，为深入剖析苍术-玄参药对复杂体系，阐释其治疗2型糖尿病的潜在复杂作用机制提供了新方向。

祝谌予（1914—1999年）等在1979年全国首次糖尿病研究经验交流会上，通过对数千例糖尿病患者的治疗观察，拟出6个辨证标准（阴虚、火旺、气虚、阳虚、血瘀、血热），7个辨证分型：阴虚型、阴虚火旺型、气阴两虚型、气阴两虚火旺型、阴阳两虚型、阴阳两虚火旺型及血瘀型。这种用阴阳、脏腑、气血辨证合参的分型论治方式，使中医对于糖尿病的辨证分型首次有了较为统一的标准和规范，对之后的临床糖尿病辨证论治研究有很好的指导意义。

一、国医大师糖尿病辨证施治的理论与经验

为推进中医药学术思想的继承和创新，国家人力资源和社会保障部、国家卫健委、国家中医药管理局联合启动评选"国医大师"，2009年、2014年、2017年、2022年先后四届，每届30名。"国医大师"称号是我国中医药行业的最高荣誉。

张珏、刘敏对11位首届国医大师有关消渴病治疗的文献资料进行分析研究，共收集方剂24首，用药134种，共用药320次。研究发现，国医大师在用药功效上，善用补气生津、清热生津之品，共奏养阴生津、清热润燥之效，并兼以利水渗湿、活血化瘀等法；在选药气味上，药性以寒平为主，药味以甘苦为正；在选药归经上，重视对应病变的脏腑，分经论治。

红俊杰、郑曙琴搜集整理三届18位国医大师治疗糖尿病的处方，采用关联规则 Apriori 算法和复杂系统熵聚类方法，确定63首处方中单味药物频次、药物组合频次、药物之间的关联规则和核心组合等。共汇总63个首诊处方，纳入药物14味，记813次。统计分析发现，国医大师在治疗糖尿病中首选补阴益气、清热生津类药，充分体现了滋阴清热、气阴双补的治疗理念，这与相关证候研究得出糖尿病中医核心证候为气阴两虚的结论相一致，以及对中医药治疗糖尿病气阴两虚型组方用药规律进行研究得出的高频药物及高频药物组合相类似。同时，活血化瘀多贯穿于糖尿病治疗始终，符合中医标本兼治的用药原则。据药物性、味及归经的统计结果，可知国医大师在治疗糖尿病本证中多取甘寒之品，用药归经除归肺、肾经外，还隶属肝、脾经。这承载着国医大师选方用药时注重调理肝脾的治疗思路。高频药物包括山药、生地黄、黄芪、知母等。高频药物组合（药对）包括知母-天花粉、黄芪-山药；天花粉-生地黄等。新处方包括茯苓+熟地黄+玄参+丹参；生地黄+桃仁+红花+鬼箭羽+僵蚕等。

辜洁敏、陈超等采用频数分析、聚类分析、关联分析等方法对国医大师医案进行统计分析，共收录39条，涉及药物141种，药物出现总频次498次，其中出现频次超过3次者有52味，仅出现1次有59味，平均每个医案的处方用药为12～13味。使用频次最高的30种药

材、累计使用达到 59.63% 的药物,将作为高频药物进一步研究。补虚药、清热药、利水渗湿药、收涩药、活血化瘀药,这五类药物的累积频率达到 78.11%;其中以清热药和补虚药为主,累积频率达到 55.22%,占所用药物频率的 50% 以上。通过聚类分析归纳出六味地黄丸和玉液汤为主的核心药物群,具体药物包括:黄芪、山药、知母、牡丹皮、泽泻、熟地黄、山茱萸、丹参、五味子、葛根、天花粉等。国医大师治疗消渴病的用药方面具有补虚为主、祛邪实为辅、注重行肝药的使用、注重阴阳平衡、动静结合等特点。

基于数据挖掘分析对国医大师糖尿病辨证论治理论与实践的纵向研究,既可发现国医大师们在临床辨证和用药中的共性和规律性,也总结了国医大师们在临床辨证和用药中的特色和创新性。这是现代科技给中医药传承研究带来的新趋势。

仝小林在传承李济仁、周仲瑛理论的基础上,大胆提出"糖络病"学说,将现代糖尿病定义为由血糖增高等因素引起的络脉损伤。糖络病在临床中分为脾瘅和消瘅两大类,郁、热、虚、损四期。糖络病发展全过程中,络脉损伤分三个阶段:第一阶段是络滞,为络脉损伤之早期,其主要表现为血液流动不利,临床可伴高黏血症、微循环障碍等;第二阶段为络瘀,其表现为血液瘀滞,此时可见舌暗、舌下络脉瘀滞,脉涩;第三阶段则为络闭和络损,其为血瘀有形之邪阻塞,导致络脉闭阻。络滞阶段尚为轻症,故临床以活血为佳,可用桃仁、红花、当归之类;络瘀乃血气瘀滞进一步发展,当以散瘀、化瘀为重点,可用三七、丹参、赤芍之类;络闭、络损则为糖络病后期重症,可酌情予以活血通络之峻药如水蛭、大黄等。"糖络病"学说的最大特点是强调在降糖的基础上尽早重视络病的认识和防治,结合构建"病 - 类 - 期 - 证"诊疗体系和"态靶因果"辨治方略,突出在群体化定义的西医疾病上的中医个体化治疗,发挥中医"治未病"优势,为现代糖尿病的中医诊疗提供新模式。

二、国医大师对糖尿病并发症的认识和研究

早在《黄帝内经》里,古人就对糖尿病各种并发症有一定的认识,在《素问》和《灵枢》中多处有涉及。如《灵枢•五变》有"余闻百疾之始期也,必生于风雨寒暑,循毫毛而入腠理,或复还,或留止,或为风肿汗出,或为消瘅""五脏皆柔弱者,善病消瘅""血脉不行,转而为热,热则消肌肤,故为消瘅"等记载,有研究认为消瘅相当于现代医学的糖尿病并发症期。伦中恩等通过文献研究和统计分析方法,从历史发展的角度出发,对历代医家关于糖尿病并发症的论述进行全面总结和回顾,探析中医对糖尿病并发症认识的发展及演变轨迹。

(一)糖尿病肾病

糖尿病并发症的中医药研究当属糖尿病肾病最为热门,文献众多。尽管治法侧重不一,但几乎所有国医大师的辨证分析中皆有"瘀"证一说。从中医辨证论治角度看糖尿病肾病,可谓"无瘀不成病"。

周仲瑛提出糖尿病中医辨证的"三热论"(燥热、湿热、瘀热)。他认为糖尿病病机虽主要表现为阴虚燥热,但由于过食膏粱厚味酿生湿热,燥热与湿热缠绵日久则脉络瘀阻,瘀而化热,三热交织,阴伤气耗,进而成为糖尿病并发症的病理基础。而瘀热则是糖尿病肾病中晚期的重要病机,具有多脏器受累及病情缠绵难愈的特点。中后期瘀热可兼夹湿浊、痰、燥、火,病变深在微小的孙络。清热凉血化瘀、涩精固肾为治疗大法。

张大宁提出"肾虚血瘀论",创立"补肾活血法"治疗糖尿病肾病。根据病情不同阶段的辨证论治,以补肾扶正为基础,活血化瘀为常法,滋补肝肾守病机,补脾温肾兼固涩,阴阳双

补共协调,调理脾胃顾全局。临床上往往有独特的用药经验,如活血化瘀善用川芎(现代药理研究表明,川芎有效成分川芎嗪,能改善糖尿病肾病大鼠肾脏病理改变,降低尿微量白蛋白与尿肌酐比值)、鳖甲、龟板、三棱、莪术、水蛭(现代医学研究显示,水蛭可改善肾功能、延缓肾脏病进展,发挥保护肾脏的作用)、地龙等。治疗糖尿病肾病大量蛋白尿则用金樱子伍芡实、升麻配金樱子、补骨脂伍肉豆蔻等。

郑新提出"肾病三因论""肾病多瘀论",认为糖尿病肾病病因病机以肺脾肾亏虚为本,以痰湿浊虚致瘀为标、为重、为始终。治本将治肺、治脾、治肾有机结合,治标以活血化瘀通络为总法。临证中善辨致瘀成因,若遇痰湿致瘀,予蚕休、熟大黄、地龙、桃仁、川芎等;湿浊致瘀则予猪苓、川牛膝、车前子、半枝莲、益母草等,气虚致瘀予黄芪、生晒参等;阳虚致瘀予淫羊藿、附片等,阴虚致瘀予知母、黄柏、生地黄、牡丹皮、丹参等,血虚致瘀予阿胶、大枣、当归等。

吕仁和认为络脉气血亏虚是癥瘕的根本原因,消渴病久损及肾络聚集为癥瘕,形成了以吕仁和"微型癥瘕"病机学说和"化瘀散结"治法为核心的学术思想,常将黄芪、当归合用以协同保护肾脏。其学术传承团队核心成员包括赵进喜、王世东等。赵进喜在传承这一思想的基础上,提出了糖尿病肾脏病"肾络伏风"病机学说及"从风论治"糖尿病肾病的治疗思维。基于既往数据挖掘及临床验案总结,统计发现吕仁和及赵进喜治疗糖尿病肾病的医案中活血药、祛风药所占权重较高,其中又以鬼箭羽-牛蒡子、蝉蜕-僵蚕、牡蛎-海藻、水蛭-土鳖虫四对代表药对为核心药物,兼顾活血、祛风两方面。赵进喜研究团队所承担的国家自然科学基金项目"基于 PI3/Akt 信号通路介导免疫损伤的糖尿病肾病'从风论治'机制研究"的结果显示:益气活血法与祛风通络法均可以有效治疗糖尿病肾病,其中益气活血法在改善肾功能方面优于祛风通络法,而在降低尿蛋白方面,祛风通络法优于益气活血法,二者的作用机制都与调节 PI3/Akt 信号通路有关。因此在活血化瘀、通络散结的基础上加用祛风通络的药物可以提高临床疗效。

邹燕勤认为糖尿病肾病病性总属本虚标实,以脾肾亏虚为本,湿热互结、瘀血阻络为标。在治疗上以维护肾元为本,同时运用健脾益气、清热利湿、化瘀泄浊等多法同治。黄芪常用至 30g,重在大补肾脏元气。续断配桑寄生也是最常用的药对之一。当糖尿病肾病导致反复水肿时,则从血瘀角度论治。在早期,瘀血较轻,选用丹参、当归、泽兰等轻药活血和络;对于病程日久,瘀血症状较重者,多用川芎、红花、桃仁、三棱、莪术等草木类药物活血化瘀;对于病情较重,顽固性蛋白尿患者,则用虫类药物,如水蛭、地龙、蝉蜕、僵蚕等破血逐瘀,以通经达络,搜剔疏利而无所不至。

任继学认为:"散膏,今胰脏,主裹血,温五藏,主藏意,内通经络血脉,外通玄府,人体内外之水精的升降出入皆由散膏行之。"散膏为脾之副脏,与脾共主运化,化生气血,升清降浊,输布精微,供养周身,灌溉四旁。南征推崇任继学的思想,并提出"消渴肾病"这一中医病名,经由全国科学技术名词审定委员会审核通过,于 2010 年纳入《中医药学名词》。他创新发展了消渴肾病病机关键为"毒损肾络、邪伏膜原"新说,主张"调散膏、达膜原,解毒通络益肾"是消渴肾病的根本治疗大法。治疗中运用活血通络、虫蚁搜剔、藤药活络等药物,解毒以治标,通络以固本,标本兼治,使肾体得养,肾用得复。基于复杂系统熵聚类的核心组合有:解毒通络,给邪气以通路的车前子-茯苓-山药、车前子-藿香-连翘-金银花、车前子-茯苓-连翘、土茯苓-茯苓-山药;益肾护咽的地骨皮-木蝴蝶-枸杞子;补气滋阴生津的生

地黄 - 知母 - 人参；补气通络的丹参 - 土茯苓 - 山药 - 黄芪和丹参 - 山药 - 黄芪 - 土鳖虫。

吴以岭从络病学说探讨糖尿病肾病的病机，认为气阴两虚是糖尿病肾病的发病基础，络脉瘀阻、津凝痰聚是糖尿病肾病的主要病理环节，络息成积是糖尿病肾病主要病理改变。他和他的团队从 2005 年开始对 3.3 万多条研究数据进行分析，揭示出微血管病变是一个以微血管内皮细胞为核心和启动因素，血液成分、神经体液调节共同参与心、脑、肾这些脏器细胞结构功能损伤的多维时空、动态演变的复杂网络病变规律。他们围绕复杂网络病变规律，进一步揭示了它的微观病理特征，提出了微血管病变存在着绌急、疏失、淤阻、滋生等四类微观病理特征。基于这四类微观病理特征，发现了微血管病变是心脑血管病、糖尿病肾病病变的共性机制，而通络治疗微血管病变的核心机制则是保护微血管内皮细胞；从临床方面，通过循证医学研究解决临床重大难题。

表现在外的中医证候与存在于内的病理生理之间必然有本质上的联系。李平等基于代谢组学等技术，开展糖尿病肾病诊断代谢标志物研究。代谢组学的整体性特点可以帮助发现糖尿病肾病中医证候对应的代谢标志物。目前糖尿病肾病生物标志物主要包括 3 大类：传统生物标志物、肾脏结构损伤和发病机制相关生物标志物，以及系统生物学方法发现的生物标志物。传统糖尿病肾病生物标志物包括尿微量白蛋白以及血清肌酐和胱抑素 C 等肾小球滤过率相关分子，至今仍广泛应用于糖尿病肾病临床诊断。而 UPLC-Q-Orbitrap 质谱技术和深度学习方法为糖尿病肾病代谢标志物研究提供了新的平台。通过对近 30 年来中医药治疗糖尿病肾病的 1 464 篇临床 RCT 文献进行了证候频次的回顾性研究，发现频次大于 20% 的证候依次为血瘀（89.9%）、气虚（83.4%）、阴虚（66.2%）、肾虚（48.5%）、肝郁（41.8%）、脾虚（31.6%）和湿浊（21.8%）。研究表明，糖尿病肾病患者中医证候与血肌酐、半胱氨酸蛋白酶抑制剂 C（简称胱抑素 C）、尿蛋白等指标密切相关。按照阴虚燥热证、气阴两虚证、脾肾气虚证、阴阳两虚证顺序，DKD 患者血清Ⅳ型胶原和同型半胱氨酸水平逐渐提高，验证了糖尿病肾病本证从阴虚、气虚到阳虚的演变。然迄今为止，糖尿病肾病代谢标志物研究均为小样本探索性研究，并且所纳入病例大多基于临床特征诊断，均未经肾活检明确诊断，结果准确性难以保证。另外，中医药干预晚期糖基化终末产物（advanced glycosylation end products，AGEs）- 糖基化终末产物受体（receptor of AGEs，RAGE）信号通路改善糖尿病肾病的机制研究也是近年来的研究热点之一。

近十多年来，有关糖尿病肾病辨证标准化、规范化的探索不断，从早期指南的限定证型到现在的证素组合证型的方式，体现了中医药的灵活多样性。糖尿病肾病证候演变及治疗重点的转移，从以治疗为主转向以防控为主；临床分期与中医证候从演变规律的探讨发展到证型与理化指标相关性的研究，使中医客观化更有据可循。《中国 2 型糖尿病防治指南（2020 年版）》中医药治疗糖尿病肾病中提到了黄葵胶囊与渴络欣胶囊。

（1）黄葵胶囊：一项纳入 531 例 2 型糖尿病肾病的 meta 分析表明，该药联合常规治疗可降低蛋白尿和血肌酐。而在 2022 年 5 月 Diabetes Care 在线刊登了来自中国和法国合作团队关于黄葵胶囊治疗糖尿病肾病蛋白尿的研究，一项多中心、双盲双模拟、随机对照临床试验。该研究纳入 413 例糖尿病肾病患者，以厄贝沙坦作为对照药，按 1:1:1 比例随机分为三组：厄贝沙坦组（138 例）、黄葵胶囊组（137 例）和联合治疗组（138 例）。观察指标：以尿白蛋白肌酐比（ACR）为主要疗效指标，24 小时尿蛋白定量和尿蛋白肌酐比（PCR）为次要疗效指标，疗程均为 24 周。研究结果显示，治疗后，厄贝沙坦组 ACR 下降了（89.07±51.167）mg/g，黄葵胶囊组下降了（146.06±45.520）mg/g，联合治疗组下降了 262.31±39.081mg/g。黄葵胶囊组与厄贝沙坦组比较无统计学意义（P>0.05），联合治疗组与厄贝沙坦组比较有显著统计学差异（P<0.001）；24 小时尿蛋白定量与尿蛋白肌酐比（PCR）治疗 24 周后也有明显降低。研究显示，中成药黄葵胶囊治疗糖尿病肾病蛋白尿安全、有效。

（2）渴络欣胶囊：对早期糖尿病肾病（气阴两虚兼血瘀证），该药改善临床症状及肾脏功能、降低尿微量白蛋白。

必须指出的是，糖尿病中医治疗中一定要注意某些中草药（马兜铃、木通等）的肾毒性问题。

（二）糖尿病足

伦中恩等文献研究表明，糖尿病足属于中医"脱疽""筋疽"的范畴。邓铁涛对糖尿病足临床诊治造诣很深，强调在对该病的病机认识中应注意其多样性；辨证宜审查糖尿病足的寒热真假（分真热假寒证、真寒假热证）；治疗不宜一味活血，宜兼顾补虚；用药宜针对特点，内外合治。有邓老家传方——拂痛外洗方治疗糖尿病足。张学文认为辨治糖尿病足应重视四毒，即糖毒、瘀毒、浊毒、热毒。糖毒是水谷精微物质过盛产生的一种毒邪，也是糖尿病及其并发症的致病基础。瘀毒和糖毒均是贯穿糖尿病足整个病程的致病因素。浊毒之邪上可煎熬肺津，中可烧灼胃阴，下可耗损肾水，入血则伤脉络，壅腐气血，导致脉道不通，局部组织液渗出。浊毒下注，足部水肿，日久化热，引发足部坏死感染。糖毒、浊毒、瘀毒日久均可变为热毒，强调糖尿病足感染期必定以湿热毒邪内盛为主。糖尿病足可分为缺血期、感染坏死期和恢复期，分期论治。缺血期采用活血化瘀解毒法，感染坏死期采用清热泻浊解毒法，恢复期采用扶正补消托毒法。

中华医学会糖尿病学分会、中华医学会感染病学分会和中华医学会组织修复与再生分会三家联合出台的《中国糖尿病足防治指南（2019 版）》重视早期筛查与管理，强调糖尿病足的预防胜于治疗。其（V）部分将"中医药治疗"单列一章节叙述，强调整体辨证与局部辨证相结合，注意扶正与祛邪的辨证使用治疗，尤其是最常见也属于特色治疗的外治法。

而有关糖尿病眼病、糖尿病心病、糖尿病周围神经病变和糖尿病脑血管病变等，在中华中医药学会的《中医糖尿病临床诊疗指南》《中国 2 型糖尿病防治指南（2020 年版）》以及有关专家共识中都已有详细叙述和循证推荐，这里就不赘述。

三、从脾论治与肠道微生态失衡理论的研究

《素问·脏气法时论篇》云："脾病者，身重，善饥肉痿，足不收，行善瘈，脚下痛；虚则腹满肠鸣，飧泄食不化，取其经，太阴阳明少阴血者。"后世医家对脾与消渴的关系十分重视，如刘河间认为"今消渴者，脾胃极虚，益宜温补，若服寒药，耗损脾胃，本气虚乏，而难治也"。大多数医家都认为脾为糖尿病的主要病变脏腑，无论新发糖尿病者，还是日久病患，甚至存在并发症的，都需要从脾论治。蔡穗珍等基于文献整理研究，查得 2 型糖尿病"从脾论治"文献 165 篇，共纳入 70 个处方，其中使用的中药 135 种。排名前十的高频中药是茯苓、黄芪、白术、山药、党参、丹参、苍术、甘草、葛根、地黄。

谢秀英等整理了近年中医药通过调节肝糖异生防治糖尿病的部分基础和临床研究进展，认为"从脾论治"糖尿病具有扎实的中医理论基础，与现代医学促进肝脏和外周组织胰岛素作用、抑制肝糖异生、从而降低血糖的治疗机制不谋而合，直接或间接起到降低血糖

的功效,且通过现代分子生物学的手段证实,与糖异生相关分子通路有关。肝糖异生增多是肝脏胰岛素抵抗的重要表现,导致肝糖输出增多、血糖升高。细胞内环磷酸腺苷（cyclic adenosine monophosphate，cAMP）浓度和 AMP 活化蛋白激酶（AMP-activated protein kinase，AMPK）活性改变诱导的 cAMP 反应元件结合蛋白（cAMP response element binding protein，CREB）等转录因子改变是启动肝糖异生关键酶转录的分子调节机制,亦是激素、细胞因子及药物影响血糖的作用靶点。肝糖异生增多与中医"脾失健运""脾不藏精"理论相契合。

近年研究发现,肠道微生态相关理论与中医对脾胃在生理机能与病理状态上的认识存在高度相似性,因此可从肠道微生态角度去理解脾胃气机升降学说,也可用气机升降学说印证肠道微生态的特征表现。肠道微生态失衡或为脾胃湿热证发生的重要因素,调畅气机可通过改善肠道微生态治疗脾胃湿热证,肠道菌群稳态可能是中医脾胃升降理论的重要生物学基础。可选用目前已有大量研究数据支持对肠道菌群有明显调节作用的辛开苦降法代表方"半夏泻心汤"。半夏泻心汤寒热同用和阴阳,辛苦并进调升降,补泻相兼顾虚实,可作用于阳明胃肠,靶向肠道菌群及其代谢产物,阻断"糖脂瘀浊"来路,加强其降解去路,"肠道-宿主免疫"稳态得以恢复。还有研究发现,肠道菌群能通过影响短链脂肪酸、内毒素、生长因子对 2 型糖尿病的发生产生影响。肠道菌群紊乱导致胃肠不适,消化功能下降,出现泄泻、腹胀等中医脾虚证。运用健脾法可恢复肠道菌群的平衡,如参苓白术散能使双歧杆菌等厌氧菌数量恢复正常,且可明显抑制以肠球菌为代表的需氧菌的数量,从而提升肠道正常菌群的作用。

第五节 中医非药物疗法

一、适应四时疗法

《黄帝内经》在开卷第一篇,《素问·上古天真论篇》中就明确指出:"上古之人,其知道者,法于阴阳,和于术数,食饮有节,起居有常,不妄作劳,故能形与神俱,而尽终其天年,度百岁乃去。今时之人不然也,以酒为浆,以妄为常,醉以入房,以欲竭其精,以耗散其真,不知持满,不时御神,务快其心,逆于生乐,起居无节,故半百而衰也。"这是古人早在两千多年前就已经提出的协调人体内外阴阳,法于四时阴阳的养生之道,也是"治未病"思想的内容之一。

刘淼等将中国海南共 1 002 名百岁老人纳入队列研究分析,其中共有 95 名百岁老人患有糖尿病,糖尿病的患病率为 9.5%;共有 81 名百岁老人患有空腹血糖受损,患病率为 8.1%。因未能开展餐后 2h 血糖和糖化血红蛋白检测,可能存在糖尿病的漏诊。白杨等共调查重庆市内所有 878 名百岁老人,在生活方式上,大部分百岁老人不吸烟(91.63%)、不饮酒(82.96%),且在城乡分布上无统计学差异。针对百岁老人这一特殊人群,如何科学总结、挖掘其长寿的内在规律性要素,尤其是他们中年时期的生活方式以及长期的队列追踪随访研究对指导慢性病防控很有意义。

二、中医膳食疗法

在古代,我国人民早已认识到"药从食来、食具药功、药具食性"的道理,《素问·脏气法时论》指出,"毒药攻邪,五谷为养,五果为助,五畜为益,五菜为充,气味合而服之,以补精益气。"药膳将药物作为食物,赋食物以药用,药借食力,食助药威,既有营养价值又可防病治疗,是中医"治未病"理念的体现。

魏丽萍综述表明,依据"医食同源""药食同源"之说,糖尿病养生药膳益气药常用黄芪、党参、人参、太子参、灵芝、木耳等,益气养阴药常用西洋参、黄精等;滋阴润燥药常用玉竹、知母、石斛、百合、麦冬、天冬、沙参、银耳等,补益肝肾药常用枸杞子、女贞子、山茱萸、制何首乌、黑芝麻等;健脾补肾药有山药、芡实等,健脾药有茯苓、薏苡仁等,清热降火药有桑叶、葛根、天花粉、生地黄、玄参、地骨皮、大黄等;活血化瘀药有山楂、丹参等。其中,山药、枸杞子、人参、黄精、玉竹、黑芝麻、银耳、木耳、茯苓、薏苡仁、桑叶、葛根、山楂等,性味和口感较好,现代药理研究又具有调节血糖和降糖作用,属"药食同源"之佳品。药食同源并不意味着可以无节制地食用或滥用中药,"药食同源意味着无毒"的观念是错误的。药食同源植物,如薄荷、栀子、肉桂、决明子和白果等引起的严重药物不良反应—肝毒性也正受到广泛关注。

葛莉等检索 Web of Science 核心合集数据库中有关 2 型糖尿病药食同源食材研究的文献进行多角度分析,共纳入文献 186 篇。分析发现 2000—2020 年 2 型糖尿病药食同源食材干预研究的发文量缓步上升;薤白、生姜、姜黄等药食同源食材已经在 2 型糖尿病患者中得到应用,具有降低血糖、降低血脂、改善机体氧化应激状态的作用;药食同源食材对 2 型糖尿病患者的意义不仅仅是血糖和胰岛素相关指数的改善,同时还可改善血脂水平、机体氧化应激状态、情绪反应,降低患者患心血管疾病的风险。

三、经络穴位疗法

1. 针灸 以针刺与灸法为核心的针灸学是中医独具特色的重要学科。现存的从战国至清代的针灸文献约 129 种,其中包含针灸专著 99 种。其中《黄帝内经》的《灵枢》在针灸学的理论构建中具有重要意义,该书对经络、腧穴、刺法、治疗原则等理论进行全面阐述,如"凡用针者,虚则实之,满则泄之,宛陈则除之,邪胜则虚之"。此后具有里程碑意义的针灸著作当属西晋皇甫谧所著《针灸甲乙经》,它是我国现存最早的针灸学专著。其中卷十一记载了消渴病的相关论述,其云:"阴气不足,热中,消谷善饥,腹热身烦,狂言,三里主之。"

许林玲等通过检索古籍建立针灸治疗消渴病相关症状的数据库,基于数据库进行频次分析。检索出相关古籍 27 部,查阅到针灸治疗消渴病的处方 195 个,共有腧穴 63 个,发现使用频次最多的腧穴是承浆,最常用对穴是行间、涌泉,频次最高的组穴是水沟、金津、玉液、海泉、承浆、廉泉、气海、肾俞。

王焱等通过查阅中国知网、万方、维普数据库自建库以来发表的有关针灸治疗糖尿病前期的文献资料,纳入文献 38 篇,临床研究 34 篇,共用 49 个腧穴,频次为 251 次。腧穴集中在足太阳膀胱经、足阳明胃经、任脉、足太阴脾经,选穴以足三里、脾俞、三阴交、肾俞、胃脘下俞、中脘、关元、丰隆、肝俞、胃俞为主,耳穴取肾、脾、胃、肺为主,以背腰部、腹部分布较多,特定穴以背俞穴、交会穴、募穴为主。研究热点方面,针灸疗法在治疗糖尿病周围神经病变疼痛和神经系统疾病方面有独特而确切的疗效,在未来可能将继续保持较高的关注度。

《灵枢·口问》中记载"耳者,宗脉之所聚也",十二经脉与耳有着直接或间接的关系。陈瑜凡等通过文献统计对近 10 年耳针疗法治疗糖尿病前期进行研究,发现临床取穴使用频次前 5 位的耳穴分别是内分泌、胰、三焦、胃和脾。此类穴位均位于耳甲腔和耳甲艇,该区主要受迷走神经耳支的支配，对此区域的刺激能通过耳迷走神经影响相关内脏功能，达到降糖效果。有研究显示，耳针对糖尿病及其并发症亦有较好的疗效，且安全性较高，未出现不良影响。但是，目前耳针降糖治疗选穴较多，下一步精选出疗效最好的穴位很有必要。

针灸用于预防疾病称为"逆针灸"，是我国传统中医药治未病的主要手段之一。明代高武《针灸聚英》记载："无病而先针灸曰逆"，明确阐明了逆针灸的概念，即在机体疾病尚未完全形成时运用针灸方法。耳针在糖尿病预防方面的研究和经验或为中医治未病开辟一条崭新途径。

2. 推拿　谢会慧等基于中国知网（CNKI）数据库的文献研究表明，推拿治疗糖尿病文献总体呈上升趋势，糖尿病足、糖尿病周围神经病变、减重是目前临床研究的热点，糖尿病抑郁、糖尿病便秘及生活质量是今后研究的趋势，但辅助糖尿病患者降糖依然是重点。张树桐等查阅文献，以推拿按摩部位为区分条件，对背部、足底、耳穴疗法、全息部位及其他疗法的推拿按摩在降糖及改善症状方面的疗效作了研究，发现以背部足太阳膀胱经的穴位应用尤为广泛，而全身多部位的综合按摩法可通过多条途径达到良好效果。还有研究发现腹部经穴推拿具有提高肥胖2型糖尿病患者脂联素（adiponectin，APN）表达的作用，而APN具有改善胰岛素抵抗的作用。

来自胡仁山等、王红岩等两组不同的研究报道，在对照组基础上对社区2型糖尿病患者采用中医推拿按摩治疗，具体方法基本一致：空拳轻捶肾俞穴，顺时针揉涌泉穴、太溪穴、足三里穴，逆时针揉合谷穴、曲池穴、行间穴，以局部酸胀为宜，早晚各1次。可有效降低患者空腹血糖水平，改善中医证候积分，提高临床治疗效果。

四、中医情志疗法

中医一直认为，禀赋不足、饮食失节、情志失调、劳欲过度等是消渴病的病因。如《灵枢·五变篇》有叙述，"其心刚，刚则多怒，怒则气上逆，胸中蓄积，血气逆留，髋皮充肌，血脉不行，转而为热，热则消肌肤，故为消瘅。"

相据五行相克理论，人的情志活动之间亦存在相互制约关系。后世医家根据《素问·阴阳应象大论》的"怒伤肝，悲胜怒""喜伤心，恐胜喜""思伤脾，怒胜思""忧伤肺，喜胜忧""恐伤肾，思胜恐"理论，提出情志相胜疗法，即通过采用言行、事物等手段，诱导与致病情绪相胜的情绪来治疗患者的情志疾病的方法。此法于金元时期在临床上运用颇多，尤以张子和与朱震亨最为擅长，对后世医家产生了深远影响。

但从目前的临床研究来看，情志疗法在糖尿病临床治疗中的运用不多。苏伟娟等将80例初诊2型糖尿病患者随机分为胰岛素联合中医情志疗法治疗（治疗组）与单纯胰岛素治疗（对照组）两组进行为期12周研究。结果显示，初诊2型糖尿病患者生存质量偏低，其中最低的为一般健康状况和情感职能，最高为躯体功能。结论：中医情志疗法干预可以有效地改善接受胰岛素治疗的初诊2型糖尿病患者的生存质量。

五、传统运动疗法

中医传统运动包括太极拳、八段锦、易筋经、五禽戏等，属于导引术、健身气功范畴。现代研究发现，中医传统运动在改善糖尿病危险因素、调节血糖、延缓并发症发生等方面收到较好疗效，适宜进一步推广并深入研究。

八段锦柔筋健骨、养气壮力,具有行气活血、协调五脏六腑之功能,可发挥最大化的身心整合作用。邓铁涛认为"上工治未病,是医之战略",并将其作为自己的保健指导思想。邓老享年104岁,最推崇八段锦,还根据传统八段锦的核心思想,结合自己的养身经验和现代生活方式的特点,编创了一套更简便易学的八段锦,现称为"邓老八段锦",广州中医药大学还开展了系列"邓老八段锦"干预糖尿病的临床研究。魏璐璐等meta研究分析结果显示,八段锦可显著改善2型糖尿病患者空腹血糖、糖化血红蛋白及低密度脂蛋白水平,有助于患者的血糖控制,但对高密度脂蛋白指标的改善效果不明显。

六、中医五音疗法

《素问·五脏生成篇》指出"五脏之象,可以类推;五脏相音,可以意识","五脏相音"理论和实践是中医五音疗法的核心,后几近失传。目前在糖尿病方面的研究不多。

中医非药物疗法在糖尿病防治上有一定辅助作用,在糖尿病"治未病"五级防治体系中应有一席之地,尤其提倡顺时养生,从生活起居、精神、饮食、运动等方面调节机体的生理活动,尽终其天年,度百岁乃去,才是糖尿病预防之根本。

(叶　真)

主要参考文献

[1] 高红艳,周强,车立娟. 消渴文献荟萃[M]. 上海:浦江教育出版社,2014.

[2] 许曼音. 糖尿病学[M](2版). 上海:上海科学技术出版社,2010.

[3] 闫秀峰,倪青,陈世波,等. 对林兰糖尿病中医"三型辨证"理论的探讨[J]. 中医杂志,2005,46(12):885-887.

[4] YANG W,LU J,WENG J,et al. Prevalence of diabetes among men and women in China[J]. N Engl J Med,2010,362(12):1090-1101.

[5] 陆菊明.《中国2型糖尿病防治指南(2020年版)》读后感[J]. 中华糖尿病杂志,2021,13(4):301-304.

[6] 左强,吴伟,邓铁涛. 从中医学"治未病"理念思考冠心病防治[J]. 新中医,2013,45(12):1-3.

[7] 高日阳. 孙思邈"治未病"思想探析[J]. 中医研究,2011,24(3):6-8

[8] 薛泰骑,王世东,陈小愚,等. 吕仁和分期辨治糖尿病经验阐介[J]. 中医杂志,2022,63(5):412-415.

[9] 冯睿,张立双,昝树杰,等. 张伯礼教授治疗糖尿病前期临床思维浅析[J]. 天津中医药,2020,37(2):141-143.

[10] 王琦. 从三个关键科学问题论中医体质学的进展及展望[J]. 北京中医药大学学报,2021,44(12):1061-1066.

[11] 仝小林. 脾瘅新论:代谢综合征的中医认识及治疗[M]. 北京:中国中医药出版社,2018.

[12] FENGMEI L,GUANGWEI L,XINYAN C,et al. Chinese herbal medicine Tianqi reduces progression from impaired glucose tolerance to diabetes:A double-blind,randomized,placebo-controlled,multicenter trial[J]. J Clin Endocrinol Metab,2014,99(2):648-655.

[13] PANG B,ZHANG Y,LIU J,et al. Prevention of type 2 diabetes with the Chinese herbal medicine Tianqi Capsule:A systematic review and meta-analysis diabetes[J]. 2017,8(6):1227-1242.

[14] WANG H,GUO L,SHANG H,et al. JinqiJiangtang tablets for prediabetes:A randomized,double-blind and placebo-controlled clinical trial[J]. Scientific Reports,2017,7(1):11190.

[15] 方朝晖，赵进东，石国斌，等. 脾瘅（糖尿病前期）中医综合防治方案及其临床研究[J]. 天津中医药，2014，31（10）：583-586.

[16] 仝小林. 糖尿病中医药临床循证实践指南（2016版）[M]. 北京：科学出版社，2016.

[17] 庞博，赵进喜，王世东，等. 施今墨诊疗糖尿病学术思想与临证经验[J]. 世界中医药，2013（1）：60-63.

[18] 吕景山. 糖尿病证治挈要[M]. 北京：人民军医出版社，2003.

[19] 田会东，王静，郭丽娜，等. 基于网络药理学的"苍术-玄参"药对抗2型糖尿病作用机制研究[J]. 中国现代应用药学，2020，37（2）：165-169.

[20] 庞博，赵进喜，王世东，等. 祝谌予诊疗糖尿病学术思想与临证经验[J]. 世界中医药，2013，8（2）：174-178.

[21] 张珏，刘敏. 国医大师治疗消渴病遣方用药规律[J]. 新中医，2014，46（9）：177-179.

[22] 红俊杰，郑曙琴. 基于数据挖掘国医大师治疗糖尿病用药规律研究[J]. 山东中医杂志，2019，38（5）：444-449.

[23] 辜洁敏，陈超，陈秋铭，等. 基于数据挖掘分析国医大师治疗消渴病用药规律[J]. 湖南中医药大学学报，2019，39（12）：1483-1487.

[24] 郑玉娇，苟筱雯，逄冰，等. "糖络病"学说及其诊疗要点发微[J]. 中医杂志，2019，60（22）：1920-1923.

[25] 伦中恩. 糖尿病（消渴病）临床常见慢性并发症的中医文献研究[D]. 北京：中国中医科学院，2010.

[26] 孟加宁，姚源璋. 从瘀热论治中晚期糖尿病肾病[J]. 中国中医基础医学杂志，2017，23（4）：468-470.

[27] 赵亚，张勉之，樊威伟，等. 国医大师张大宁治疗糖尿病肾病用药经验[J]. 陕西中医，2021，42（6）：773-775.

[28] 刘洪，熊维建，郑新，等. 国医大师郑新论治糖尿病肾病的学术思想和临证经验[J]. 中华中医药杂志，2016，31（11）：4547-4549.

[29] 魏金艳，王世东，赵进喜，等. 国医大师吕仁和传承团队治疗糖尿病肾脏病常用药对配伍探析[J]. 辽宁中医药大学学报，2022，24（07）：54-57.

[30] 南赫，黄晓强，赵进喜，等. 糖尿病肾病"肾络伏风"病机学说及"从风论治"治法的探讨[J]. 环球中医药，2020，13（4）：620-623.

[31] 沈佳丽，杨晓宇，张颖煜，等. 国医大师邹燕勤从虚、热、湿、瘀论治糖尿病肾病[J]. 湖南中医药大学学报，2022，42（4）：528-531.

[32] 宋超群，白晓甜，南征，等. 南征治疗消渴肾病用药规律分析[J]. 中医药通报，2022，21（3）：43-47.

[33] 常丽萍. 吴以岭院士领导团队创新获国家科技进步一等奖[J]. 天津中医药，2020，37（2）：240.

[34] 李平，赵海玲. 糖尿病肾脏疾病中医证候标志物研究的必要性和可行性分析[J]. 世界中医药. 2020，15（17）：2519-2523.

[35] ZHAO J，ISABELLE T，XU L D，et al. Efficacy of combined abelmoschus manihot and irbesartan for reduction of albuminuria in patients with type 2 diabetes and diabetic kidney disease：A multicenter randomized double-blind parallel controlled clinical trial[J]. Diabetes Care，2022，45（7）：e113-e115.

[36] 贾晓林，蔡文就，刘晨甲，等. 邓铁涛教授论治糖尿病足经验[J]. 广州中医药大学学报，2005，22（3）：228-230.

[37] 锁苗，李惠林，张学文，等. 国医大师张学文从内生毒邪论治糖尿病足[J]. 中医学报，2020，35（263）：807-810.

[38] 蔡穗珍，林芝倩，潘金泉，等. 基于文献整理探讨"从脾论治"2型糖尿病的用药规律[J]. 福建医药杂

志，2021，43（6）：100-102.

[39] 谢秀英，沙雯君，雷涛，等. 中医药通过调节肝糖异生从脾论治糖尿病研究进展[J]. 上海中医药杂志，2021，55（5）：94-101.

[40] 林翔英，许若缨，黄铭涵，等. 基于气机升降理论探讨脾胃湿热证与肠道微生态关系[J]. 中国中医药信息杂志，2021，28（7）：17-20.

[41] 冯皓月，李慧，岳仁宋，等. 从"阳明有余"理论探讨"肠道 - 宿主免疫"失衡在糖尿病大血管病变中的作用[J]. 中国实验方剂学杂志，2021，27（24）：219-226.

[42] 郇鹏飞，金智生，高钰莹，等. 基于肠道微生态探讨 2 型糖尿病从脾虚论治机理[J]. 中国中医药信息杂志，2019，26（5）：8-10.

[43] 刘淼，杨姗姗，王盛书，等. 海南百岁老人糖尿病的患病率及影响因素分析[J]. 中华流行病学杂志，2021，42（1）：68-72.

[44] 白杨，陶青柳，曾缓，等. 重庆市百岁老人生活方式现状[J]. 中国老年学杂志，2012，32（12）：5230-5232.

[45] 魏丽萍. 中医药膳防治糖尿病研究概况和思考[J]. 山东中医药大学学报，2019，43（4）：421-424.

[46] 葛莉，刘祎如，戴燕铃，等. 基于 CiteSpace 的 2 型糖尿病药食同源食材干预研究的文献计量分析[J]. 福建中医药，2021，52（9）：12-15.

[47] 张美菱，杨宇峰，石岩. 中医非药物疗法干预糖尿病前期理论基础与研究现状[J]. 辽宁中医药大学学报，2021，23（6）：99-101.

[48] 许林玲，徐天舒，张建斌. 民国前历代针灸治疗消渴病用穴规律的研究[J]. 江苏中医药，2015，47（5）：72-73.

[49] 王焱，宋爱群，梁凤霞. 针灸治疗糖尿病前期的选穴规律分析[J]. 湖南中医杂志，2021，37（1）：130-134.

[50] 陈瑜凡，王燕平，荣培晶，等. 耳针疗法对糖尿病前期干预的探讨[J]. 世界中医药，2021，16（24）：3629-3632.

[51] 谢会慧，丛德毓，谢东伶，等. 基于 Citespace 知识图谱的推拿治疗糖尿病研究可视化分析[J]. 中医药通报，2022，21（4）：45-50.

[52] 张树桐，王德惠. 推拿按摩治疗 2 型糖尿病临床研究进展[J]. 湖南中医杂志，2013，29（5）：141-143.

[53] 胡仁山，杨辟坚，孔锦辉，等. 探讨中医推拿按摩治疗社区 2 型糖尿病的临床疗效[J]. 中国实用医药，2018，13（27）：36-37.

[54] 苏伟娟，郑欣，王丽英，等. 中医情志疗法对初诊 2 型糖尿病患者生存质量的影响[J]. 中国卫生标准管理，2018，9（24）：85-87.

[55] 刘焕兰，曲卫玲. 邓铁涛教授养生学术思想探讨[J]. 新中医，2010，42（5）：5-6.

[56] 魏璐璐，朱泓吉，朱琳，等. 八段锦对 2 型糖尿病患者血糖影响的 meta 分析[J]. 湘南学院学报，2021，42（5）：71-75.

[57] 蔡源媛，陈婷.《不药疗法验案》之中医非药物疗法例析[J]. 山东中医杂志，2021，40（2）：199-202.

第十七章

健康行为干预理论的运用

核 心 推 荐

1. 世界卫生组织强调"理论指导下的健康教育",应用基于理论的行为改变模型进行干预可取得更有效、更持久的效果。根据健康相关行为生态学模型,健康行为改变理论分为个体、人际、群体和社区三个水平,经典的理论/模式有健康信念模式、阶段改变模型、理性行动与计划行为理论、社会认知理论、社会网络和社会支持、组织机构改变理论、创新扩散理论、社会营销、格林模式等,每个理论框架都具独特的思维视角、适用特点、应用范围、优点与局限,在实践中需要根据目标和干预对象特点,综合应用这些理论和模式,并与流行病学、社会学、心理学、管理学等学科和方法有机结合。

2. 健康行为干预理论/模式在慢性病预防控制、行为和生活方式干预等领域有较广泛的应用,经典理论/模式在实际应用中进一步发展和完善,形成融合多个单一理论、处理多个因素干预的多阶段理论或模式,为设计开展高质量的健康行为干预提供支撑。随着数字健康、智慧医疗的飞速发展,借助智能手机及应用程序、可穿戴设备、互联网、人工智能等数字化技术的健康行为干预逐渐得到关注,具有广阔的应用前景。

3. 在糖尿病预防控制的实践中,健康行为干预理论/模式可应用于糖尿病健康教育、糖尿病风险评估、非药物干预、药物依从性改善、自我管理能力提升等诸多方面。在实际工作中开展糖尿病相关健康行为干预项目,科学的设计至关重要,一般应包括需求评估、目标和策略设定、实施与评价等环节。

第一节 健康行为干预策略与经典理论/模式

一、健康行为及干预策略

(一)健康行为与健康相关行为

健康行为(health behavior)广义上是指人体在身体、心理、社会各方面都处于良好的健康状态下的行为模式,包括个人属性(如信仰、期望、动机、价值观、感知)和其他认知元素、人格特征,以及维持、恢复和改善健康相关的外显行为模式、行为习惯和影响健康行为表现的内隐性反应。从狭义上理解,健康行为是个体为了预防疾病或早期发现疾病而采取的行为,包括预防行为(如平衡膳食、合理运动)、疾病行为和患者行为三类。

　　健康相关行为(health related behavior)定义为那些对健康结局起到直接或间接影响作用的行为,可表现为个体健康相关行为和群体健康相关行为。个体和群体在社会生产和生活活动中采取的对待其他事物的行为应激,将对行为主体的心理或生理健康产生间接或直接的影响,根据影响性质的不同,健康相关行为可分为促进健康的行为和危害健康的行为。促进健康行为(health-promoted behavior)指个体或群体表现出的客观上有利于自身和他人健康的行为,具有有利性、规律性、和谐性、一致性和适宜性的特点,可分为基本健康行为、戒除不良嗜好、预警行为、避开有害环境行为和合理利用卫生服务行为5大类。危害健康行为(health-risky behavior)是指偏离了健康期望的客观上不利于健康的行为,具有危害性、稳定性和习得性的特点,主要包括不良生活方式与习惯、致病行为模式(如与冠心病密切相关的A型行为模式和与肿瘤发生有关的C型行为模式)、不良疾病行为(如讳疾忌医、不遵从医嘱、滥用保健品),以及违反社会法律、道德规范并危害健康的行为(如药物滥用、性乱)。

(二)健康行为的影响因素

　　人的行为受生态环境多个层次交互作用的影响,包括个体因素、人际环境因素和物理、文化环境因素三个水平(图17-1)。

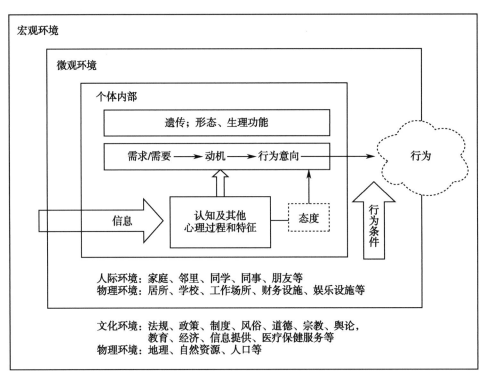

图 17-1　健康相关行为受多水平、多方面因素的影响
(资料来源:《健康教育学(第3版)》)

　　1. 个体因素　人自身有多方面因素可以影响行为,如遗传因素、生理因素等,但最重要的是心理因素。

　　(1)心理因素:人的心理现象包括心理过程(认知、情感、意志)和个性(人格倾向性和特征、自我意识)都可以从不同方面、以不同的机制、在不同程度上影响人的行为。需求和需要是行为的根本动因，动机是采取行动的驱动力，认知是行为的决定因素，自我效能是健康行为形成和维持的激励因素。

（2）遗传、生理及其他个体因素：健康行为存在性别差异，年龄、文化程度、经济收入均是影响健康行为的重要因素。

2. 人际环境因素 从社会网络成员获得的社会支持（包括情感支持和物质支持）是健康促进行为采取和维持的正向因素。家庭是健康影响因素汇集之处，家庭环境通过交互影响成为健康行为的重要决定因素。

3. 物理、文化环境因素

（1）社会经济发展水平、城镇化水平和健康设施的可及性会影响个体和群体对健康行为的选择。

（2）社会法规与道德规范对人们采取促进健康的行为、维护和提高健康水平发挥了积极重要的作用。

（3）大众媒体传播通过直接传播健康信息和与健康行为有关的社会行为规范和行为榜样，造成舆论压力和舆论监督，对人群采取健康行为具有提示和激励作用，是健康行为干预的有力工具。

（三）基于生态学模型的健康行为干预策略

健康相关行为涉及的具体行为多，影响因素错综复杂，各因素之间可能存在联合作用，各行为之间也可能相互作用，需要采用基于生态学理论模型的健康行为干预策略。生态学理论模型提供了行为的多水平影响因素以及各水平因素之间交互关系的理论框架，指导开发综合的行为干预模式，使每个水平影响行为的因素得以改善，从而有助于行为向有利健康的方向发展。

健康相关行为生态学模型的核心内容包括以下几点：

（1）健康相关行为的发生发展受到多个水平的因素影响。

（2）在这些因素和水平间存在相互联系，而人的行为与环境是相互作用的。

（3）健康教育干预活动在多个水平实施干预取得的效果最佳。

（4）多个水平的行为干预活动需在多个方面的人群中方易实施。

因此，在健康教育干预活动中，改善健康行为的干预策略应尽可能采取包括以家庭、社区等为基础的多个人群参与的人际、生活环境改变的综合措施，通过个体、人际水平来影响健康行为的形成和改善，同时也需要组织机构、相关公共政策等社会环境支持来规范或约束个体的健康行为。

二、健康行为干预经典理论/模式

在健康行为学领域，理论（theory）是用一套相互关联的观点来解释健康相关行为或指导健康行为干预的系统方法，模式或模型（models）是基于多种理论而形成的问题处理或应对方式。健康行为理论能为选定行为影响因素及测定方法提供框架，在健康干预的设计、实施、评价等阶段也具有很强的指导价值，对于提高健康行为改变的依从性，最大程度地发挥行为干预的潜在效果，从理论层面理解健康行为和行为改变十分重要。国内外实践也证明基于健康行为改变理论框架的健康行为干预能够有效促进公众的健康行为改变，世界卫生组织强调"理论指导下的健康教育"。

健康行为干预理论/模式自20世纪50年代提出，研究视角逐步从注重行为预测的动机模型扩展到关注意图-行为差异的综合模型，聚焦变量从知识、行为、态度、主观规范到感知行为控制、环境，再到行为改变影响因素，深刻剖析刻画健康行为的内在机制。根据健康相关行为生态学模型，健康行为改变理论/模式分为个体、人际、群体和社区三个水平，经典的有健康信念模式、阶段改变模型、社会认知理论、格林模式等。需要注意的是，每种理论框架都有自己独特的思维视角、适用特点、应用范围、优点与局限，没有一种理论能对健康行为形成做出全面的解释和预测，在实践中必须综合性地应用这些理论和模式。

（一）应用于个体水平的理论/模式

应用于个体水平的经典理论/模式有理性行动与计划行为理论、知信行模式、健康信念模式、阶段改变模型等，主要针对个体在行为改变中的心理活动来解释、预测健康相关行为并指导干预。

健康信念模式（health belief model，HBM）是使用最为广泛的行为改变理论，已成为公认的健康行为理论工具。健康信念模式应用关于认知和意志的知识以及价值期望理论，强调健康信念是人们接受劝导、改变不良行为、采纳健康行为的关键，从4个维度解释和预测健康相关行为：①健康威胁，对疾病易感性和严重性的主观判断；②行为期望，对采纳或放弃某种行为能带来的益处和障碍的主观判断；③行动诱因，激发个体采取健康行为的决定因素（如医生建议、亲友劝告、媒体影响等）；④自我效能（self-efficacy），评价个体对自己成功实施或放弃某行为能力的自信。健康信念模式充分考虑了社会心理因素对行为的影响，并用态度和信念较好地解释和预测行为，但由于未考虑其他因素（如物质环境、社会道德准则等）的影响，具有一定的局限性。

阶段改变模型（stages of change model，SCM）又被称为跨理论模型（transtheoretical model，TTM），着眼于行为变化过程，根据行为改变不同阶段个体和群体的需求提供有针对性的行为支持，以改变人们不良行为模式，核心概念包括变化阶段、变化过程、决策平衡和自我效能。阶段改变模型最突出的特点是强调行为改变是连续的、动态的、渐进的过程，通常需要经过无打算改变阶段、打算改变阶段、改变准备阶段、行为改变阶段和行为维持阶段共5个阶段，健康行为干预必须从不同阶段人群的实际需要出发设计干预措施和方法，第1、2阶段干预重点是促进个体认识到危险行为的危害、权衡改变行为的利弊从而产生改变行为的意向、动机，第3阶段帮助个体确定切实可行的目标以促使其做出改变不健康行为的决策，第4、5阶段要争取社会和环境支持来强化和监督行为改变。由于阶段改变模型仍是以个体角度为出发点的理论，存在一定的局限性：①对环境的影响作用考虑较少；②是对行为变化的描述性解释，而不是原因性解释；③各阶段间的划分和相互关系不易明确。

理性行为理论（theory of reasoned action，TRA）是在信念-态度-意向-行为关系的社会心理学研究中发展起来的，把行为意向（即是否打算实施此行为）作为某种行为是否发生的决定因素和最佳预测因素，而个人的行为意向会受到周围群体对行为的评价和自己对行为判断的影响，适用于指导完全受个人意愿控制的行为干预。计划行为理论（theory of planned behavior，TPB）在理性行为理论基础上增加感知行为控制因素——即个体对自己能否执行特定行为的能力的判断和评价，同时考虑一些社会人口学因素和环境等的间接影响，适用于指导不完全受个人意愿控制的行为干预(图 17-2)。两种理论都将主观行为规范列为行为的决定因素,这在健康行为研究领域是一个重要发展,这两种理论已成功应用于预测和解释一系列的健康相关行为和意向,包括饮食行为、身体活动或锻炼行为、成瘾行为等。

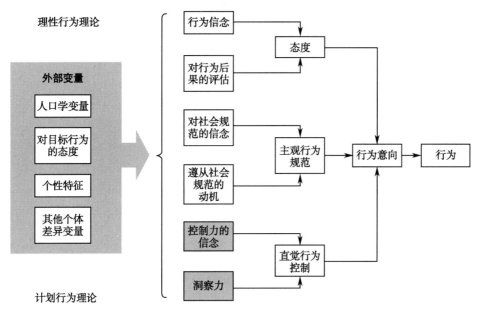

图 17-2 理性行为理论和计划行为理论示意图
(资料来源:《健康教育学(第 3 版)》)

(二)应用于人际水平的理论 / 模式

应用于人际水平的经典理论 / 模式有社会认知理论、社会网络和社会支持、紧张和应对互动模式等,主要研究家人、同事、健康服务照顾者、权威人士等人际影响对健康相关行为的作用。

社会认知理论(social cognitive theory,SCT)是源于社会学习理论的一种综合性行为干预理论,核心观点是"三元交互决定论",即个体的行为是个人认知因素(知识、期望、态度)、行为因素(技能、实践、自我效能)、环境因素(社会规范、社区、他人、舆论等)三者之间交互作用所决定的,在社会认知理论指导下的健康行为干预要考虑个人、行为和环境整体的共同作用,特别是强调社会环境对人们健康认知和行为的影响,人们有能力改变或创造环境以使其有利于群体健康及健康行为。

社会关系对健康相关行为及健康本身有重要影响,支持性社会网络对健康具有促进作用。社会网络和社会支持(social networks and social support)理论阐明了社会网络对健康及健康行为的作用机制,提出行为的改变受周围社会关系网络特征的影响,社会网络、社会支持不仅可以直接影响压力、健康行为、身体健康、心理健康和社会健康,还与影响健康的个人和社区因素有关,与健康之间形成复杂的相互作用关系(图 17-3),对如何利用社会网络进行健康行为干预具有重要理论指导作用。运用社会网络和社会支持理论开展健康干预研究必须首先明确什么时候(when)、由谁提供(who)、什么样(what)的社会支持,综合运用加强现有社会网络的联系、发展新的社会网络、通过社区权威人士和卫生服务人员加强社会网络、通过社区能力建设和问题解决过程来加强社会网络等策略，健康行为干预将更有效。

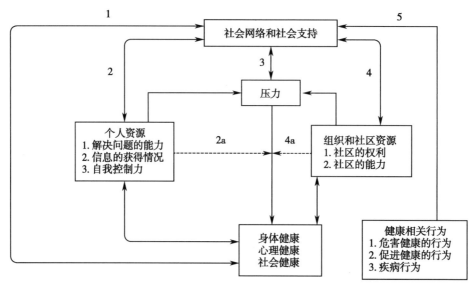

图 17-3　社会网络、社会支持与健康之间的关系
（资料来源:《健康教育学（第 3 版）》）

（三）应用于群体和社区水平的理论 / 模式

应用于群体和社区水平的经典理论 / 模式有格林模式、组织机构改变理论、创新扩散理论、社会营销等针对个体所在社区、组织、政策支持环境对健康相关行为影响的理论。

社区组织是协助社区中的群体或成员共同解决所面临问题的过程，在健康教育与行为干预活动中具有重要作用，健康促进中政策与支持环境的改善往往需要进行必要的组织改变。社区组织理论（community organizing theory）来源于生态学、社会系统论、社会网络和社会支持等理论，强调社区组织对识别、评估和解决人群健康问题、动员资源和实现目标的作用，关键概念包括增权、社区参与、社区能力、问题选择和社区联盟等，用于指导实施社区动员、社区组织或社区建设的健康干预项目。社区组织的实施步骤一般包括发现问题、进入社区、争取社区成员支持、社区需求与能力评估、确定优先问题与目标、确定解决方案以及执行、评价、效果维持等，所有结果再反馈到开始阶段作为下一次执行的基础，形成螺旋循环上升过程。

社会营销（social marketing）是将市场营销概念和技术运用于社会范畴的过程，着眼于传播新的思想和理念以促进个体或群体的行为改变。传统市场营销的 4P 要素——产品（product）、价格（price）、地点（place）和促销（promotion）被赋予新的内涵，社会营销的产品可以是传统的有形产品和服务，也可以是无形的理念或态度、由行动和行为组成的实践，丰富与定义了社会营销新的 4P 要素——公众（public）、伙伴关系（partnership）、政策（policy）和财权（purse strings），强调社会营销更需要政策环境与经费支持以及组织机构合作。社会营销计划主要包括分析社会营销的环境、选择及分析目标对象、确立营销计划预定达成的目标、设计"4P"的营销组织、实施与评价 6 个步骤。社会营销使营销学、心理学、行为学、社会学等理论有机结合,可有效提高行为改变的效率和效果,能够用于解决多种社会问题。

格林模式(PRECEDE-PROCEED model)是以 Green 为首提出的以健康行为干预理论为指导的健康教育与健康促进的实践方法,为健康教育计划设计、实施与评价提供了一个连续的步骤,可帮助指导健康教育与健康促进实践的过程,是目前应用最广泛、最具有权威性的健康教育与健康促进设计模式。该模式具有以下特点:①考虑健康相关行为受多重因素影响,综合运用多维度、多层次的生态观点和多种行为改变理论(如社区组织理论、社会认知理论、健康信念模式、健康传播等);②干预之前对特定健康问题进行系统调查研究,从"结果入手"开始问题分析,由原因到目标解决问题;③强调社区参与的重要性。格林模式包含 5 个诊断阶段、1 个执行阶段和 3 个评价阶段,诊断阶段(也称需求评估)运用社会学和流行病学的研究方法评估社区居民的实际需求,从而确定健康问题的优先顺序、健康相关行为及其影响因素(倾向、促成、强化因素)、可利用的资源等,为制定健康教育与健康促进干预目标、策略措施和效果评价提供依据,执行阶段是运用教育、环境干预中相应的政策、法规和组织等手段开展综合干预,评价阶段是对项目的目标、内容、方法、措施、过程和效果等进行评估的过程(图 17-4)。

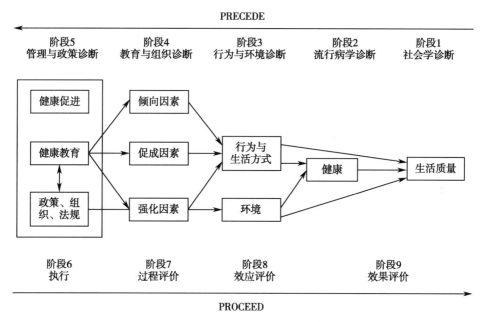

图 17-4　PRECEDE-PROCEED 模式

(资料来源:《健康教育学(第 3 版)》)

由以上的健康相关行为理论 / 模式可以看出,决定行为发生发展的因素来自多个层面的多个方面,而且这些因素相互联系、相互作用并随时间而变化,因此健康行为干预必须考虑多种因素对目标行为的协同作用,动员各种力量、采用多种策略和措施,对多种关键的可改变因素进行综合干预。此外,不同的健康行为理论适用于不同的健康干预,在实际应用时需要了解其适用范围及可能遇到的问题,根据目标和干预对象特点选择合适的理论,并与流行病学、社会学、心理学、管理学等学科的方法有机结合,坚持理论指导下的健康教育与行为干预。

第二节 健康行为干预理论/模式应用与发展

一、经典健康行为干预理论/模式的应用

（一）健康信念模式的应用

健康信念模式被广泛应用于预测各种健康相关行为，如生活方式和慢性病行为干预、疾病筛查和预防免疫接种等，在帮助设计健康教育调查研究、问题分析及指导行为干预方面也有良好的应用价值。Donadiki 等从感知易感性、感知严重程度、感知益处、感知障碍、行动线索和自我效能 6 个方面调查女大学生拒绝人乳头瘤病毒（human papilloma virus，HPV）疫苗接种的原因，发现存在感知障碍和感知益处较低的学生拒绝接种 HPV 疫苗的可能更大。刘敏等观察健康信念模式对 2 型糖尿病患者自我管理及血糖的影响，通过健康教育让患者了解疾病的重要性和采取健康行为的益处，制定个性化的行为改变计划并在随访过程中评估和督促，干预后患者空腹血糖（FBG）、餐后 2h 血糖（2h PBG）、糖化血红蛋白（HbA_{1c}）明显下降，自我管理能力及满意度均有所提高。

（二）阶段改变模型的应用

阶段改变模型被广泛应用于生活方式、成瘾行为、疾病预防与治疗、健康管理等众多领域的健康行为改变研究。孙昕霙等研究证明基于行为转变阶段模型的干预策略（针对处于不同行为改变阶段的患者提供不同内容的健康教育）能够有效改善高血压患者的服药行为，帮助更多患者进入服药行为的行动维持期，进而提高血压控制水平。蔡忠香等应用阶段改变模型对冠心病患者进行行为期 6 个月的控烟健康教育，干预 1 个月、3 个月和 6 个月的评估结果显示，随着干预时间的延长，冠心病患者自我效能得分增高，处于前意向和意向阶段人数减少，处于准备、行动和维持阶段人数增加，每日吸烟数也明显减少。在促进高血压患者身体活动、预防妇女骨质疏松以及提高青少年水果和蔬菜消费方面，阶段改变模型也被证实可以作为健康行为干预的框架。

（三）社会认知理论的应用

社会认知理论为健康教育与健康促进实践提供了综合的理论基础，广泛应用于群体或社区的健康促进项目，芬兰"北卡累利阿项目"是其中的经典案例。Heiss 等将社会认知理论应用于糖尿病患者中等强度体力活动影响因素研究，发现任务、克服障碍和安排体力活动时间的自我效能感、结果期待、自我评估、自我调节、自我奖励和社会支持是影响糖尿病患者中等强度体力活动的主要因素，为采取有效干预提供依据。李蒙慧等基于社会认知理论，开展以学校为基础的职校生控烟干预，从学校、家庭和个人三个层面实施促进行为强化、激励、结果预期改善、自我效能提升、社会规范影响、环境改善等措施，有效提高青少年烟草相关知识和自我效能，降低未来吸烟意向和吸烟行为。

（四）格林模式的应用

作为最经典的健康教育与健康促进模式，格林模式已在认知行为干预、自我管理、疾病预防与筛查、医务人员职业压力及职业暴露、慢性病健康管理模式的构建与应用等领域成功运用，并取得显著效果。朱琦等将以格林模式为基础的健康教育模式应用于 2 型糖尿病患者的健康教育管理中，系统分析影响患者自护行为及生活质量的倾向因素、促成因素

及强化因素并制定针对性的健康教育实施流程,显著提升了患者对疾病相关知识的认知和掌握水平,促进自我管理和自护行为的养成。Nejhaddadgar 等基于格林模式,针对倾向、强化、促成三大因素对 2 型糖尿病患者进行每周 8 次教育,同时为家属开展 2 次 2 小时的培训课程,结果显示,干预组在知识、态度、自我效能、促成和强化因素以及自我管理方面得分均高于对照组。李灵等应用格林模式的 9 个步骤对居民的健康进行深层次的分析,构建高血压健康干预模型,将格林模式成功运用于慢性病的社区健康管理。

二、健康行为干预理论 / 模式的发展

(一)信息 - 动机 - 行为技能模型的应用

Fisher 等基于价值期望的经典理论,从社会认知理论引入自我效能的概念提出了信息 - 动机 - 行为技能模型(information-motivation-behavior skills model,IMB),主要包括信息、动机、行为技巧与预防行为四个变量,并充分考虑社会心理因素对行为的影响。与经典的健康相关行为改变模式相比,该模型可以验证个体具有预防疾病的信息和参与预防行为的动机,通过行为技巧可促发预防行为的维持,在促进健康行为形成和提高疾病自我管理方面有显著的效果。

IMB 模型可根据不同人群特点预测健康行为的影响因素,为采取针对性的干预提供支持。Aryam 的研究指出 IMB 模型具有预测女性超重和中心性肥胖影响因素的作用,认识到年龄、教育水平、自我调节等重要因素将有助于采取行之有效的措施控制体重。Thompson 等将 IMB 模型应用于女性 HPV 疫苗接种研究,发现信息(关于 HPV 和 HPV 疫苗接种的知识)、动机(个人态度和社会支持)和行为技巧(疫苗接种的具体步骤)是影响适龄女性接种 HPV 疫苗的三个因素,对采取有效干预提高 HPV 接种率预防宫颈癌有重要价值。华美霞等证实糖尿病足溃疡患者使用基于 IMB 的健康管理,包括知识宣讲、动机干预和行为技巧干预等,能有效增加溃疡创面恢复速度,减少创面换药次数及时间,提高患者的糖尿病足护理知识及自我护理能力,改善患者的心理状态及生活质量。

(二)保护动机理论的应用

Rogers 等对健康信念模式不断拓展完善,建立了保护动机理论(protection motivation theory,PMT),以个体行为意向为出发点探讨和解释行为形成过程,提出个体主要通过综合考量威胁评估(严重性、易感性、内部奖励及外部奖励)和应对评估(自我效能、反应效能及反应代价)激发保护性动机,从而转变健康观念,建立健康的行为方式,更合理地解释和预测行为改变的机制。

保护动机理论在国内外已被应用于慢性病、传染病、吸烟、超重和肥胖干预等多个领域,主要用于健康相关行为的解释、预测及干预。Mirkarimi 等在保护动机理论的指导下对肥胖和超重女性定期体育锻炼的态度和意图进行了动机访谈,随后 2 个月的随访证实反应效能、自我效能和严重性的认知程度对超重和肥胖女性定期体育锻炼有显著的预测作用。康烁等以保护动机理论为基础,对糖尿病患者产生保护动机的因素进行评估并根据评估结果制定具体的干预措施,使患者产生血糖监测的保护动机从而有效降低 FBG、2h PBG 和 HbA_{1c} 水平。刘方等根据保护动机理论对脑卒中后遗症患者及家属采取集体讲座、一对一指导、病友会及家属交流会等干预措施,有效缓解了脑卒中患者家属的焦虑及抑郁情绪,提高了患者的自我护理能力及依从性。

（三）行为改变轮理论的应用

为充分挖掘和利用个体自身能力、动机和外界环境等可干预因素以实现干预效果最大化，2011 年 Michie 等构建了行为改变轮（behavior change wheel，BCW）理论，其核心为能力、机会、动机 - 行为模型（capability，opportunity and motivation-behavior model，COM-B），用于分析目标人群行为的影响因素并指导干预措施的制定，还提供丰富的干预功能和政策功能，可结合 93 种行为改变技术制定具体的干预措施、实施途径或大范围的公共卫生政策，以改善个体行为在能力、机会、动机方面的不足，促进目标人群行为改变。

行为改变轮从个人、群体、环境三个方面为行为的发生机制分析提供了系统全面的理论指导，为行为干预设计提供了清晰详细的实践框架，在国外已被广泛用于卫生健康促进、慢性疾病管理等领域。Walsh D M 等利用 COM-B 探索影响社区心脏康复者应用促进活动锻炼的电子健康平台的能力、机会、动机因素，发现能力因素包括活动能力、心理准备和技术准备，机会因素包括时间、空间、设备等物理环境机会和亲友支持等社会环境机会，动机因素包括目标设置、社会交流、感知等，提示应评估患者的核心需求以设计个体化干预措施，提高干预的可接受性和有效性。Westland 等应用行为改变轮和目标设置、行动计划、社会支持等 17 种行为改变技术，设计由护士主导的标准结构化咨询来促进心血管疾病患者活动锻炼，干预使患者体育活动增加，对社会支持与基线锻炼活动水平低的患者效果更为明显。

（四）干预图方法的应用

干预图方法（intervention mapping，IM）是 20 世纪 90 年代新出现的一种指导健康促进干预设计、实施和评估的方法，以社会生态学理论为基础来评估健康需求、干预健康问题并促进社区参与的健康促进规划方法，由评估健康问题和社区能力、确定项目目标、选择基于理论的干预策略和应用、设计和调整完善干预方案、执行干预方案、实施过程评估和效果评估 6 个步骤构成。

干预图方法主要特点是在干预方案形成过程中充分考虑所有利益相关者的特点和需求，能针对复杂的健康行为建立有效的干预方案，提升健康干预的质量和执行效果，在肥胖、吸烟、身体活动和癌症等问题干预研究中取得良好的应用。Pittson 和 Wallace 对英国超重和肥胖儿童家庭进行体重控制干预，根据干预图方法构建的 6 个步骤，基于行为的决定因素制定项目目标和选取干预策略，评价效果显示儿童平均体重指数明显下降。Hou 等采用基于干预图方法的干预有效提高了中国台湾女性乳房造影筛查和子宫颈涂片检查率。Sakakibara 等应用干预图方法基于理论、实验证据和临床经验，设计、实施和评估干预措施，也肯定了干预图方法在脑卒中二级预防干预中的作用。

（五）多理论模型的应用

由于影响健康行为的因素复杂多样，单一理论模型难以对健康行为改变进行系统且全面的解释，2015 年 Sharma 提出健康行为改变的综合性、双阶段理论模型——多理论模型（multi-theory model of health behavior change，MTM），该模型针对影响健康行为启动和维持两个阶段的因素，即影响行为改变开始的参与性对话、行为信心和物理环境、影响行为改变维持的情感转变、实践变化和社会环境变化，综合计划行为理论、健康信念模式、社会认知理论、社会支持、成人教育模式等多种经典理论提供精确的干预，对健康行为改变的预测能力和健康行为干预的普适性均较强。

MTM 是健康行为干预的精准理论模型，适用于个人、社区和群体等层面，在身体活动、饮食、戒烟、遵医行为、生活质量改善等健康行为改变的预测和行为干预中显示出良好的效果。Nahar 等基于 MTM 编制了具有良好信效度的运动行为改变评定问卷,通过对大学生的调查分析验证了模型中的 6 个因素均可预测运动行为意图;Hayes 等研究发现该问卷对非洲裔美国女性的身体活动行为亦有良好的预测效果,根据模型中的概念设计干预方案,包括 3 周内 3 次 60 分钟的课程式干预、与目标人群讨论参与运动的利弊、帮助树立运动目标、分析身边可利用的健身器材、建立社会支持系统等,6 周后试验组每周体力活动时间和腰围值均发生显著改善。Sharma 等分析了 MTM 在解释新诊断睡眠呼吸暂停综合征患者中启动和维持持续正压通气依从性的意图中,发现模型中的 6 个结构都是解释治疗依从性的重要预测因素,为具体和精准干预措施的制定提供方向。

(六)多阶段优化策略的应用

随着健康行为干预由单因素向多因素、多层面发展,如何判断有效干预要素、排除无效干预要素、评估干预要素剂量合理性及成本效益等成为多因素健康行为干预项目设计的难点。多阶段优化策略(multiphase optimization strategy,MOST)是 Collins 在工程学原理的基础上提出的多因素干预项目构建指导理论,主要是通过标准化策略流程——干预要素筛选、优化和证实,形成高质量的多因素行为干预方案,为提供切实有效且具成本效益的多因素行为干预提供支撑。

鉴于 MOST 可以实现多因素行为干预方案优化及方案评估的双重目标,在各类人群健康行为干预如戒烟、饮食管理、运动促进、肥胖、规范用药等领域有广阔的应用前景。Schlamu 团队针对处于戒断及维持期的戒烟者应用 MOST 探讨 5 种干预方法的可能组合效应,通过筛选和试验设计优化形成以尼古丁替代治疗与延续性电话咨询为主的干预措施,并进行 RCT 验证了综合优化戒烟治疗方案的具体效果。Phillips 团队将 MOST 应用于慢性病患者运动促进行为干预,对 5 项干预要素进行筛选,在确定核心干预(运动监测 APP、宣教单、处方)的基础上,以每日中、重度体力活动时间为因变量,患者年龄、体质指数、共病等因素为调节变量建立混合效应模型,检验干预要素的主效应及交互效应,形成最优化和经济的运动促进干预方案。

三、"互联网+"、大数据技术在健康行为干预中的应用

随着数字健康、智慧医疗的飞速发展,基于数字化的多因素健康行为干预逐渐得到关注。借助于智能手机及应用程序、可穿戴设备、互联网、人工智能等远程服务系统,一方面可为目标人群提供及时、便捷、可及的服务,提高健康行为干预的整体质量;另一方面也提升了健康行为干预实施和干预效果追踪反馈的便利性,在成本效益方面展现出巨大潜能。

(一)基于互联网技术的互动性健康传播

网络、智能手机等新媒体的出现和普及为健康传播提供了新的信息平台,利用新媒体能够把健康教育的抽象信息转换为图片、视频、语音等可视化信息,也解除了传统健康教育在时间和空间上的限制,极大地提高了健康传播的效率和人群覆盖范围。

在以促进健康行为为目标的健康干预活动中,以网络为基础的互动性健康传播成为新兴领域。程坤以计划行为理论为基础分析用户健康信息消费行为和需求,掌握行为态度、社会规范和知觉行为控制等影响因素,开发设计糖尿病健康传播网站并评价传播效果,验证了网络健康教育是糖尿病健康管理的有效形式。邓慧等应用基于信息 - 动机 - 行为技能

模型的微信健康教育对糖尿病肾病患者进行干预，通过微信一对一动机访谈、针对性干预、行为技巧演示和随时随地的指导，使患者明确动机并掌握改变行为的技巧，患者治疗依从性、自我效能和生活质量得到明显改善，医护关系也更加融洽。

（二）数字疗法在健康行为干预中的应用

数字疗法（digital therapeutics）是 Sepah 等在针对糖尿病前期人群的研究中首次提出的，2017 年成立的数字疗法联盟将其定义为由高质量软件程序驱动、以循证医学为基础的健康干预方案，用以预防、管理或治疗机体功能失常或疾病。数字疗法通过信息（如手机 APP 上的文字、图片、视频）、物理因子（如声音、光线、电流、磁场）等对使用者进行干预，以优化健康结果，可单独使用或与药物、医疗器械、其他治疗手段联合使用。相比于传统疗法，数字疗法可显著降低目标人群的经济负担，减少对医生诊疗的时间需求，具有更高的成本效益，目前在国外应用主要集中在辅助治疗慢性病、成瘾性行为及精神障碍等方面。

数字疗法通过基于软件的互动设计、穿戴设备实时的数据收集、激励机制等多维度提高依从性，能够有效跟踪和激励使用者开展健康促进，帮助使用者改善健康行为，特别是鼓励目标人群坚持特定的饮食、运动和药物治疗方案。宋欣芫等在慢性肾脏病患者中以跨理论模型为框架进行互联网饮食管理，针对处于不同饮食改变阶段的患者，借助微信，推送示范视频、使用小程序制定个体化饮食方案、在微信群进行经验分享，利用互联网医院云平台提供线上图文咨询、以医嘱形式推送管理计划、定时图文上传膳食图片、复诊预约提醒等功能，干预 3 个月和 6 个月后实验组饮食行为改善显著优于对照组，验证了基于互联网的管理更有益于长期提升患者饮食的依从性。Walsh 等基于行为改变轮理论和社会认知理论设计促进心血管疾病患者活动锻炼的电子健康平台，包括居家运动、户外体育锻炼、行为改变、社会联系、情感反应 5 个模块，可收集患者运动数据并评估其运动疲劳、不适等情感体验，指导运动方案调整，通过实时聊天功能加强患者间交流，促进患者锻炼行为的维持，提升长期效果。王晶等将基于新媒体的健康促进模式应用于社区糖尿病管理，通过微信群每日发布糖尿病科普信息，每周进行 3 次 30 分钟微信群聊，通过开展交流鼓励、微信公众号咨询服务、健康 APP 收集患者症状及需求等措施，有效改善糖尿病患者对健康管理的依从性，提高生活能力。

5G 商用时代的到来加速了大数据、互联网 +、人工智能、可穿戴设备等技术的充分整合和运用，将 5G 技术应用于健康行为干预，有望实现个性化健康参数的实时跟踪与健康风险综合评估，通过线上 + 线下健康服务，为目标人群提供连续性、动态化、个性化的健康行为干预。

【案例一】　美国群体戒烟项目（阶段改变模型应用实例）

吸烟对个体和社会造成很大的健康负担，在美国大约有 4 700 万人持续吸烟。为有效控制吸烟及其健康负担，美国实施了以阶段改变模型为理论指导的群体戒烟健康教育项目。

（一）项目干预措施与取得效果

每个项目大约招募 5 000 名吸烟者，加入以家庭为基地的戒烟干预，通过打电话或先写信再打电话两种方式招募参与者，通过医师和护士面对面劝导让每个参与者参加以行动为导向的戒烟门诊。根据参与者回答的 40 个问题产生评估报告，告知参与者处于戒烟改变的具体阶段，打算戒烟和准备戒烟的参与者作为同一阶段对待。5 个阶段的干预措施包括：①自助手册；②关于提高认识、戒烟过程、自我效能和诱惑的反馈报告；③健康教育专业人员基于评估报告衡量参与者的需要和进步情况，并提出建议方案。项目执行过程中，干预策略和措施与参与者的改变阶段相匹配,大多数参与者的情绪和信心显著提高,项目获得肯定效果。

（二）经验提示

（1）该模型从笼统考虑干预对象的行为过渡到考虑其所处的行为变化阶段,强调了行为改变的动态过程。

（2）从一般性的健康信息传播过渡到根据干预对象的实际情况运用个性化的、相互作用的干预措施,更符合参与者的需要。

（3）让干预对象知道自己处于哪个行为改变阶段并在有进步时得到强化、鼓励,对成功改变行为是重要的。

【案例二】 上海慢性病自我管理项目（社会认知理论应用实例）

上海慢性病自我管理项目是一个以创建和评估我国本土化慢性病自我管理方法为目的的项目,由复旦大学公共卫生学院组织开展,将社会认知理论成功应用于慢性病健康管理,形成适合我国社区特点的多种社区慢性病自我管理模式,取得了很好的健康收益和社会经济效益,被 WHO 收录于 2002 年 WHO 全球报告及 2005 年 WHO 技术报告。

（一）项目的理论基础

依据社会认知理论的核心思想"交互决定论",慢性病患者的三类自我管理行为——生活方式管理、社会角色管理和情绪管理,既与其自身的知识、信念、价值观和自我效能有关,也与周围的物质和社会环境有关。①知识是改变行为的基础,慢性病自我管理活动以小讲课的形式介绍慢性病相关知识、情绪管理技巧、目标设定与行动计划制定、如何利用社区资源等。②慢性病患者可以通过自我管理小组活动相互观察学习提高自我效能,以小组形式组织活动也可使患者之间相互帮助与支持。③患者的结果预期和自我效能提高后,会自信地进行行动计划制定和执行等自我管理行为,在执行过程中获得小组成员的社会支持,而社会支持的增加又会反过来促进自我效能的提高。

（二）项目的实施过程

慢性病自我管理项目以解决患者自我管理的关键要素为重点,促进积极的自我管理行为的建立,从而改善慢性病控制效果和提高生活质量。

（1）组织网络及制度建设:街道和社区卫生服务机构设专人负责,由社区医生参与组织和支持慢性病自我管理活动;动员社区共同参与,社区权威人士、自我管理活动者、项目组织者定期交流信息。

（2）社区动员:通过社区会议、张贴海报、发放宣传单等方式,争取社区组织、团体及全体居民的积极参与。

（3）小组长培训:选择文化程度较高、热心公益的慢性病患者担任小组长,与患者有共同的话题,自我管理教育更有凝聚力。

（4）干预的实施:将通过社区动员招募的慢性病患者按 10～15 人 / 组建立自我管理小组,每周组织 1 次 2 小时的活动,连续 7 周。每次活动由小组长按照统一的《指导者手册》制作挂图并授课,社区医生全程参与并提供指导和建议,参与的组员可获得《慢性病患者如何过上健康幸福的生活》书籍。小组活动内容（以糖尿病管理为例）主要包括认识糖尿病、目标设定与制定计划、如何增强自信心、如何处理紧张和生气、疲劳的管理及放松的技巧、与人交流的技巧、锻炼、合理膳食、戒烟、控制体重、药物的合理使用、胰岛素的使用、血糖自我监测、与医生配合等。

（三）经验提示

慢性病患者在参与了慢性病自我管理小组活动以后，掌握了一定的自我管理技能，但慢性病自我管理活动需要卫生专业人员的有效组织和专业指导，特别是获得社区的支持，提供必要的资源以保持持续发展。

【案例三】 美国高血压教育计划（社会营销理论应用实例）

美国高血压教育计划制订于1972年，由国家卫生部、医疗机构专业人员和志愿者及社会组织共同参与实施，是社会营销在国家层面的成功应用。实施计划的背景是美国高血压防控形势严峻，约1/4成年人患有高血压，而知晓高血压和脑卒中、心脏病关系的成年人占比不足25%，仅30%高血压患者血压得到控制，每年有70万例死亡与高血压有关。因此，此项计划以降低由高血压导致的死亡和残疾为最终目标，主要目标包括提高每年至少测量1次血压的人群比例、提高人群对高血压相关知识的知晓率、提高高血压患者治疗率与控制率、降低高血压引起的心脑血管疾病死亡率。

（一）干预策略与方法

美国高血压教育计划将全人群作为目标对象，同时将老年人、糖尿病患者、高胆固醇血症者、服用避孕药的妇女确定为高血压高危人群，采用了社会营销组合策略。

（1）产品策略：对全人群倡导定期测量血压，推广家庭血压计；对高血压患者帮助执行减脂肪、多运动、低糖低盐饮食、限制酒精摄入和服用降压药物。

（2）价格策略：关注目标对象进入与退出的成本，传播集中精力成功改变关键行为可引发其他行为方式改变的观念，如养成经常锻炼的习惯自然会减轻体重。

（3）地点战略：选择合适的地点便于目标对象测量血压，包括诊所、社区卫生服务中心、家中等。

（4）促销策略：为医疗诊所提供基于指南的专业教育材料，提高卫生专业人员的知识水平；通过建立健康饮食和科学减重的网站、广播和邮报等媒体宣传、举办高血压相关纪念日活动、医疗卫生部门邮寄或E-mail发放介绍高血压知识的手册、设置高血压防治免费咨询电话、高血压高危人群有针对性的信息指导等途径，帮助目标对象认识到了解血压变化的重要性和改变生活方式带来的收益。

（二）项目的效果评价

计划的实施使目标对象高血压相关知识知晓率明显提升，美国人群对高血压的知晓率由1972年的16%上升至2002年的73%，几乎所有人每年测量1次血压；计划实施20年后，脑卒中和冠心病的死亡率分别下降了60%和53%，美国高血压教育计划取得了良好的成效。

（三）经验提示

美国高血压教育计划是全国规模的、持续时间长的行为改变运动之一，恰当运用了社会营销的战略计划与营销组合，对我国进行国家规模的健康促进社会营销计划是很好的借鉴。

（1）此计划详细分析了计划实施的环境，寻找出高血压防控亟待解决的突出问题和可行的方法，有利于确定计划的重点和实施步骤。

（2）按照市场细分的原则选择目标对象，根据每个细分群体的特点制定不同的营销策略。

（3）社会营销目标和"4P"策略是根据环境分析和细分群体的特点确立的，可行性和接受性更强。

【案例四】 慢性病综合防控示范区建设(格林模式应用实例)

为应对全球慢性病挑战,国际社会提出优先干预领域,政府各部门要切实履行健康的社会责任,从教育、住房、交通、医疗、食品、环境等各方面为公众提供安全舒适的学习和工作环境。我国政府高度重视慢性病防控,自 2010 年起在全国范围内开展"慢性病综合防控示范区"建设工作,通过政府主导、多部门联合行动、全社会参与,综合控制慢性病的社会和个人风险,是格林模式指导的慢性病健康促进应用实例。

(一)干预策略与方法

示范区建设以心脑血管病、糖尿病、肿瘤、慢性阻塞性肺部疾病为重点,每 5 年 1 个周期持续推进,定期组织开展需求评估,确定主要健康问题及其影响因素、重点目标人群和优先干预领域、可利用的资源等,既为明确下一周期主要策略和行动措施提供依据,也是对上一周期建设效果的总结评价。示范区建设主要运用政策、法规和组织等群体水平的手段开展综合干预,包括:①政策发展:健全完善政府主导、多部门协同的工作机制,加大政策保障,促进将健康融入所有政策。②环境支持:加强公共服务设施建设,完善文化、科教、休闲、健身等功能,构建全方位健康支持性环境。③完善服务:构建整合性慢性病专业服务体系,提供面向全人群、覆盖生命全周期的慢性病预防、筛查、诊断、治疗、康复全程管理服务。④全民参与:教育引导居民树立正确健康观,普及健康知识和技能,促进健康的行为和生活方式的形成。

(二)项目取得的成效

示范区建设推动各地初步建立政府重视、多部门协作、专业机构支持、全社会参与的慢性病防控格局,居民健康行为养成比例明显增加,居民健康水平改善,示范区作为慢性病防控工作的重要载体,起到很好的示范引领作用。

(三)经验提示

(1)注重需求评估,以问题为导向确定干预优先策略,周期性评价执行效果,保证各项措施的科学性、可行性和有效性。

(2)防控策略从影响行为的个体、组织和环境等层面综合采用信息传播、组织改变、政策倡导、社区动员等手段,促进政策和环境改变、提供社会多方位服务、加强行为和生活方式干预,实践了以社区为基础、健康促进为策略、公共卫生为手段的慢性病综合防控,在我国慢性病综合防控领域进行了有益的探索。

第三节　健康行为干预理论/模式在糖尿病预防控制中的运用

一、运用于糖尿病健康教育

健康教育是糖尿病综合防控中不可或缺的重要环节,提高健康教育质量可以帮助糖尿病患者及高危人群提升知识知晓率、分析影响健康行为的因素,共同商定针对性干预措施,养成健康生活方式及行为习惯,提高预防、治疗、康复等行为的依从性并最终达到促进健康的目的。

大量健康行为干预理论/模式在社区人群、糖尿病高危人群和患者不同形式的健康教育中应用,取得了良好的效果。孔怡儒等将格林模式用于 2 型糖尿病高危人群的健康教育,观察组干预后的知信行水平高于对照组,明显提升目标人群 2 型糖尿病预防知识和健康水平。Soltero 等针对糖尿病前期的肥胖青少年，在社区开展基于社会认知理论的家庭健康教育课程，课程立足于当地传统习俗和青少年生理心理发展特点，鼓励朋友、家人给予社会支持以促进其增强自我效能感，有效促进肥胖青少年采取健康行为。孙红霞以健康信念模式为基础构建饮食健康教育方案，结果显示糖尿病饮食知识水平和饮食依从性提高，糖尿病患者 HbA$_{1c}$、甘油三酯、胆固醇和体质指数均有所下降。娄程程等将健康促进模式应用于糖尿病患者健康教育，根据个人特征及经历、特定行为认知及情感、行为结果给予不同的健康教育干预，结果显示干预组患者自我管理行为得分高于对照组。朱冉等基于跨理论模型对处于不同行为改变阶段的老年糖尿病人群实施个体化健康教育，增强了患者的健康动机，促进患者行为的改变，提升了患者的依从性及自护能力，提高了患者的血糖及代谢控制水平，同时也潜移默化地改善了护患关系。

二、运用于糖尿病风险评估

健康风险评估（health risk appraisal，HRA）是用于描述和评估个体健康危险因素导致疾病发生或死亡可能性的方法和工具。根据健康信念模式和理性行为理论，健康风险评估可以让个体感知和明确自己所存在的健康危险因素以及这些因素对自己未来健康可能造成的影响，从而形成改变这些健康危险因素的动机并发生行为改变。临床医生、健康教育者甚至居民个人可以应用个体水平的健康行为改变理论适时开展糖尿病风险评估，分析可能存在的健康危险因素和行为及影响因素，制定个体健康维护计划，开展健康行为干预指导和临床预防服务。糖尿病风险评估和健康维护计划制订建议的实施路径包括：①通过询问了解个体可能的健康问题及危险因素。②对收集到的危险因素进行分析评估。③与个体进行风险沟通。④根据个体意愿选择 1～3 个健康危险因素进行干预。⑤制订健康维护计划。⑥安排随访和反馈。

糖尿病的风险评估模型以芬兰 FINDRISC 非侵袭性模型和美国 Framingham 侵袭性模型应用最为广泛，我国也不断探索适合本土人群的糖尿病风险评估模型，2007 年提出的中国 HCL 模型是第一个基于中国人群的风险评估模型，随后相继出现运用 Cox 回归分析建立的中国台湾模型、中国疾控中心基于代表性大样本建立的模型等。马爱娟等应用中国 HCL 模型对未患糖尿病人群进行风险评估，提供含风险评估结果、主要危险因素及改善建议的评估报告，个体自我健康管理 1 年后随访发现糖尿病风险评估得分明显降低，验证了糖尿病风险评估能够在一定程度上控制危险因素的进展，预防或延缓了糖尿病的发生。在实际工作中可应用《中国 2 型糖尿病防治指南（2020 年版）》推荐的中国糖尿病风险评分表对 20～74 岁健康者、糖尿病高危人群进行糖尿病风险评估，该评分体系所纳入的变量包括年龄、性别、腰围、BMI、收缩压及糖尿病家族史等非侵袭性指标，为糖尿病筛查和风险评估提供了简易实用工具。

三、运用于糖尿病健康管理

健康行为干预理论/模式在糖尿病健康管理中有十分广泛的应用，主要涉及与糖尿病预防、治疗、管理等相关行为的干预，如非药物干预、用药依从性、自我管理等。

（一）糖尿病非药物干预

高脂高热量饮食、缺乏体力活动等不健康行为与 2 型糖尿病的发生、发展与转归密切相关，对糖尿病患者和高危人群实施行为干预可促使其改变不健康的生活方式，提高非药物干预依从性，从而降低糖尿病及并发症的风险。郭梦婷等对 2 型糖尿病患者开展基于阶段改变模型的远程营养干预，对处于不同行为变化阶段患者提供动态性、持续性的个体化指导，达到提高对饮食干预的认知、坚定接受行为改变的意愿、强化及维持健康饮食的目的。Shamizadeh 等和 White 等分别将社会认知理论、计划行为理论应用于糖尿病前期者、老年糖尿病患者体力活动干预，随机对照试验结果发现干预组比对照组体力活动增加，身体各项指标获得明显改善。

超重和肥胖可引起或加重胰岛素抵抗，是 2 型糖尿病重要的危险因素，糖尿病合并肥胖进一步增加心血管疾病发生风险。通过生活方式干预加强体重管理可以明显改善糖尿病患者的血糖控制、胰岛素抵抗和 β 细胞功能，对血压、血脂等代谢相关指标同样具有改善作用。曹文倩等将信息 - 动机 - 行为技能模型应用于肥胖糖尿病患者的膳食干预，包括首诊时为患者提供全面的信息支持、为患者建立积极的态度刺激动机发生改变、采取措施帮助患者快速掌握相关行为技巧，有效改善患者血糖、血脂和提高自我管理水平。苟珊等采用阶段改变模型对糖尿病合并肥胖症患者进行干预，6 个月后体重指数、腰围和体脂率明显降低，提示通过无打算改变阶段和打算改变阶段针对性的健康教育，有利于改善饮食控制、合理运动等行为习惯，为体重和血糖控制创造条件。

（二）用药依从性

糖尿病患者用药依从性与治疗效果直接相关，而患者医学知识缺乏、对药物认可程度低、对医务人员不信任等因素往往对服药依从性带来不良影响，改善用药依从性是糖尿病治疗的基础与关键点之一。

健康行为干预理论可用于评估糖尿病患者的用药依从性障碍，在此基础上有针对性地制定个体化干预措施，改善患者用药依从性。Lyndsay 等采用 IMB 模型进行糖尿病患者用药依从性障碍研究，发现影响患者用药依从性的因素包括药物品牌效应、药物不能立即改善症状感到失望（信息障碍）、服药个人感知疲倦（个人动机障碍）和忘记剂量（行为技能障碍），为制定改善用药依从性的策略提供线索。

基于行为改变理论的干预能提高糖尿病患者的用药依从性。吴瑶等基于计划行为理论的研究验证了控制能力是糖尿病患者服药依从性的主要影响因素，直接并通过间接作用于行为意向对服药依从性产生影响，因此采用激发控制信念和感知力为核心的理论 / 模式更适用于糖尿病患者用药依从性干预，同时结合人际水平的健康行为干预理论 / 模式加强家庭和社会支持，对患者家属、朋友进行干预以取得其充分配合，对患者按时定量服药起到很好的督促作用。

（三）糖尿病自我管理

糖尿病患者需要监测自己的健康状况，按医嘱服药，与健康保健提供者互动以及管理疾病对身体、心理和社会功能的影响，然而患者常常存在自护能力较低的问题。社会认知理论、社会网络和社会支持等理论为糖尿病自我管理提供了理论依据，糖尿病自我管理教育应重点考虑知识、自我效能、结果期望、目标形成与自我调控、社会结构性因素（社会支持）5 个要素。

知识的掌握是行为改变的基础，自我效能越高的患者自我管理行为也越好。Kurnia 等将健康促进模式应用于 2 型糖尿病患者自我管理影响因素预测分析，得出患者可通过提高自我感知、自我效能来实现健康饮食、规律运动、积极监测等自我管理行为。华美霞等、罗秀玲等将信息-动机-行为技能模型、阶段改变模型应用于糖尿病患者足部自护行为干预，帮助患者树立正确的认知和行为方式，纠正对足部护理的认识误区和不当行为，提高糖尿病足护理知识、自我效能及自护能力。陈洁等将保护动机理论应用于妊娠期糖尿病患者护理干预的随机对照实验，有效提高了孕妇的自我护理能力，最终改善妊娠及新生儿结局。

良好的社会支持可促进糖尿病患者的自我管理行为，特别是家庭照护者在为患者提供照护的过程中可以帮助其提高对管理疾病和完成特定任务的信心和能力。Shayeghian等研究发现为糖尿病患者提供较多的精神、物质帮助和来自社会各方面的支持，可帮助患者更积极地面对疾病，寻求更多的知识与技能支持，表现为较高的糖尿病自我管理水平。

四、糖尿病健康行为干预项目设计、实施与评价

糖尿病危险因素主要来自个人行为、生活方式和社会环境，在实际工作中应用群体水平的健康行为改变理论开展人群的糖尿病健康行为干预具有十分重要的意义。需要注意的是，糖尿病相关的健康行为干预是一项复杂的系统工程，任何项目都必须有科学的设计、实施与评价，三者之间是相互联系、相互制约、不可分割的有机整体。项目一般应包括需求评估、目标和策略设定、实施与评价等环节，主要包括6个步骤。

（一）需求评估或问题分析

需求评估对明确干预人群、设定干预目标、选择干预措施等非常重要，需求评估资料收集通常采用定性访谈和定量调查相结合的方式，评估的层次可借鉴格林模式中的社会学诊断、流行病学诊断、行为与环境诊断、教育与组织诊断、管理与政策诊断等内容。

（二）明确项目总目标和具体目标

根据需求评估结果选择干预的总目标和具体目标，总目标是理想完成计划后预期可获得的总体效果，具体目标是为实现总目标设计的各阶段、各方面、各层次需要取得的量化指标。具体目标可分为政策与环境目标、教育目标（知识、态度、意识和技能等）、行为目标（行为转化率、形成率等）、健康目标、管理和过程性目标（活动和任务完成目标）等层次，应具有具体的、可测量的、可完成的、可信的、时间性等要求。

（三）选择以理论为依据的干预策略和方法

根据选择的具体目标及其影响因素，通过文献检索、利益相关者访谈、头脑风暴等方法，确定目标人群及适用的健康行为干预理论和方法，以及组织和运用的策略。

（1）确定目标人群：受疾病或健康问题影响最大、最严重、处于最危险状态的群体应确定为目标人群，包括一级目标人群（计划直接实施健康行为干预的人群）、二级目标人群（对一级目标人群可产生重要影响的人群）和三级目标人群（对项目实施有支持或重大影响的人群）。

（2）确定干预内容：根据项目目标选择干预内容，注意不同目标人群、不同干预阶段干预的侧重应不同。

（3）确定干预策略：一般从教育策略（信息交流和技能培训的组织）、社会策略（政策、法规制度、规定等发掘与执行）、环境策略（社会文化环境和物理环境的改善）及资源策略（社区有形与无形资源的利用）等方面建立干预框架。

（四）制定实施方案

把干预方法和策略转换成有操作性的具体实施方案。依据第3步确定的干预方法和策

略,动员可利用的资源,提出具体的干预方案与干预活动,明确相应的逻辑顺序和任务时间表,落实人、财、技术和物资等规划和管理。

(五)执行和实施

根据实施方案,建立项目组织管理机构和执行机构,从影响行为的个体、组织和环境(如政策)等层面,采用信息传播、组织改变、政策倡导、社区动员等手段实施各项干预活动,在执行过程中加强监测与质量控制,注重经验共享、信息反馈和修正改进,始终以干预对象为中心实施和完善各种干预策略。

(六)项目评价

贯穿于整个项目过程,一般包括形成评价、过程评价、影响评价和结果评价 4 个部分,可借鉴格林模式中的评价阶段。形成评价主要包括干预计划和程序的可操作性和有效性,过程性评价侧重于干预措施的执行度和执行质量,影响评价主要包括目标人群知识、态度、意识、技能的改变以及社区、环境、政策的变化,结果评价指长期行为改变、发病率和死亡率等健康指标的改善等。

(张　洁)

主要参考文献

[1] JOSEFSSON K, ELOVAINIO M, STENHOLM S, et al. Relationship transitions and change in health behavior: A four-phase, twelve year longitudinal study[J]. Soc Sci Med, 2018(209): 152-159.

[2] 何美坤,刘晓君,毛宗福. 健康相关行为影响因素[J]. 中华流行病学杂志,2019,40(3): 366-370.

[3] 耿庆山,刘贵浩. 慢性病管理与行为干预[J]. 中华行为医学与脑科学杂志,2017,26(6): 497-500.

[4] ROSENSTOCK I M, STRECHER V J, BECKER M H. Social learning theory and the health belief model[J]. Health Education Quarterly, 1988, 15(2): 175-183.

[5] PROCHASKA J O, VELICER W F. The Transtheoretical model of health behavior change[J]. Am J Health Promot, 1997, 12(1): 38-48.

[6] FISHBEIN M, AJZEN I. Belief, attitude, intention, and behavior: An introduction to theory and research[J]. Philosophy & Rhetoric, 1980, 41(4): 842-844.

[7] AJZEN I. From intentions to actions: a theory of planned behavior[M]. Berlin: Springer, 1985.

[8] ROSENSTOCK I M, STRECHER V J, BECKER M H.Social learning theory and the health belief model[J]. Health Educ Q, 1988, 15(2): 175-183.

[9] 曾国华,王万里,秦雪征,等. 健康行为干预理论与机制研究进展[J]. 护理研究,2021,35(8): 1428-1434.

[10] 傅华. 健康教育学[M]. 3 版. 北京:人民卫生出版社,2017.

[11] 顾亚明,周驰,杨廷忠,等. 以理论为指导的健康行为研究进展[J]. 中华预防医学杂志,2011,45(9): 849-851.

[12] 王临虹. 慢性非传染性疾病预防与控制[M]. 北京:人民卫生出版社,2018.

[13] 田向阳,程玉兰. 健康教育与健康促进基本理论与实践[M]. 北京:人民卫生出版社,2016.

[14] SHARMA M. Theoretical foundations of health education and health promotion[M]. 3rd ed. Burlington: Jones and Bartltt, 2017.

[15] DONANIKI E M, JIMENEZ-GARCIA R, HERNANDEZ-BARRERA V, et al. Health belief model applied

to non-compliance with HPV vaccine among female university students[J]. Public Health, 2014, 128(3): 268-273.

[16] 刘敏, 左金梅, 陈飞凤. 健康信念模式对 2 型糖尿病患者自我管理行为及血糖控制的影响[J]. 解放军预防医学杂志, 2019, 37(5): 166-167.

[17] 孙昕霙, 郭怡, 陈平, 等. 基于行为转变阶段模型的患者教育对高血压患者服药行为和血压的影响研究[J]. 中国全科医学, 2022, 25(10): 1220-1237.

[18] 刘彦淑, 任海燕. 跨理论模型在冠心病患者健康行为改变中的应用进展[J]. 中华心血管病杂志, 2019, 47(4), 331-334.

[19] HEISS V J, PETOSA R L. Social cognitive theory correlates of moderate-intensity exercise among adults with type 2 diabetes[J]. Psychology, Health & Medicine, 2016, 21(1): 92-101.

[20] 李蒙慧, 李娜, 徐刚, 等. 基于社会认知理论的中职学生控烟干预实践研究[J]. 中国学校卫生, 2020, 41(7): 994-997.

[21] 朱琦, 周静怡, 袁红英, 等. 以格林模式为基础的健康教育对 2 型糖尿病高危患者疾病认知、自护行为及生活质量的影响[J]. 国际护理学杂志, 2021, 40(3): 476-480.

[22] NEJHADDADGAR N, DARABI F, ROHBAN A, et al. The effective ness of self-management program for people with type 2 diabetes mellitus based on PRECEDE-PROCEDE model[J]. Diabetes Metab Syndr, 2019, 13(1): 440-443.

[23] 李灵, 唐湘铧. PRECEDE 模式在改善慢性心力衰竭患者自我护理能力中的应用效果[J]. 中华现代护理杂志, 2018, 24(13): 1563-1567.

[24] MOHAMMADI-NASRABADI M, SADEGHI R. Socioeconomic determinants of excess weight and central obesity among Iranian women: Application of information, motivation, and behavioral skills model[J]. Educ Health Promot, 2019(8): 75.

[25] 华美霞. 基于 IMB 模式的健康管理在糖尿病足溃疡患者中的应用效果及影响[J]. 国际护理学杂志, 2020, 39(11): 1967-1971.

[26] MIRKARIMI K, ERI M, GHANBARI M R, et al. Modifying attitude and intention toward regular physical activity using protection motivation theory: A randomized controlled trial[J]. East Mediterr Health J, 2017, 23(8): 543-550.

[27] 康烁, 田素斋, 高俊香, 等. 以保护动机理论为指导的护理干预在糖尿病患者血糖监测中的应用[J]. 中华现代护理杂志, 2016, 22(11): 1532-1536.

[28] 刘方. 基于保护动机理论的延续性护理干预对脑卒中后遗症患者遵医行为及家属负性情绪的影响[J]. 中国实用神经疾病杂志, 2017, 20(10): 127-129.

[29] 游紫为, 匡泽民, 周艳慧, 等. 行为改变轮理论在心血管疾病管理中的应用[J]. 中华现代护理杂志, 2021, 27(1): 121-127.

[30] WALSH D M, MORAN K, CORNELISSEN V, et al. Electronic health physical activity behavior change intervention to self-manage cardiovascular disease: Qualitative exploration of patient and health professional requirements[J]. J Med Internet Res, 2018, 20(5): e163.

[31] 李若瞳, 宁佩珊, 李婕, 等. 干预图方法研究进展[J]. 中华流行病学杂志, 2019, 40(4): 488-492.

[32] SAKAKIBARA B M, LEAR S A, BARR S I, et al. Development of a chronic disease management program for stroke survivors using intervention mapping: the stroke coach[J]. Arch Phys Med Rehab, 2017, 98(6):

1195-1202.

[33] SHARMA M. Multi-theory model（MTM）for health behavior change[J]. Webmed Central Behaviour，2015，6（9）：WMC004982.

[34] 张薇，金颖，徐萍，等. 多理论模型在健康管理领域应用的研究进展[J]. 中华护理杂志，2022，57（15）：1893-1898.

[35] THOMPSON L，VAMOS C A，STRAUB D M，et al. Human papillomavirus vaccine information，motivation，and behavioral skills among young adult US women[J]. J Health Psychol，2018，23（14）：1832-1841.

[36] PIPER M E，COOK J W，SCHLAM T R，et al. A randomized controlled trial of an optimized smoking treatment delivered in primary care[J]. Ann Behav Med，2018，52（10）：854-864.

[37] 程坤. 基于计划行为理论的糖尿病健康传播网站的设计与实现[D]. 长沙：中南大学，2009.

[38] 邓慧，王美青，季红，等. 基于信息动机行为技巧模型的微信教育对糖尿病肾病患者自我管理的影响[J]. 中华现代护理杂志，2018，24（1）：76-80.

[39] 王晓迪，罗晓斌，郭清，等. 数字疗法在慢性病健康管理中的应用[J]. 中华健康管理学杂志，2022，16（1）：51-54.

[40] 宋欣芫. 以跨理论模型为框架的互联网护理在慢性肾脏病患者饮食管理中的应用[J]. 中国实用护理杂志，2022，38（31）：2411-2419.

[41] WALSH D M J，MORAN K，CORNELISSEN V，et al. The development and codesign of the PATHway intervention：A theory-driven eHealth platform for the self-management of cardiovascular disease[J]. Transl Behav Med，2019，9（1）：76-98.

[42] 王晶，李红，叶华贞. 基于新媒体的健康促进模式在社区糖尿病管理中的应用[J]. 糖尿病新世界，2022（3）：124-126.

[43] 张娟，靳荣荣，李娟娟，等. 国家慢性病综合防控示范区实施效果研究[J]. 中华流行病学杂志，2018，39（4）：394-400.

[44] 贺金波，郑阳，边慧冕，等. 公共健康领域的行为干预方法及其涟漪效应的心理机制[J]. 中华行为医学与脑科学杂志，2017，26（12）：1147-1152.

[45] 张薇，金颖，徐萍，等. 多理论模型在健康管理领域应用的研究进展[J]. 中华护理杂志，2022，57（15）：1893-1898.

[46] SHAMIZADEH T，JAHANGIRY L，SARBAKHSH P，et al. Social cognitive theory-based intervention to promote physical activity among prediabetic rural people：A cluster randomized controlled trial[J]. Trials，2019，20（1）：1-10.

[47] WHITE K M，TERRY D J，TROUP C，et al. An extended theory of planned behavior intervention for older adults with type 2 diabetes and cardiovascular disease[J]. J Aging Phys Act，2012，20（3）：281-299.

[48] 孔怡儒，贾绍静，米光丽. 基于格林模式的健康教育在 2 型糖尿病高危人群中的应用[J]. 中国护理管理，2018，18（12）：1644-1649.

[49] SOLTERO E G，KONOPKEN Y P，OLSON M L，et al. Preventing diabetes in obese Latino youth with prediabetes：a study protocol for a randomized controlled trial[J]. BMC Public Health，2017，17（1）：261.

[50] 孙红霞. 基于健康信念模式的糖尿病患者饮食依从性健康教育路径的构建及应用[D]. 青岛：青岛大学，2018.

[51] 娄程程，崔丽娟. Pender 健康促进模式在糖尿病患者中的应用[J]. 中华现代护理杂志，2019，25（20）：2597-2600.

[52] 朱冉. 基于跨理论模式的健康教育对老年 2 型糖尿病患者血糖管理及生活质量的影响[J]. 国际护理杂志，2017，36（23）：3254-3257.

[53] 中华医学会糖尿病学分会. 中国 2 型糖尿病防治指南（2020 年版）[J]. 中华糖尿病杂志，2021，13（4）：315-409.

[54] 张红艳，张明，石文惠，等. 2 型糖尿病风险评估模型的研究进展[J]. 中华预防医学杂志，2016，50（9）：836-840.

[55] 马爱娟，刘爱萍，王培玉，等. 成年人糖尿病发病风险评估方法的应用[J]. 中华健康管理学杂志，2012，6（4）：220-223.

[56] 郭梦婷，安园园，郭艳，等. 基于行为改变理论的远程营养干预在 2 型糖尿病患者饮食管理中的应用[J]. 中华现代护理杂志，2020，26（38）：3945-3949.

[57] 苟珊，徐晓明，贺京军，等. 行为转变阶段模式下的健康管理对糖尿病合并肥胖症患者的影响[J]. 中华健康管理学杂志，2021，15（4）：338-343.

[58] 曹文倩，康凤英，滕云. 基于 IMB 模型的血糖负荷食物交换份法在 2 型糖尿病肥胖患者中的应用[J]. 中华现代护理杂志，2021，27（17）：2248-2254.

[59] LYNDSAY A，NELSON A H. Assessing barriers to diabetes medication adherence using the information-motivation-behavioral skills model[J]. Diabetes Research and Clinical Practice，2018（142）：374-384.

[60] 吴瑶，林燕铭，郭恺，等. 基于计划行为理论的北京市社区 2 型糖尿病患者服药依从性影响因素研究[J]. 中国全科医学，2021，24（34）：4398-4403.

[61] HARVEY J N，LAWSON V L. The importance of health belief models in determining self-care behaviour in diabetes[J]. Diabet Med，2009，26（1）：5-13.

[62] KURNIA A D，AMATAYAKUL A，KARUNCHARERNPANIT S. Predictors diabetes self management among diabetic type 2 in Indonesia：application theory of health promotion model[J]. International Journal of Nursing Sciences，2017，4（3）：260-265.

[63] 罗秀玲，王娟，袁梅，等. 行为转变理论对 2 型糖尿病患者足部自护行为干预的效果分析[J]. 护理实践与研究，2015，12（5）：31-32.

[64] 陈洁，吴茜，程小霁. 对妊娠期糖尿病患者基于保护动机理论的护理干预[J]. 护理学杂志，2017，32（6）：25-27.

[65] THORPE C T，FAHEY L E，JOHNSON H，et al. Facilitating healthy coping in patients with diabetes：a systematic review[J]. Diabetes Education，2013，39（1）：33-52.

[66] SHAYEGHIAN Z，AGUILAR-VAFAIE M E，BESHARAT M A，et al. Self-care activities and glycated haemoglobin in Iranian patients with type 2 diabetes：can coping styles and social supports have a buffering role?[J]. Psychol Health，2015，30（2）：153-164.

[67] YANG Z，TIAN Y，FAN Y，et al. The mediating roles of caregiver social support and self-efficacy on caregiver burden in Parkinson's disease[J]. J Affect Discord，2019（256）：302-308.